TRANSTORNOS ALIMENTARES E NUTRIÇÃO

GUIAS DE
NUTRIÇÃO E ALIMENTAÇÃO
SONIA TUCUNDUVA PHILIPPI · COORDENADORA

TRANSTORNOS ALIMENTARES E NUTRIÇÃO

da prevenção ao tratamento

Marle dos Santos Alvarenga
Karin Louise Lenz Dunker
Sonia Tucunduva Philippi
ORGANIZADORAS

SONIA TUCUNDUVA PHILIPPI

MANOLE

Editora gestora: Sônia Midori Fujiyoshi
Editoras: Ana Maria da Silva Hosaka, Eliane Usui
Projeto gráfico: Acqua Estúdio Gráfico
Ilustrações de capa e abertura de capítulos: Flavia Mielnik
Ilustrações do miolo: Triall Editorial Ltda.
Editoração eletrônica: Triall Editorial Ltda.
Capa: Plinio Ricca

CIP-BRASIL. CATALOGAÇÃO NA PUBLICAÇÃO
SINDICATO NACIONAL DOS EDITORES DE LIVROS, RJ

T696

Transtornos alimentares e nutrição : da prevenção ao tratamento / organização Marle dos Santos Alvarenga, Karin Louise Lenz Dunker, Sonia Tucunduva Philippi. - 1. ed. - Santana de Parnaíba [SP] : Manole, 2020.
: il. (Guias de nutrição e alimentação)

Inclui bibliografia e índice
ISBN 9788520457252

1. Distúrbios alimentares. 2. Distúrbios alimentares - Tratamento. 3. Nutrição - Avaliação. I. Alvarenga, Marle dos Santos. II. Dunker, Karin Louise Lenz. III. Philippi, Sonia Tucunduva. IV. Série.

19-58951 CDD: 613.2
CDU: 613.2

Meri Gleice Rodrigues de Souza - Bibliotecária CRB-7/6439

1ª edição – 2020.
1ª reimpressão – 2021; 2ª reimpressão – 2023; 3ª reimpressão – 2025

Editora Manole Ltda.
Alameda América, 876
Tamboré – Santana de Parnaíba – SP – Brasil
CEP: 06543-315
Fone: (11) 4196-6000
www.manole.com.br | https://atendimento.manole.com.br/

Impresso no Brasil | *Printed in Brazil*

SOBRE OS AUTORES

ORGANIZADORAS

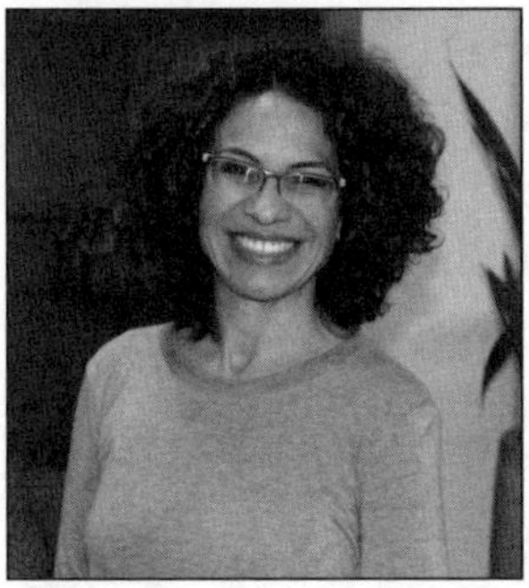

Marle dos Santos Alvarenga

Nutricionista graduada pela Faculdade de Saúde Pública da Universidade de São Paulo (FSP-USP). Mestre, Doutora e Pós-doutora pela FSP-USP e Orientadora do Programa de Pós-graduação em Nutrição em Saúde Pública na FSP-USP. Coordenadora do Grupo Especializado em Nutrição, Transtornos Alimentares e Obesidade (GENTA). Supervisora do Grupo de Nutrição do Programa de Transtornos Alimentares (AMBULIM) do Hospital das Clínicas da Faculdade de Medicina da USP (HCFMUSP). Certificada em *Intuitive Eating* pelo *Intuitive Eating PRO Skills Training Teleseminar* com Evelyn Tribole. Instrutora qualificada em *Mindfulness-Based Eating Awareness Training* (MB-EAT). Idealizadora do Instituto Nutrição Comportamental.

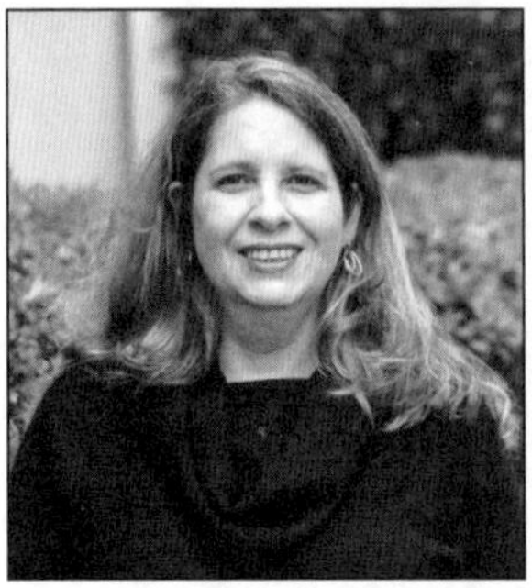

Karin Louise Lenz Dunker

Nutricionista graduada pela FSP-USP. Mestre e Doutora em Nutrição Humana Aplicada Interunidades – USP. Pós-doutora pelo Departamento de Psiquiatria e Psicologia Médica da Universidade Federal de São Paulo (Unifesp). Possui formação em Entrevista Motivacional pelo *Aim for Change* – San Francisco/EUA. Formação no programa *Mindfulness-Based Eating Awareness Training* (MB-EAT). Autora de versão brasileira do programa *New Moves* Brasil. Nutricionista do Núcleo de Atenção aos Transtornos Alimentares da Unifesp. Membro do GENTA.

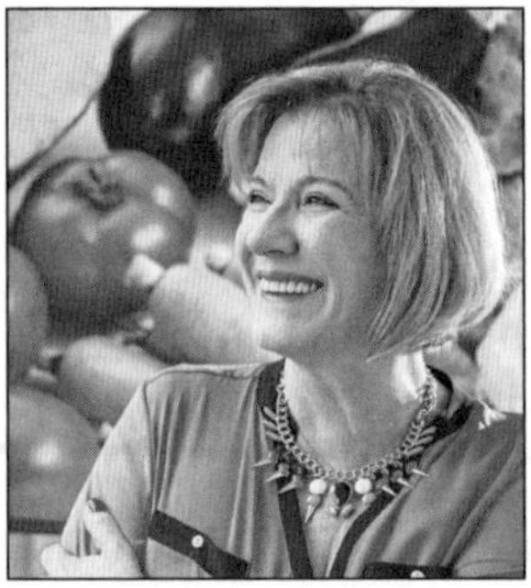

Sonia Tucunduva Philippi

Docente e Pesquisadora do Departamento de Nutrição da FSP/USP. Professora-associada com Mestrado e Doutorado pela USP. Foi Presidente da Associação Paulista de Nutrição (Apan), Membro da Diretoria da Associação Brasileira de Nutrição (Abran), do Conselho Consultivo da Sociedade Brasileira de Alimentação e Nutrição (Sban) e Vice-presidente do Conselho Regional de Nutricionistas (CRN3) no período 2014-2017. Recebeu importantes prêmios na área da Saúde e Nutrição: Prêmio 100 Mais Influentes da Saúde – Revista *Healthcare Management* (maio 2015); Prêmio Saúde – Editora Abril (novembro 2014); Prêmio Dra. Eliete Salomon Tudisco do CRN3 – destaque profissional na área acadêmica (agosto 2014) e Homenagem LIDE Saúde Nutrição em 2016. Autora do software Web Virtual Nutri Plus. Coordenadora da Coleção Guias de Nutrição e Alimentação e autora dos livros *Frutas: onde elas nascem?*, *Recomendações nutricionais – nos estágios de vida e nas doenças crônicas não transmissíveis* e *Tabela de composição de alimentos*, todos publicados pela Editora Manole.

COLABORADORES

Alessandra Donzelli Fabbri

Nutricionista graduada pelo Centro Universitário São Camilo. Mestre em Neurociências e Comportamento pelo Instituto de Psicologia da USP. Aprimorada em Transtornos Alimentares pelo curso avançado do AMBULIM (IPq-HCFMUSP). Nutricionista Colaboradora do AMBULIM. Coordenadora da Nutrição do Programa de Atendimento, Ensino e Pesquisa em Transtornos Alimentares na Infância e Adolescência (PROTAD-IPq-HCFMUSP) e dos cursos da Nutrição do AMBULIM. Membro da *Academy for Eating Disorders* (AED) e do GENTA.

Alexandre Pinto de Azevedo

Médico Psiquiatra graduado pela Universidade Federal de Pernambuco (UFPE). Coordenador do Grupo de Estudos em Comer Compulsivo e Obesidade (GRECCO) do AMBULIM-IPq-HCFMUSP. Coordenador do Ambulatório de Atendimento a Homens com Transtornos Alimentares (GAHTA) do AMBULIM-IPq-HCFMUSP. Assistente do Programa de Transtornos do Sono (ASONO) do IPq-HCFMUSP. Supervisor de Médicos Residentes (R3) em Psiquiatria do AMBULIM-IPq-HCFMUSP. Supervisor de Médicos Residentes em Medicina do Sono do HCFMUSP.

Alicia Weiz Cobelo

Psicóloga graduada pela Pontifícia Universidade Católica (PUC-SP). Especialização em Psicanálise pelo Instituto Sedes Sapientiae. Mestre em Ciências pela FMUSP. Supervisora da Equipe de Psicologia do PROTAD-IPq-HCFMUSP. Membro da *Academy for Eating Disorders.*

Ana Carolina Pereira Costa

Nutricionista e Especialista em Nutrição graduada pelo Centro Universitário São Camilo. Aprimorada em Transtornos Alimentares pelo AMBULIM (IPq-HCFMUSP). Educadora em Diabetes certificada pela ADJ/Diabetes Brasil – Sociedade Brasileira de Diabetes e Federação Internacional de Diabetes. Instrutora qualificada em *Mindfulness-Based Eating Awareness Training* (MB-EAT). Membro do GENTA.

Andrea Vargas Gonçalves Soares

Nutricionista graduada pelo Centro Universitário São Camilo. Aprimorada em Transtornos Alimentares pelo curso avançado do AMBULIM (IPq-HCFMUSP). Nutricionista colaboradora do GRECCO e Ambulatório de Bulimia Nervosa do AMBULIM (IPq-HCFMUSP).

Bianca Elisabeth Thurm

Fisioterapeuta graduada pela Universidade do Grande ABC (UNIABC). Doutora em Educação Física na área de Atividade Física e Disfunções Orgânicas pela Universidade São Judas. Pós-doutoranda do IPq-HCFMUSP. Colaboradora do AMBULIM e do PROTAD-IPq-HCFMUSP. Membro da *Academy for Eating Disorders* e Líder do Grupo de Pesquisa Percepção Corporal e Movimento do CNPQ.

Camila Gancho Portella

Profissional de Educação Física graduada pelo Centro Universitário Ítalo Brasileiro. Especialista em Nutrição Aplicada ao Esporte e Atividade Física pela Escola de Educação Física e Esporte da USP (EEFE-USP) com aprimoramento em Gerontologia (FMUSP). Aprimorada em Transtornos Alimentares pelo AMBULIM (IPq-HCFMUSP), onde é colaboradora.

Camila Lafetá Sesana

Nutricionista graduada pela Universidade Presbiteriana Mackenzie. Aprimorada em Transtornos Alimentares pelo AMBULIM (IPq-HCFMUSP). Nutricionista colaboradora do GAHTA – AMBULIM. Nutricionista colaboradora do PROTAD-IPq-HCFMUSP. Instrutora em *Mindfulness-Based Eating Awareness Training* (MB-EAT). Membro da *Academy for Eating Disorders*, do *The Center for Mindful Eating* e do GENTA.

Eduardo Teixeira Martins de Oliveira

Médico graduado pela Faculdade de Medicina de Catanduva com Residência Médica em Psiquiatria pelo Instituto de Assistência Médica ao Servidor Público Estadual de São Paulo. Colaborador do AMBULIM (IPq-HCFMUSP).

Erika Checon Blandino Romano

Nutricionista graduada pela FSP-USP. Mestre em Saúde Pública pela FSP-USP. Especialista em Fisiologia do Exercício pela Escola Paulista de Medicina da Unifesp (EPM/Unifesp). Formação no programa *Mindfulness-Based Eating Awareness Training* (MB-EAT). Membro do GENTA.

Fábio Tápia Salzano

Médico graduado pela FMUSP, com Residência Médica em Psiquiatria pelo IPq-HCFMUSP. Mestre em Ciências pela FMUSP. Médico Assistente do IPq-HCFMUSP. Vice-coordenador do AMBULIM (IPq-HCFMUSP).

Fernanda Alves Pereira

Nutricionista graduada pela FSP-USP. Mestre em Nutrição em Saúde Pública pela FSP-USP. Aprimorada em Transtornos Alimentares pelo AMBULIM (IPq-HCFMUSP), onde é colaboradora.

Fernanda Pisciolaro

Nutricionista graduada pelo Centro Universitário São Camilo. Especialista em Distúrbios Metabólicos e Risco Cardiovascular. Coordenadora da Equipe de Nutrição do Programa de Transtornos Alimentares (AMBULIM-IPq-HCFMUSP) e das equipes de Nutrição do Grupo de Bulimia Nervosa e do GRECCO. Membro do GENTA.

Fernanda Timerman

Nutricionista graduada pelo Centro Universitário São Camilo. *Master em Education by Research* pela Sydney University, validado para Mestrado na FSP-USP. Aprimorada em Transtornos Alimentares pelo AMBULIM (IPq-HCFMUSP). Instrutora qualificada em *Mindfulness-Based Eating Awareness Training* (MB-EAT); em formação nos cursos de *Mindfulness* e Compaixão na Saúde (Instituto Sedes Sapientiae) e *Coaching* de Saúde e Bem-estar pela Carevolution e Wellcoaches. Coordenadora do GENTA. Membro do Grupo Corpo e Cultura (*Endangered Bodies*) e idealizadora do Instituto Nutrição Comportamental.

Gabriela Akemi Takeda

Nutricionista graduada pela FSP-USP. Especialização em Nutrição Aplicada ao Exercício Físico pela EEFE-USP.

Greisse Viero da Silva Leal

Nutricionista pela Universidade Federal de Pelotas – RS. Aprimorada em Transtornos Alimentares pelo AMBULIM (IPq-HCFMUSP). Mestre em Saúde Pública e Doutora em Nutrição em Saúde Pública pela FSP-USP. Professora Adjunta do Departamento de Alimentos e Nutrição da Universidade Federal de Santa Maria – RS.

Jéssica Maria Muniz Moraes

Nutricionista graduada pela Universidade Federal do Maranhão (UFMA). Mestre e Doutoranda em Nutrição em Saúde Pública pela FSP-USP. Técnica em Alimentos pelo Instituto Federal do Maranhão (IFMA). Aprimorada em Transtornos Alimentares pelo curso avançado do AMBULIM (IPq-HCFMUSP), onde é colaboradora.

Juliana Bergamo Vega

Nutricionista graduada pelo Centro Universitário São Camilo. Especialista em Saúde, Nutrição e Alimentação Infantil pela Unifesp. Mestre em Pediatria e Ciências Aplicadas à Pediatria pela Unifesp. Coordenadora de Pesquisa do PROTAD (IPq-HCFMUSP).

Manoela Figueiredo

Nutricionista graduada pela Universidade Anhembi Morumbi. Jornalista graduada pela PUC-SP. Coordenadora do GENTA. Certificada em *Intuitive Eating* pelo *Intuitive Eating PRO Skills Training Teleseminar*, com Evelyn Tribole. Formação em *Wellness Coaching* pela Carevolution e Wellcoaches com Margaret Moore e Ericka Jakson. Instrutora qualificada em *Mindfulness-Based Eating Awareness Training* (MB-EAT). Idealizadora do Instituto Nutrição Comportamental.

Manuela Capezzuto Fernandes Dias

Nutricionista graduada pela FSP-USP. Aprimorada em Transtornos Alimentares pelo AMBULIM (IPq-HCFMUSP), onde é colaboradora.

Marcela Nunes Paulino de Carvalho

Psicóloga graduada pela Universidade Presbiteriana Mackenzie. Especialista em Psicologia Hospitalar pela FMUSP. Colaboradora do AMBULIM (IPq--HCFMUSP).

Marcela Salim Kotait

Nutricionista graduada pelo Centro Universitário São Camilo. Aprimorada em Transtornos Alimentares pelo curso avançado do AMBULIM (IPq-HCFMUSP). Coordenadora da Equipe de Nutrição do Ambulatório de Anorexia Nervosa do AMBULIM (IPq-HCFMUSP). Membro do GENTA.

Márcia Cristina Teixeira Martins

Farmacêutica-bioquímica graduada pela Faculdade Oswaldo Cruz e Nutricionista graduada pela FSP-USP. Mestre em Farmácia pela Faculdade de Ciências Farmacêuticas da USP (FCF-USP) e Doutora em Ciência dos Alimentos pela Universidade Estadual de Campinas (Unicamp). Pós-doutora pela Loma Linda University e Pós-doutoranda na FSP-USP com estágio na Universidade de Umeå, Suécia. Docente e Orientadora no curso de Nutrição e Mestrado Profissional em Promoção da Saúde do Centro Universitário Adventista de São Paulo (UNASP).

Maria Luiza Blanques Petty de Siqueira

Nutricionista graduada pela FSP-USP. Mestre e Doutora pelo Programa de Pós-graduação em Nutrição da Unifesp. Aprimorada em Transtornos Alimentares pelo Curso Avançado do AMBULIM (IPq-HCFMUSP). Colaboradora do Ambulatório de Bulimia Nervosa. Possui formação em Gastronomia pelo Centro Universitário Senac e Institute Paul Bocuse (França). Autora do livro *Lugar de Criança é na Cozinha*. Membro do GENTA.

Maria Martins Baptista Castanheira

Psicóloga graduada pela Universidade de Guarulhos. Especialista em Psicanálise pelo Instituto Sedes Sapientiae e em Transtornos Alimentares pelo PROATA-Unifesp.

Michele de Oliveira Gonzalez

Psiquiatra graduada pela Faculdade de Medicina do ABC. Colaboradora do AMBULIM (IPq-HCFMUSP).

Paula Costa Teixeira

Profissional de Educação Física graduada pela UniFMU com licenciatura plena. Doutora em Neurociências e Comportamento pelo Instituto de Psicologia da USP. Colaboradora do AMBULIM (IPq-HCFMUSP). Especialista em Cuidados Integrativos pela Unifesp. Cadeísta formada no método das Cadeias Musculares pela APGDS. Facilitadora certificada em técnicas de Meditação Ativa. Idealizadora do Exercício Intuitivo. Membro do GENTA.

Patricia Gipsztejn Jacobsohn

Psicóloga graduada pela Universidade Presbiteriana Mackenzie. Especialização em Psicanálise e Psicoterapia Psicodinâmica da Pré-adolescência e Adolescência pelo Instituto Sedes Sapientiae. Mestre em Psicologia Clínica pela PUC-SP. Membro do Departamento Formação em Psicanálise do Instituto Sedes Sapientiae e da Clínica de Estudos e Pesquisa em Psicanálise da Anorexia e Bulimia (Ceppan).

Pedro Henrique Berbert de Carvalho

Profissional de Educação Física e Mestre em Educação Física pela Universidade Federal de Juiz de Fora. Doutor em Psicologia. Professor do Departamento de Educação Física do Instituto de Ciências da Vida da Universidade Federal de Juiz de Fora – Campus Governador Valadares. Líder do Núcleo de Estudos Corpo, Educação Física e Sociedade (NECOS/CNPq/UFJF). Conselheiro do Núcleo de Pesquisa e Ensino (NUPE) do AMBULIM-IPq-HCFMUSP.

Priscila Koritar

Nutricionista graduada pela FSP-USP. Mestre e Doutora em Nutrição pela FSP-USP. Aprimorada pelo Curso Junior em Transtornos Alimentares do AMBULIM (IPq-HCFMUSP). Professora Titular da Universidade Paulista (UNIP). Membro do GENTA.

Táki Athanássios Cordás

Médico Psiquiatra. Coordenador da Assistência Clínica do Instituto de Psiquiatria do HCFMUSP. Coordenador do AMBULIM (IPq-HCFMUSP). Professor dos Programas de Pós-graduação do Departamento de Psiquiatria da USP e do Programa de Neurociências e Comportamento do Instituto de Psicologia da USP.

Tamiris Lavorato Gaeta

Nutricionista graduada pela Universidade Presbiteriana Mackenzie, com sanduíche pela Universitat de Barcelona. Aprimorada em Transtornos Alimentares pelo AMBULIM (IPq-HCFMUSP), onde é colaboradora.

Vanessa Dentzien Pinzon

Médica graduada pela Universidade Federal do Rio Grande do Sul (UFRS) com Residência em Psiquiatria na FMUSP. Mestrado em Ciências pela FMUSP. Coordenadora do PROTAD (IPq-HCFMUSP).

SUMÁRIO

APRESENTAÇÃO

Muito aconteceu desde 1997, quando a primeira dissertação de mestrado sobre transtornos alimentares foi defendida por uma nutricionista na Faculdade de Saúde Pública da USP. Linhas de pesquisa, disciplinas criadas e muitos mestrados e doutorados se seguiram, e foram publicados em periódicos e nos nossos livros *Transtornos alimentares: uma visão nutricional* e *Nutrição e transtornos alimentares: avaliação e tratamento*. Porém, neste momento um novo livro se faz necessário, pois os critérios diagnósticos dos transtornos alimentares foram revistos na publicação do DSM-5 pela *American Psychiatry Association*, e na proposta do CID-11 pela Organização Mundial da Saúde.

Foram reunidos e convidados especialistas para escrever sobre esse e demais assuntos de forma pioneira e atualizada. Este volume traz assuntos atuais que vão desde a definição dos transtornos alimentares de acordo com os novos critérios, passando pela discussão de quadros novos e desafiadores, as dimensões e as dificuldades envolvidas no tratamento, finalizando com a reflexão sobre a necessidade de se trabalhar a prevenção de uma forma integrada com a obesidade, contextualizando evidências, intervenções existentes e as possíveis ações e perspectivas de atuações futuras na área. O Capítulo 1, "Transtornos alimentares: critérios diagnósticos, quadro clínico e complicações, epidemiologia e etiologia" traz exatamente quais são os quadros atuais, suas propostas diagnósticas e quadros clínicos. Essas revisões diagnósticas apresentaram de forma didática a realidade de outros quadros, que são explorados no Capítulo 2, "Dificuldades alimentares na infância e transtorno alimentar evitativo restritivo", e no Capítulo 3, "Síndrome do comer noturno".

Entretanto, sabe-se que quadros "não oficiais" são cada vez mais estudados no contexto dos transtornos alimentares, como o abordado no Capítulo 4, "Ortorexia nervosa", com ampla revisão e enfoques inovadores para os profissionais que atendem e para os estudiosos e pesquisadores da área. O comer transtornado é alvo de muito interesse, mas com poucos estudos brasileiros, especialmente entre adolescentes, grupo etário de alta vulnerabilidade. O Capítulo 5, "Comer transtornado em adolescentes", apresenta dados de pesquisa nacional e contribui com resultados de pesquisa para a reflexão sobre o assunto.

As adaptações transculturais e avaliações psicométricas de instrumentos também se ampliaram na última década; assim, no Capítulo 6, "Instrumentos de avaliação do comportamento alimentar e de risco para transtornos alimentares", foram revisados e atualizados os instrumentos disponíveis para *screening* de transtornos alimentares, a apresentação para escalas e os questionários que avaliam diferentes atitudes e comportamentos alimentares. Este capítulo apresenta-se como de grande utilidade para pesquisadores, seja de transtornos alimentares, seja para problemas alimentares em geral.

Da mesma maneira, os instrumentos de avaliação dos diferentes componentes da imagem corporal estão revisados e atualizados no Capítulo 7, "Imagem corporal nos transtornos alimentares – conceitos e abordagem das questões corporais" e no Capítulo 8, "Imagem corporal: diretrizes para pesquisa e avaliação". Esses dois capítulos apresentam todo um escopo teórico sobre pesquisa e avaliação da imagem corporal.

Um tema atual e polêmico foi discutido no Capítulo 9, "Transtornos alimentares e atividade física". Em abordagem atualizada sobre a atividade física, suas disfunções e o papel terapêutico nos transtornos alimentares, o capítulo apresenta protocolo de tratamento utilizado em pacientes no AMBULIM (IPq-HCFMUSP).

O Capítulo 10, "Abordagens diferenciais no tratamento nutricional dos transtornos alimentares", introduz os diferenciais da abordagem nutricional para os transtornos alimentares. O detalhamento específico e as particularidades serão explorados e descritos nos Capítulos 11 a 15, que trazem os protocolos de tratamento atualizados da abordagem nutricional para anorexia nervosa, bulimia nervosa e transtorno da compulsão alimentar do AMBULIM. Os protocolos do programa de atendimento focado em homens e em adolescentes com transtornos alimentares foram de forma inédita descritos e abordados pelos especialistas.

Alinhados ao foco deste livro, que é "do tratamento à prevenção", os Capítulos 16, 17 e 18 abordam a prevenção integrada para transtornos alimentares e obesidade, a experiência de um estudo nacional que adaptou o programa *New Moves* de prevenção, e a experiência da Semana de Conscientização sobre Transtornos Alimentares feita de maneira pioneira pelo GENTA em São Paulo.

Por fim, o Capítulo 19, "Transtornos alimentares em tempos de mídias sociais", aborda e traz uma reflexão sobre uma questão emergente da atualidade: como entender e discutir os transtornos alimentares em tempos de mídias sociais.

Este livro procurou revisar, atualizar e apresentar de forma didática e inovadora conceitos, classificações, reflexões, experiências e dados de pesquisa, com o objetivo de levar o conhecimento para todos os profissionais de saúde que atuam em pesquisa e clínica, e para os nutricionistas e acadêmicos de Nutrição, a base sólida do atendimento especializado para estes quadros tão desafiadores: prevenir e tratar os transtornos alimentares.

Nossos agradecimentos a todos os autores colaboradores.

As Organizadoras

PREFÁCIO

O livro *Transtornos alimentares e nutrição: da prevenção ao tratamento* representa ferramenta fundamental devido à relevância atual do tema em tela. A obra abarca desde questões relacionadas aos critérios diagnósticos até diferentes abordagens de atendimento nutricional, as quais são fundamentais para nutricionistas e equipes multidisciplinares que atuam nessa área de grande ascensão no campo da Nutrição.

A organização desta obra conta com a ampla experiência e competência das Dras. Marle Alvarenga, Karin Dunker e Sonia Tucunduva Philippi, renomadas pesquisadoras e docentes no campo do estudo dos transtornos alimentares, com diversas pesquisas e artigos publicados sobre o tema em questão. Tais qualidades refletem a excelência da obra, a qual tem abrangência ampla e profunda em todos os seus 19 capítulos, aliada ao fato de contar com a colaboração de 33 autores, os quais apresentam grande expertise nas diversas nuances que perfazem o tema transtorno alimentar.

A obra começa com aspectos que fundamentam a etiologia, epidemiologia e critérios diagnósticos relacionados aos transtornos alimentares, os quais facilitam a compreensão do leitor em relação ao estudo de diferentes quadros clínicos. Considerando que os transtornos alimentares geralmente apresentam as suas primeiras manifestações na infância e na adolescência, o livro aborda de forma adequada as dificuldades alimentares nesses grupos etários. Não obstante, em alguns casos, as consequências prejudiciais para a saúde são geradas por regras alimentares autoimpostas destinadas a promover a saúde. A busca de uma "extrema pureza alimentar" devido a um foco exagerado nos alimentos pode levar a um comportamento alimentar transtornado chamado "ortorexia nervosa", o qual, apesar da escassez de estudos que norteiam tal tema, representa um dos pontos de grande discussão no contexto dos transtornos alimentares, sendo abordado com profundidade e clareza nesta obra.

Um ponto de destaque refere-se à abordagem dos aspectos que permeiam a imagem corporal, a qual pode ser influenciada por diversos fatores, como, por exemplo, humor, emoções, mídia e aspectos socioeconômicos. Nesse sentido, o livro abarca conteúdo relevante por meio de capítulos que versam sobre conceitos e abordagem de questões corporais e diretrizes para pesquisa e avaliação.

Considerando a grande importância do tema transtornos alimentares na sociedade, é condição *sine qua non* que nutricionistas busquem ferramentas que possibilitem a sua atuação de forma adequada e baseada em evidência nessa área da Nutrição. Nesse sentido, o livro possibilita amplo aprendizado com cunho teórico e prático no que concerne aos capítulos que abarcam as diversas estratégias relacionadas ao atendimento nutricional de pacientes com anorexia nervosa, bulimia nervosa e transtorno da compulsão alimentar.

Sem dúvida, o título desta obra representa de forma fidedigna todo o seu conteúdo, o qual foi preparado por três nutricionistas que, além da docência, da clínica e da pesquisa, representam verdadeiros ícones no contexto do estudo dos transtornos alimentares.

Marcelo Rogero
Professor da Disciplina de Nutrição Clínica do
Departamento de Nutrição da FSP-USP

1

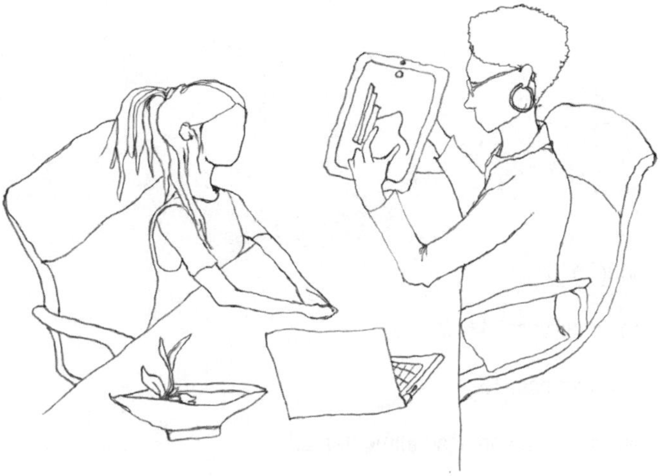

TRANSTORNOS ALIMENTARES: CRITÉRIOS DIAGNÓSTICOS, QUADRO CLÍNICO E COMPLICAÇÕES, EPIDEMIOLOGIA E ETIOLOGIA

Michele Gonzalez
Eduardo Oliveira
Fábio Salzano
Táki Cordás

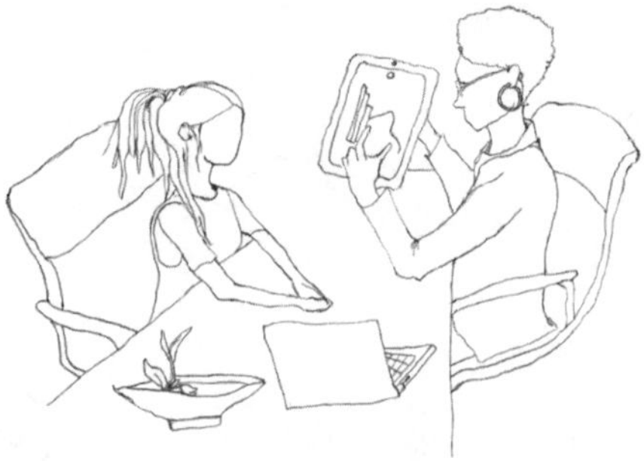

▸ SUMÁRIO

INTRODUÇÃO

Os transtornos alimentares (TA) caracterizam-se por inadequações no consumo, no padrão e/ou no comportamento alimentares, ocasionando progressiva piora da qualidade nutricional, saúde física ou funcionamento psicossocial. O *Manual Diagnóstico e Estatístico de Transtornos Mentais*, em sua 5ª e mais atual edição (DSM-5), descreve critérios diagnósticos para os seguintes transtornos alimentares: anorexia nervosa, bulimia nervosa, transtorno de compulsão alimentar, transtorno de ruminação, transtorno alimentar evitativo/restritivo e pica; vale ressaltar que os cinco primeiros são mutuamente excludentes, sendo que apenas o transtorno de pica pode ser atribuído na presença de outro transtorno alimentar (APA, 2013).

Esses transtornos são determinados por uma etiologia multifatorial, sendo que aspectos socioculturais (como preocupações com peso e forma corporal, padrões de beleza), psicológicos (individuais e familiares), uso de dietas restritivas (que podem dar início a uma cascata de alterações biológicas) e vulnerabilidade biológica (genética e história familiar de transtorno alimentar) têm importante participação no desencadeamento, na manutenção e na perpetuação de seus sintomas. Os fatores de risco incluem sexo, etnia, problemas alimentares na infância, preocupações com peso e corpo, autoavaliação negativa, história de abuso sexual e/ou transtornos psiquiátricos (ADA, 2006).

Os TA são mais comumente observados em países desenvolvidos e industrializados, sendo mais encontrados em mulheres jovens entre 18 e 30 anos (3,2%). Apesar de menos comum em homens, a gravidade é a mesma e homens homossexuais têm maior predisposição que heterossexuais (ADA, 2006).

Pesquisas recentes postulam que a testosterona circulante em meninos e a ausência dela em meninas, ainda na vida intraútero, teria efeitos primários sobre o sistema nervoso central (SNC) e, consequentemente, sobre a diferenciação no comportamento. Na adolescência, novamente os hormônios sexuais circulantes fazem parte da reorganização do SNC e emergência de caracteres secundários femininos e masculinos, e essa fase estaria relacionada com etiologia do transtorno alimentar: testosterona como fator protetor em homens e estrógeno e progesterona como fator de risco (Klump et al., 2017).

A diferença de gênero também se reflete no comportamento alimentar. Mulheres apresentam maior preferência por alimentos com alto teor de açúcar e carboidratos quando comparadas com homens; as mudanças no nível sérico dos hormônios ovarianos parecem ter relação com essa ingestão, já que na fase pós-ovulação há pico de estrógeno e progesterona (reacional a emoções negativas) e, na fase pré-ovulação, essa frequência diminui. Novamente os altos níveis de testosterona podem contribuir significativamente como fator protetor: alto nível desse hormônio na fase pós-puberal em meninos esteve associado a menos episódios de compulsão alimentar (Klump et al., 2017).

A mortalidade de pacientes diagnosticados com TA é alta por complicações clínicas como suicídio, e isso mostra a necessidade de aprimoramento diagnóstico, tratamento e abordagem multidisciplinar pelas equipes de saúde para evitar desfechos negativos (Crow et al., 2009). O aprimoramento dos critérios diagnósticos no DSM-5 contribuiu para diagnósticos mais precisos, reduzindo sensivelmente o número de pacientes que se encaixavam na categoria residual de TA (Ernst et al., 2017).

ANOREXIA NERVOSA

A anorexia nervosa (AN) é um transtorno alimentar que se caracteriza por perda de peso voluntária e distúrbios da imagem corporal, acompanhados de medo intenso de ganhar peso. Isso leva a um peso significativamente baixo e comprometimento físico, psíquico e social (APA, 2013; Wade et al., 2017).

A AN foi o primeiro transtorno alimentar a ser descrito ainda no século XIX e também o primeiro a ser classificado e a ter critérios diagnósticos oficializados já na década de 1970. O termo anorexia sabidamente não é o mais adequado do ponto de vista psicopatológico, já que não ocorre uma perda real do apetite, ao menos nos estágios iniciais, mas sim uma negação do apetite e um controle obsessivo sobre o corpo (Cordás, 2004).

Epidemiologia

A prevalência de AN é estimada entre 0,5 e 1% da população. Cerca de 90% dos pacientes são do sexo feminino e a faixa etária mais atingida é dos 15 aos 25 anos. Em homens, o índice é menor que 0,5 por 100 mil, mas a prevalência do transtorno está aumentando, em especial entre homossexuais. Algumas profissões apresentam maior chance para o desenvolvimento do quadro, em especial aquelas ligadas à estética e ao corpo, como bailarinas, atletas, profissionais da moda, atrizes e atores, estudantes de Nutrição, Medicina e Psicologia (ADA, 2006; APA, 2013; Salzano et al., 2011).

Etiopatogenia

Didaticamente, os principais componentes etiológicos da AN podem ser divididos em três fatores (ADA, 2006; Salzano et al., 2011; Hilbert et al., 2014):

- Fatores predisponentes: sexo feminino, história familiar de transtorno alimentar, baixa autoestima, perfeccionismo, problemas de alimentação na infância e dificuldade de expressar emoções.
- Fatores desencadeantes: dietas restritivas, alterações na dinâmica familiar, expectativas irreais na escola, no trabalho ou na vida pessoal e proximidade da menarca ou surgimento de caracteres sexuais secundários muito precoces em meninas.
- Fatores mantenedores: alterações neuroendócrinas decorrentes do estado nutricional alterado, distúrbios da imagem corporal, distorções cognitivas e práticas purgativas.

Recentemente, o papel do microbioma intestinal na saúde física e mental tem sido alvo de pesquisas científicas que sugerem que a microbiota interfere em aspectos centrais da AN, incluindo regulação do peso, metabolismo e bem-estar psicológico (Kleiman et al., 2015). Esses estudos demonstram que as características desse grupo de bactérias e microrganismos são diferentes entre mulheres com diferentes índices de massa corporal (IMC) e diferentes práticas de atividade física (Mörkl et al., 2017). Seria esse então um provável fator etiológico também que pode abrir caminhos para novas estratégias de intervenção (Kleiman et al., 2015; Diedrichs et al., 2018).

Estudos de neuroimagem demonstram uma redução da hipófise provavelmente relacionada com a má nutrição prolongada. Além disso, há redução do mesencéfalo e tálamo, sendo este responsável por processos de gosto e sabor (Donnelly et al., 2018).

Seis estudos avaliaram a hereditariedade e a contribuição genética para os TA. Taxas estimadas de 22% a 76% foram encontradas em casos de AN e AN atípica (Mitchison; Hay, 2014).

Quadro clínico e critérios diagnósticos

O quadro clínico inicia-se quase sempre após uma dieta restritiva. Inicialmente são evitados alimentos considerados "proibidos, engordativos", e progressivamente o paciente passa a restringir sua alimentação, chegando a abolir a ingestão de grupos alimentares específicos e a minimizar o número de refeições (Salzano et al., 2011). É importante atualmente observar que tal "dieta" pode se apresentar como uma mudança para padrão vegetariano, vegano ou o desejo de ser mais "saudável" (ver mais no Capítulo 4 sobre ortorexia nervosa).

Distinguem-se dois subtipos (APA, 2013; Wade et al., 2017):

- AN restritiva: caracterizada por restrição da ingestão calórica, aumento do gasto energético, jejum e outros comportamentos compensatórios não purgativos como, por exemplo, atividade física em excesso e sem compulsão alimentar.
- AN purgativa: caracterizada por episódios de compulsão alimentar e/ou comportamentos purgativos como vômitos autoinduzidos ou uso de laxantes, diuréticos ou enemas.

Em geral, o curso é crônico e pode estar associado a graves complicações clínicas decorrentes da desnutrição e dos métodos compensatórios inadequados, entre elas (ADA, 2006):

- Pele e anexos: pele com aspecto amarelado por hipercarotenemia, pele seca, lanugo, cabelos finos e quebradiços, perda de cabelo.
- Sistema digestório: retardo no esvaziamento gástrico, diminuição de peristaltismo intestinal, pancreatite e constipação intestinal, alterações de enzimas hepáticas, lesões esofágicas causadas por vômitos, perda dentária.
- Sistema circulatório: bradicardia, diminuição da pressão arterial, arritmias, insuficiência cardíaca, parada cardíaca, hipotensão postural, aumento do intervalo QT, miocardiopatias.
- Sistema excretor: edema, cálculo renal, aumento de ureia sérica, poliúria, desidratação.
- Sistema hematológico: anemia, leucopenia, trombocitopenia.
- Sistema reprodutivo: infertilidade, recém-nascidos com baixo peso, partos prematuros, complicações perinatais.
- Distúrbios hidroeletrolíticos: hipocalemia, hiponatremia, hipofosfatemia, hipomagnesemia.
- Sistema endocrinológico: amenorreia, diminuição de gonadotrofinas, LH e estrogênios, hipotireoidismo, aumento do hormônio do crescimento, do cortisol e das leptinas.
- Outras alterações: hipotermia e intolerância ao frio, convulsões, osteopenia/osteoporose, hipoglicemia, atrofia cerebral, alterações neurocomportamentais.

Apesar da progressiva perda de peso, o paciente continua insatisfeito com o peso ou com algumas partes de seu corpo que segundo ele ainda precisam ser reduzidas. Isso caracteriza a psicopatologia fundamental da AN, que é a distorção da imagem corporal: apesar do peso significativamente baixo, o indivíduo mantém a restrição alimentar e/ou comportamentos compensatórios e purgativos com o intuito de ficar ainda mais magro (ler mais sobre imagem corporal no Capítulo 7).

Os critérios diagnósticos da CID-11 (*Classificação Internacional de Doenças*, 11ª edição)[1] (OMS, 2018) e do DSM-5 (*Manual Diagnóstico e*

---

1 A Organização Mundial da Saúde (OMS) lançou a nova *Classificação Estatística Internacional de Doenças e Problemas Relacionados à Saúde* (CID 11) em 18 de junho de 2018. Será apresentada oficialmente para adoção dos Estados-membros em maio de 2019 (durante a Assembleia Mundial da Saúde) e entrará em vigor em 1º de janeiro de 2022.

Estatístico da Associação Americana de Psiquiatria, 5ª edição) (APA 2013) estão listados nos Quadros 1 e 2.

QUADRO 1 – Critérios diagnósticos da anorexia nervosa (AN) conforme CID-11

Há perda de peso significativa considerando a altura do indivíduo, idade e estágio de desenvolvimento (IMC menor que 18,5 em adultos e IMC menor que percentil 5 para crianças e adolescentes) que não é justificada por qualquer outra condição médica ou por indisponibilidade de alimento.
O baixo peso é acompanhado de um padrão persistente de comportamentos com o objetivo de impedir o restabelecimento de peso normal que podem incluir mecanismos que visam reduzir a ingestão calórica (restrição alimentar), comportamentos purgativos (indução de vômitos, abuso de laxantes) e aumento de gasto energético (p. ex., atividade física em excesso), associados a um medo de engordar.
O baixo peso e a forma corporal são elementos centrais na autoavaliação do indivíduo e são inapropriadamente percebidos como sendo normais ou até mesmo excessivos.

QUADRO 2 – Critérios diagnósticos para anorexia nervosa (AN) conforme DSM-5

Restrição da ingestão calórica em relação às necessidades, levando a um peso corporal significativamente baixo no contexto de idade, gênero, trajetória do desenvolvimento e saúde física. Peso significativamente baixo é definido como um peso inferior ao peso mínimo normal ou, no caso de crianças e adolescentes, menor do que o minimamente esperado.
Medo intenso de ganhar peso ou de engordar, ou comportamento persistente que interfere no ganho de peso, mesmo estando com peso significativamente baixo.
Perturbação no modo de vivenciar o peso, tamanho ou forma corporais; excessiva influência do peso ou da forma corporais na maneira de se autoavaliar; negação da gravidade do baixo peso.
Especificar subtipo: • Restritivo: nos últimos três meses não houve episódio de compulsão ou prática purgativa. • Purgativo: nos últimos três meses houve episódios de compulsão e/ou purgação.
Especificar se: • Em remissão parcial: depois de todos os critérios diagnósticos para AN terem sido preenchidos por um período de tempo, o critério A (baixo peso corporal) não se manteve mais, mas o critério B (medo intenso de ganhar peso ou de se tornar gordo ou comportamento que impede o ganho de peso) ou o critério C (perturbação no modo de vivenciar o peso, tamanho ou forma corporais) ainda se mantêm. • Em remissão total: depois de todos os critérios diagnósticos para AN terem sido preenchidos por um período de tempo, nenhum dos critérios se apresenta mais, por um período de tempo.

(continua)

QUADRO 2 – Critérios diagnósticos para anorexia nervosa (AN) conforme DSM-5 *(continuação)*

Especificar gravidade atual: • Leve: IMC ≥ 17 kg/m². • Moderada: IMC entre 16 e 16,99 kg/m². • Grave: IMC entre 15 e 15,99 kg/m². • Extrema: IMC < 15 kg/m².

O DSM-5 propôs a retirada do critério de amenorreia, já que se observou que muitos indivíduos possuíam todas as características para AN, porém com alguma atividade menstrual (Ernst et al., 2017). Além disso, esse critério não poderia ser usado em meninas em fase pré-púbere, mulheres em uso de anticoncepcional hormonal ou pós-menopausa e homens. Foi incluída também uma referência temporal para a classificação dos subtipos em que se define: subtipo restritivo (AN-R) – nos últimos três meses não houve episódio de compulsão ou prática purgativa; subtipo purgativo (AN-P) – nos últimos três meses houve episódios de compulsão e/ou purgação (Dakanalis et al., 2017).

Em relação aos especificadores de gravidade do DSM-5 com base no IMC do paciente, ainda há limitações nas pesquisas clínicas para que os especificadores forneçam informações como correlação entre especificadores e prognóstico, características psicopatológicas, impacto social e risco de comorbidades (Dakanalis et al., 2017; Nakai et al., 2017; Smith et al., 2017).

Apesar das modificações ocorridas no DSM-5, as recomendações referentes ao tratamento da AN permanecem inalteradas (Dakanalis et al., 2017).

Comorbidades

A comorbidade entre os indivíduos com transtornos alimentares é mais regra do que exceção. Algumas dessas comorbidades apresentam início muito precoce na infância e adolescência, por vezes antecedendo e, em outras, surgindo concomitantemente ao TA. O surgimento precoce e a frequente cronificação de muitos desses quadros tornam mais difícil diferenciar doença principal, comorbidade e traços de personalidade do indivíduo (Salzano et al., 2011).

O subtipo purgativo da anorexia nervosa (AN-P) apresenta maior prevalência de comorbidades psiquiátricas, psicopatologia mais grave e pior prognóstico do que o subtipo restritivo (AN-R) (Nakai et al., 2017). Há muito tempo se relaciona a anorexia nervosa com depressão, sendo esta a comorbidade mais prevalente em pacientes com AN, com taxa aproximada de 40% naqueles com o subtipo restritivo e de 82% naqueles com o subtipo purgativo. É importante ressaltar cuidado no diagnóstico dessa comorbidade, já que algumas das alterações encontradas nesses indivíduos, como cansaço, irritabilidade, humor disfórico, perda de libido, insônia e dificuldade de concentração, podem ser decorrentes do estado nutricional alterado; com o ganho de peso progressivo, a sintomatologia tenderia a desaparecer na ausência de real comorbidade (Salzano et al., 2011).

Em segundo lugar, aparecem os transtornos de ansiedade, com taxa de 24% para os pacientes com AN-R e de 71% para AN-P. Em terceiro lugar, temos o transtorno obsessivo-compulsivo (TOC), cuja prevalência ao longo da vida em mulheres com AN varia de 10 a 62% (Salzano et al., 2011). Por fim, a dependência de álcool e drogas atinge taxas de 27% e aumenta em até duas vezes o risco de mortalidade na AN (Franko et al., 2018).

Um crescente reconhecimento da comorbidade com transtorno de déficit de atenção/hiperatividade (TDAH) vem sendo feito, sendo essa uma doença de início precoce e elevada morbidade em pacientes com TA. Estudos diagnosticando TDAH em pacientes com TA mostraram prevalências elevadas: 3 a 16% em AN, 9 a 35% em bulimia nervosa e cerca de 20% em transtorno da compulsão alimentar (estes últimos descritos mais adiante) (Nazar et al., 2016).

O diagnóstico da comorbidade auxilia no tratamento e na instituição de terapêutica adequada para o quadro (Salzano et al., 2011; Farstad et al., 2016).

Artigos originais e diferentes revisões vêm apontando associações entre transtornos de personalidade e TA, propondo diferentes teorias para compreender essa associação e sua importância na etiologia, na expressão dos sintomas, na resposta e na adesão aos tratamentos, na comorbidade e na evolução do quadro. Embora seja comum a descrição de traços de personalidade precedendo e contribuindo para o início dos TAs, deve-se entender que essa associação pode interagir de várias maneiras:

predispondo, sendo fator de risco, tendo uma base genética comum, derivando da restrição alimentar autoimposta ou sendo resultado de alterações neuropsicológicas que se perpetuam com a cronificação (Atiye et al., 2015). Jejum prolongado leva a profundas modificações na personalidade e no comportamento. Algumas evidências que consideram o tempo de doença e a gravidade do quadro apontam para persistência de algumas dessas alterações. Da mesma maneira, distorções cognitivas, alterações neuropsicológicas e negação da doença e do tratamento levam a distorções na interpretação das avaliações clínicas, incluindo as de personalidade (Atiye et al., 2015; Cassin et al., 2005).

Estudos categoriais sugerem que entre 25 e 69% dos pacientes com AN têm ao menos um transtorno de personalidade (TP), embora utilizem diferentes escalas e metodologias. Os transtornos mais descritos em pacientes com AN-R são o TP evitativa, o TP obsessivo-compulsiva e o TP dependente. Já entre as pacientes com AN-P, o TP mais descrito é o do tipo *borderline* (Magallón-Neri et al., 2014; Farstad et al., 2016).

Curso e evolução

As taxas de recuperação são variáveis, estimando-se recuperação completa em torno de 50% dos pacientes. Outros 30% evoluem com alternância entre períodos de melhora e recidiva. O restante apresenta curso grave e refratário, com complicações físicas e psicológicas mais sérias (ADA, 2006; Salzano et al., 2011). Indivíduos com AN têm risco extremamente alto para recaída precoce e mais de 50% recaem dentro do primeiro ano após sucesso no tratamento hospitalar (Khalsa et al., 2017).

É importante ressaltar que alguns fatores são preditivos de má evolução, como peso muito baixo no início do tratamento, aparecimento tardio do transtorno, presença de comorbidades psiquiátricas (inclusive transtorno de personalidade), utilização de métodos purgativos, baixo peso na alta hospitalar, relações familiares comprometidas e demora na procura por tratamento (Salzano et al., 2011).

Entre os transtornos psiquiátricos, a AN apresenta as maiores taxas de morbidade e mortalidade. O índice de mortalidade atinge mais de 18% em estudos de seguimento a longo prazo e a principal causa é o suicídio. Aproximadamente 50% dos pacientes adultos referem ideação suicida e até 26% tentam suicídio. O diagnóstico precoce pode prevenir comportamentos suicidas e reduzir a probabilidade de desenvolver comorbidades psiquiátricas, melhorando o prognóstico e o resultado do tratamento em longo prazo (Khalsa et al., 2017; Bühren et al., 2014).

Uma parcela dos pacientes com anorexia progride para outros transtornos alimentares, principalmente bulimia nervosa, mas também para transtorno da compulsão alimentar, demonstrando a relação entre esses transtornos. O movimento contrário é menos comum, porém alguns pacientes com anorexia nervosa têm história de obesidade na infância ou adolescência (NCCMH, 2004).

Tratamento

O tratamento da AN requer profissionais de diversas áreas. A equipe mínima é composta por nutricionista, psicólogo e médico psiquiatra (ADA, 2006).

O tratamento psicoterápico deve abordar diversos fatores, como a recuperação cognitiva, volitiva e afetiva, o medo mórbido de engordar, a insatisfação com a imagem corporal, promover recuperação funcional e de autoestima e desenvolver habilidades sociais, além de desenvolver responsabilização do paciente sobre o tratamento. Em indivíduos adultos, tanto a psicoterapia de orientação cognitivo-comportamental quanto a psicodinâmica têm sido utilizadas e não há até o momento evidências de superioridade de um modelo em relação ao outro. Já na abordagem de crianças e adolescentes, a terapia familiar é a escolha padrão-ouro, já que alterações na dinâmica familiar são importantes mantenedoras da AN (Wade et al., 2017; White et al., 2017; Goldstein et al., 2016) – ver mais no Capítulo 14.

O tratamento da AN pura (cerca de 16% dos casos) é a realimentação criteriosa – ver mais no Capítulo 11. O uso de qualquer medicamento na AN sem comorbidades ainda necessita de estudos controlados, sendo, portanto, a escolha da terapêutica adequada baseada na existência frequente de comorbidades. Os achados inconclusivos podem ter contribuição de dois fatores importantes: por conta da alta mortalidade, o uso de grupo placebo é muito raro; além disso, o número de participantes normalmente é pequeno em razão da ambivalência desses indivíduos para receber e permanecer no tratamento (Wade et al., 2017).

A fluoxetina pode melhorar o prognóstico de pacientes com AN após atingirem peso adequado, prevenindo recaídas e promovendo atenuação do humor disfórico e pensamentos obsessivos. A olanzapina tem demonstrado eficácia em diminuir a ansiedade e melhorar aspectos psicopatológicos e parece contribuir para o ganho de peso na fase aguda da doença (nível B de evidência). Quando indicado uso de antidepressivos para tratar comorbidades, dá-se preferência aos inibidores seletivos da recaptação de serotonina (ISRS) pela eficácia, perfil de tolerabilidade e baixo risco de cardio/neurotoxicidade. Deve-se evitar o uso de carbonato de lítio, antidepressivos tricíclicos e inibidores da monoamino-oxidase em razão do potencial tóxico, risco de superdosagem (potencializados pela perda de peso, desidratação e excesso de atividade física), interação medicamentosa e incompatibilidade com determinados alimentos. A bupropiona também deve ser evitada por diminuir o limiar convulsivo e aumentar o risco de convulsões. Benzodiazepínicos podem ser usados por seu efeito ansiolítico, em especial quando administrados antes das refeições, mas não estão indicados em tratamentos de longo prazo (Salzano et al., 2011; Lebow et al., 2013; Yager et al., 2014).

A abordagem na AN deve compreender o tratamento também das complicações e comorbidades clínicas. Sugere-se os exames relacionados no Quadro 3 na avaliação inicial com as respectivas alterações mais encontradas nesses pacientes.

QUADRO 3 – Exames na avaliação inicial e alterações mais comuns

Hemograma completo: anemias e alterações hematológicas decorrentes de carências nutricionais específicas e alterações no número de células brancas.
Potássio, cálcio ionizável, magnésio, sódio e fósforo séricos: desequilíbrios iônicos.
Glicose sérica: hipoglicemia e diabetes.
Proteínas totais e frações: sinais mais graves de desnutrição e desequilíbrio proteico.
Ureia e creatinina: função renal.

(continua)

QUADRO 3 – Exames na avaliação inicial e alterações mais comuns *(continuação)*

TSH e T4 livre: alterações da tireoide.
Fosfatase alcalina: comprometimento pancreático.
TGO, TGP e gama-GT: função hepática.
Eletrocardiograma: arritmias e outras alterações cardiológicas.
Densitometria óssea: osteopenia e osteoporose.
Exames de neuroimagem (RM ou TC): quando houver suspeita de quadro neurológico associado.

Obs.: para mais informações sobre exames e suas interpretações, o material da Academy for Eating Disorders pode ser interessante: https://higherlogicdownload.s3.amazonaws.com/AEDWEB/05656ea0-59c9-4dd4-b832-07a3fea58f4c/UploadedImages/Learn/Brazilian-Portugese_AED-Medical-Care-Guide_03_01_17.pdf.

Gama-GT: gama glutamil transferase; RM: ressonância magnética; TC: tomografia computadorizada; TGO: transaminase glutâmico-oxalacética; TGP: transaminase glutâmico-pirúvica; TSH: hormônio estimulante da tireoide.

O tratamento em regime ambulatorial, hospital-dia ou internação depende da gravidade e cronicidade do quadro clínico e comportamental. A realimentação de forma oral é a primeira escolha para a recuperação do peso e é mais bem-sucedida na recuperação a longo prazo. Em raras circunstâncias, a nutrição parenteral ou enteral é necessária. Durante a fase de realimentação, é necessário o monitoramento clínico para combater a síndrome da realimentação, que é caracterizada por hipofosfatemia, rápida diminuição do potássio e magnésio, intolerância a glicose, disfunção gastrointestinal e arritmias cardíacas. O ritmo recomendado de ganho de peso é de 0,5 a 1,0 kg por semana em pacientes ambulatoriais e de 1,0 kg a 1,5 kg em pacientes internados – ver mais no Capítulo 11. Os critérios de internação devem respeitar, além do baixo peso (20% abaixo do esperado para determinada altura), presença de desnutrição grave (peso menor que 75% do esperado para peso/altura), desidratação, distúrbios hidroeletrolíticos, instabilidade fisiológica, bradicardia, hipotensão postural, hipotermia, estagnação do crescimento e desenvolvimento, recusa alimentar aguda, falha no tratamento ambulatorial e emergências psiquiátricas (ideação suicida, sintomas psicóticos) (ADA, 2006; Salzano et al., 2011).

A recuperação da AN é longa e o suporte psicoterápico e nutricional é essencial para sustentar a mudança. Instituir uma alimentação equilibrada e balanceada, adequando comportamentos e escolhas alimentares, além de esclarecer e desmistificar crenças inadequadas, estabelecendo uma relação apropriada com o alimento, são partes fundamentais do processo terapêutico (ADA, 2006).

BULIMIA NERVOSA

A bulimia nervosa (BN) caracteriza-se por episódios de compulsão alimentar, distúrbios da imagem corporal e comportamentos compensatórios inadequados para o controle de peso, como vômitos autoinduzidos, dietas compensatórias, uso de medicamentos (laxantes, diuréticos, inibidores de apetite) e exercícios físicos exagerados. Observa-se excessiva preocupação com o peso e a forma corporal, que invariavelmente afeta sentimentos e atitudes do paciente. É importante ressaltar que um episódio de compulsão alimentar, por definição, caracteriza-se por uma ingestão de grande quantidade de alimentos – definitivamente maior que a maioria dos indivíduos comeria – em um curto período de tempo acompanhado da sensação de perda de controle e incapacidade em parar de comer (APA, 2013).

O termo *boulimos* já era usado por Hipócrates para descrever uma fome intensa, até mesmo doentia, sem relação com a fome fisiológica. Entre os egípcios, os gregos e os romanos já havia descrições de pessoas que induziam o vômito como forma de purificação ou apenas para continuar comendo mais (Cordás, 2004).

Gerald Russell utilizou o termo bulimia nervosa a partir dos termos gregos *boul* (boi) ou *bou* (grande quantidade) e *lemos* (fome), que significaria uma fome tão intensa que seria suficiente para devorar um boi. Ele descreveu a BN em pacientes com peso normal, que haviam apresentado AN no passado e referiam episódios bulímicos e vômitos autoinduzidos. Inicialmente ele julgou que essa apresentação era uma migração da AN, mas depois considerou que os dois transtornos eram quadros únicos e independentes (Cordás, 2004).

Epidemiologia

A incidência de BN é de 1 a 1,5% da população. Esses números podem ser maiores se os chamados quadros parciais forem considerados e também em populações específicas, como jovens universitários (APA, 2013).

A prevalência é maior no sexo feminino, com cerca de 90 a 95% de mulheres para 5 a 10% de homens. A maioria apresenta peso normal ou está discretamente acima do peso. O início da doença é mais comum no final da adolescência ou no início da vida adulta, atingindo diferentes classes sociais. Não é incomum que o transtorno comece após um período de dieta. Algumas profissões apresentam mais risco para desenvolvimento do transtorno, como modelos e outros profissionais da moda, jóqueis e atletas (APA, 2013; Donnelly et al., 2018).

Etiopatogenia

A exemplo da AN, não há uma causa única para a BN. A etiopatogenia compreende uma complexa interação entre fatores biológicos, psicológicos, socioculturais, familiares e genéticos (ADA, 2006; APA, 2013; Hilbert et al., 2014):

- Fatores biológicos: já foram detectadas alterações nos neurotransmissores cerebrais, como serotonina e noradrenalina, e também nos peptídeos YY, na leptina e na colecistoquinina, contribuindo nas alterações em paciente com BN, sobretudo episódios compulsivos e vômitos autoinduzidos.
- Fatores psicológicos: esses indivíduos apresentam com frequência pensamento dicotômico, perfeccionismo, aversão a conflitos, medo de abandono, baixa autoestima, autoavaliação negativa, obesidade na infância, provocações e *bullying* relacionados ao peso e dificuldade em verbalizar sentimentos.
- Fatores socioculturais: a valorização do corpo atrativo como facilitador do sucesso social e profissional, especialmente com mulheres, participa do aumento da prevalência desse transtorno em países industrializados. A busca desenfreada pela beleza e estética corporal é reforçada pela sociedade moderna.

- Fatores familiares: há relatos de conflitos intrafamiliares, alterações nas relações interpessoais e sistêmicas, falta de coesão no núcleo familiar e suporte social precário. Além disso, é comum história familiar de dietas frequentes ou comer excessivo, obesidade e influência parental com comentários frequentes em relação ao peso ou forma corporal.
- Fatores genéticos: é importante destacar o crescente conhecimento dos fatores genéticos envolvidos. Há maior prevalência de TA em familiares de primeiro grau afetados pela doença com alta taxa de concordância em gêmeos monozigóticos acometidos pelo transtorno em comparação a dizigóticos. Alguns estudos apontam associação entre a BN e alterações no cromossomo 10p. As taxas de herdabilidade e contribuição genética para BN e BN atípica são estimadas em 52% a 62% (Mitchison; Hay, 2014).

Estudos de neuroimagem têm demonstrado diferentes alterações em pacientes com BN que podem auxiliar no processo de elucidação da etiologia. Os achados que se destacam são: redução da hipófise e aumento da substância cinzenta em regiões envolvidas com sistema de recompensa (córtex orbitofrontal, ínsula, giro cingulado anterior e corpo estriado ventral e dorsal). A gravidade dos sintomas esteve relacionada com ativação no hipocampo direito (Donnelly et al., 2018).

Quadro clínico e critérios diagnósticos

O paciente com BN geralmente descreve grande preocupação com seu peso e sua forma corporal previamente ao início do quadro, embora seu peso esteja normal ou discretamente elevado. De forma geral, refere intenso medo de engordar, mas sem o desejo de emagrecer ou buscar ideais de beleza tão magros, como observado na AN. Assim sendo, inicia-se uma dieta restritiva, eliminando alimentos que julga como facilitadores do ganho de peso, mas sem haver a restrição desenfreada observada em pacientes com AN.

Em determinado momento o paciente sente uma vontade grande de comer e apresenta um descontrole, ingerindo uma quantidade maior de comida do que o normal em um tempo curto. Fica culpado e se sente mal fisicamente e emocionalmente por conta da grande quantidade ingerida, induzindo o vômito (ou utilizando outro mecanismo compensatório) para evitar engordar e aliviar-se física e psiquicamente. Esse comportamento gera ansiedade e faz com que ele se volte à dieta novamente. Estabelece-se um círculo vicioso, com o reinício da dieta seguido de novos episódios compulsivos e mecanismos compensatórios (ADA, 2006).

Os mecanismos compensatórios para os episódios compulsivos da BN compreendem uso de laxantes ou diuréticos, hormônios tireoidianos, inibidores de apetite, orlistat, uso de substâncias psicoativas (maconha e cocaína) ou abuso de exercícios físicos (ADA, 2006; APA, 2013).

Inúmeras complicações clínicas podem ocorrer nos pacientes com bulimia nervosa e normalmente estão relacionadas com o tipo e a frequência do método purgativo utilizado (Mitchell; Crow, 2006; Mehler, Rylander, 2015):

- Complicações dermatológicas: xerose cutânea, lanugo, queda de cabelo, acne, unhas fracas, prurido, sinal de Russell (presença de calos ou feridas na face dorsal do dedo usado para induzir vômitos; pode estar presente também em pacientes com AN subtipo purgativo).
- Complicações dentárias: erosão (tipicamente na face lingual dos dentes maxilares), diminuição de salivação, cáries, hipersensibilidade, xerostomia, gengivite.
- Complicações gastrointestinais: esvaziamento gástrico retardado, disfunção motora, dilatação gástrica, gastrite, esofagite, refluxo gastroesofágico, sensação de fome e saciedade prejudicadas, atraso no trânsito intestinal e constipação, aumento da glândula paratireoide.
- Distúrbios hidroeletrolíticos: hipopotassemia, desidratação, hipocalemia.
- Complicações cardiovasculares: arritmia cardíaca, hipotensão, prolongamento do intervalo QT.

Os critérios diagnósticos conforme CID-11 (OMS, 2018) e DSM-5 (APA, 2013) estão descritos nos Quadros 4 e 5.

QUADRO 4 – Critérios diagnósticos da bulimia nervosa conforme CID-11

Episódios frequentes e recorrentes de compulsão alimentar, uma vez por semana ou mais, por um período de pelo menos um mês.
Um episódio de compulsão alimentar é definido como um período distinto de tempo em que o indivíduo experimenta uma sensação subjetiva de perda de controle sobre o ato de comer, comendo uma quantidade significativamente maior que o habitual, e sente-se incapaz de parar de comer ou limitar a quantidade e o tipo de alimento que está ingerindo.
Esses episódios são acompanhados por mecanismos compensatórios inapropriados que visam evitar o ganho de peso (p. ex., vômitos autoinduzidos, abuso de laxantes ou enemas e exercícios físicos em excesso).
O indivíduo preocupa-se com a forma e peso corporal e isso influencia significativamente a sua autopercepção.
Nesses casos, o peso não é significativamente baixo e o indivíduo não preenche critérios para anorexia nervosa.

QUADRO 5 – Critérios diagnósticos da bulimia nervosa (BN) conforme DSM-5

Episódios recorrentes de consumo alimentar compulsivo, tendo as seguintes características: • Ingestão em pequeno intervalo de tempo (i.e., aproximadamente em 2 horas) de uma quantidade de comida claramente maior do que a maioria das pessoas comeria no mesmo tempo e nas mesmas circunstâncias. • Sensação de perda de controle sobre o comportamento alimentar durante os episódios (i. e., a sensação de não conseguir parar de comer ou controlar o que e quanto come).
Comportamentos compensatórios inapropriados para prevenir ganho de peso, como vômito autoinduzido, abuso de laxantes, diuréticos ou outras drogas, dieta restrita ou jejum ou, ainda, exercícios vigorosos.
Os episódios de compulsão e os comportamentos compensatórios ocorrem pelo menos uma vez por semana, por três meses.
A autoavaliação é indevidamente influenciada pela forma e peso corporais.
O distúrbio não ocorre exclusivamente durante episódios de anorexia nervosa.
Especificar se: • Em remissão parcial: após todos os critérios para BN terem sido preenchidos, alguns, mas não todos, se mantiveram por um período de tempo. • Em remissão total: após todos os critérios para BN terem sido preenchidos, nenhum é mais encontrado.

(continua)

QUADRO 5 – Critérios diagnósticos da bulimia nervosa (BN) conforme DSM-5 *(continuação)*

Especificar gravidade atual: • Leve: uma média de 1 a 3 episódios de métodos compensatórios inapropriados por semana. • Moderado: uma média de 4 a 7 episódios de métodos compensatórios inapropriados por semana. • Grave: uma média de 8 a 13 episódios de métodos compensatórios inapropriados por semana. • Extremo: uma média de 14 ou mais episódios de métodos compensatórios inapropriados por semana.

O DSM-5 utiliza como especificador de gravidade na BN a frequência de comportamentos compensatórios inapropriados praticados pelo paciente (Nakai et al., 2017; Smith et al., 2017). Assim como descrito na AN, os especificadores utilizados necessitam mais estudos que validem sua importância clínica em relação a tratamento, prognóstico e características psicopatológicas (Dakanalis et al., 2017).

Comorbidades

As comorbidades mais observadas na BN são transtornos do humor, uso de substâncias psicoativas, transtornos ansiosos, TOC e os transtornos de personalidade. Aproximadamente 90% dos indivíduos com BN terão um outro diagnóstico psiquiátrico ao longo da vida (Donnelly et al., 2018).

A comorbidade mais observada na BN é a depressão (50 a 65% ao longo da vida) e os sintomas depressivos são importante alvo no tratamento por serem considerados um dos fatores de manutenção do transtorno alimentar, favorecendo o risco de recaída e de desfecho negativo de tratamento (Linardon et al., 2017).

Em segundo lugar estão os transtornos por uso abusivo de substâncias psicoativas (30 a 60%), sendo as taxas para dependência de álcool de 26% e o quadro alimentar precede o abuso de álcool em 68% dos casos (Franko et al., 2018).

Taxas mais altas de transtorno afetivo bipolar também têm sido encontradas (14,3%) (McElroy et al., 2005; Campos et al., 2011). As taxas de prevalência para transtorno de ansiedade generalizada variam de

8 a 12%; para transtorno do pânico, a taxa é de 11%; para fobia social, 17%; e para TOC, 40% (Salzano et al., 2011).

Os transtornos de personalidade mais encontrados em pacientes com BN são o TP *borderline* (entre 14 e 83%), o TP histriônica (até 20%), o TP dependente (até 21%) e o TP evitativa (até 19%), embora esses estudos reflitam critérios diagnósticos heterogêneos (Magallón-Neri et al., 2014; Farstad et al., 2016).

Assim como ressaltado na AN, o correto diagnóstico das comorbidades psiquiátricas possibilita a escolha terapêutica mais adequada e individualizada (Farstad et al., 2016).

Mais de um em cada cinco indivíduos com BN tentarão suicídio ao longo da vida, associados com fatores como desregulação emocional e sintomas ansiosos e depressivos; diante disso, assim como nos indivíduos com AN, faz-se necessário o tratamento das comorbidades e a investigação ativa de pensamentos de morte, ideação suicida e/ou tentativas de suicídio prévias (Donnelly et al., 2018).

Curso e evolução

O curso da bulimia é bastante variável, mas uma recuperação favorável é vista em cerca de 50% dos casos e cerca de 30% dos pacientes mantêm quadros subsindrômicos (ADA, 2006).

Alguns fatores preditivos de mau prognóstico são: grande frequência de vômitos no início do tratamento, demora até início de tratamento, tempo de doença, comorbidades associadas (com pior prognóstico se associada a transtornos de personalidade *cluster* B), tratamentos anteriores com pouca resposta, maior gravidade sintomatológica, início tardio da doença e relacionamentos interpessoais conturbados (NCCMH, 2004).

Tratamento

O tratamento da BN, assim como o da AN, deve ser feito por uma equipe multiprofissional com atendimentos psiquiátrico, nutricional e psicológico (ADA, 2006). Os objetivos incluem primeiramente a regularização do padrão alimentar, a suspensão de purgação e da restrição e a orientação nutricional (ADA, 2006) – ver mais no Capítulo 12.

A psicoterapia com enfoque cognitivo-comportamental é a que tem demonstrado melhores resultados, sendo considerada primeira linha de tratamento (Wilson; Shafran, 2005; Linardon et al., 2017; Donnelly et al., 2018).

A terapia familiar é importante, apesar de as evidências serem mais reduzidas do que para pacientes com AN (White et al., 2017).

A farmacoterapia tem sido amplamente pesquisada. O uso de antidepressivos, sobretudo ISRS (em particular a fluoxetina – recomendada em doses de 60 a 80 mg/d) e inibidores seletivos da recaptação de serotonina e noradrenalina (IRSN), é moderadamente eficaz para o tratamento da BN, diminuindo compulsões, vômitos autoinduzidos e possíveis sintomas depressivos. O uso do topiramato também vem mostrando resultados eficazes (Wilson; Shafran, 2005; Yager et al., 2014).

Estudos de neuroimagem têm comprovado um amplo comprometimento da atividade serotoninérgica em indivíduos com BN, o que é consistente com a resposta terapêutica desses pacientes aos antidepressivos serotoninérgicos (Donnelly et al., 2018).

A melhor resposta no tratamento da BN provém da combinação de terapia cognitivo-comportamental (TCC) com o uso dos psicotrópicos já citados (Wilson; Shafran, 2005; Yager et al., 2014; Linardon et al., 2017).

TRANSTORNO DE COMPULSÃO ALIMENTAR

O padrão de comer compulsivo foi inicialmente descrito por Stunkard em 1959 em um subgrupo de obesos que apresentavam comportamento alimentar atípico, descrito como impulsivo ou descontrolado. Durante décadas, foi pouco estudado e pesquisado, mas voltou à evidência científica a partir de 1990 (Spitzer et al., 1992).

O transtorno da compulsão alimentar (TCA) é caracterizado por episódios recorrentes de compulsão alimentar na ausência de comportamentos compensatórios para promover a perda ou evitar o ganho de peso (APA, 2013).

Epidemiologia e curso

O TCA tem uma prevalência estimada ao longo da vida em adultos de 2,6% nos Estados Unidos e 1,9% em todo o mundo. Os índices podem chegar a cerca de 32% dos pacientes com sobrepeso e 36% dos pacientes com obesidade. O TCA é mais comum em mulheres do que em homens, com proporção aproximada de 2:1. As taxas de prevalência não foram associadas à raça, estado civil ou situação de emprego (Kessler et al., 2013). Entretanto, somente cerca de 44% dos pacientes com TCA efetivamente buscam tratamento (Hudson et al., 2007).

Homens e mulheres geralmente desenvolvem TCA em torno da mesma idade, ao redor dos 27 anos, mas as mulheres iniciam dietas e comportamentos de compulsão alimentar mais precocemente e os homens procuram menos o tratamento. Estudos recentes demonstram que não há diferença significativa na frequência de episódios de compulsão alimentar entre os sexos (Lydecker; Grilo, 2018). O TCA parece ser relativamente persistente, e seu curso é comparável ao da BN em termos de gravidade e duração (APA, 2013).

O desenvolvimento do TCA ocorre de várias maneiras, porém o excesso de peso geralmente precede a dieta e os episódios de compulsão alimentar na maioria dos pacientes obesos com TCA que buscam tratamento (Reas; Grilo, 2007).

Etiologia

O TCA, como na maioria dos transtornos psiquiátricos, apresenta etiologia multifatorial, composta por aspectos biológicos, psicológicos, socioculturais, familiares e genéticos (APA, 2013).

A neurobiologia precisa do TCA ainda permanece obscura e em estudo, entretanto um achado claro é que a gravidade da doença, definida exclusivamente como a frequência de episódios de compulsão alimentar, é relacionada a maiores alterações neurais. Exames de neuroimagem demonstram uma relação entre severidade dos sintomas, atividade neuronal aberrante e déficits nos processos autorregulatórios correspondentes à diminuição de atividade nos circuitos frontoestriatais (Donnelly et al., 2018).

As taxas de herdabilidade e contribuição genética para TCA são estimadas em 57%. Um dos estudos avaliou a presença de comorbidade psiquiátrica em familiares de participantes com TCA e encontrou que a maioria dos transtornos mentais é mais prevalente nos familiares de indivíduos com TCA do que em controles (Mitchison; Hay, 2014).

Quadro clínico e diagnóstico

A característica essencial do transtorno de compulsão alimentar são episódios recorrentes de compulsão alimentar que devem ocorrer, em média, ao menos uma vez por semana durante três meses, na ausência de comportamentos compensatórios para promover a perda ou evitar o ganho de peso (APA, 2013).

Um episódio de compulsão alimentar é definido como a ingestão, em um período determinado, de uma quantidade de alimento definitivamente maior do que a maioria das pessoas consumiria em um mesmo período de tempo sob circunstâncias semelhantes. Há sofrimento significativo e sensação de perda de controle sobre a ingestão alimentar durante os episódios. Um indicador da perda de controle é a incapacidade de evitar comer ou de parar de comer depois de ter começado (APA, 2013).

A compulsão alimentar geralmente é precedida por fatores desencadeantes emocionais, tais como humor depressivo, fatores estressores interpessoais, dieta restritiva e sentimentos negativos relacionados ao peso e forma corporal. A compulsão alimentar é caracterizada por um marcante sofrimento e esforço dos pacientes em tentar ocultar os sintomas alimentares e emocionais (APA, 2013).

O TCA está associado a uma gama de consequências funcionais, incluindo problemas no desempenho de papéis sociais, prejuízo da qualidade de vida e insatisfação com a saúde (APA, 2013).

Os critérios diagnósticos conforme CID-11 (OMS, 2018) e DSM-5 (APA, 2013) estão descritos no Quadro 6.

QUADRO 6 – Critérios diagnósticos para transtorno de compulsão alimentar segundo CID-11

Episódios frequentes e recorrentes de compulsão alimentar, uma vez por semana ou mais, em um período de vários meses.
Um episódio de compulsão alimentar é um período distinto de tempo no qual o indivíduo experimenta uma sensação subjetiva de perda de controle sobre o ato de comer, alimentando-se significativamente mais e de forma diferente do habitual, sentindo-se incapaz de parar de comer ou limitar o tipo ou a quantidade de comida ingerida.
A compulsão alimentar é percebida de forma muito desagradável e frequentemente é acompanhada de emoções negativas como culpa ou desgosto.
Os episódios de compulsão alimentar, diferentemente da bulimia nervosa, não são acompanhados regularmente de comportamentos compensatórios inapropriados que visam prevenir o ganho de peso, tais como autoindução de vômitos, uso inadequado de laxantes ou enemas e exercício físico intenso.

QUADRO 7 – Critérios diagnósticos para transtorno de compulsão alimentar (TCA) segundo DSM-5

Episódios recorrentes de compulsão alimentar. Um episódio de compulsão alimentar é caracterizado pelos seguintes aspectos: • Ingestão, em um período determinado (p. ex., em duas horas), de uma quantidade de alimento definitivamente maior do que a maioria das pessoas consumiria no mesmo período sob circunstâncias semelhantes. • Sensação de falta de controle sobre a ingestão durante o episódio (p. ex., sentimento de não conseguir parar de comer ou controlar o que e o quanto se está ingerindo).
Os episódios de compulsão alimentar estão associados a três (ou mais) dos seguintes aspectos: • Comer mais rapidamente do que o normal. • Comer até se sentir desconfortavelmente cheio. • Comer grandes quantidades de alimento na ausência da sensação física de fome. • Comer sozinho por vergonha do quanto se está comendo. • Sentir-se desgostoso de si mesmo, deprimido ou muito culpado em seguida.
Sofrimento marcante em virtude da compulsão alimentar.
Os episódios de compulsão alimentar ocorrem, em média, ao menos uma vez por semana durante três meses.
A compulsão alimentar não está associada ao uso recorrente de comportamento compensatório inapropriado como na bulimia nervosa e não ocorre exclusivamente durante o curso de bulimia nervosa ou anorexia nervosa.

(continua)

QUADRO 7 – Critérios diagnósticos para transtorno de compulsão alimentar (TCA) segundo DSM-5 *(continuação)*

Especificar se: • Em remissão parcial: depois de terem sido previamente satisfeitos todos os critérios de TCA, as compulsões alimentares ocorrem em uma frequência média inferior a um episódio por semana por um período de tempo sustentado. • Em remissão completa: depois de terem sido previamente satisfeitos todos os critérios de TCA, nenhum dos critérios é mais satisfeito por um período de tempo sustentado.
Especificar a gravidade atual: • Leve: 1 a 3 episódios de compulsão alimentar por semana. • Moderada: 4 a 7 episódios de compulsão alimentar por semana. • Grave: 8 a 13 episódios de compulsão alimentar por semana. • Extrema: 14 ou mais episódios de compulsão alimentar por semana.

Comorbidades

Os pacientes com TCA frequentemente apresentam outros transtornos psiquiátricos e comorbidades clínicas. Uma pesquisa nos Estados Unidos descobriu que 79% dos indivíduos com TCA tinham uma história de pelo menos um outro transtorno psiquiátrico, e 49% tinham uma história de três ou mais transtornos comórbidos. As comorbidades mais comuns foram fobia específica (37%), fobia social (32%), depressão (32%), transtorno de estresse pós-traumático (26%), abuso ou dependência de álcool (21%) e transtorno de déficit de atenção e hiperatividade (20%). Essas taxas são mais altas do que as encontradas na população em geral (Hudson et al., 2007).

Transtornos de personalidade comórbidos também são comuns no TCA. Em uma metanálise de 9 estudos, a frequência de transtornos de personalidade em 838 pacientes com TCA foi a seguinte: qualquer transtorno de personalidade (29%), transtorno da personalidade esquiva (12%), transtorno de personalidade *borderline* (10%) e transtorno de personalidade obsessivo-compulsiva (10%) (Friborg et al., 2014).

Aproximadamente 42% dos indivíduos com TCA apresentam obesidade (Kessler et al., 2013). Os níveis de valorização excessiva do peso e da forma corporais, além das taxas de comorbidades psiquiátricas, são maiores em indivíduos obesos com TCA do que entre aqueles sem o transtorno (APA, 2013).

Complicações

O TCA está associado a maior morbidade e mortalidade, além de maior utilização de serviços de saúde em comparação a controles pareados por IMC (APA, 2013).

Muitos pacientes com TCA são obesos e sofrem as complicações médicas associadas à obesidade, tais como síndrome metabólica, *diabetes mellitus*, hipertensão arterial, acidente vascular encefálico (AVE), apneia do sono, dislipidemia, osteoartrose e muitas outras doenças crônicas e debilitantes. Entretanto, não está claro se o TCA está associado a complicações médicas além daquelas observadas em pacientes obesos (Mitchell, 2015).

O TCA está relacionado a maior risco de suicídio. Essa associação parece ser explicada pela psicopatologia comórbida ou em razão de semelhanças entre TCA e outras condições psiquiátricas (Forrest et al., 2016).

Tratamento

O tratamento do TCA deve envolver profissionais especializados e um enfoque multidisciplinar, com equipe mínima composta de psiquiatra, nutricionista e psicólogo (Hilbert et al., 2017). As taxas de remissão em estudos de tratamento do TCA são maiores que em BN ou AN (APA, 2013).

O tratamento de primeira linha consiste em psicoterapia, principalmente terapia cognitivo-comportamental (TCC). A farmacoterapia também é útil, sobretudo no controle da impulsividade alimentar e inclui, basicamente, quatro classes de psicofármacos: antidepressivos, anticonvulsivantes, promotores de saciedade e psicoestimulantes (McElroy et al., 2015).

Os antidepressivos ISRS são os medicamentos mais amplamente estudados no tratamento do TCA. Sertralina, fluvoxamina e fluoxetina são boas opções terapêuticas, inclusive com eficácia sobre sintomatologias depressivas e ansiosas comórbidas (Goracci et al., 2015).

O antidepressivo bupropiona, inibidor da recaptação de noradrenalina e dopamina, demonstrou certo êxito na redução de peso em obesos com TCA, mas não na frequência de episódios de compulsão alimentar (McElroy et al., 2015).

O anticonvulsivante topiramato demonstrou ser eficaz na redução da impulsividade alimentar, dos episódios de compulsão alimentar e de peso em obesos com TCA (Leombruni et al., 2009).

A sibutramina, agente promotor de saciedade de ação serotoninérgica e noradrenérgica, pode ser uma opção em pacientes com TCA e obesidade. Entretanto, deve ser utilizada com cautela, pois o uso desse medicamento é limitado em muitos países em razão de efeitos cardiovasculares graves (Goracci et al., 2015).

O psicoestimulante lisdexanfetamina, em doses de 50 a 70 mg/dia, segundo recente estudo de revisão, demonstrou ser efetivo e geralmente bem tolerado no tratamento de TCA moderado a grave. O potencial de abuso e dependência deve ser avaliado antes da introdução medicamentosa e monitorizado no curso do tratamento (Heo; Duggan, 2017).

Progressos significativos foram alcançados nos tratamentos para o TCA, mas pesquisas adicionais são essenciais. À medida que o número de opções terapêuticas aumenta, será cada vez mais importante individualizar o tratamento dos pacientes com TCA (McElroy et al., 2015) – ver mais no Capítulo 13.

PICA

Habitualmente define-se pica (ou picacismo) como a ingestão de uma ou mais substâncias não nutritivas, não alimentares, de forma persistente durante um período mínimo de um mês (APA, 2013). A palavra *pica* deriva do nome em latim do pássaro Pega (*Magpie* em inglês), notório pelo hábito de reunir objetos variados em seu ninho para saciar sua fome e por não discriminar substâncias nutritivas de não nutritivas (Kachani; Cordás, 2009). O transtorno inclui uma lista grande de possíveis substâncias ingeridas, acompanhando a disponibilidade de acordo com o meio e processos tecnológicos, entre elas: papel, sabão, fósforos, cimento, cinza de cigarro, fezes, terra ou argila, pedras, giz, talco, gelo, papel, tinta, cabelos/pelos, detergente, metal, carvão vegetal ou mineral, cinzas. O termo *não alimentar* está incluso entre os critérios diagnósticos porque o transtorno não se aplica à ingestão de produtos alimentares com conteúdo nutricional mínimo (APA, 2013).

O diagnóstico depende do relato individual, que pode ser escondido pela vergonha e medo de julgamento. Muitas vezes mais de uma entrevista é necessária, bem como um bom vínculo profissional-paciente (Kachani; Cordás, 2009).

A epidemiologia ainda é pouco estudada. A ingestão de substâncias não alimentares pode estar associada a outros transtornos mentais como deficiência intelectual e transtorno do espectro autista; para receber um diagnóstico de pica nesses casos, o comportamento alimentar deve ser considerado suficientemente grave para merecer atenção clínica específica (APA, 2013).

Do ponto de vista teórico, dada a sua etiologia multideterminada, o tratamento para a síndrome deve contemplar suas diferentes facetas, incluindo tratamento psiquiátrico (há relatos de uso de inibidores seletivos da recaptação de serotonina – fluoxetina, fluvoxamina – e clomipramina), psicológico e nutricional (Kachani; Cordás, 2009).

TRANSTORNO DE RUMINAÇÃO

A característica essencial do transtorno de ruminação é a regurgitação repetida de alimento depois de ingerido durante um período mínimo de um mês. O alimento é trazido de volta à boca sem náusea aparente, ânsia de vômito ou repugnância. O alimento pode ser remastigado e então ejetado da boca ou novamente deglutido (APA, 2013).

A regurgitação no transtorno de ruminação deverá ser frequente, ocorrendo pelo menos várias vezes por semana, em geral todos os dias. Nesse caso, o comportamento não é mais bem explicado por uma condição gastrointestinal ou outra condição médica associada como, por exemplo, refluxo gastroesofágico ou estenoso do piloro (APA, 2013).

Assim como na pica, a prevalência em indivíduos com deficiência intelectual parece ser maior que na população geral e para receber diagnóstico específico precisa ser suficientemente grave para receber atenção clínica específica (APA, 2013).

TRANSTORNO ALIMENTAR RESTRITIVO EVITATIVO

O transtorno alimentar restritivo evitativo foi incluído no DMS-5 substituindo e ampliando o diagnóstico do DSM-IV de transtorno da alimentação da primeira infância[2]. A principal característica para diagnóstico é a esquiva ou a restrição da ingestão alimentar manifestada por fracasso clinicamente significativo em satisfazer as demandas de nutrição ou ingestão energética insuficiente a partir da ingestão oral de alimentos (APA 2013) – ver mais no Capítulo 2. Um ou mais dos seguintes aspectos-chave devem estar presentes: perda de peso significativa, deficiência nutricional significativa (ou impacto relacionado à saúde), necessidade de alimentação enteral ou suplementos nutricionais orais ou interferência marcante no funcionamento psicossocial. Há um prejuízo marcante já que o indivíduo deixa de participar de atividades sociais ou relacionamentos em decorrência do transtorno (Ornstein et al., 2017).

Estudos sugerem maioria do sexo masculino e esses indivíduos não apresentam medo de ganhar peso ou distorção da imagem corporal (Cooney et al., 2018).

Os critérios diagnósticos atuais compreendem um grupo heterogêneo de pacientes (Cooney et al., 2018). O DSM-5 sugere que esse transtorno alimentar pode surgir como resultado de uma aparente falta de interesse em comer ou em comida; evitação baseada em características sensoriais dos alimentos (textura, aparência, cor, odor, temperatura ou paladar); ou relacionado a preocupações sobre experiências ou consequências aversivas relacionadas à ingestão alimentar como engasgo, sufocamento ou vômitos repetidos (Norris et al., 2018).

A Organização Mundial da Saúde propõe na *Classificação Internacional de Doenças*, 11ª edição, que o transtorno alimentar evitativo/restritivo é caracterizado por um comportamento alimentar anormal que

---

2 Para mais informações, veja o Capítulo 2.

resulta em ingestão insuficiente na quantidade ou qualidade de alimentos para ganhos energético e nutricional adequados. Esse padrão de restrição alimentar causa perda de peso significativa, falha em ganhar peso adequado em crianças ou gestantes, deficiência nutricional clinicamente relevante, necessidade de suplementação oral ou alimentação enteral ou impacto negativo na saúde do indivíduo ou no funcionamento social. Nesses indivíduos, o padrão alimentar não reflete preocupações com peso ou forma corporal (OMS, 2018).

Os transtornos comórbidos mais frequentes são transtorno ansioso, transtorno obsessivo-compulsivo e transtornos do neurodesenvolvimento (especialmente transtorno do espectro autista – sendo mais comum no sexo masculino, TDAH e deficiência intelectual) (APA, 2013).

O estabelecimento de subtipos será o caminho para delinear melhor etiologia, gravidade e potenciais tratamentos para esses indivíduos (Norris et al., 2017).

OUTRO TRANSTORNO ALIMENTAR ESPECIFICADO

Esta categoria incluída no DSM-5 aplica-se a indivíduos que possuem um transtorno alimentar que resulte em significativo prejuízo funcional, social ou em qualquer outra área importante da vida, mas que não satisfaz todos os critérios diagnósticos para os transtornos anteriormente mencionados. Nessa categoria, o profissional especifica a razão pela qual não se satisfazem todos os critérios diagnósticos. Inclui então as seguintes condições:

- Anorexia nervosa atípica: todos os critérios são preenchidos, exceto que apesar da perda de peso significativa o indivíduo ainda está dentro ou acima da faixa de peso normal para idade e altura.
- Bulimia nervosa (de baixa frequência e/ou duração limitada): todos os critérios são preenchidos, exceto que os episódios de compulsão alimentar e comportamentos compensatórios ocorrem menos de uma vez por semana e/ou por menos de três meses.
- Transtorno de compulsão alimentar (de baixa frequência e/ou duração limitada): todos os critérios para TCA são atendidos, exceto que a hi-

perfagia ocorre, em média, menos de uma vez por semana e/ou por menos de três meses.

- Transtorno de purgação: ocorrem comportamentos de purgação recorrentes com finalidade de influenciar o peso ou a forma corporal (p. ex., vômitos autoinduzidos, uso inapropriado de laxantes, diuréticos ou outros medicamentos), porém não há episódios de compulsão alimentar.
- Síndrome do comer noturno[3]: caracteriza-se por episódios recorrentes de consumo excessivo de alimentos ao despertar do sono noturno e há consciência e recordação da ingestão. Não pode ser atribuída ao uso de medicações ou influências externas como, por exemplo, alteração do ciclo sono-vigília.

TRANSTORNO ALIMENTAR NÃO ESPECIFICADO

Esta categoria aplica-se a situações em que o indivíduo apresenta sintomas de transtorno alimentar clinicamente relevantes ou que causam impacto funcional e social, porém não satisfazem critérios dos transtornos anteriormente definidos. Essa categoria é utilizada quando o profissional da saúde opta por não especificar a razão pela qual os critérios não são preenchidos ou em situações em que não há informações suficientes para um diagnóstico mais preciso.

PREVENÇÃO

Os transtornos alimentares podem causar sérios danos à saúde física e mental, causam grande sofrimento para os indivíduos acometidos e seus familiares, demandam altos gastos de saúde com o tratamento e são responsáveis pelo maior risco de mortalidade entre os transtornos mentais. Apesar dos grandes esforços em saúde pública, ainda se fazem necessários mais investimentos em pesquisas no sentido da prevenção do quadro (Watson et al., 2016).

---

3 Para mais informações, veja o Capítulo 3.

O Instituto de Medicina (IOM) reconhece três níveis de prevenção já amplamente utilizados (Gordon, 1987):

- Prevenção universal: aplicada à população geral sem prévia análise do grau de risco individual.
- Prevenção seletiva: dirigida a subgrupos específicos da população com características consideradas de risco para desenvolver a patologia em estudo.
- Prevenção indicada: aplicada a indivíduos com comportamentos de risco para a patologia já determinados e de apresentação subclínica. Nesse caso, é avaliado o nível de risco individual e os programas de prevenção são de longa duração.

As pesquisas recentes mostram que a prevenção seletiva é a que demonstra maior evidência de eficácia para os transtornos alimentares e, entre as metodologias testadas, a técnica de dissonância (CBI: *dissonance-based intervention*) apresentou maior efetividade inclusive a longo prazo (*follow-up* de 12 meses) (Watson et al., 2016).

Em relação à prevenção universal, a recomendação é a informação por meio da mídia (acesso a conteúdos por meio de CD-Rom ou internet). Finalmente, em relação à prevenção indicada, a maior evidência atual é para o uso de terapia cognitivo-comportamental, abordando entre outros aspectos as preocupações excessivas com peso e forma corporal, internalização do ideal de magreza, perfeccionismo e autoestima – importantes fatores de risco para TA (Watson et al., 2016).

Mais recentemente, tem sido desenvolvida outra abordagem em prevenção, denominada prevenção ambiental, que preconiza a abordagem das normas sociais e intervém em estratégias globais. Essas medidas visam modificar o ambiente em que crianças e adolescentes estão inseridos e informar pais e profissionais de educação sobre comportamentos que levam a problemas com autoimagem e transtornos alimentares. Pesquisas recentes sugerem que crianças de 4-5 anos já apresentam uma imagem corporal definida e são capazes de atribuir características negativas a imagens de indivíduos com sobrepeso/obesos (impróprio, inferior, preguiçoso); além disso, já podem exibir comportamentos compatíveis com distúrbios da imagem corporal, como checagem corporal e atribuir comentários negativos relacionados ao próprio corpo. Dessa forma, há uma necessidade evidente de desenvolver programas para pais de crianças em anos pré-escolares antes que sejam estabelecidas as bases para a insatisfação corporal e o comer transtornado (Hart et al., 2015) – ver mais no Capítulo 16.

A simples distribuição de material didático não parece ser eficaz. Além de instruir, é necessário motivar os pais e fornecer ferramentas para mudança de hábitos e comportamentos, aumentando a percepção de sintomas e comportamentos nos filhos que sejam sugestivos de transtorno alimentar (Hart et al., 2015).

Um outro foco da prevenção ambiental são as indústrias com fins lucrativos que se utilizam de recursos de imagem corporal e preocupações alimentares como indústrias de moda, beleza e alimentícia. Adolescentes e adultos jovens estão particularmente vulneráveis a essas práticas, dado o seu maior consumo de mídias e propagandas e são exatamente o grupo de risco para desenvolvimento de TA (Rodgers; Sonneville, 2018).

REFERÊNCIAS BIBLIOGRÁFICAS

[ADA] AMERICAN DIETETIC ASSOCIATION. Position of the American Dietetic Association: Nutrition intervention in the treatment of anorexia nervosa, bulimia nervosa, and other eating disorders. *J Am Diet Assoc*, v.106, p.2073-82, 2006.

[APA] AMERICAN PSYCHIATRIC ASSOCIATION. Feeding and eating disorders. In: AMERICAN PSYCHIATRIC ASSOCIATION. *Diagnostic and statistical manual of mental disorders* (*DSM 5*). 5. ed. Arlington, VA: American Psychiatric Publishing, 2013, p.338-54.

ATIYE, M.; MIETTUNEN, J.; RAEVUORI-HELKAMAA, A. A meta-analysis of temperament in eating disorders. *Eur Eat Disord Rev*, v.23, p.89-99, 2015.

BÜHREN, K.; SCHWARTE, R.; FLUCK, F.; TIMMESFELD, N.; KREI, M.; EGBERTS, K. et al. Comorbid psychiatric disorders in female adolescents with first-onset anorexia nervosa. *Eur Eat Disord Rev*, v.22, p.39-44, 2014.

CAMPOS, R.N.; ANGST, J.; CORDAS, T.A.; MORENO, R.A. ESPECTRA: searching the bipolar spectrum in eating disorder patients. *BMC Psychiatry*, v.11, p.59-63, 2011.

CASSIN, S.E.; VON RANSON, K.M. Personality and eating disorders: a decade in review. *Clin Psychol Rev*, v.25, p.895-916, 2005.

COONEY, M.; LIEBERMAN, M.; GUIMOND, T.; KATZMAN, D.K.. Clinical and psychological features of children and adolescents diagnosed with avoidant/restrictive food intake disorder in a pediatric tertiary care eating disorder program: a descriptive study. *J Eat Disord*, v.6, p.7, 2018.

CORDÁS, T.A. Transtornos alimentares: classificação e diagnóstico. *Rev Psiquiatr Clin*, v.31, p.154-7, 2004.

CROW, S.J.; PETERSON, C.B.; SWANSON, S.A.; RAYMOND, N.C.; SPECKER, S.; ECKERT, E.D. et al. Increased mortality in bulimia nervosa and other eating disorders. *Am J Psychiatry*, v.166, p.1342-6, 2009.

DAKANALIS, A.; COLMEGNA, F.; RIVA, G.; CLERICI, M. Validity and utility of the DSM-5 severity specifier for binge-eating disorder. *Int J Eat Disord*, v.50, p.917-23, 2017.

DIEDRICHS, P.C.; VON RANSON, K.M.; THOMAS, J.J. Innovation in eating disorders research and practice: Expanding our community and perspectives at the 2018 International Conference on Eating Disorders: Editorial to accompany IJED Virtual Issue in honor of the 2018 International Conference on Eating Disorders. *Int J Eat Disord*, v.51, p.585-7, 2018.

DONNELLY, B.; TOUYZ, S.; HAY, P.; BURTON, A.; RUSSELL, J.; CATERSON, I. Neuroimaging in bulimia nervosa and binge eating disorder: a systematic review. *J Eat Disord*, v.6, p.3, 2018.

ERNST, V.; BÜRGER, A.; HAMMERLE, F. Prevalence and severity of eating disorders: A comparison of DSM-IV and DSM-5 among German adolescents. *Int J Eat Disord*, v.50, p.1255-63, 2017.

FARSTAD, S.M.; MCGEOWN, L.M.; VON RANSON, K.M. Eating disorders and personality, 2004-2016: A systematic review and meta-analysis. *Clin Psychol*, v.46, p.91-105, 2016.

FORREST L.; ZUROMSKI K.; DODD D.; SMITH A. Suicidality in adolescents and adults with binge-eating disorder: Results from the national comorbidity survey replication and adolescent supplement. *Int J Eat Disord*, v.50, p.40-9, 2016.

FRANKO, D.L.; TABRI, N.; KESHAVIAH, A.; MURRAY, H.B.; HERZOG, D.B.; THOMAS, J.J. et al. Predictors of long-term recovery in anorexia nervosa and bulimia nervosa: Data from a 22-year longitudinal study. *J Psychiatr Res*, v.96, p.183-8, 2018.

FRIBORG, O.; MARTINUSSEN, M.; KAISER, S.; OVERGÅRD, K.; MARTINSEN, E.; SCHMIERER, P. et al. Personality disorders in eating disorder not otherwise specified and binge eating disorder. *J Nerv Ment Dis*, v.202, p.119-125, 2014.

GOLDSTEIN, M.; MURRAY, S.B.; GRIFFITHS, S.; RAYNER, K.; PODKOWKA, J.; BATEMAN, J.E. et al. The effectiveness of family-based treatment for full and partial adolescent anorexia nervosa in an independent private practice setting: Clinical outcomes. *Int J Eat Disord*, v.49, p.1023-6, 2016.

GORACCI, A.; DI VOLO, S.; CASAMASSIMA, F.; BOLOGNESI, S.; BENBOW, J.; FAGIOLINI, A. Pharmacotherapy of binge-eating disorder. *J Addict Med Ther Sci*, v.9, p.1-19, 2015.

GORDON, R. An operational classification of disease prevention. In: STEINBERG, J.; SILVERMAN, M. (Ed.). *Preventing mental disorders: a research perspective*. Rockville, MD: US Department of Health and Human Services, National Institute of Mental Health, 1987. p.20-6.

HART, L.M.; CORNELL, C.; DAMIANO, S.R.; PAXTON, S.J. Parents and prevention: A systematic review of interventions involving parents that aim to prevent body dissatisfaction or eating disorders. *Int J Eat Disord*, v.48, p.157-69, 2015.

HEO, Y.; DUGGAN, S. Lisdexamfetamine: A review in binge eating disorder. *CNS Drugs*, v.31, p.1015-22, 2017.

HILBERT, A.; HOEK, H.; SCHMIDT, R. Evidence-based clinical guidelines for eating disorders. *Curr Opin Psychiatry*, v.30, p.423-37, 2017.

HILBERT, A.; PIKE, K.M.; GOLDSCHMIDT, A.B.; WILFLEY, D.E.; FAIRBURN, C.G.; DOHM, F.A. et al. Risk factors across the eating disorders. *Psychiatry Res*, v.220, p.500-6, 2014.

HUDSON, J.; HIRIPI, E.; POPE, H.; KESSLER, R. The prevalence and correlates of eating disorders in the National Comorbidity Survey Replication. *Biol Psychiatry*, v.61, p.348-58, 2007.

KACHANI, A.T.; CORDÁS, T.A. Da ópera-bufa ao caos nosológico: pica. *Rev Psiquiatr Clín*, v.36, p.162-9, 2009.

KESSLER, R.; BERGLUND, P.; CHIU, W.; DEITZ, A.; HUDSON, J.; SHAHLY, V. et al. The prevalence and correlates of binge eating disorder in the World Health Organization World Mental Health Surveys. *Biol Psychiatry*, v.73, p.904-14, 2013.

KHALSA, S.S.; PORTNOFF, L.C.; MCCURDY-MCKINNON, D.; FEUSNER, J.D. What happens after treatment? A systematic review of relapse, remission, and recovery in anorexia nervosa. *J Eat Disord*, v.5, p.20, 2017.

KLEIMAN, S.; CARROLL, I.M.; TARANTINO, L.M.; BULIK, C.M. Gut feelings: A role for the intestinal microbiota in anorexia nervosa? *Int J Eat Disord*, v.48, n.5, p.449-51, 2015.

KLUMP, K.L.; CULBERT, K.M.; SISK, C.L. Sex differences in binge eating: Gonadal hormone effects across development. *Annu Rev Clin Psychol*, v.13, p.183-207, 2017.

LEBOW, J.; SIM, L.A.; ERWIN, P.J.; MURAD, M.H. The effect of atypical antipsychotic medications in individuals with anorexia nervosa: A systematic review and meta-analysis. *Int J Eat Disord*, v.46, p.332-9, 2013.

LEOMBRUNI, P.; LAVAGNINO, L.; FASSINO, S. Treatment of obese patients with binge eating disorder using topiramate: a review. *Neuropsychiatr Dis Treat*, v. 5, p.385-92, 2009.

LINARDON, J.; WADE, T.; DE LA PIEDAD GARCIA, X.; BRENNAN, L. Psychotherapy for bulimia nervosa on symptoms of depression: A meta-analysis of randomized controlled trials. *Int J Eat Disord*, v.50, p.1124-36, 2017.

LYDECKER, J.; GRILO, C. Comparing men and women with binge-eating disorder and co-morbid obesity. *Int J Eat Disord*, v.51, p.411-7, 2018.

MAGALLÓN-NERI, E.; GONZÁLEZ, E.; CANALDA, G.; FORNS, M.; LA FUENTE, D.; EUGENIO, J. et al. Prevalence and severity of categorical and dimensional personality disorders in adolescents with eating disorders. *Eur Eat Disord Rev*, v.22, p.176-84, 2014.

MCELROY, S.; GUERDJIKOVA, A.; MORI, N.; MUNOZ, M.; KECK, P. Overview of the treatment of binge eating disorder. *CNS Spectrums*, v.20, p.546-56, 2015.

MCELROY, S.L.; KOTWAL, R.; KECK, P.E.; AKISKAL, H.S. Comorbidity of bipolar and eating disorders: distinct or related disorders with shared dysregulations? *J Affect Disord*, v.86, p.107-27, 2005.

MEHLER, P.S.; RYLANDER, M. Bulimia nervosa – medical complications. *J Eat Disord*, v.3, p.12, 2015.

MITCHELL, J. Medical comorbidity and medical complications associated with binge-eating disorder. *Int J Eat Disord*, v.49, p.319-23, 2015.

MITCHELL, J.E.; CROW, S. Medical complications of anorexia nervosa and bulimia nervosa. *Curr Opin Psychiatry*, v.19, p.438-43, 2006.

MITCHISON, D.; HAY, P.J. The epidemiology of eating disorders: genetic, environmental, and societal factors. *Clin Epidemiol*, v.6, p.89-97, 2014.

MÖRKL, S.; LACKNER, S.; MÜLLER, W.; GORKIEWICZ, G.; KASHOFER, K.; OBERASCHER, A. et al. Gut microbiota and body composition in anorexia nervosa inpatients in comparison to atheletes, overweight, obese, and normal weight controls. *Int J Eat Disord*, v.50, p.1421-31, 2017.

NAKAI, Y.; NIN, K.; NOMA, S.I.; TERAMUKAI, S.; FUJIKAWA, K.; WONDERLICH, S.A. The impact of DSM-5 on the diagnosis and severity indicator of eating disorders in a treatment-seeking sample. *Int J Eat Disord*, v.50, p.1247-54, 2017.

NATIONAL COLLABORATING CENTRE FOR MENTAL HEALTH (NCCMH). Eating disorders: Core interventions in the treatment and management of anorexia nervosa, bulimia nervosa and related eating disorders. *Brit Psychol Soc (UK)*, 2004.

NAZAR, B.P.; BERNARDES, C.; PEACHEY, G.; SERGEANT, J.; MATTOS, P.; TREASURE, J. The risk of eating disorders comorbid with attention-deficit/hyperactivity disorder: A systematic review and meta-analysis. *Int J Eat Disord*, v.49, p.1045-57, 2016.

NORRIS, M.L.; SPETTIGUE, W.; HAMMOND, N.G.; KATZMAN, D.K.; ZUCKER, N.; YELLE, K. et al. Building evidence for the use of descriptive subtypes in youth with avoidant restrictive food intake disorder. *Int J Eat Disord*, v.51, p.170-3, 2018.

ORGANIZAÇÃO MUNDIAL DA SAÚDE [homepage na internet]. *CID-11: Classificação* Estatística Internacional de Doenças, 11ª edição. Disponível em: <https://icd.who.int/browse11/l-m/en>. Acesso em: 25 ago 2018.

ORNSTEIN, R.M.; ESSAYLI, J.H.; NICELY, T.A.; MASCIULLI, E.; LANE-LONEY, S. Treatment of avoidant/restrictive food intake disorder in a cohort of young patients in a partial hospitalization program for eating disorders. *Int J Eat Disord*, v.50, p.1067-74, 2017.

REAS, D.; GRILO, C. Timing and sequence of the onset of overweight, dieting, and binge eating in overweight patients with binge eating disorder. *Int J Eat Disord*, v.40, p.165-70, 2007.

RODGERS, R.F.; SONNEVILLE, K. Research for leveraging food policy in universal eating disorder prevention. *Int J Eat Disord*, v.51, p.503-6, 2018.

SALZANO, F.T.; ARATANGY, E.W.; AZEVEDO, A.P.; PISCIOLARO, F.; MACIEL, A.M.B.; CORDÁS, T.A. Transtornos alimentares. In: MIGUEL, E.C.; GENTIL, V.; GATTAZ, W.F. *Clínica psiquiátrica: a visão do departamento e do instituto de psiquiatria do HCFMUSP*. 1. ed. Barueri: Manole; 2011. p. 931-52.

SMITH, K.E.; ELLISON, J.M.; CROSBY, R.D.; ENGEL, S.G.; MITCHELL, J.E.; CROW, S.J. et al. The validity of DSM-5 severity specifiers for anorexia nervosa, bulimia nervosa, and binge-eating disorder. *Int J Eat Disord*, v.50, p.1109-13, 2017.

SPITZER, R.L.; DEVLIN, M.; WALSH, B.T.; HASIN, D.; WING, R.; MARCUS, M. et al. Binge eating disorder: A multisite field trial of the diagnostic criteria. *Int J Eat Disord*. v.11, p.191-203, 1992.

WADE, T.D.; TREASURE, J.; SCHMIDT, U.; FAIRBURN, C.G.; BYRNE, S.; ZIPFEL, S. et al. Comparative efficacy of pharmacological and non-pharmacological interventions for the acute treatment of adult outpatients with anorexia nervosa: study protocol for the systematic review and network meta-analysis of individual data. *J Eat Disord*, v.5, p.24, 2017.

WATSON, H.J.; JOYCE, T.; FRENCH, E.; WILLAN, V.; KANE, R.T.; TANNER-SMITH, E.E. et al. Prevention of eating disorders: A systematic review of randomized, controlled trials. *Int J Eat Disord*, v.49, p.833-62, 2016.

WHITE, HJ, HAYCRAFT, E, MADDEN, S, RHODES P, MISKOVIC-WHEATLEY, J, WALLIS, A, et al. Parental strategies used in the family meal session of family-based treatment for adolescent anorexia nervosa: Links with treatment outcomes. *Int J Eat Disord*, v.50, p.433-6, 2017.

WILSON, G.T.; SHAFRAN, R. Eating disorders guidelines from NICE. *Lancet*, v.365, p.79-81, 2005.

YAGER, J.; DEVLIN, M.J.; HALMI, K.A.; HERZOG, D.B.; MITCHELL III, J.E.; POWERS, P. et al. Guideline watch (August 2012): Practice guideline for the treatment of patients with eating disorders. *Focus*, v.12, n.4, p.416-31, 2014.

2

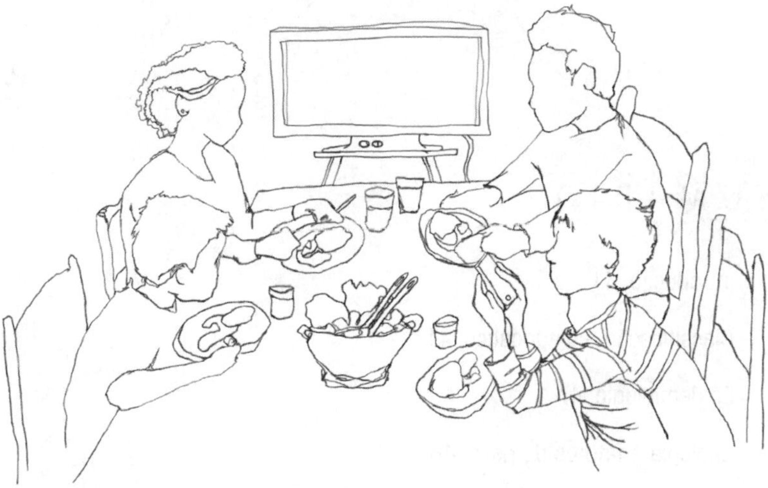

DIFICULDADES ALIMENTARES NA INFÂNCIA E TRANSTORNO ALIMENTAR RESTRITIVO EVITATIVO

Maria Luiza Petty

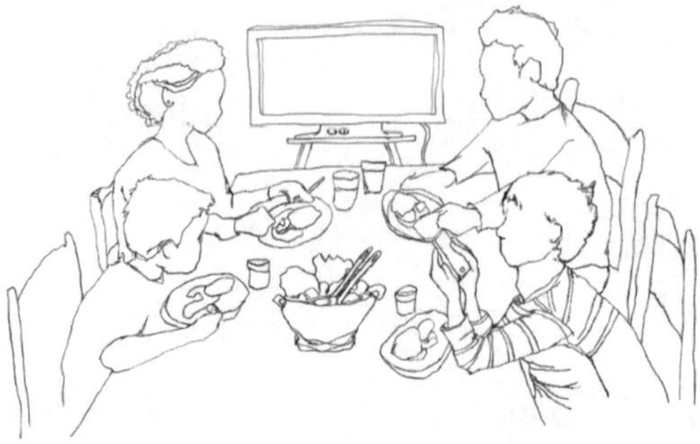

SUMÁRIO

INTRODUÇÃO

As queixas de que a criança "come pouco" e "não gosta de nada" são extremamente comuns. De todas as famílias que vivenciam essa experiência, algumas podem superá-la como uma fase transitória, enquanto outras irão encontrar desafios mais importantes, que exigem o suporte de profissionais da saúde para garantir que os comportamentos e o consumo alimentar da criança sejam adequados.

Além de possíveis consequências clínicas e nutricionais, as dificuldades alimentares, incluindo o transtorno alimentar restritivo evitativo (TARE), podem trazer prejuízos psicossociais à criança e também à sua família. Muitos fatores podem estar envolvidos com o desenvolvimento e a manutenção destes quadros. Reconhecer e entender quais são as características de uma criança que apresenta dificuldade e se recusa a comer é a peça-chave para que seu tratamento possa ser planejado e executado de maneira efetiva.

CLASSIFICAÇÃO E DIAGNÓSTICO

Entre todas as crianças que forem apresentadas como aquelas que "comem pouco" ou que "não gostam de nada", existe um espectro de intensidade das características alimentares que variam de ausência de problemas atuais (com equivocada interpretação dos pais) a quadros graves que podem levar à desnutrição e consequências psicossociais (APA, 2013; Kerzner et al., 2015).

Não há padronização na literatura científica para classificação dessas crianças segundo o tipo de alteração alimentar. Enquanto alguns pesquisadores utilizam métodos mais complexos com questionários (Micali et al., 2011; Tharner et al., 2014; Cardona Cano et al., 2015), em muitos estudos, a identificação da criança como seletiva, por exemplo, se dá apenas pela pergunta direta aos pais de quanto ou quão frequentemente a criança apresenta essa característica (Carruth et al., 2004; Jacobi et al., 2003, 2008; Mascola et al., 2010; Van Tine et al., 2017). A própria nomenclatura dos problemas encontrados não é uniforme. Termos iguais são usados para quadros com características diferentes, assim como termos diferentes são usados para o mesmo tipo de queixa. Marchi e Cohen (1990), por exemplo, chamam de "*picky eater*" tanto a criança que come pouca quantidade como a que é seletiva. Por outro lado, este mesmo termo (Carruth et al., 1998), bem como "*selective eater*" (Timimi et al., 1997; Bryant-Waugh, 1999) e "*sensory food aversion*" (Chatoor, 2002), são usados como referência às crianças que têm dificuldade de aceitação das características sensoriais dos alimentos.

Recentemente, novas propostas de diagnóstico e classificação dessas crianças têm sido apresentadas, melhorando os desafios da falta de uniformidade entre clínicos e pesquisadores da área. O termo "dificuldades alimentares" surgiu com o propósito de abarcar todos os problemas relacionados à recusa alimentar pela criança que trazem preocupações aos seus pais (Saarilehto et al., 2004). Estudiosos do assunto ressaltam que, na infância, esses quadros devem ser conceituados como distúrbios relacionais, que envolvem sempre o sujeito que come e o que o alimenta (Davies et al., 2006; Kerzner et al., 2015).

A partir desse termo "guarda-chuva" (dificuldades alimentares), foi proposto um modelo que divide esses quadros em dois grandes grupos: orgânicos (relacionados a alergia alimentar, doença celíaca, doença do refluxo gastroesofágico, dificuldades para mastigar ou engolir etc.) e comportamentais (Kernzner et al., 2015). Dentro dos comportamentais, sugerem-se três categorias: a criança que come pouca quantidade; a criança que é seletiva em relação às características sensoriais dos alimentos; e aquela que tem medo de comer em decorrência de um evento traumático ocorrido anteriormente (Figura 1).

Dentro deste sistema, a criança pode apresentar sinais de mais de um quadro, por exemplo: comer pouca quantidade e variedade (Thomas et al., 2017). Também podem ocorrer relações entre as categorias, como no caso em que uma doença orgânica venha a produzir um evento traumático e faça com que a criança se recuse a comer normalmente.

Em relação à queixa de que a criança come pouco, as seguintes características são descritas: pouco interesse pela comida; não costuma pedir para comer; é capaz de ficar muitas horas sem comer; sente-se saciada precocemente; é lenta para comer e realiza refeições de longa duração (Bryant-Waugh, 1999; Chatoor, 2002; Jacobi et al., 2008; Williams et al., 2010; Kerzner et al., 2015).

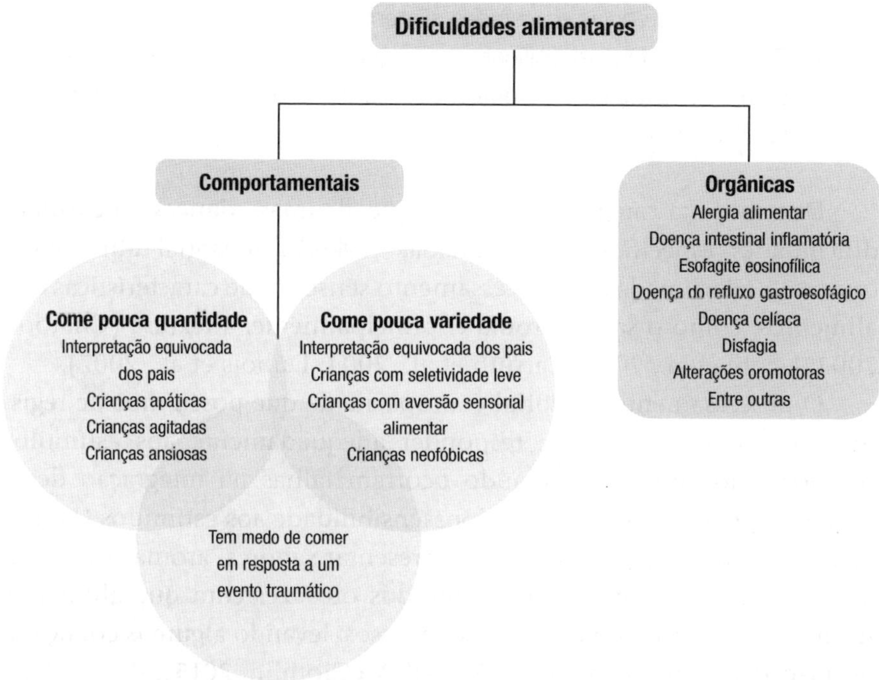

FIGURA 1 – Modelo de classificação das dificuldades alimentares. Adaptado de Kerzner et al. (2015) e Thomas et al. (2017).

A pesquisadora Irene Chatoor (2002) sugere que existam dois perfis distintos para a criança com apetite limitado. Em um deles, a criança é extremamente ativa, curiosa e muito mais interessada em brincar e conversar do que comer. No outro, a criança é apática, mostra-se desinteressada tanto pela comida como pelo ambiente e interage e comunica-se pouco com seus pais. Nesses casos, a própria desnutrição pode contribuir para o humor deprimido e a falta de apetite (Kerzner et al., 2015).

Embora a definição sobre a criança que come pouca variedade não seja uniforme, a seletividade alimentar é normalmente caracterizada por:

- Rejeição a diferentes tipos de alimentos e comidas (sendo eles conhecidos ou não).
- Rejeição de grupos alimentares inteiros, como das frutas, hortaliças e carnes.

- Fortes preferências e aversões alimentares.
- Referências tão específicas que requerem preparos especiais e consumo de comidas diferentes das servidas aos outros membros da família.

Dentro desta categoria, sugere-se que algumas crianças apresentem dificuldades específicas, denominadas "aversão sensorial alimentar", que estão relacionadas ao processamento sensorial de características dos alimentos, como o sabor, aroma e, principalmente, a textura (Chatoor, 2002; Jacobi et al., 2003; Carruth et al., 2004; Dubois et al., 2007).

O processamento sensorial é a capacidade que possuímos de registrar, processar, organizar e responder adequadamente aos estímulos sensoriais do ambiente. Quando ocorrem falhas na integração desse processo, pode haver hiper ou hipossensibilidade aos estímulos (Dunn, 2001). Na alimentação isso pode representar sabores, aromas ou texturas extremamente intensos e incômodos ou fazer com que alimentos sejam percebidos como totalmente insossos, levando algumas crianças a "esquecer" da comida na boca (Rowell; McGlothlin, 2015).

Nesses casos, as crianças frequentemente apresentam reações aversivas, como ânsia ou vômitos ao ter o alimento na boca e geralmente também apresentam outros problemas sensoriais não relacionados à alimentação, como incômodo com cheiros, barulhos ou tato (p. ex., não conseguir ficar em um ambiente que tenha cheiro de comida; se assustar e não tolerar barulhos, como o de secador de cabelo; não conseguir pisar na areia; não gostar de se sujar etc.). Sugere-se ainda que uma reação exacerbada à percepção do tato contribua para maior seletividade alimentar. Isso foi observado entre crianças diagnosticadas com problemas desse tipo, as quais apresentavam maior rejeição aos alimentos, consumiam menos verduras e legumes e recusavam mais novos alimentos do que as crianças sem esses problemas (Smith et al., 2005).

A baixa variedade alimentar consumida também pode ser decorrente da neofobia alimentar, ou seja, da falta de vontade ou medo de experimentar novos alimentos. Nesse caso, é possível que as crianças criem um esquema imaginário de como uma comida aceitável deveria ser em termos de aparência e cheiro; e quando o que é oferecido não se aproxima do que elas esperam, o alimento passa a ser evitado e rejeitado antes mesmo de ir à boca (Dovey et al., 2008).

No entanto, discute-se que a relutância em provar novos alimentos seria teoricamente distinta da seletividade, uma vez que a criança com neofobia alimentar se recusa a colocar o alimento na boca e, portanto, não experiencia todas as suas características sensoriais, enquanto aquela com seletividade é capaz de experimentá-lo, mas não de aceitar seu sabor e/ou sua textura (Dovey et al., 2008).

Em relação às crianças que evitam se alimentar por medo, essa reação pode ocorrer após um único episódio de engasgo ou de intoxicação alimentar, em resposta a situações em que a criança foi submetida a procedimentos orais dolorosos ou em que ela se sentiu ameaçada ao ser alimentada (Chatoor, 2002).

Entre todas as famílias que buscam tratamento para dificuldades alimentares, é muito comum haver pais que se preocupam e consideram que há um problema, mesmo quando a criança não apresenta uma dificuldade significativa ou quando a alteração de interesse alimentar ou de apetite é transitória e condizente com a fase de desenvolvimento. Em um estudo em um centro de tratamento brasileiro, por exemplo, mais de 40% dos casos de até dois anos foram considerados pelos profissionais de saúde como interpretações equivocadas dos pais (Ramos et al., 2017).

Ainda que a queixa possa ser equivocada, como diz Kerzner et al. (2015), "se os pais dizem que há um problema, há um problema". Considerando que na alimentação da criança há uma dinâmica entre quem come e quem alimenta, o fato de eles considerarem que seus filhos tenham dificuldades alimentares, além de promover preocupações, resultará em mudanças que podem impactar negativamente, levando a problemas reais.

Entretanto, quando a dificuldade alimentar passa a interferir de maneira significativa no desenvolvimento físico, social e emocional da criança, o diagnóstico de transtorno alimentar restritivo evitativo (TARE), proposto na última versão do *Manual diagnóstico e estatístico de transtornos mentais* (DSM-5), da Associação Americana de Psiquiatria (APA, 2013), pode ser considerado (Chatoor, 2002; Fisher et al., 2014).

TARE foi um diagnóstico proposto para substituir e expandir o antigo quadro, denominado transtorno da alimentação da primeira infância, que se limitava a crianças de até seis anos de idade, dava muita ênfase a problemas na relação entre o filho e seu cuidador e tinha como um de seus critérios a exigência de perda de peso ou falha de ganho pôndero-estatural (APA, 2002).

O novo diagnóstico de TARE é descrito como: perturbações alimentares, manifestadas por fracasso persistente em satisfazer as necessidades nutricionais e/ou energéticas apropriadas, levando a um (ou mais) dos seguintes aspectos:

1. Perda de peso significativa (ou insucesso em obter o ganho de peso esperado ou atraso de crescimento em crianças).
2. Deficiência nutricional significativa, verificada por exames bioquímicos, exames físicos (sinais e/ou sintomas de desnutrição, bradicardia, hipotermia etc.) ou pela avaliação da ingestão alimentar.
3. Dependência de alimentação enteral ou suplementos nutricionais orais.
4. Interferência marcante no funcionamento psicossocial, como a impossibilidade de fazer refeições com outras pessoas ou manter relações sociais por conta da alimentação.

Assim como no modelo das dificuldades alimentares, as perturbações alimentares descritas no quadro de TARE são caracterizadas por intensa falta de interesse pela alimentação e comida, evitação alimentar baseada nas características sensoriais dos alimentos e/ou preocupação em relação às consequências aversivas produzidas pela alimentação. O que irá definir se o diagnóstico proposto pela APA (2013) será empregado ou não será então a gravidade e a presença das consequências (descritas nos critérios diagnósticos) dessas perturbações. Como exemplo, em uma análise retrospectiva, verificou-se que pacientes com TARE tinham probabilidade maior do que pacientes com anorexia nervosa de precisar de nutrição enteral para alcançar suas necessidades calóricas, evidenciando a gravidade da recusa alimentar entre esses indivíduos (Strandjord et al., 2015).

Avaliando características clínicas e psicológicas de pacientes diagnosticados com TARE, Cooney et al. (2018) identificaram que se trata de um grupo extremamente heterogêneo, em que a maioria das crianças e adolescentes apresentava sintomas como recusa alimentar, histórico de náusea, saciedade precoce ou dores abdominais, que são todos sintomas inespecíficos. Segundo os pesquisadores, provavelmente não por coincidência, esses pacientes tenham sido avaliados no passado por uma série de diferentes especialistas e os pacientes tenham ficado, em média, 30 meses sem o diagnóstico adequado.

Diferentemente da anorexia (AN) e bulimia nervosa (BN), nos indivíduos com TARE as alterações alimentares não são influenciadas pela insatisfação corporal e essa condição também não está associada à falta de acesso à comida, a práticas culturais ou a alguma doença orgânica ou mental que afete a alimentação.

Nos casos em que uma doença de base leve a perturbações alimentares, como nos distúrbios do espectro autista ou doenças gastrointestinais, por exemplo, o TARE será considerado apenas quando a gravidade dos comportamentos alimentares superar a condição tipicamente esperada.

EPIDEMIOLOGIA

Na literatura científica, os dados de prevalência das dificuldades alimentares na infância apresentam bastante discrepância, pois se baseiam em diferentes métodos de classificação e avaliam a frequência desses quadros em crianças de diferentes idades.

Cerca de 30 a 45% das crianças são consideradas seletivas pelos seus pais, em algum momento da infância (Dubois et al., 2007; Mascola et al., 2010; Cardona Cano et al., 2015), mas esses valores podem variar bastante, de acordo com a idade em que elas foram avaliadas. Em um estudo chinês, a frequência desses quadros foi de apenas 12% entre as crianças de 6 a 11 meses, e três vezes maior na faixa etária de 24 a 35 meses (Li et al., 2017). Carruth et al. (2004) também descreveram um aumento de 19 a 50% entre os 4 e 24 meses de vida; e Cardona Cano et al. (2015) verificaram que a prevalência era maior entre um ano e meio e três anos e reduzia pela metade aos seis anos de idade.

Em resumo, os dados de prevalência de seletividade são discrepantes e variam entre 14 e 50% nas crianças com idade pré-escolar (Carruth et al., 2004; Dubois et al., 2007) e entre 5,6% e 27% naquelas mais velhas (Marchi; Cohen, 1990; Micali et al., 2011; Tharner et al., 2014).

Em relação à incidência e prevalência do TARE, dada a sua recente classificação como diagnóstico, ainda não há estudos epidemiológicos de larga escala que forneçam essas informações. Até então, um estudo suíço, utilizando um questionário de autopreenchimento, identificou que 3,2% de estudantes de 8 a 13 anos preenchiam critérios para o transtorno (Kurz et al., 2015).

A partir de uma revisão retrospectiva sobre os motivos de encaminhamento para uma clínica de gastroenterologia, identificou-se a prevalência de TARE de apenas 1,5% dos casos (Eddy et al., 2015). Já em centros de tratamento para transtornos alimentares (TAs), foram verificadas frequências bem mais altas. De 5% a 14% dos pacientes internados (Norris et al., 2014; Fisher et al., 2014; Nicely et al., 2014; Cooney et al., 2018) e até 22,5% daqueles que frequentam hospital dia (Nicely et al., 2014) para tratamento de TA tinham diagnóstico de TARE.

Ainda são necessários mais estudos para certificar dados epidemiológicos mais consistentes. Mesmo assim, embora ainda sejam poucos, as pesquisas nesta área evidenciam estimativas de prevalência de TARE bastante variáveis, indicando maior frequência nos centros de tratamento.

ETIOLOGIA E FATORES DE RISCO

Desde o nascimento, ao longo do desenvolvimento da criança, uma série de acontecimentos, esperados ou não, podem interferir na aceitação da alimentação. A introdução da alimentação complementar, por exemplo, é um momento delicado. Para começar a comer, o lactente precisa apresentar uma série de habilidades sensório-motoras, que em alguns casos ainda não são adquiridas aos seis meses, dificultando muito a aceitação alimentar (Overland, 2001). Talvez, por essa razão, a introdução precoce favoreça o surgimento de dificuldades alimentares (Shim et al., 2011).

Fora isso, nesta fase, o bebê é apresentado a várias novidades. Além dos novos sabores, aromas e texturas dos alimentos, surgem utensílios, como copo, prato e colher e a necessidade de sintonia e sincronia entre quem come e quem alimenta (Petty et al., 2019).

Por volta dos dois anos de idade, além da redução da aceleração do crescimento, que pode levar à diminuição do apetite (SBP, 2012), o fato de que a criança agora é capaz de desvendar o mundo à sua volta pode tornar outras coisas muito mais interessantes do que comer. A alimentação também pode ser uma maneira de expressar desejos próprios, podendo surgir recusas quanto ao momento ou o que comer.

Outro desafio nesta fase é o surgimento da neofobia alimentar, um mecanismo de defesa contra a ingestão de substâncias ou alimentos inapropriados para o consumo (Rozin, 1976), que provavelmente tem seu pico de intensidade por volta dos dois anos de idade, quando a criança tem maior autonomia para pegar e colocar coisas na boca (Addessi et al., 2005; Cooke et al., 2007a; Cardona Cano et al., 2015). Para muitas crianças, a neofobia alimentar aparece como algo passageiro (Timimi et al., 1997; Mascola et al., 2010; Cardona Cano et al., 2015), mas uma parte delas parece ter mais dificuldade para superar o medo de levar novos alimentos à boca (Chatoor, 2002; Hausner et al., 2012). A partir de estudo com gêmeos monozigóticos e dizigóticos, foi verificado que a neofobia alimentar é influenciada principalmente pela carga genética, mas também sofre influência do ambiente não compartilhado pelos irmãos, provavelmente relacionada às diferentes estratégias que os pais usam para cada filho (Cooke et al., 2007b).

Além das questões típicas do desenvolvimento, outros fatores podem dificultar a aceitação alimentar. Crianças com alergia alimentar apresentaram maiores escores de seletividade e dificuldades alimentares do que seus pares sem a doença (Maslin et al., 2015). Essa associação pode se dar pelo fato de aquelas com alergia apresentarem frequentemente sintomas como constipação, diarreia, vômitos etc. (Meyer et al., 2014; Maslin et al., 2015).

Alterações na deglutição ou odinofagia também podem resultar em recusa alimentar (Kerzner et al., 2015). Da mesma forma, o refluxo gastroesofágico pode ser considerado (Hyman, 1994), embora não costume ser a raiz do problema; e a esofagite eosinofílica parece ser uma causa importante de dificuldades alimentares (Mukkada et al., 2010).

Existem estimativas de que 40% a 70% das crianças com problemas respiratórios, cardíacos e gastrointestinais experienciem dificuldades alimentares (Lukens; Silverman, 2014). Esses problemas médicos devem criar um mecanismo de recusa alimentar condicionada às consequências desagradáveis de dor, náusea e/ou fadiga ao comer (Hyman, 1994; Sharp et al., 2011).

Além das questões apontadas, verificou-se que a ansiedade e a sensibilidade sensorial são muito associadas à seletividade alimentar. Mais do que isso, a questão sensorial mediou inteiramente a relação entre seletividade alimentar e ansiedade, sugerindo que a intensa sensibilidade aos estímulos sensoriais explique por que muitas crianças ansiosas têm mais chances de serem seletivas (Farrow; Couthlard, 2012). Em um estudo longitudinal, as questões sensoriais também estiveram associadas a esse tipo de dificuldade alimentar nas crianças aos quatro anos e foi preditor dessa condição aos seis anos (Steinsbekk et al., 2017).

Diante de possíveis dificuldades enfrentadas, a maneira como os pais irão lidar com elas pode não só ser ineficaz como agravar ainda mais os sintomas. Uma prática bastante realizada com o intuito de fazer as crianças comerem os alimentos e a quantidade de comida que os pais consideram necessários é pressionar, insistir e até forçá-los a comer (Batsell et al., 2002; Orrell-Valente et al., 2007; Petty et al., 2017).

Esta prática esteve associada, em uma série de estudos, a maior rejeição e seletividade alimentar (Batsell et al., 2002; Galloway et al., 2005; 2006). Além de possivelmente levar as crianças a associarem negativamente a comida ao momento desagradável ou à obrigação de comer (Galloway et al., 2006), há relatos de que essa estratégia faça com que elas se sintam desamparadas e sem controle sobre a situação, podendo, em alguns casos, levá-las a recusar ainda mais alimentos como forma de evitar vivenciar essas sensações novamente (Batsell et al., 2002).

Pressionar para comer é considerado também um comportamento autoritário em que os pais tentam interferir na quantidade de comida consumida pela criança, ignorando seus sinais de fome e saciedade (Birch et al., 1987; Hughes et al., 2005), o que pode prejudicar o ganho de peso (Farrow; Blisset, 2006). Farrow e Blisset (2008) identificaram que essa prática foi usada em resposta à preocupação com o estado nutricional dos filhos, mas produziu piores resultados, criando um ciclo que se reforça e se autoalimenta. Isso, possivelmente, explicaria o fato de o baixo peso ao nascer ter sido apontado como um possível preditor das dificuldades alimentares (Tharner et al., 2014; Cardona Cano et al., 2015).

Outro comportamento frequente entre pais de crianças com dificuldades alimentares é preparar e oferecer refeições especiais, diferentes daquelas da família (Timimi et al., 1997; Jacobi et al., 2003; Carruth et al., 2004; Dubois et al., 2007; Hendy et al., 2010; Williams et al., 2011; Petty et al., 2017).

Embora as refeições especiais sejam a saída para as crianças cuja variedade alimentar aceita é muito restrita, ao serem permissivos e deixarem de oferecer os alimentos de todos e permitir que elas não comam junto aos outros integrantes da família, isso impedirá que elas possam vir a aprender a aceitar novos alimentos. A familiarização com os alimentos e a observação dos adultos comendo, que poderiam ocorrer nas refeições em família, são requisitos fundamentais para a aprendizagem das preferências alimentares.

Pode-se dizer, portanto, que diante da insegurança de o filho não estar se alimentando e crescendo adequadamente e das possíveis dificuldades para uma criança se alimentar (sejam elas parte do desenvolvimento esperado ou secundárias a doenças ou alterações físicas), a maneira como os pais responderão poderá agravar ainda mais a relação da criança com a alimentação, criando um problema bidirecional e de longo prazo (Kerzner et al., 2015). Como alguns pais responderão com comportamentos autoritários, ao pressionar e insistir para a criança comer ou com estratégias permissivas, como oferecer refeições especiais, diferentes do horário e dos alimentos que os outros integrantes da família comem, orientá-los quanto à melhor maneira de lidar com essas situações pode ser a chave para prevenir que quadros temporários tornem-se persistentes e graves, como um TARE.

Especificamente em relação ao TARE, é comum entre os pacientes certas comorbidades psiquiátricas, como transtornos ansiosos (Fisher et al., 2014; Norris et al., 2014), transtorno do espectro autista e transtorno de hiperatividade e déficit de atenção (Nicely et al., 2014). Em uma análise retrospectiva desses pacientes, 50% deles também apresentavam transtorno de ansiedade generalizada (Norris et al., 2014).

Crianças com transtorno do espectro autista são especialmente um grupo de risco, com chance de indivíduos apresentarem problemas alimentares cinco vezes maiores do que aqueles sem o transtorno (Chistol et al., 2018). A dificuldade de processamento sensorial, característico desse grupo, frequentemente resulta em dificuldades nas diversas atividades do dia a dia, incluindo a alimentação, que pode ser extremamente prejudicada, resultando em um diagnóstico de dificuldade alimentar ou até de TARE.

Entre os pacientes que evitam comer por medo das consequências aversivas é comum que, ao restringir a alimentação ou certos alimentos, sintomas típicos de hipoglicemia ou da redução da motilidade gástrica, como sensação de enjoo ou de saciedade precoce, tornem a alimentação ainda mais complicada (Thomas et al., 2017).

Em um estudo avaliando pacientes com diagnóstico de TARE, 71,4% deles relataram algum gatilho para o desencadeamento do transtorno. Entre eles, foram citados: dor abdominal, *bullying*, morte de um familiar, início de medicação, ter vomitado, presenciar alguém vomitando, preocupação com alergia alimentar e preocupação com os animais (Cooney et al., 2018). Como esses gatilhos são comuns e bastante inespecíficos, é importante que as famílias das crianças que tenham maior predisposição a desenvolver dificuldades alimentares e TARE sejam orientadas a observar mudanças no comportamento e consumo alimentar diante de situações possivelmente estressantes, para que intervenções terapêuticas sejam feitas antes de o quadro se estabelecer.

REPERCUSSÕES NUTRICIONAIS, CLÍNICAS E PSICOSSOCIAIS

Vários estudos revelam que o repertório de alimentos consumidos pelas crianças com dificuldades alimentares costuma ser menor do que aquele dos pares sem essas dificuldades (Jacobi et al., 2003; Cardona Cano et al., 2015; Li et al., 2017). Alguns tipos de alimentos costumam ser ainda menos consumidos, como as frutas e hortaliças (Carruth et al.,

1998; Jacobi et al., 2003; Cardona Cano et al., 2015); os peixes e as carnes (Cooke et al., 2003; Dubois et al., 2007; Tharner et al., 2014; Cardona Cano et al., 2015; Van der Horst et al., 2016); e as preparações mistas (Van der Horst et al., 2016). A ingestão de macronutrientes parece não ser tão afetada (Taylor et al., 2016), entretanto há descrições sobre menor consumo de micronutrientes, como ferro, zinco, vitaminas do complexo B e vitamina C (Carruth et al., 2004; Galloway et al., 2005; Taylor et al., 2016), o que pode colocar as crianças com dificuldades alimentares em situação de risco para deficiências desses nutrientes.

Em relação ao estado nutricional dessas crianças, uma revisão sistemática avaliando crianças com seletividade e neofobia alimentar concluiu que não há evidências claras de associação desses quadros com o estado nutricional. Entretanto, essa conclusão se deve, em boa parte, pela ausência de uniformidade entre os métodos de classificação utilizados nos vários estudos (Brown et al., 2016). Na literatura há resultados de ausência de associação (Mascola et al., 2010; Jacobi et al., 2008), risco ou maior frequência de baixo peso (Timimi et al., 1997; Jacobi et al., 2003; Dubois et al., 2007; Tharner et al., 2014) e até maior prevalência de excesso de peso (Finistrella et al., 2012) entre as crianças com seletividade e neofobia alimentar. No entanto, estudos que avaliaram crianças com quadros mais graves encontraram resultados mais consistentes, com maior risco e maior frequência de baixo peso entre elas (Ekstein et al., 2010; Xue et al., 2015).

Em um estudo avaliando características clínicas de pacientes com TARE seguidos em um centro para tratamento de TA, verificou-se que quase 18% deles tinham perdido mais de 20% de seu peso corporal antes de receber o diagnóstico e aproximadamente 40% apresentavam menos de 80% do peso ideal (Cooney et al., 2018).

Além das consequências alimentares e nutricionais, os casos de dificuldade alimentar também estão associados a maiores níveis de ansiedade (Galloway et al., 2003; Jacobi et al., 2008) e conflitos familiares mais frequentes (Marchi; Cohen, 1990; Mascola et al., 2010). Pais de crianças seletivas relataram brigar por conta da alimentação e comentar e argumentar mais com os filhos sobre seus hábitos alimentares do que os pais de crianças sem o distúrbio (Mascola et al., 2010).

O estudo de Marchi e Cohen (1990), conduzido por uma década com aproximadamente 800 famílias, revelou que a seletividade alimentar era fator de risco para AN, porém pesquisas mais recentes não encontraram evidência de associação entre esses problemas (Jacobi et al., 2008; Van Tine et al., 2017). Já entre os pacientes com TARE, há relatos de que uma parcela deles pode migrar para o diagnóstico de AN ao longo de seu tratamento (Norris et al., 2014; Maertens et al., 2017). Maertens et al. (2017) discutem a possibilidade de que preocupações com a forma corporal possam surgir ao longo da recuperação de peso, resultando em posterior diagnóstico de AN que não era considerado quando os pacientes se apresentavam muito emagrecidos.

Bastante preocupante é o fato de que, uma vez instalado o quadro de dificuldade alimentar na infância, ele pode se perpetuar até a vida adulta, em importante parcela dos indivíduos (Van Tine et al., 2017).

TRATAMENTO

Ao planejar o tratamento de um paciente com dificuldade alimentar ou TARE, a primeira questão a se considerar é a heterogeneidade dos casos. É fundamental, antes de mais nada, compreender quais são as características alimentares que resultam no quadro apresentado e quais as causas que levaram e/ou mantêm a dificuldade da criança de se alimentar. Para cada subtipo, a equipe de profissionais e a proposta terapêutica serão específicas e diferentes entre si (Mammel et al., 2017). A seguir serão descritas as características comuns do tratamento e, depois, as especificidades de acordo com cada subtipo.

Primeiro, é imprescindível que médicos especialistas descartem ou tratem totalmente doenças orgânicas que possam resultar nas perturbações alimentares características desses quadros. Em alguns casos, mesmo quando essa causa é identificada e controlada, a dificuldade alimentar pode se manter, exigindo outros cuidados (Kerzner et al., 2015). Em bebês em fase de introdução alimentar, recomenda-se também que os profissionais se certifiquem de que a criança já apresenta os sinais de prontidão, típicos de sua fase de desenvolvimento, para conseguir comer alimentos com texturas diferentes de líquido (Cattaneo et al., 2011).

Dada a complexidade dessas condições alimentares, uma equipe de profissionais especializados será indispensável para o sucesso do tratamento (Norris et al., 2016). Em uma revisão sistemática seguida de metanálise, verificou-se que os principais profissionais envolvidos em centros de tratamento nos Estados Unidos eram psicólogos, nutricionistas, médicos (pediatra geral e gastropediatra), fonoaudiólogos e terapeutas ocupacionais (Sharp et al., 2017). Embora cada profissional tenha seu papel no tratamento, é fundamental que todos estejam alinhados em relação à abordagem e ao manejo dos casos.

No acompanhamento de qualquer subtipo de dificuldade alimentar ou TARE, o acolhimento aos pais, que normalmente chegam ao tratamento desesperados e sentindo-se culpados, é muito importante para formação de um vínculo de confiança com os profissionais que irão lhes auxiliar. A orientação sobre como eles deverão lidar com a alimentação de seus filhos também é indispensável.

Como citado na seção "Etiologia e fatores de risco", diante de dificuldades (esperadas ou não) para a criança se alimentar, é comum os pais lançarem mão de estratégias autoritárias e permissivas que contribuem para o agravamento dos quadros. Os pais (e outros cuidadores) devem ser esclarecidos de que pressionar, insistir ou forçar a criança a comer não é eficaz e contribui para que ela se sinta ameaçada e que possa associar a comida à situação desprazerosa de ser induzida a comer. Também devem compreender que pressionar para comer vai além de tentar colocar a comida dentro da boca. Estar o tempo todo tentando convencer alguém, seja por meio de persuasão verbal ou por chantagens, também pode produzir esse efeito ineficaz e contraprodutivo (Rowell; McGlothlin, 2015). Por outro lado, deixar de pressionar a criança a comer não significa abandoná-la, deixar de estimulá-la ou não ter regras sobre o que oferecer e sobre como serão os momentos de comer.

Considerando esses aspectos, os pais devem ser orientados a seguir o modelo de dinâmica alimentar, chamado de Divisão de Responsabilidades, proposto pela nutricionista norte-americana Ellyn Satter (1995). Nesta proposta são atribuídas diferentes responsabilidades aos pais e aos filhos com o intuito de garantir a oferta de alimentação adequada pelos adultos e a preservação da capacidade de autorregulação energética pelas crianças. Assim, os pais são responsáveis pelo *que*, *quando* e *onde* servir os alimentos, e as crianças pelo *quanto* e *se* irão comer a quantidade e a variedade de alimentos servidos pelos pais.

Especificamente em relação às refeições, os pais devem ser orientados a evitar distrações (TV, tablets, celular, brinquedos, livros etc.) que, embora possam dar a sensação de fazer as crianças comerem melhor, prejudicam que elas percebam seus sinais de fome e saciedade, que sintam as características dos alimentos e que, portanto, aprendam a gostar de comer. Também é importante garantir que a criança coma junto com outros familiares (mesmo que alimentos diferentes), para que possa observar e se acostumar com o que os outros estão comendo. E, por fim, os pais devem ser estimulados a promover momentos em que eles possam conversar sobre outros assuntos além da comida.

Um aspecto importante que o nutricionista deverá abordar para todos os casos é a questão da estrutura alimentar. É muito comum que crianças com dificuldades alimentares ou TARE tenham o hábito de beliscar (alimentos ou bebidas) entre as refeições. Isso se dá tanto pelo fato de elas não comerem adequadamente nas refeições e sentirem fome, quanto por alguns pais estarem sempre oferecendo algo na tentativa de evitar que a criança se desnutra. Como ao beliscar alimentos ou bebidas o apetite da criança fica prejudicado, é provável que no momento da refeição ela se recuse a comer as comidas já aceitas e, seguramente, estará muito menos interessada em provar novas. Desta maneira, um círculo vicioso se estabelece e tende a se perpetuar. Portanto, esse comportamento deve ser totalmente desencorajado.

DIFERENCIAIS NO CUIDADO DA CRIANÇA QUE COME POUCA QUANTIDADE

Considerando a preocupação de garantir que o crescimento ponderal da criança não seja afetado, a ingestão nutricional adequada deve ser alcançada. Para isso, enquanto simultaneamente trabalha-se a melhora da aceitação alimentar por meio de estratégias comportamentais, podem ser ofertadas quantidades suficientes dos alimentos preferidos, suplementos orais ou até lançar mão de nutrição via sonda nasoenteral (Mammel et al., 2017; Thomas et al., 2017).

Nos centros de tratamento nos Estados Unidos, o uso da nutrição via enteral é um dos tratamentos mais comuns para esses casos (Sharp et al., 2017). Entretanto, seu uso deve ser considerado com muita cautela, já que ele pode produzir efeitos iatrogênicos claros, como impedir que a criança adquira ou preserve habilidades sensório-motoras para comer e produzir desconfortos que podem ser futuramente associados à alimentação (Thomas et al., 2017).

Especificamente em relação aos pacientes que apresentam baixa ingestão calórica por ansiedade ou aversão alimentar por evento traumático, a terapia cognitiva para reconhecimento e manejo dos sintomas ansiosos e estratégias de relaxamento terão papel relevante para o sucesso do tratamento (Norris et al., 2016; Mammel et al., 2017).

DIFERENCIAISW NO CUIDADO DA CRIANÇA QUE COME POUCA VARIEDADE

No Quadro 1 estão algumas orientações que devem ser feitas aos pais com o intuito de incentivar a aceitação de novos alimentos pelas crianças. Essas recomendações têm como premissas os seguintes fatores que influenciam positivamente na aceitação alimentar: familiarização (por contato ou disponibilidade); observação (de outras pessoas consumindo o alimento); e associação com situações agradáveis (Birch; Doub, 2014).

Também são considerados os fatores que influenciam negativamente, isto é, a pressão para comer (Batsell et al., 2002; Galloway et al., 2005; Galloway et al., 2006); a oferta de refeições especiais (Timimi et al., 1997; Jacobi et al., 2003; Carruth et al., 2004; Dubois et al., 2007; Hendy et al., 2010; Williams et al., 2011; Petty et al., 2017); e o uso de chantagens, com oferta de alimentos palatáveis como prêmio (Birch; Marlin, 1982; Newman; Taylor, 1992). Neste quadro também ressalta-se a importância de não rotular a criança como a que "não come" ou "não gosta de nada" e procurar usar mensagens que demonstrem que as dificuldades não são definitivas e que superá-las faz parte de um processo.

QUADRO 1 – O que os pais devem fazer e não fazer para incentivar a aceitação de novos alimentos pelas crianças

O que fazer
• Dar o exemplo, comer alimentos variados na frente das crianças
• Disponibilizar (sem oferecer diretamente) os alimentos menos aceitos, nas refeições e lanches, com os alimentos preferidos, regularmente, mesmo que a criança ainda não os aceite
• Levar as crianças a feiras, sacolões e mercados para ampliarem o contato com a comida
• Envolver as crianças na preparação de pratos – saladas, vitaminas, salada de frutas, bolos caseiros (desde que de forma segura com relação ao contato com facas e fogo)
• Realizar refeições em família o máximo de dias possível
• Incluir os alimentos menos aceitos em momentos agradáveis da família, como festas, passeios e viagens
• Orientar a criança a ser neutra (não dizer que não gosta, nem fazer cara feia) e ter curiosidade antes de provar o novo alimento
• Em restaurantes, oferecer para as crianças o mesmo cardápio dos adultos
• Fazer referência aos alimentos que a criança não aceita como "o alimento que você ainda não gosta" ou "ainda está se acostumando"
O que não fazer
• Obrigar ou forçar a criança a comer e/ou criar um grande conflito
• Substituir o alimento que foi recusado por outro que a criança prefere após poucas tentativas. Se não aceitou peixe, evitar substituir por outro alimento mais aceito, como bife, por exemplo, mesmo que seja nutricionalmente equivalente
• Chantagear: "se não comer a escarola não vai ganhar sorvete" ou "se comer o brócolis pode comer sobremesa"
• Desistir de oferecer o alimento após poucas tentativas. Tentar novas formas de apresentá-lo (p. ex., a cenoura pode ser ralada, em rodelas, em palitos, crua, cozida, misturada com arroz ou com a carne)
• Falar que o filho "não come/gosta de nada", "é chato para comer"

Fonte: adaptado de Petty et al. (2019).

Embora essas recomendações sejam essenciais a todos os pais de crianças que aceitam pouca variedade alimentar, para boa parte delas, apenas tais mudanças não serão suficientes para fazê-las gostarem e comerem alimentos variados. Dovey et al. (2008) verificaram, por exemplo, que diferentemente dos casos de neofobia alimentar característica do desenvolvimento normal, a estratégia de oferecer repetidamente os alimentos rejeitados não resultava em aceitação pelas crianças seletivas. Nos casos em que há presença de alterações, como hipersensibilidade sensorial, podem ser necessários exercícios sensório-motores específicos para redução dessa disfunção que interfere de maneira muito negativa na aceitação alimentar (Cornwell et al., 2010).

Para crianças com TARE que apresentam seletividade, as estratégias utilizadas em centros norte-americanos de tratamento incluem programas de dessensibilização ou de condicionamento operante (Thomas et al., 2017). Programas de dessensibilização sistemática envolvem a exposição gradual e repetida dos alimentos de forma lúdica, sem a expectativa de consumo. Já as atividades de condicionamento operante caracterizam-se pela premiação verbal ou com objetos quando há o consumo do alimento alvo (Thomas et al., 2017). Em estudo randomizado controlado, avaliando a eficácia dessas duas estratégias, nenhuma delas mostrou resultado significativamente superior em relação ao número de alimentos novos aceitos (Marshall et al., 2015).

REMISSÃO

Dado que entre os casos de dificuldades alimentares e TARE há variações significativas em relação a como esses quadros se manifestam, não é evidente o que se espera em termos de recuperação de peso ou aceitação alimentar para considerar que um indivíduo esteja curado. Como discutiu Thomas et al. (2017) em alguns exemplos, uma criança que desde o nascimento teve seus valores de peso e estatura seguindo curvas de percentis abaixo do ideal necessitaria alcançar valores superiores quando mais velha? Do mesmo modo, não está claro quantos alimentos diferentes de cada grupo alimentar (frutas, hortaliças, carnes etc.) devem ser consumidos para solucionar deficiências nutricionais ou reduzir prejuízos psicossociais. E como muitos dos pacientes tomam suplementos de vitaminas e minerais antes mesmo de iniciar o tratamento, a suplementação poderia mascarar possíveis deficiências, impedindo uma análise da eficácia da intervenção utilizada.

CONCLUSÕES

As dificuldades alimentares, incluindo o transtorno alimentar restritivo evitativo, são quadros que podem acarretar em consequências clínicas e inúmeros prejuízos psicossociais que acometem não só as crianças, mas também suas famílias. As causas pelas quais uma criança se recusa a comer ou a experimentar novos alimentos são extremamente complexas e podem envolver características biológicas, psicológicas e da dinâmica familiar. Portanto, para um tratamento eficaz é indispensável uma equipe de profissionais com olhar biopsicossocial da alimentação que se atente às especificidades dos fatores envolvidos na etiologia e manutenção da queixa alimentar de cada criança.

REFERÊNCIAS BIBLIOGRÁFICAS

ADDESSI, E.; GALLOWAY, A.T.; VISALBERGHI, E.; BIRCH, L.L. Specific social influences on the acceptance of novel foods in 2-5-year-old children. *Appetite*, v.45, p.264-71, 2005.

[APA] AMERICAN PSYCHIATRIC ASSOCIATION. *DSM 5*. Washington, DC: American Psychiatric Association, 2013.

[APA] AMERICAN PSYCHIATRIC ASSOCIATION. *Manual diagnóstico e estatístico de transtornos mentais*. 4. ed.; texto revisado. Porto Alegre: Artmed, 2002.

BATSELL, R.W.; BROWN, A.S.; ANSFIELD, M.E.; PASCHALL, G.Y. You will eat all of that!: A retrospective analysis of forced consumption episodes. *Appetite*, v.38, p.211-9, 2002.

BIRCH, L.L.; MARLIN, D.W. I don't like it; I never tried it. Effects of exposure on two-year-old children's food preference. *Appetite*, v.3, p.353-60, 1982.

BIRCH, L.L.; MCPHEE, L.; SHOBA, B.C.; STEINBERG, L.; KREHBIEL, R. "Clean up your plate": effects of child feeding practices on the conditioning of meal size. *Lear Motiv*. v.18, p.301-17, 1987.

BIRCH, L.L.; DOUB, A.E. Learning to eat: birth to age 2 y. *Am J Clin Nutr*, v.99, n.3, p.723S-728S, 2014.

BROWN, C.L.; VANDER SCHAAF, E.B.; COHEN, G.M.; IRBY, M.B.; SKELTON, J.A. Association of picky eating and food neophobia with weight: a systematic review. *Child Obes*, v.12, p.247-62, 2016.

BRYANT-WAUGH, R. Overview of the eating disorders. In: BRYANT-WAUGH, R.; LASK, B. (Eds.). *Anorexia nervosa and related eating disorders in childhood and adolescence*. 2. ed. London: Psychology Press, 1999.

CARDONA CANO, S.; TIEMEIER, H.; VAN HOEKEN, D.; THARNER, A.; JADDOE, V.W.; HOFMAN, A. et al. Trajectories of picky eating during childhood: A general population study. *Int J Eat Disord*, v.48, p.570-9, 2015.

CARRUTH, B.R.; SKINNER, J.; HOUCK, K.; MORAN, J. 3rd; COLETTA, F.; OTT, D. The phenomenon of "picky eater": a behavioral marker in eating patterns of toddlers. *J Am Coll Nutr*, v.17, p.180-6, 1998.

CARRUTH, B.R.; ZIEGLER, P.J.; GORDON, A.; BARR, S.I. Prevalence of picky eaters among infants and toddlers and their caregivers' decisions about offering a new food. *J Am Diet Assoc*, v.104, p.57-64, 2004.

CATTANEO, A.; WILLIAMS, C.; PALLÁS-ALONSO, C.R.; HERNÁNDEZ-AGUILAR, M.T.; LASARTE-VELILLAS, J.J.; LANDA-RIVERA, L. et al. ESPGHAN's 2008 recommendation for early introduction of complementary foods: how good is the evidence? *Matern Child Nutr*, v.7, p.335-43, 2011.

CHATOOR, I. Feeding disorders in infants and toddlers: diagnosis and treatment. *Child Adolesc Psychiatr Clin N Am*, v.11, p.163-83, 2002.

CHISTOL, L.T.; BANDINI, L.G.; MUST, A.; PHILLIPS, S.; CERMAK, S.A.; CURTIN, C. Sensory sensitivity and food selectivity in children with autism spectrum disorder. *J Autism Dev Disord*, v.48, p.583-91, 2018.

COOKE, L. The importance of exposure for healthy eating in childhood: a review. *J Hum Nutr Diet*, v.20, p.294-301, 2007a.

COOKE, L.; WARDLE, J.; GIBSON, E.L. Relationship between parental report of food neophobia and everyday food consumption in 2-6-year-old children. *Appetite*, v.41, p.205-6, 2003.

COOKE, L.J.; HAWORTH, C.M.; WARDLE, J. Genetic and environmental influences on children's food neophobia. *Am J Clin Nutr*, v.86, p.428-33, 2007b.

COONEY, M.; LIEBERMAN, M.; GUIMOND, T.; KATZMAN, D.K. Clinical and psychological features of children and adolescents diagnosed with avoidant/restrictive food intake disorder in a pediatric tertiary care eating disorder program: a descriptive study. *J Eat Disord*, v.6, p.7, 2018.

CORNWELL, S.L.; KELLY, K.; AUSTIN, L. Pediatric feeding disorders: effectiveness of multidisciplinary inpatient treatment of gastrostomy-tube dependent children. *Child Health Care*, v.39, p.214-31, 2010.

DAVIES, W.H.; SATTER, E.; BERLIN, K.S. et al. Reconceptualizing feeding and feeding disorders in interpersonal context: the case for a relational disorder. *J Fam Psychol*, v.20, p.409-17, 2006.

DOVEY, T.M.; STAPLES, P.A.; GIBSON, E.L.; HALFORD, J.C. Food neophobia and "picky/fussy" eating in children: a review. *Appetite*, v.50, p.181-93, 2008.

DUBOIS, L.; FARMER, A.; GIRARD, M.; PETERSON, K.; TATONE-TOKUDA, F. Problem eating behaviors related to social factors and body weight in preschool children: A longitudinal study. *Int J Behav Nutr Phys Act*, v.4, p.9, 2007.

DUNN, W. The sensations of everyday life: Empirical, theoretical, and pragmatic considerations. *Am J Occup Ther*, v.55, p.608-20, 2001.

EDDY, K.T.; THOMAS, J.J.; HASTINGS, E.; EDKINS, K.; LAMONT, E.; NEVINS, C.M. et al. Prevalence of DSM-5 avoidant/restrictive food intake disorder in a pediatric gastroenterology healthcare network. *Int J Eat Disord*, v.48, p.464-70, 2015.

EKSTEIN, S.; LANIADO, D.; GLICK, B. Does picky eating affect weight for-length measurements in young children? *Clin Pediatr*, v.49, p.217-20, 2010.

FARROW, C.; BLISSETT, J. Does maternal control during feeding moderate early infant weight gain? *Pediatrics*, v.118, p.293-8, 2006.

FARROW, C.V.; BLISSETT, J. Controlling feeding practices: cause or consequence of early child weight? *Pediatrics*, v.121, p.164-9, 2008.

FARROW, C.V.; COULTHARD, H. Relationships between sensory sensitivity, anxiety and selective eating in children. *Appetite*, v.58, p.842-6, 2012.

FINISTRELLA, V.; MANCO, M.; FERRARA, A.; RUSTICO, C.; PRESAGHI, F.; MORINO, G. Cross-sectional exploration of maternal reports of food neophobia and pickiness in preschooler-mother dyads. *J Am Coll Nutr*, v.31, p.152-9, 2012.

FISHER, M.M.; ROSEN, D.S.; ORNSTEIN, R.M.; MAMMEL, K.A.; KATZMAN, D.K.; ROME, E.S. et al. Characteristics of avoidant/restrictive food intake disorder in children and adolescents: a "new disorder" in DSM-5. *J Adolesc Health*, v.55, p.49-52, 2014.

GALLOWAY, A.T.; FIORITO, L.; LEE, Y.; BIRCH, L.L. Parental pressure, dietary patterns, and weight status among girls who are "picky eaters". *J Am Diet Assoc*, v.105, p.541-8, 2005.

GALLOWAY, A.T.; FIORITO, L.M.; FRANCIS, L.A.; BIRCH, L.L. 'Finish your soup': Counterproductive effects of pressuring children to eat on intake and affect. *Appetite*, v.46, p.318-23, 2006.

GALLOWAY, A.T.; LEE, Y.; BIRCH, L.L. Predictors and consequences of food neophobia and pickiness in young girls. *J Am Diet Assoc*, v.103, p.692-8, 2003.

HAUSNER, H.; OLSEN, A.; MØLLER, P. Mere exposure and flavour-flavour learning increase 2-3 year-old children's acceptance of a novel vegetable. *Appetite*, v.58, p.1152-9, 2012.

HENDY, H.M.; WILLIAMS, K.E.; RIEGEL, K.; PAUL, C. Parent mealtime actions that mediate associations between children's fussy-eating and their weight and diet. *Appetite*, v.54, p.191-5, 2010.

HUGHES, S.O.; POWER, T.G.; ORLET FISHER, J.; MUELLER, S.; NICKLAS, T.A. Revisiting a neglected construct: parenting styles in a child-feeding context. *Appetite*, v.44, p.83-92, 2005.

HYMAN, P. Gastroesophageal reflux: one reason why baby won't eat. *J Pediatr*. v.125, p.103-9, 1994.

JACOBI, C.; AGRAS, W.S.; BRYSON, S.; HAMMER, L.D. Behavioral validation, precursors, and concomitants of picky eating in childhood. *J Am Acad Child Adolesc Psychiatry*, v.42, p.76-84, 2003.

JACOBI, C.; SCHMITZ, G.; AGRAS, W.S. Is picky eating an eating disorder? *Int J Eat Disord*, v.41, p.626-34, 2008.

KERZNER, B.; MILANO, K.; MACLEAN, W.C. JR.; BERALL, G.; STUART, S.; CHATOOR, I. A practical approach to classifying and managing feeding difficulties. *Pediatrics*, v.135, p.344-53, 2015.

KURZ, S.; VAN DYCK, Z.; DREMMEL, D.; MUNSCH, S.; HILBERT, A. Early-onset restrictive eating disturbances in primary school boys and girls. *Eur Child Adolesc Psychiatry*, v.24, p.779-85, 2015.

LI, Z.; VAN DER HORST, K.; EDELSON-FRIES, L.R.; YU, K.; YOU, L.; ZHANG, Y. et al. Perceptions of food intake and weight status among parents of picky eating infants and toddlers in China: A cross-sectional study. *Appetite*, v.108, p.456-63, 2017.

LUKENS, C.T.; SILVERMAN, A.H. Systematic review of psychological interventions for pediatric feeding problems. *J Pediatr Psychol*, v.38, p.903-17, 2014.

MAERTENS, C.; COUTURIER, J.; GRANT, C. et al. Fear of vomiting and low body weight in two pediatric patients: diagnostic challenges. *J Can Acad Child Adolesc Psychiatry*, v.26, p.59-61, 2017.

MAMMEL, K.A.; ORNSTEIN, R.M. Avoidant/restrictive food intake disorder: a new eating disorder diagnosis in the diagnostic and statistical manual 5. *Curr Opin Pediatr*, v.29, p.407-13, 2017.

MARCHI, M.; COHEN, P. Early childhood eating behaviors and adolescent eating disorders. *J Am Acad Child Adolesc Psychiatry*. v.29, p.112-7, 1990.

MARSHALL, J.; HILL, R.J.; WARE, R.S.; ZIVIANI, J.; DODRILL, P. Multidisciplinary intervention for childhood feeding difficulties. *J Pediatr Gastroenterol Nutr*, v.60, p.680-7, 2015.

MASCOLA, A.J.; BRYSON, S.W.; AGRAS, W.S. Picky eating during childhood: a longitudinal study to age 11 years. *Eat Behav*, v.11, p.253-7, 2010.

MASLIN, K.; DEAN, T.; ARSHAD, S.H.; VENTER, C. Fussy eating and feeding difficulties in infants and toddlers consuming a cows' milk exclusion diet. *Pediatr Allergy Immunol*, v.26, p.503-8, 2015.

MEYER, R.; ROMMEL, N.; VAN OUDENHOVE, L.; FLEMING, C.; DZIUBAK, R.; SHAH, N. Feeding difficulties in children with food protein-induced gastrointestinal allergies. *J Gastroenterol Hepatol*, v.29, p.1764-9, 2014.

MICALI, N.; SIMONOFF, E.; ELBERLING, H.; RASK, C.U.; OLSEN, E.M.; SKOVGAARD, A.M. Eating patterns in a population-based sample of children aged 5 to 7 years: Association with psychopathology and parentally perceived impairment. *J Dev Behav Pediatr*, v.32, p.572-80, 2011.

MUKKADA, V.A.; HAAS, A.; MAUNE, N.C.; CAPOCELLI, K.E.; HENRY, M.; GILMAN, N. et al. Feeding dysfunction in children with eosinophilic gastrointestinal diseases. *Pediatrics*, v.126, p.672-7, 2010.

NEWMAN, J.; TAYLOR, A. Effect of a means-end contingency on young children's food preferences. *J Exp Child Psychol*. v.55, p.431-9, 1992.

NICELY, T.A.; LANE-LONEY, S.; MASCIULLI, E.; HOLLENBEAK, C.S.; ORNSTEIN, R.M. Prevalence and characteristics of avoidant/restrictive food intake disorder in a cohort of young patients in day treatment for eating disorders. *J Eat Disord*, v.2, p.21, 2014.

NORRIS, M.L.; ROBINSON, A.; OBEID, N. et al. Exploring avoidant/restrictive food intake disorder in eating disordered patients: a descriptive study. *Int J Eat Disord*, v.47, p.495-9, 2014.

NORRIS, M.L.; SPETTIGUE, W.J.; KATZMAN, D.K. Update on eating disorders: current perspectives on avoidant/restrictive food intake disorder in children and youth. *Neuropsychiatr Dis Treat*, v.12, p.213-8, 2016.

ORRELL-VALENTE, J.K.; HILL, L.G.; BRECHWALD, W.A.; DODGE, K.A.; PETTIT, G.S.; BATES, J.E. "Just three more bites": an observational analysis of parents' socialization of children's eating at mealtime. *Appetite*, v.48, p.37-45, 2007.

OVERLAND, L. A sensory-motor approach to feeding. *Dysphagia*, v.20, p.60-4, 2001.

PEARSON, N.; BIDDLE, S.J.H.; GORELY, T. Family correlates of fruit and vegetable consumption in children and adolescents: a systematic review. *Public Health Nutr*, v.12, p.267-83, 2008.

PETTY, M.L.B. Comportamentos dos pais em relação à alimentação dos filhos e comportamentos alimentares de crianças com dificuldades alimentares, obesas e eutróficas. Tese (Doutorado em Ciências) – Universidade Federal de São Paulo, São Paulo, 2017.

PETTY, M.L.B.; FIGUEIREDO, M.; KORITAR, P.; DERAM, S.; PASCOAL, C. Nutrição comportamental no atendimento de crianças. In: ALVARENGA, M.; FIGUEIREDO, M.; TIMERMAN, F. *Nutrição comportamental*. 2. ed. Barueri: Manole, 2019. p. 433-63.

RAMOS, C.C.; MAXIMINO, P.; MACHADO, R.H.V.; BOZZINI, A.B.; RIBEIRO, L.W.; FISBERG, M. Delayed development of feeding skills in children with feeding difficulties-cross-sectional study in a brazilian reference center. *Front Pediatr*, v.5, p.229, 2017.

ROZIN, P. The selection of food by rats, humans and other animals. In: ROSENBLATT, J.S.; WINDE, R.A.; SHAE, E.; BEER, C. *Advances in the study of behavior*. New York: Academic Press, 1976. p.21-76.

ROWELL, K.; MCGLOTHLIN, J. *Helping your child with extreme picky eating*. Oakland: New Harbinger, 2015.

SAARILEHTO, S.; LAPINLEIMU, H.; KESKINEN, S.; HELENIUS, H.; TALVIA, S.; SIMELL, O. Growth, energy intake, and meal pattern in five-year-old children considered as poor eaters. *J Pediatr*, v.144, n.3, p.363-7, 2004.

SATTER, E. Feeding dynamics: helping children to eat well. *J Pediatr Health Care*. v.9, p.178-84, 1995.

[SBP] Sociedade Brasileira de Pediatria. Departamento de Nutrologia. *Manual de orientação para a alimentação do lactente, do pré-escolar, do escolar, do adolescente e na escola*. 3. ed. Rio de Janeiro: SBP, 2012.

SHARP, W.G.; JAQUESS, D.L.; MORTON, J.S.; HERZINGER, C. Pediatric feeding disorders: a quantitative synthesis of treatment outcomes. *Clin Child Fam Psychol Rev*, 2011;13, p.348-65.

SHARP, W.G.; VOLKERT, V.M.; SCAHILL, L.; MCCRACKEN, C.E.; MCELHANON, B. A systematic review and meta-analysis of intensive multidisciplinary intervention for pediatric feeding disorders: how standard is the standard of care? *J Pediatr*, v.181, p.116-24, 2017.

SHIM, J.E.; KIM, J.; MATHAI, R.A.; STRONG KIDS RESEARCH TEAM. Associations of infant feeding practices and picky eating behaviors of preschool children. *J Am Diet Assoc*, v.111, p.1363-8, 2011.

SMITH, A.M.; ROUX, S.; NAIDOO, N.T.; VENTER, D.J. Food choice of tactile defensive children. *Nutrition*, v.21, p.14-9, 2005.

STEINSBEKK, S.; BONNEVILLE-ROUSSY, A.; FILDES, A.; LLEWELLYN, C.H.; WICHSTRØM, L. Child and parent predictors of picky eating from preschool to school age. *Int J Behav Nutr Phys Act*, v.14, p.87, 2017.

STRANDJORD, S.E.; SIEKE, E.H.; RICHMOND, M.; ROME, E.S. Avoidant/restrictive food intake disorder: illness and hospital course in patients hospitalized for nutritional insufficiency. *J Adolesc Health*, v.57, p.673-8, 2015.

TAYLOR, C.M.; NORTHSTONE, K.; WERNIMONT, S.M.; EMMETT, P.M. Macro- and micronutrient intakes in picky eaters: a cause for concern? *Am J Clin Nutr*, v.104, p.1647-56, 2016.

THARNER, A.; JANSEN, P.W.; KIEFTE-DE JONG, J.C.; MOLL, H.A.; VAN DER ENDE, J.; JADDOE, V.W. et al. Toward an operative diagnosis of fussy/picky eating: a latent profile approach in a population-based cohort. *Int J Behav Nutr Phys Act*, v.11, p.14, 2014.

THOMAS, J.J.; LAWSON, E.A.; MICALI, N.; MISRA, M.; DECKERSBACH, T.; EDDY, K.T. Avoidant/restrictive food intake disorder: a three dimensional model of neurobiology with implications for etiology and treatment. *Curr Psychiatry Rep*, v.19, p.54, 2017.

TIMIMI, S.; DOUGLAS, J.; Tsiftsopoulou, K. Selective eaters: a retrospective case note study. *Child Care Health Dev*. v.23, p.265-78, 1997.

VAN DER HORST, K.; DEMING, D.M.; LESNIAUSKAS, R.; CARR, B.T.; REIDY, K.C. Picky eating: Associations with child eating characteristics and food intake. *Appetite*, v.103, p.286-93, 2016.

VAN TINE, M.L.; MCNICHOLAS, F.; SAFER, D.L.; AGRAS, W.S. Follow-up of selective eaters from childhood to adulthood. *Eat Behav*, v.26, p.61-5, 2017.

WILLIAMS, K.E.; FIELD, D.G.; SEIVERLING, L. Food refusal in children: a review of the literature. *Res Dev Disabil*, v.31, p.625-33, 2010.

WILLIAMS, K.E.; HENDY, H.M.; SEIVERLING, L.J.; CAN, S.H. Validation of the parent mealtime action scale (PMAS) when applied to children referred to a hospital-based feeding clinic. *Appetite*, v.56, p.553-7, 2011.

XUE, Y.; ZHAO, A.; CAI, L. et al. Growth and development in Chinese pre-schoolers with picky eating behaviour: A cross-sectional study. *PLoS One*, v.10, p.1-16, 2015.

3

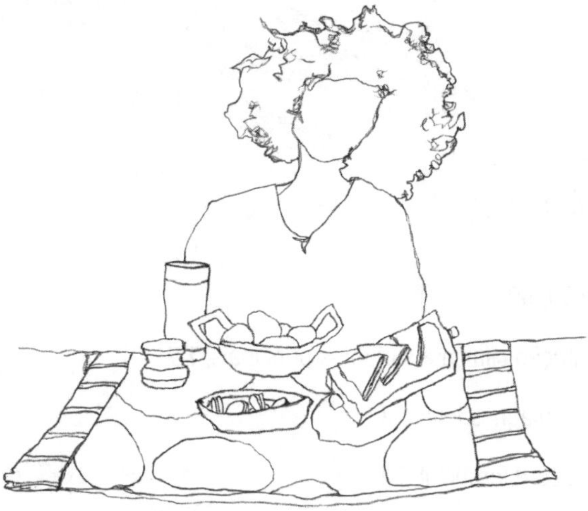

SÍNDROME DO COMER NOTURNO

Alexandre Azevedo

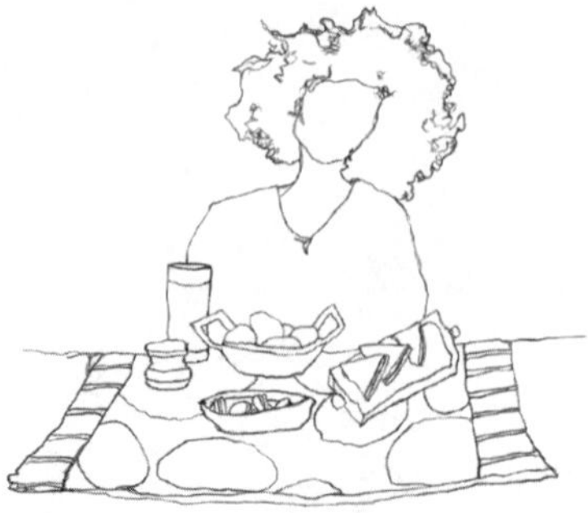

▸ SUMÁRIO

INTRODUÇÃO

A Associação Americana de Psiquiatria reconheceu a síndrome alimentar noturna, na verdade nomeada atualmente como *Night Eating Syndrome* – síndrome do comer noturno (SCN), nomenclatura oficialmente adotada aqui no Brasil –, como um padrão alimentar transtornado e recentemente incluído na quinta edição do *Manual Estatístico e Diagnóstico dos Transtornos Mentais* (DSM-5) no âmbito da seção "Outros Transtornos da Alimentação Especificados" (APA, 2013).

Sua descrição atual é clinicamente apresentada de maneira diferente da originalmente publicada (Stunkard et al., 1955). A primeira descrição da SCN na década de 1950 revelava a presença de um comportamento alimentar noturno inadequado em uma população de pacientes tidos como refratários ao tratamento para a obesidade, que apresentava como comportamento principal a tríade: redução do apetite pela manhã, hiperfagia noturna e insônia (Stunkard et al., 1955). O sintoma "insônia" foi descrito como dificuldade para adormecer, antecipando e predispondo ao consumo alimentar noturno, antes de iniciado o sono ou após despertares noturnos. A hiperfagia descrita foi caracterizada como ingestão alimentar de pequenos lanches sem características de descontrole alimentar, e a perda do apetite ao amanhecer seria consequência direta do consumo inapropriado noturno de alimentos (Stunkard et al., 1955).

Um comportamento alimentar noturno inadequado com características diferentes das relatadas inicialmente por Stunkard foi incluído na primeira versão da Classificação Internacional dos Transtornos do Sono com o nome de síndrome do comer/beber noturno (Thorpy, 1990). Ela era classificada como um transtorno extrínseco do sono e caracterizada pelo seu início na infância e adolescência com critérios diagnósticos clínicos aparentemente bem estabelecidos (Tabela 1). Clinicamente, se observava um consumo alimentar noturno após vários despertares ao longo da noite associado à impossibilidade em reiniciar o sono se o indivíduo não comesse ou ingerisse líquidos; e era essencialmente relatada em crianças menores de 10 anos.

Essa síndrome já não é mais listada desde a segunda classificação internacional dos transtornos do sono de 2005 e foi considerada muito mais decorrente de maus hábitos de rotina do ambiente familiar do que, de fato, um transtorno comportamental do sono (AASM, 2005). Com a introdução da polissonografia na prática clínica na década de 1980 (exame realizado para monitoramento do sono), observou-se que alguns pacientes apresentavam comportamentos alimentares noturnos inadequados, porém com características diferentes da SCN, em que seus episódios de consumo alimentar não eram aparentemente lembrados na manhã seguinte. Então, em especial nos últimos 15 anos, apesar de pouca literatura publicada sobre o assunto, foi possível identificar dois padrões distintos de comportamento alimentar noturno inadequado: a síndrome do comer noturno (transtorno alimentar) e o transtorno alimentar relacionado com o sono (transtorno do sono) (AASM, 2014).

TABELA 1 – Critérios diagnósticos para síndrome do comer/beber noturno (ASDS, 1990)

a) Queixa de dificuldade de manter o sono
b) Despertares frequentes e recorrentes para comer ou beber
c) Início do sono normal após ingestão da comida ou bebida desejada
d) Monitorização polissonográfica revela um aumento no número ou duração dos despertares
e) Nenhuma evidência de transtornos clínicos ou psiquiátricos que justifique a queixa
f) Ausência de qualquer outro distúrbio do sono responsável pela dificuldade em manter o sono

APRESENTAÇÃO CLÍNICA E SINTOMAS PRINCIPAIS

Na descrição original da SCN na década de 1950 acreditou-se que os critérios seguintes seriam essenciais: pelo menos 25% do consumo calórico diário ocorreria após a última refeição noturna, e que a insônia inicial estivesse presente em mais de 50% das noites – além da perda do apetite pela manhã (Stunkard et al., 1955). Apenas em 1996 esses critérios foram revisados, tornando-os mais restritivos, exigindo que mais de 50% da ingestão calórica diária deveria ocorrer após as 19 h, associada a dificuldades para adormecer ou se manter dormindo, e à perda do apetite matinal (Stunkard et al., 1996). Em 2010, Allison et al. publicaram um artigo propondo especificamente critérios diagnósticos para a SCN. Novos critérios propostos foram então adicionados (Tabela 2), como resultado de um estudo controlado que analisou diários de sono e alimentares, incluindo despertares noturnos completos ou parciais (pelo menos um despertar), e quase sempre acompanhados de ingestão de lanches – e que os sintomas deveriam estar presentes por pelo menos três meses e não ocorrer na presença de bulimia nervosa (BN) ou transtorno da compulsão alimentar (TCA) diagnosticados. Insônia inicial, assim como ansiedade ou humor deprimido, não foi referida nesta revisão, embora estivesse frequentemente associada (Allison et al., 2010). Infelizmente, apesar de essa proposta ser bem estruturada a partir de evidência científica, não foi aproveitada para inclusão no DSM-5 (APA, 2013).

TABELA 2 – Proposta de critérios diagnósticos para síndrome do comer noturno (Allison et al., 2010)

A. O padrão diário de comer demonstra um aumento significativo na ingestão noturna, manifestada por um ou ambos: 1. Pelo menos 25% da ingestão de alimentos é consumida após o jantar 2. Pelo menos dois episódios de alimentação noturna por semana
B. Consciência e recordação de episódios noturnos de alimentação são presentes
C. O quadro clínico é caracterizado por pelo menos três dos seguintes recursos: 1. Falta de vontade de comer de manhã e/ou o café da manhã é omitido por quatro ou mais manhãs por semana 2. Presença de um forte desejo de comer entre o jantar e o início do sono e/ou durante a noite 3. O início do sono e/ou a insônia de manutenção do sono estão presentes em quatro ou mais noites por semana 4. Presença de uma crença de que é preciso comer para iniciar ou retornar a dormir 5. O humor é frequentemente deprimido e/ou o humor piora à noite
D. O distúrbio está associado a sofrimento significativo e/ou prejuízo no funcionamento
E. O padrão transtornado de comer foi mantido por pelo menos 3 meses
F. O distúrbio não é secundário a abuso ou dependência de substâncias, distúrbio médico, medicação ou outro distúrbio psiquiátrico

Apesar da tentativa de estabelecer critérios mais rígidos, vários estudos utilizam variantes desses critérios, como, por exemplo, hiperfagia noturna com variações no período em que ocorre (antes ou após iniciado o sono), na quantidade calórica ingerida neste período e sobre a característica dos episódios alimentares ocorridos após iniciado o período de sono (Azevedo et al., 2015). Isso implica diretamente a qualidade metodológica dos estudos de avaliação epidemiológica dessa síndrome, pois dados como prevalência estariam sub ou sobrevalorizados, dependendo dos critérios diagnósticos utilizados (Azevedo et al., 2015). Um grupo de pesquisadores da Universidade da Pensilvânia propôs a criação de um questionário para triagem de indivíduos com sintomas sugestivos da SCN, o *Night Eating Syndrome Questionnaire* (Allison et al., 2008). Trata-se de um questionário autoaplicável disponível na página da universidade contendo 16 questões sobre os hábitos alimentares noturnos e hábitos de sono, com base em possíveis critérios diagnósticos para a SCN (Allison et al., 2008).

O'Reardon et al. (2005) compararam os padrões de alimentação e do ciclo sono-vigília de indivíduos obesos e/ou com sobrepeso portadores da SCN com um grupo controle com as mesmas características, avaliados por meio de diários de registros alimentares, pela actigrafia (exame portátil de monitoramento diário domiciliar de ciclo movimento-repouso) e por diários de sono. Os resultados mostraram que o tempo para início e finalização do sono, além do tempo total de sono, não foram diferentes entre os grupos. Da mesma forma, o total de calorias ingeridas nas 24 horas não diferiu significativamente entre os grupos; mas houve diferenças no período e na distribuição das horas diárias da ingestão calórica. No grupo portador de SCN a ingestão calórica foi baixa nas primeiras 8 horas do dia (6 h a 14 h), sem diferenças entre 14 h e 22 h, e elevada nas últimas 8 horas (22 h a 8 h) quando comparada ao grupo controle. É possível observar que o ritmo de sono parece estar preservado na SCN, embora o período de ingestão alimentar pareça estar atrasado. A síndrome pode ser um importante exemplo de dissociação dos ritmos biológicos de sono e alimentar (O'Reardon et al., 2005).

Ainda pouco se sabe sobre a etiologia da SCN. A relação entre sono e apetite sugere que uma atenção especial deve ser dada ao hipotálamo, não apenas por conta de suas funções relacionadas à alimentação, mediadas por receptores no núcleo paraventricular ou outros núcleos hipotalâmicos, mas especialmente em razão das propriedades sincronizadoras intrínsecas do núcleo supraquiasmático do hipotálamo anterior (Milano et al., 2012). Um papel de importância tem sido dado à dopamina nesses comportamentos alimentares, particularmente por conta dos efeitos desse neurotransmissor sobre a liberação da atividade do *nucleus accumbens* (NAC). Os neurônios dopaminérgicos do NAC são ativados por estímulos motivacionais (ingestão alimentar) que reforçam comportamentos de busca de recompensa (Milano et al., 2012). Isso é viável para a hipótese de que mesmo a ingestão de pequenas quantidades de alimentos pode aumentar a liberação de dopamina no NAC, facilitando atingir os efeitos de gratificação e recompensa e desenvolver em alguns indivíduos uma excessiva motivação direcionada ao consumo alimentar (Azevedo et al., 2015).

Estudo de avaliação neuroendócrina em pacientes com sintomas sugestivos da SCN demonstrou alterações no ritmo circadiano de liberação de melatonina, leptina e cortisol em pacientes com comportamento alimentar noturno, mas não no grupo controle (Birketvedt et al., 1999). Os níveis séricos noturnos de melatonina estavam abaixo do normal, assim como os níveis de leptina, facilitando um aumento do apetite durante a noite (baixo nível sérico de leptina), e um aumento dos despertares noturnos (baixo nível sérico de melatonina). Da mesma forma, o modulador orexigênico grelina encontra-se em níveis plasmáticos elevados em pacientes portadores da SCN, sugerindo uma via facilitadora da ingestão alimentar. Os níveis de cortisol estão também mais elevados em pacientes com a SCN, sugerindo reação neuroendócrina ao estresse dos indivíduos (Birketvedt et al., 1999).

Estima-se que a prevalência da SCN esteja em cerca de 1,5% da população geral, podendo atingir taxas mais elevadas em população de obesos (Striegel-Moore et al., 2006). Em estudo realizado para avaliar a prevalência da SCN em amostra de adultos com queixa inicial de insônia em um centro específico para tratamento de transtornos do sono, Manni et al. (1997) encontraram a presença da SCN em 5,8% dos casos avaliados. As mulheres parecem ser mais acometidas na proporção de 2:1 e a idade média do reconhecimento dos sintomas é de 40 anos, e uma prevalência de até 27% pode ser encontrada em obesos grau III (Striegel-Moore et al., 2006).

DIRETRIZES DIAGNÓSTICAS

O DSM-5 (APA, 2013) descreve oficialmente pela primeira vez as diretrizes diagnósticas para a SCN, contudo não estabelece critérios diagnósticos, permanecendo em aberto algumas definições quanto ao tempo mínimo de sintomas e a frequência em que deveriam recorrer. As diretrizes sugeridas pelo DSM-5 estão descritas na Tabela 3.

Contudo, inúmeras publicações tratam de estabelecer alguns parâmetros associados e/ou comportamentais que auxiliam o diagnóstico e a observação de características clínicas mais usualmente encontradas (Yahia, 2017), ou mesmo definição de inventários e questionários utilizados para pesquisa, como o *Night Eating Diagnostic Questionnaire* (*NEDQ*) (Nolan; Geliebter, 2017) e o *Night Eating Questionnaire* (*NEQ*) (Allison et al., 2008).

TABELA 3 – Diretrizes diagnósticas para a síndrome do comer noturno – DSM-5 (APA 2013)

Episódios recorrentes de comer noturno, manifestado por comer após despertares noturnos ou exagerado consumo alimentar após o jantar. Há despertar completo e lembrança do ato de comer. O comer noturno não é mais bem explicado por influências externas como mudanças no ciclo sono-vigília ou por normas sociais locais.
O comer noturno é associado a significativo estresse e/ou impacto no funcionamento. O padrão de comer desorganizado não é mais bem explicado pelo TCA, outro transtorno psiquiátrico, abuso ou dependência de substâncias, pela condição médica geral, ou como efeito de algum medicamento.

DIAGNÓSTICO DIFERENCIAL

Transtorno alimentar relacionado ao sono

O segundo padrão de comportamento alimentar noturno inadequado é o transtorno alimentar relacionado ao sono (TARS). Incluído como categoria diagnóstica na segunda versão da Classificação Internacional dos Transtornos do Sono (AASM, 2014) no capítulo de parassonias, apresenta como característica principal a amnésia total ou parcial para os episódios de consumo alimentar noturno e já possui critérios diagnósticos definidos (Tabela 4). O TARS caracteriza-se por episódios de comer e/ou beber sempre involuntários e em um estado similar ao sonambulismo que ocorrem durante despertares do sono (despertares parciais) com consequente ausência de lembrança para o evento (Azevedo et al., 2015). Alguns pacientes podem não ser facilmente trazidos à consciência, caso se tente despertá-los, apresentando amnésia total ou parcial durante os episódios, tal como no sonambulismo, e podem não ter qualquer lembrança da ingestão alimentar (Komada et al., 2016). Os episódios de comer noturno podem ser caracterizados pelo consumo de alimentos simples ou elaborados (com um preparo como cozinhar), ou por consumo de formas ou combinações peculiares de alimentos ou mesmo de substâncias não comestíveis ou tóxicas (p. ex., pizza congelada, comida de animais, soluções de limpeza doméstica, carne crua e grãos de café, entre outros). Vários episódios de despertares noturnos seguidos da ingestão alimentar em uma mesma noite são referidos pela maioria de seus portadores.

TABELA 4 – Critérios diagnósticos do transtorno alimentar relacionado ao sono (2013)

Critérios A-D precisam estar presentes
A. Episódios recorrentes de comer disfuncional que ocorrem após um despertar durante o principal período de sono
B. Presença de pelo menos um dos seguintes em associação com os episódios recorrentes de comer involuntário:
i. Consumo de formas ou combinações de alimentos peculiares ou substâncias não comestíveis ou tóxicas
ii. Ferimentos relacionados ao sono ou comportamentos perigosos ocorridos durante a busca de alimentos ou enquanto cozinha alimentos
iii. Consequências adversas à saúde resultantes da recorrência da alimentação noturna
C. Há perda parcial ou completa da consciência durante o episódio de consumo alimentar, com consequente comprometimento da lembrança
D. Esse distúrbio não é mais bem explicado por outro distúrbio do sono, transtorno mental, distúrbio clínico, medicamentos ou uso de substâncias

A TARS parece também estar associada ao uso de alguns medicamentos; essa associação é bem descrita na literatura com o uso de zolpidem (Komada et al., 2016). Várias publicações relatam episódios de alimentação noturna com amnésia para o evento precipitado pelo uso dessa medicação, baseando-se na relação temporal entre o início dos sintomas e sua introdução. Nesses casos, a retirada da medicação promove a remissão dos sintomas. Raramente os episódios persistem após a descontinuação do zolpidem na população de pacientes que não apresentavam TARS sem o medicamento. Além do zolpidem, outras drogas também foram associadas à precipitação de episódios de TARS, como benzodiazepínicos, mirtazapina, risperidona, quetiapina e carbonato de lítio, entre outros (Azevedo et al., 2015). A Tabela 5 resume as diferenças entre o SCN e o TARS.

TABELA 5 – Características diagnósticas diferenciais entre síndrome do comer noturno (SCN) e transtorno alimentar relacionado ao sono (TARS)

Transtorno alimentar relacionado ao sono (TARS)	Síndrome do comer noturno (SCN)
Episódios de mastigar e deglutir	Episódios de urgência/necessidade em comer
Em atividade de sonambulismo	Acordado durante o episódio
Ingestão de alimentos ou não	Ingestão consciente de pequena quantidade de alimentos
Ocorre nas primeiras horas após iniciado o sono	Ocorre ao anoitecer e após iniciado o sono ao longo da noite
Ausência de consciência para os eventos	Consciência plena durante os episódios
Ausência de lembrança dos eventos na manhã seguinte	Lembrança dos episódios na manhã seguinte
Intoxicação ou lesões durante os episódios	Insônia e ganho de peso

Transtorno da compulsão alimentar

O transtorno da compulsão alimentar (TCA), também conhecido como comer compulsivo, como já descrito no Capítulo 1, é caracterizado por recorrentes episódios de impulsividade alimentar, durante os quais o paciente ingere grande quantidade de alimentos em um período limitado de tempo, com uma sensação de perda de controle sobre o que ou o quanto se come (APA, 2013). Diferentemente do encontrado na anorexia nervosa e bulimia nervosa, o portador de TCA não apresenta comportamentos compensatórios inadequados na tentativa de promover perda e/ou evitar o possível ganho de peso (APA, 2013).

Embora os episódios de compulsão alimentar do TCA possam ocorrer a qualquer momento do dia, inclusive, portanto, à noite e durante despertares noturnos, a característica básica de perda de controle estará presente, diferenciando-o do comportamento alimentar encontrado na SCN. Essas diferenças são apontadas de maneira didática na Tabela 6.

TABELA 6 – Características diagnósticas diferenciais entre transtorno de compulsão alimentar (TCA) e síndrome do comer noturno (SCN)

Transtorno de compulsão alimentar (TCA)	Síndrome do comer noturno (SCN)
Episódios de impulsividade alimentar	Episódios de urgência em comer
Perda de controle sobre o quanto se come	Perda de controle sobre o ato de comer
Ingestão de grande quantidade de alimentos	Ingestão de pequena quantidade de alimentos
Ocorre a qualquer momento do dia	Exclusivamente no período noturno
Sentimentos de culpa e arrependimento	Sentimento de impotência
Não raramente alimentos "proibidos"	Qualquer alimento encontrado (lanches)
Medo do ganho de peso	Medo de não conseguir dormir

Outros diagnósticos diferenciais

Clinicamente, a SCN deve ser diferenciada de outros comportamentos alimentares noturnos inespecíficos como (a) ingestão alimentar como forma de combater a insônia; (b) hábito de se alimentar antes de dormir; (c) alimentação noturna como forma de aliviar epigastralgia em pacientes portadores de úlcera gastroduodenal; (d) pacientes diabéticos que apresentam hipoglicemia durante o sono e despertam para ingestão alimentar; (e) síndrome de Kleine-Levin (Azevedo, 2015). A síndrome de Kleine-Levin é uma doença neuropsiquiátrica rara (1 por milhão) que afeta principalmente adolescentes e adultos jovens. Os pacientes experimentam episódios recorrentes com hipersônia, confusão, desrealização, apatia, comportamento desinibido (hipersexualidade, hiperfagia), oscilações do humor e alucinações. Os episódios duram de uma a várias semanas, e alternam com longos períodos de sono normal, cognição, humor e comportamento. Normalmente, eles tendem a ser menos graves com o passar dos anos e tendem a desaparecer após os 30 anos de idade. O diagnóstico é sempre um desafio em um adolescente sonolento, por causa de alterações fisiológicas e psicológicas relacionadas à adolescência que podem afetar o sono e o comportamento, o sono mais frequente e transtornos mentais (Lavault et al., 2015).

TRATAMENTOS BASEADOS EM EVIDÊNCIA CIENTÍFICA

Por ser uma síndrome ainda pouco estudada e com critérios diagnósticos não bem definidos, há uma escassez de estudos específicos para avaliar o tratamento da SCN. Não existem muitos estudos duplos-cegos randomizados sobre o tratamento da SCN e, portanto, o tratamento ainda é baseado em possíveis diretrizes baseadas em consensos de especialistas (Allison; Tarves, 2011; Howell; Schenck, 2009). Um estudo randomizado, duplo-cego, controlado por placebo realizado por O'Reardon et al. (2004) avaliou o uso de sertralina em doses variáveis entre 50 e 200 mg/dia na SCN. A taxa de resposta no grupo submetido ao tratamento com sertralina foi de 71% comparado a 18% do grupo controle durante as 8 semanas de avaliação. Estudo também randomizado, duplo-cego, realizado com escitalopram em dose de 20 mg ao dia não se mostrou superior ao placebo em 12 semanas de avaliação (Vander, 2012). Topiramato parece ser um agente promissor no tratamento da SCN, embora não haja atualmente evidência científica de qualidade que suporte essa sugestão (Allison; Tarves, 2011). Há relatos isolados de casos com uso de paroxetina (20 a 40 mg/noite), fluvoxamina (25 mg/dia) e uso de fototerapia (Azevedo, 2015).

CONSIDERAÇÕES FINAIS

Considerando que a prevalência da síndrome do comer noturno é quase equivalente à encontrada no TCA em adultos jovens e significativamente superior à encontrada em bulimia nervosa e anorexia nervosa, torna-se evidente a necessidade de investigar esse transtorno alimentar quando diante de pacientes com queixas relacionadas à alimentação e à oscilação do peso. Da mesma forma, também considerando uma maior prevalência nessa população particular, em indivíduos portadores de obesidade que buscam tratamento para perda de peso ou mesmo em pacientes candidatos à cirurgia bariátrica que estão em avaliação pré-operatória, a investigação dos sintomas da SCN deverá estar presente. Por suas características tão peculiares, podem passar despercebidas pelo profissional de saúde que realiza tais atendimentos, por isso a importância de atentar às diretrizes de seu diagnóstico e incluir nos questionamentos de uma anamnese alimentar inicial perguntas sobre essa síndrome.

Por muitos anos a SCN foi confundida como sendo um transtorno do sono, mas desde 2005 inúmeros artigos esclarecem sua real posição como um transtorno alimentar. E finalmente, em 2013, a Associação Americana de Psiquiatria a incluiu no capítulo de transtornos alimentares de seu manual diagnóstico, o DSM em sua 5ª edição (APA, 2013). O que se espera para as novas linhas de pesquisa é entender quais os aspectos neuroendocrinológicos que estão na base da etiopatogenia da SCN e assim facilitar seu manejo terapêutico.

REFERÊNCIAS BIBLIOGRÁFICAS

ALLISON, K.C.; LUNDGREN, J.D.; O'REARDON, J.P.; MARTINO, N.S.; SARWER, D.B.; WADDEN, T.A. et al. The Night Eating Questionnaire (NEQ): psychometric properties of a measure of severity of the Night Eating Syndrome. Eat Behav, v.9, p.62-72, 2008.

ALLISON, K.C.; LUNDGREN, J.D.; O'REARDON, J.P.; GELIEBTER, A.; GLUCK, M.E.; VINAI, P. et al. Proposed diagnostic criteria for night eating syndrome. Int J Eat Disord, v.43, p.241-7, 2010.

ALLISON, K.C.; TARVES, E.P. Treatment of night eating syndrome. Psychiatr Clin North Am, v.34, p.785-96, 2011.

[AASM] AMERICAN ACADEMY OF SLEEP MEDICINE. International classification of sleep disorders: diagnostic and coding manual. 2. ed. Westchester, 2005.

[AASM] AMERICAN ACADEMY OF SLEEP MEDICINE. International classification of sleep disorders. 3. ed. Darien, IL: American Academy of Sleep Medicine, 2014.

[APA] AMERICAN PSYCHIATRIC ASSOCIATION DSM-5 TASK FORCE. Diagnostic and statistical manual of mental disorders. Feeding and eating disorders. | Diagnostic and statistical manual of mental disorders. 5. ed. Washington: American Psychiatric Publishing, 2013.

AZEVEDO, A.P.; HASAN, R.; TAVARES, S. Transtornos alimentares relacionados com o ciclo sono-vigília. In: MANCINI, M. Tratado de obesidade. 2. ed. Rio de Janeiro: Guanabara Koogan, 2015. p. 391-5.

BIRKETVEDT, G.S.; FLORHOMEN, J.; SUNDSFJORD, J.; OSTERUD, B.; DINGES, D.; BILKER, W. et al. Behavioral and neuroendocrine characteristics of the Night Eating Syndrome. JAMA, v.282, p.657-63, 1999.

HOWELL, M.J.; SCHENCK, C.H. Treatment of nocturnal eating disorders. Curr Treat Options Neurol, v.11, p.333-9, 2009.

KOMADA, Y.; TAKAESU, Y.; MATSUI, K.; NAKAMURA, M.; NISHIDA, S.; KANNO, M. et al. Comparison of clinical features between primary and drug-induced sleep-related eating disorder. Neuropsychiatr Dis Treat, v.12, p.1275-80, 2016.

LAVAULT, S.; GOLMARD, J.L.; GROOS, E.; BRION, A.; DAUVILLIERS, Y.; LECENDREUX, M. et al. Kleine-Levin syndrome in 120 patients: differential diagnosis and long episodes. Ann Neurol, v.77, p.529-40, 2015.

MANNI, R.; RATTI, M.T.; TARTARA, A. Nocturnal eating prevalence and features in 120 insomniac referrals. Sleep, v.20, p.734-8, 1997.

MILANO, W.; DE ROSA, M.; MILANO, L.; CAPASSO, A. Night eating syndrome: an overview. J Pharm Pharmacol, v.64, p.2-10, 2012.

NOLAN, L.J.; GELIEBTER, A. Validation of the Night Eating Diagnostic Questionnaire (NEDQ) and its relationship with depression, sleep quality, "food addiction", and body mass index. Appetite, v.111, p.86-95, 2017.

O'REARDON, J.P.; STUNKARD, A.J.; ALLISON, K.C. A clinical trial of sertraline in the treatment of the night eating syndrome. Int J Eat Disord, v.35, p.16-26, 2004.

O'REARDON, J.P.; PESHEK, A.; ALLISON, K.C. Night eating syndrome – Diagnosis, epidemiology and management. CNS Drugs, v.19, p.997-1008, 2005.

STRIEGEL-MOORE, R.H.; FRANKO, D.L.; THOMPSON, D.; AFFENITO, S.; KRAEMER, H.C. Night eating: prevalence and demographic correlates. Obesity, v.14, p.139-47, 2006.

STUNKARD, A.J.; GRACE, W.J.; WOLFF, H.G. The night-eating syndrome: a pattern of food intake among certain obese patients. Am J Med. v.19, p.78-96, 1955.

STUNKARD, A.; BERKOWITZ, R.; WADDEN, T.; TANRIKUT, C.; REISS, E.; YOUNG, L. Binge eating disorder and the night-eating syndrome. Int J Obes Relat Metab Disord. v.20, p.1-6, 1996.

THORPY, M.J. Diagnostic Classification Steering Committee. International classification of sleep disorders: diagnostic and coding manual. Rochester: American Sleep Disorders Association, 1990.

VANDER WAL, J.S.; GANG, C.H.; GRIFFING, G.T.; GADDE, K.M. Escitalopram for treatment of night eating syndrome: a 12-week, randomized, placebo-controlled trial. J Clin Psychopharmacol, v.32, p.341-5, 2012.

YAHIA, N.; BROWN, C.; POTTER, S.; SZYMANSKI, H.; SMITH, K.; PRINGLE, L. et al. Night eating syndrome and its association with weight status, physical activity, eating habits, smoking status, and sleep patterns among college students. Eat Weight Disord, v.22, p.421-33, 2017.

4

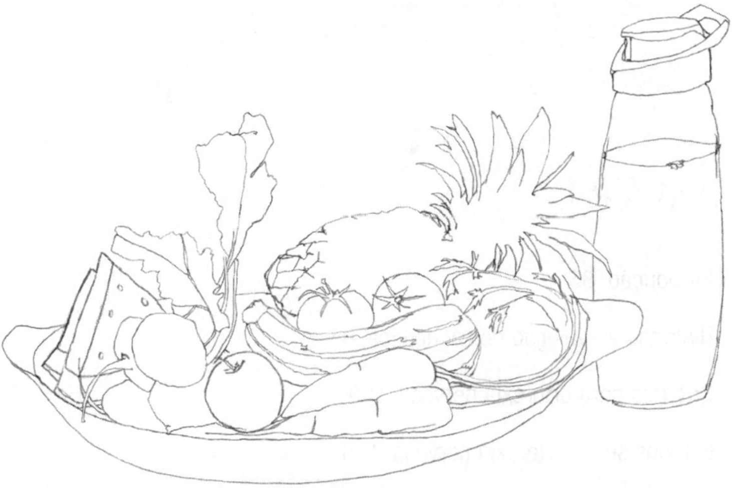

ORTOREXIA NERVOSA

Márcia Martins
Marle Alvarenga
Gabriela Takeda

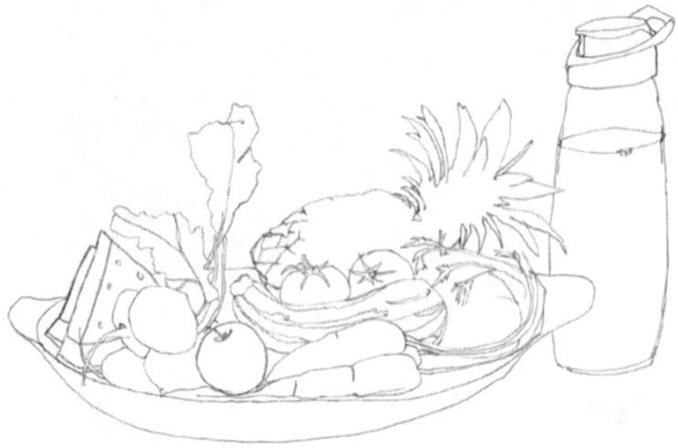

▶ SUMÁRIO

INTRODUÇÃO

O comer de modo saudável tem sido objeto de crescente estudo e questionamento nos últimos anos. Há uma linha tênue entre o comer saudável e o comer de modo "patologicamente saudável". A despeito do evidente paradoxo, a segunda opção ocorre quando se ultrapassa essa linha em direção a uma fixação pela alimentação saudável que resulta em restrições disfuncionais e perigosas.

O termo "ortorexia nervosa" (ON), cunhado pelo médico norte-americano Steven Bratman, em 1997 (Bratman e Knight, 2000), é um neologismo do grego *orthos* (correto) e *orexis* (apetite), descrito como um comportamento caracterizado pela fixação por saúde alimentar, qualidade dos alimentos e pureza da dieta. A ON não se encontra definida no manual de diagnósticos de transtornos alimentares (TA) da APA (APA, 2013) ou mesmo no CID-11 (WHO, 2018), tampouco há um consenso sobre a ON poder vir a ser considerada um novo transtorno alimentar (TA) (Eriksson et al., 2008a; Kummer et al., 2008).

Embora não seja um TA oficialmente reconhecido, e sim um comportamento disfuncional, é observado cada vez mais na clínica com os pacientes com TA, não apenas preocupados com peso e forma física, mas também com um "estar saudável" disfuncional. Nesse contexto, o presente capítulo apresentará o conceito e o histórico da evolução da ON nos estudos, a relação da ON com os TA e a sua importância para o conceito de alimentação saudável em uma abordagem biopsicossocial.

HISTÓRICO E EVOLUÇÃO DOS CONCEITOS

Steven Bratman originalmente descreveu a ON como uma fixação pela saúde alimentar caracterizada por uma obsessão patológica com o alimento biologicamente puro, acarretando restrições alimentares importantes. As escolhas alimentares seriam feitas em função de uma preocupação exagerada com a qualidade dos alimentos, a pureza da dieta (livre de herbicidas, pesticidas e outras substâncias artificiais) e o uso exclusivo de "alimentos politicamente corretos e saudáveis" (Bratman e Knight, 2000; Donini et al., 2005; Kinzl et al., 2006; Mathieu, 2005).

Essa descrição, inicialmente apoiada na observação do mundo das subculturas de alimentação alternativa (Bratman, 2017), apontou que o objetivo dos indivíduos seria o de ingerir alimentos que contribuíssem para o bom funcionamento do organismo e "libertassem o corpo e a mente de impurezas" para alcançarem um corpo saudável e maior qualidade de vida (Bratman e Knight, 2000). Mas a ON também estaria associada ao desprezo e senso de superioridade sobre os que não seguem os mesmos "padrões elevados" de alimentação, à obsessão com o planejamento e preparo de refeições saudáveis, à solidão decorrente de evitar a prática social das refeições, ao sentimento de angústia quando não se alimenta de modo "saudável", à insatisfação com a própria condição e à autoimposição para tentar esclarecer outros acerca dos alimentos "saudáveis".

Bratman também afirmou que o comportamento ortoréxico poderia iniciar com o desejo de curar ou prevenir doenças crônicas e melhorar o estado de saúde – mas requerendo considerável autodisciplina e autocontrole para seguir tal dieta, que difere radicalmente dos hábitos alimentares tradicionais –; e evoluiria para eliminar tudo o que é "nefasto" ou "artificial", passando a alimentação a ser a preocupação central do dia a dia. Assim, há uma dedicação cada vez maior para planejar, comprar e preparar os alimentos que vão ser consumidos, dispendendo tempo e esforço excessivos em torno do ato de comer (Bratman e Knight, 2000).

Bartrina (2007) complementou a caracterização da ON propondo outras características, como: evitação extrema de corantes, aromatizantes, conservantes, pesticidas, alimentos geneticamente modificados, alimentos com muito sal ou muito açúcar e até usar utensílios de cozinha de modo ritualístico (p. ex., somente cerâmica, vidro ou madeira). Além disso, o perfil dos indivíduos vulneráveis foi descrito como "pessoas meticulosas, organizadas e com exacerbada necessidade de autocuidado ou proteção". O alto grau de seletividade e nível de exigência em relação à qualidade dos alimentos torna o componente econômico um fator limitante. Logo, um indivíduo que não tem suficiente poder aquisitivo não poderia condescender com uma obsessão por alimentos onerosos como muitos dos que estariam classificados como saudáveis (p. ex., alimentos orgânicos) (Mathieu, 2005).

O impacto social da ON pode também gerar um afastamento dos outros, uma vez que os indivíduos se sentem na obrigação de esclarecer, elucidar e convencer familiares e amigos acerca dos seus novos hábitos alimentares, podendo gerar conflitos, dificuldades de relacionamento e finalmente levar ao isolamento social (Martins et al., 2011).

Donini et al. (2005) afirmaram que a ON pode ter relações com crenças ou atitudes ligadas a práticas alimentares ascéticas de costumes religiosos ou filosóficos. Em 2017 Bratman apresentou algumas das teorias de alimentação saudável que marcaram o ponto de partida da apresentação da ON como comportamento alimentar disfuncional. Entretanto, o autor defende a ideia de que a maior parte dessas crenças alimentares possa ser adotada de modo saudável e que a maioria dos seus seguidores não tem ON. Em outras palavras, não é a teoria em si, mas a resposta à teoria que constitui a ON. De fato, um indivíduo pode adquirir o comportamento ortoréxico até mesmo na tentativa de seguir recomendações de guias alimentares, ao levá-las a um grau extremo (Bratman, 2017).

O desenvolvimento do comportamento ortoréxico constituiria um estágio à parte no qual pensamentos obsessivos, comportamento compulsivo, autopunição, restrição progressiva e outras dinâmicas de transtornos alimentares convencionais começam a tomar lugar. Entretanto, quanto mais complexa ou severa for a teoria, mais material provê para a aceleração da ON. Teorias baseadas na pureza dos alimentos e do corpo podem levar o indivíduo a um estado de angústia, com um senso de impureza pessoal, vergonha e "sujeira". Teorias baseadas no equilíbrio podem gerar dificuldades com o controle. E aquelas baseadas em conceitos de sensibilidade alimentar estimulam o medo. Por fim, teorias fundamentadas na moralidade levam a um senso de superioridade em relação aos outros e assim por diante (Bratman, 2017).

Atualmente a literatura aponta como grupos de risco para ON as mulheres, os adolescentes, pessoas adeptas de modismos alimentares e de hábitos alimentares alternativos, como vegetarianismo e dieta macrobiótica, e também atletas que se dedicam a esportes como fisiculturismo. Nas Tabelas 1 e 2 são apresentados os estudos que avaliaram a ON na população em geral, em estudantes e em diferentes grupos.

TABELA 1 – Estudos que avaliaram a ocorrência de sintomas de ortorexia nervosa (ON) na população geral e em estudantes

Autores/local	Público	Instrumento de avaliação	Objetivo e características do estudo	Resultados (frequência de ON)
Ramacciotti et al. (2011) Itália	177 indivíduos da população geral > 18 anos e sem problemas de saúde que requerem alimentação específica	ORTO-15	Investigar frequência da ON para uma pesquisa de 2ª fase sobre relação entre ON, TA e TOC	Ponto de corte 40: 57,6% (relação ♀/ ♂ de 2:1). Ponto de corte 35: 21%
Varga et al. (2014) Hungria	810 universitários (89,4%♀) com média de 32,4 anos e IMC médio de 23,2 kg/m²	ORTO-15 adaptado ao húngaro (ORTO-11-Hu)	Investigar relação do ORTO-11-Hu com consumo de alimentos e hábitos de vida. Responderam questionário sobre hábitos de vida, lista de alimentos indicando os que escolhem consumir e 10 perguntas adicionais relacionadas à ON	ORTO-15 original: 74,2% (sem diferença significativa entre ♂ e ♀). Idade e IMC foram significativamente associados com ON. Tendência à ON associada a: escolhas alimentares + saudáveis (+ cereais integrais, – cereais de trigo branco, + frutas e vegetais), fazer compras em lojas de alimentos saudáveis, + atividade esportiva e < consumo de álcool). Indivíduos com > tendência à ON relataram > tendência de defender sua dieta para amigos e familiares

(continua)

TABELA 1 – Estudos que avaliaram a ocorrência de sintomas de ortorexia nervosa (ON) na população geral e em estudantes *(continuação)*

Autores/local	Público	Instrumento de avaliação	Objetivo e características do estudo	Resultados (frequência de ON)
Jerez et al. (2015) Chile	205 estudantes do ensino médio de escolas públicas e particulares (45,9%♀); 16 a 18 anos	ORTO-15	Determinar a frequência de comportamento ortoréxico	Ponto de corte 35: 30,7% ON (com > frequência em ♂ e do ensino público). A idade + sensível pareceu ser 18 anos, podendo estar relacionada com os processos de mudança como longas horas de estudo, > vida noturna, < orçamento etc.; ações que resultam em jejum prolongado, pular refeições e ingerir alimentos ricos em gordura
Bundros et al. (2016) Estados Unidos	448 universitários (amostra de conveniência) (72,5%♀); média de 22,2 anos	BOT	Verificar relação entre ON e tendências alimentares transtornadas (EAT-26), dismorfia corporal (BDDQ) e obsessivo-compulsivas (OCI-R)	Não avaliou a frequência de ON. O escore médio foi 4,71, considerado próximo da faixa classificada como "fanática por saúde" (entre 5 e 9). Indivíduos hispânicos/latinos e com sobrepeso/obesidade apresentaram > escores. Sexo, idade e curso universitário não foram associados com BOT. Houve correlações + entre os escores totais do BOT e do EAT-26, do BDDQ e do OCI-R
Hyrnik et al. (2016) Polônia	1.899 estudantes universitários e de ensino médio (52,2%♀); 15 a 21 anos	Versão polonesa do ORTO-15 com diferentes pontos de corte	Avaliar frequência de ON em uma população de adolescentes urbanos poloneses e possíveis fatores associados	Ponto de corte 40: 61,3%; ponto de corte 35: 13,7%; ponto de corte 33: 4,2%. Os principais fatores associados à ON foram excesso de peso, atividades esportivas, atividades fora da escola, tabagismo, pais que trabalham e alta renda familiar

(continua)

TABELA 1 – Estudos que avaliaram a ocorrência de sintomas de ortorexia nervosa (ON) na população geral e em estudantes *(continuação)*

Autores/local	Público	Instrumento de avaliação	Objetivo e características do estudo	Resultados (frequência de ON)
Sanlier et al. (2016) Turquia	900 universitários (58%♀) com média de 20,4 anos	ORTO-15 traduzido para o turco	Determinar a relação entre os TA (pelo EAT-40) e ON, sexo, IMC e curso	Ponto de corte 40: 59,8%. Não houve ≠ significativa no EAT-40 de acordo com o sexo e a classificação do IMC. Frequência ON foi > entre ♀. Não houve associação com IMC e curso. Houve correlação negativa entre EAT-40 e ORTO-15 (+ sintomas de TA = + sintomas de ON)
Barne e Caltabiano (2016) Austrália	180 universitários do curso de Psicologia e 40 participantes recrutados via Facebook (79,1%♀), com média de 23,8 anos	ORTO-15 (com 6 itens removidos para aumentar a consistência interna)	Investigar se o perfeccionismo, a imagem corporal, autoestima e estilo de apego são preditores de ON	Não avaliou a frequência de ON. As > tendências à ON correlacionaram-se com perfeccionismo, orientação da aparência, preocupação com excesso de peso, de apego "estilo de apego desapegado-evitativo"; < satisfação das áreas corporais e < estilo de apego seguro. Regressão linear múltipla revelou que a preocupação com excesso de peso, a "orientação da aparência" e a presença de história de TA foram preditores de ON (a história de TA + forte)

(continua)

TABELA 1 – Estudos que avaliaram a ocorrência de sintomas de ortorexia nervosa (ON) na população geral e em estudantes *(continuação)*

Autores/local	Público	Instrumento de avaliação	Objetivo e características do estudo	Resultados (frequência de ON)
Brytek-Matera et al. (2017) Itália	120 universitários (69,2%♀) com média de 22,7 anos	ORTO-15 com ponto de corte 35	Investigar a relação entre ORTO-15 e sintomas obsessivo-compulsivos, padrões alimentares transtornados e insatisfação corporal entre estudantes universitários, utilizando o Maudsley Obsessive--Compulsive Questionnaire, o EAT-26 e o Body Uneasiness Test	Não avaliou a frequência de ON. Não houve diferença entre os sexos no ORTO-15; mas para ♀ os < escores (> gravidade) foram relacionados a < insatisfação com a imagem corporal e sinais obsessivo-compulsivos; enquanto em estudantes ♂ < escores foram relacionados a padrões alimentares menos transtornados
Dunn et al. (2017) Estados Unidos	275 universitários (68%♀) com média de 21,7 anos	ORTO-15	Verificar frequência de ON	Ponto de corte 40: 71,2%; ponto de corte 35: 22,1%. Indivíduos que afirmaram seguir uma dieta vegana obtiveram maiores escores (menos sintomas de ON) e apesar da alta frequência de ON, menos de 1% da amostra afirmou seguir uma dieta que levou a prejuízo nas atividades cotidianas e problemas médicos

(continua)

TABELA 1 – Estudos que avaliaram a ocorrência de sintomas de ortorexia nervosa (ON) na população geral e em estudantes *(continuação)*

Autores/local	Público	Instrumento de avaliação	Objetivo e características do estudo	Resultados (frequência de ON)
Oberle et al. (2017) Estados Unidos	459 estudantes de Psicologia (80,8%♀) com média de 19,9 anos	EHQ com 21 itens	Avaliar a correlação de ON com gênero, IMC e personalidade	Frequência não avaliada. IMC > foi correlacionado a risco de ON para ♂. Análises de correlação parcial, após o controle de sexo e IMC, revelaram que tanto o narcisismo quanto o perfeccionismo estavam positivamente correlacionados com todos os aspectos da sintomatologia da ON
Olejniczak et al. (2017) Polônia	981 adultos jovens (19 a 26 anos)	Instrumento elaborado com base na literatura para avaliar comportamentos de risco para ON	Analisar os comportamentos alimentares para a avaliação do risco de ON; questionariam TA por autorrelato	Não foi estimada frequência ou estabelecido ponto de corte. Houve correlação com número de refeições/dia e tempo declarado gasto no planejamento das refeições; 17,6% declararam que faziam as refeições em companhia de alguém na maioria das vezes, enquanto 45,3% indicaram não haver regra, e 37,1% sozinhos. Quase 2x mais ♂ nunca prestaram atenção à composição qualitativa da refeição. As ♀ seguiam uma dieta mais restritiva (20,3% *versus* 5,8%). Cerca de 1/3 sofreram de TA
Turner e Lefevre (2017) Reino Unido	680 usuários de mídia social	ORTO-15 com dois pontos de corte	Investigar as ligações entre o uso de mídias sociais, particularmente Instagram, e os sintomas de ON	Ponto de corte 40: 90,6%; ponto de corte 35: 49,0%. O > uso do Instagram foi associado a > tendência à ON, sem que nenhum outro canal de mídia social tivesse esse efeito. Em análises exploratórias, o Twitter mostrou uma pequena associação + com sintomas de ON. IMC e idade não apresentaram associação com ON

(continua)

TABELA 1 – Estudos que avaliaram a ocorrência de sintomas de ortorexia nervosa (ON) na população geral e em estudantes *(continuação)*

Autores/local	Público	Instrumento de avaliação	Objetivo e características do estudo	Resultados (frequência de ON)
Kiss-Leizer e Rigó (2018) Hungria	739 participantes recrutados a partir de mídia social entre universitários e diferentes tipos de comunidades *on-line* (79,2%♀) com média de 29,7 anos	ORTO-11-Hu	Avaliar perfil de pessoas com tendência à ON usando um método de avaliação que é reconhecido na pesquisa dos TA clássicos (AN e BN) e TOC. Responderam questionário para medir as dimensões da personalidade (TCI-56)	Ponto de corte 16: 16%. ON teve um efeito significativo sobre 3 fatores: > evitação de dano, < autodirecionamento e > transcendência
Łucka et al. (2018) Polônia	864 universitários e de ensino médio (69,3%♀)	Versão polonesa do ORTO-15	Determinar a frequência de ON. Responderam também EAT-26 e MOCI	Ponto de corte 35: 27%. Participantes em risco de ON com escores > no EAT-26; sem diferença nos escores do MOCI. Maior risco de ON naqueles com 13 a 16 anos; e > IMC
Luck-Sikorski et al. (2018) Alemanha	1.007 indivíduos selecionados aleatoriamente pela internet	DOS	Determinar frequência de ON e relação com IMC, sintomas depressivos, questionário de saúde do paciente e variáveis sociodemográficas	Ponto de corte 30: 6,9%; > ON naqueles com > peso, menos instruídos, vegetarianos e + deprimidos; porém, na análise multivariada, apenas associações com < nível de escolaridade, dieta vegetariana e sintomas depressivos permaneceram. Nenhuma diferença de sexo ou idade foi observada

(continua)

TABELA 1 – Estudos que avaliaram a ocorrência de sintomas de ortorexia nervosa (ON) na população geral e em estudantes *(continuação)*

Autores/local	Público	Instrumento de avaliação	Objetivo e características do estudo	Resultados (frequência de ON)
Reynolds (2018) Austrália	92 estudantes e funcionários de universidade	ORTO-15	Verificar tendência à ON, comportamentos alimentares (EAT-26), e questões sobre se a alimentação afeta o trabalho, a vida social, se está tentando perder peso ou comer mais saudável, TA atual ou anterior e imagem corporal (BSQ34)	Ponto de corte 35: 21%. Frequência proposta pelos autores considerando outros critérios (comportamento alimentar transtornado, baixo peso, grande preocupação com o corpo ou comprometimento significativo do funcionamento na vida profissional ou social): 6,5%. Houve correlação negativa entre os escores do ORTO-15 e EAT-26 (r = – 0,50, p = 0,000) = + sintomas de ON > sintomas de comer transtornado
Zickgraf et al. (2018) Estados Unidos	449 indivíduos (49%♀) com média de 33,6 anos	EHQ	Avaliar ON com relação a outros TA. Responderam questionários sobre comportamento alimentar CIA-E, EAT-26, OCI-R, NIAS e recordatório alimentar	Não avaliou frequência de ON. Os sintomas de ON foram + fortemente relacionados com AN/BN do que com o transtorno evitativo-restritivo. Das subescalas do EHQ, apenas "Problemas" relacionou-se com sintomatologia de outros TA, que quando controlados não foram relacionados ao comprometimento clínico da ingestão de alimentos ou TOC, mas sim à > ingestão de frutas/vegetais e < de *snacks*/sobremesas

AN: anorexia nervosa; BDDQ: Body Dysmorphic Disorder Questionnaire; BN: bulimia nervosa; BSQ-34: Body Shape Questionnaire-34; CIA-E: Clinical impairment assessment – Eating only; EAT-26: Eating Attitudes Test; EAT-40: Eating Attitudes Test; IMC: índice de massa corpórea; MOCI: Maudsley Obsessive Compulsive Inventory; NIAS: Nine-item Avoidant Restrictive Feeding Disorder – ARFID – screen; OCI-R: Obsessive-Compulsive Inventory-Revised; ON: ortorexia nervosa; TA: transtorno alimentar; TCI-56: Temperament and Character Inventory-56; TOC: = transtorno obsessivo-compulsivo.

TABELA 2 – Estudos que avaliaram a frequência de ortorexia nervosa (ON) em diferentes grupos

Autores/local	Público	Instrumento de avaliação	Objetivo e características do estudo	Resultados (frequência de ON)
Profissionais e estudantes da área da saúde				
Lopes e Kirsten (2009) Brasil	200 ♀ estudantes de cursos de Nutrição, Farmácia e Enfermagem	Questionário de autopreenchimento com 27 perguntas fechadas elaboradas a partir da literatura	Verificar comportamentos de ON	Não houve indícios de comportamento de ON segundo os autores, pois não apresentavam comportamentos adversos à alimentação normal
Alvarenga et al. (2012) Brasil	392 nutricionistas (93%♀) com média de 31,7 anos e IMC médio = 22,3 kg/m²	ORTO-15 com adaptação para o português	Avaliar o comportamento de ON após testar as propriedades psicométricas do ORTO-15	Ponto de corte 40: 81,9%. Tendência ao comportamento de ON principalmente quanto a: fazer escolhas alimentares condicionadas pela preocupação com estado de saúde, avaliar alimentos pela qualidade nutricional e não pelo gosto, acreditar que consumir alimentos saudáveis pode melhorar a aparência, desacreditar influência do humor sobre comportamento alimentar e banir escolhas alimentares consideradas como transgressões
Gezer e Kabaran (2013) Turquia	106 ♀ estudantes de Nutrição	ORTO-11 adaptado para a língua turca	Avaliar ON, atitudes e comportamentos alimentares (DQI-I, EAT-40 e MOCI)	Frequência não estimada. O > risco de ON esteve relacionado ao > risco de comportamento obsessivo--compulsivo e ao < risco de TA

(continua)

TABELA 2 – Estudos que avaliaram a frequência de ortorexia nervosa (ON) em diferentes grupos *(continuação)*

Autores/local	Público	Instrumento de avaliação	Objetivo e características do estudo	Resultados (frequência de ON)
Bo et al. (2014) Itália	53 estudantes de Nutrição (77,4%♀), 200 de Educação Física (32,5%♀), e 187 de Biologia (70,6%♀)	ORTO-15	Avaliar frequência de ON e dismorfia muscular. Responderam também EAT-26 e MDDI	Ponto de corte 35: Nutrição: 35,9%; Ed. Física: 26,5%; Biologia: 22,5%. Frequência de risco TA = 9,1% e dismorfia = 5,9%. Estudantes de Nutrição tiveram risco 2x > de comportamento de risco para TA, e Educação Física um risco 10x > de dismorfia muscular
Souza e Rodrigues (2014) Brasil	150 ♀ estudantes de Nutrição com média de 23,2 anos	ORTO-15 após "adaptação cultural"	Identificar comportamento de risco para ON e imagem corporal (escala de silhuetas de Stunkard)	Ponto de corte 40: 88,7%. Não houve associação de ON com ano do curso, estado nutricional ou imagem corporal
Asil e Sürücüoğlu (2015) Turquia	117 nutricionistas (86,3%♀) com média de 34 anos e média de IMC = 22,9 kg/m²	ORTO-15	Verificar a frequência de ON. Responderam também os questionários EAT-40 e MOCI	Ponto de corte 40: 41,9%. Houve correlação negativa entre ORTO-15 e EAT-40 (quanto > risco de ON, > risco de TA), e IMC < 25 = menor risco de ON e < EAT

(continua)

TABELA 2 – Estudos que avaliaram a frequência de ortorexia nervosa (ON) em diferentes grupos *(continuação)*

Autores/local	Público	Instrumento de avaliação	Objetivo e características do estudo	Resultados (frequência de ON)
Brytek-Matera et al. (2015a) Polônia	327 estudantes de Psicologia, Pedagogia e Nutrição (86,5%♀), de 18 a 25 anos com IMC médio 21,37 kg/m² ♀ e 23,27 kg/m² ♂	ORTO-15 – versão polonesa	Investigar ON ou estar preocupado em consumir alimentos saudáveis, e explorar com imagem corporal, fitness e saúde. Responderam também MBSRQ	Ponto de corte 24: ♂ 43,2%; ♀: 68,6% (sem diferenças significativas). Para ♀ com sintomas de ON, a preocupação em consumir alimentos saudáveis foi negativamente correlacionada com escores da subescala MBSRQ para preocupação com excesso de peso, orientação à aparência, aptidão física e saúde, e positivamente correlacionada com satisfação com áreas corporais e avaliação da aparência. Para ♂ com sintomas de ON não houve correlações
Gubiec et al. (2015) Polônia	155 estudantes de Nutrição (90,3%♀) com média de 22,1 anos	ORTO-15 traduzido para o polonês e BOT	Avaliar ON e momento do curso	Ponto de corte 40 ORTO-15: 59%. Segundo BOT houve declínio mais acentuado na tendência de ON entre o 1° e o 2° anos do curso
Dell'Osso et al. (2016a) Itália	2.826 universitários e funcionários da universidade (59,4%♀) com média de 28,9 anos	ORTO-15	Verificar a frequência e características dos comportamentos de ON em uma grande população universitária	Ponto de corte 35: 32,7%. Análise de regressão logística mostrou que ♀, mais jovens, estudantes, vegetarianos/veganos e baixo peso foram preditivos de ON

(continua)

TABELA 2 – Estudos que avaliaram a frequência de ortorexia nervosa (ON) em diferentes grupos *(continuação)*

Autores/local	Público	Instrumento de avaliação	Objetivo e características do estudo	Resultados (frequência de ON)
Dittfeld et al. (2016) Polônia	229 estudantes de Nutrição e 201 de Fisioterapia de ambos os sexos	BOT	Verificar o risco de ON; responderam também questionário elaborado pelos autores para frequência de mudanças em relação à alimentação depois de iniciarem o curso	Fanáticos por alimentação saudável (5 a 9 respostas "sim", no questionário com 10 questões): Nutrição: 26,6%; Fisioterapia: 14,9% (p = 003). Os estudantes de Nutrição (88,2%) e Fisioterapia (52%) declararam que notaram mudanças com foco em maior preocupação com alimentação depois de começarem o curso
Depa et al. (2017) Alemanha	188 estudantes de Nutrição (93,6%♀) e 266 de Economia (46,6%♀) com média de 21,7 anos	DOS	Verificar a frequência de ON e possíveis preditores, comparando estudantes de Nutrição e Economia	Ponto de corte 30: 3,3%. Risco de desenvolver ON: 9,0% (pontuação entre 25 e 29) (sem diferença entre os cursos). Apenas semestre mais inicial teve associação significativa com ON
Karakus et al. (2017) Turquia	208 estudantes de Nutrição (86%♀) e IMC médio de 20,9 kg/m²	ORTO-11	Avaliar tendência à ON segundo características sociodemográficas	Frequência não estimada. Mas tendência maior em ♂ e nos estudantes que moravam com a família

(continua)

TABELA 2 – Estudos que avaliaram a frequência de ortorexia nervosa (ON) em diferentes grupos *(continuação)*

Autores/local	Público	Instrumento de avaliação	Objetivo e características do estudo	Resultados (frequência de ON)
Malmborg et al. (2017) Suécia	118 estudantes de Educação Física e 89 de Administração com média de 22,8 anos	ORTO-15	Comparar o estado de saúde, atividade física e frequência de ON. Responderam também o SF-36 e o IPAQ	Ponto de corte 40: Educação Física = 84,5%; Administração = 65,4%. ON + alto nível de atividade física foram mais observados em ♂ da Educação Física e menos frequentemente em ♀ da Administração
Tremelling et al. (2017) Estados Unidos	636 nutricionistas (96,7%♀)	ORTO-15	Verificar a frequência de ON e sintomas de TA (pelo EDE-Q)	Ponto de corte 40: 49,5%. Risco de TA = 12,9%. Sintomas de ON foram associados a todos os sintomas de TA avaliados pelo EDE-Q
Agopyan et al. (2018) Turquia	136 ♀ estudantes de Nutrição com média de 20,9 anos	ORTO-11 (avaliação pelo valor médio dos escores obtidos da amostra = 27)	Verificar a relação entre ON e TA (pelo EAT-40) e composição corporal, escolaridade e local de residência	Ponto de corte 27: 70,6%. Foi observada correlação negativa ($p < 0,05$) entre os escores de EAT-40 e ORTO-11, ou seja, mais sintomas de ON associados com maior risco de TA. Não houve diferença significativa nos escores EAT-40 e ORTO-11 em termos de composição corporal, escolaridade e local de residência
Dell'Osso et al. (2018) Itália	2.130 universitários (58,9%♀) com média de 19,6 anos e IMC médio de 22,3 kg/m²	ORTO-15	Investigar a frequência de ON e sua relação com sexo e estilo nutricional	Ponto de corte 35: 34,9%. Taxa > ON em ♀ (37,8% vs. 30,7%); em vegetarianos/veganos *versus* indivíduos com dieta padrão (56,3% vs. 32,2%); e entre indivíduos com IMC baixo *versus* aqueles com IMC normal ou alto (42,8% vs. 34,2%)

(continua)

TABELA 2 – Estudos que avaliaram a frequência de ortorexia nervosa (ON) em diferentes grupos *(continuação)*

Autores/local	Público	Instrumento de avaliação	Objetivo e características do estudo	Resultados (frequência de ON)
Gkiouras et al. (2018) Grécia	120 ♀ estudantes de Nutrição	BOT	Avaliar o comportamento de ON	Maior que 4 respostas "sim": 62,9%. Frequência de ON não diferiu entre grupos etários ou anos de estudo. Estudantes com risco para ON reportaram > ingestão de energia/kg, apresentaram > IMC e circunferência de cintura (mesmo com + chances de ter peso normal)
Grammatikopoulou et al. (2018) Grécia	176 estudantes de Nutrição (79,5%♀) com média de 21,7 anos	BOT	Avaliar ON e outros TA não especificados: comer demais associado com estresse e emoções (pelo EADES) e dependência alimentar e seus sintomas (pelo mYFAS)	A partir de 4 respostas "sim": 68,2%. Regressão linear múltipla revelou que o comportamento de ON estava associado ao aumento do IMC, circunferência da cintura e consumo de energia. A alimentação relacionada à emoção e ao estresse foi negativamente associada ao IMC. Não houve diferenças entre ♂ e ♀
Marchi e Baratto (2018) Brasil	82 estudantes de Nutrição (93,9%♀) com média de 21 anos	ORTO-15	Verificar frequência de ON com IMC e prática de atividade física	Ponto de corte 40: 80%. Houve correlação + entre ON e < IMC em quem praticava + atividade física

(continua)

TABELA 2 – Estudos que avaliaram a frequência de ortorexia nervosa (ON) em diferentes grupos *(continuação)*

Autores/local	Público	Instrumento de avaliação	Objetivo e características do estudo	Resultados (frequência de ON)
Oberle e Lipschuetz (2018) Estados Unidos	455 estudantes de Psicologia (85%♀) com média de 20,8 anos	EHQ	Verificar relação entre composição corporal e ON. Responderam também escala de avaliação da figura muscular e escala de classificação de gordura corporal	A frequência de ON não foi avaliada. Sintomas de ON foram > para indivíduos que se percebem como possuindo um tipo físico relativamente musculoso e magro
Outros grupos (atletas e praticantes de atividades físicas, adeptos de dietas alternativas/vegetarianas, frequentadores de mídias sociais na internet)				
Segura-Garcia et al. (2012) Itália	577 atletas (32,7%♀) e 217 controles (36,4%♀)	ORTO-15	Verificar frequência de ON. Responderam também o EAT-26, BUT e YBC-EDS	Sintomas de ON mais presentes em atletas, com frequências observadas de: ♂ = 28%; ♀ = 30% (ponto de corte 35). Regressão logística revelou que os preditores independentes de ON eram dieta anterior, idade, positividade para YBC-EDS, positividade para EAT--26, nível de envolvimento com esporte profissional e preocupações e rituais obsessivos-compulsivos
Valera et al. (2014) Espanha	136 praticantes de yoga (65,5%♀) com média de 37 anos com IMC médio de 21,4 kg/m²	ORTO-15	Verificar a frequência de ON em uma comunidade de praticantes de ashtanga yoga	Ponto de corte 40: 86%. Houve > risco de ON entre vegetarianos. Não houve associação com idade ou IMC

(continua)

TABELA 2 – Estudos que avaliaram a frequência de ortorexia nervosa (ON) em diferentes grupos *(continuação)*

Autores/local	Público	Instrumento de avaliação	Objetivo e características do estudo	Resultados (frequência de ON)
Dalmaz e Yurdaş (2015) Turquia	100 praticantes e 100 não praticantes de atividade física em academias, de 20 a 45 anos (43,5%♀)	ORTO-15	Verificar a frequência e os sintomas da ON. Responderam também MOCI e EAT-40	Frequência não estimada. Os praticantes apresentaram mais sintomas de ON. Quando o risco de TA aumentou, os indicadores de ON também aumentaram (idem para indicadores de transtorno obsessivo-compulsivo) entre os praticantes
Barnett et al. (2016) Estados Unidos	284 adultos recrutados em rede *on-line* de alimentação alternativa	ORTO-15	Verificar a relação entre ON e alimentação alternativa (conexões com consumidores, produtores e vendedores de alimentos orgânicos, locais/regionais, "cultivados de forma sustentável" e alimentos artesanais não produzidos pelo sistema convencional), comportamentos alimentares transtornados (EDDS e EDE-Q) e ter dietas específicas (vegetarianismo, veganismo, paleolítica etc.)	Escore médio: 36,34. Indivíduos mais envolvidos com alimentação alternativa tinham > tendência de ON (mas não apresentaram mais comportamentos alimentares transtornados). Aqueles que seguiam dietas específicas foram significativamente mais envolvidos com alimentação alternativa, mais propensos a relatar tendências de ON e mais propensos a autorrelatar um TA

(continua)

TABELA 2 – Estudos que avaliaram a frequência de ortorexia nervosa (ON) em diferentes grupos *(continuação)*

Autores/local	Público	Instrumento de avaliação	Objetivo e características do estudo	Resultados (frequência de ON)
Dittfeld et al. (2017) Polônia	1.346 vegetarianos (89,9%♀) e 1.265 não vegetarianos (84,7♀)	BOT	Verificar a relação entre vegetarianismo e ON	Vegetarianos com tendência a ON (10 respostas "sim"): 0,1%; vegetarianos "fanáticos por saúde" (5 a 9 "sim"): 30,5%; não vegetarianos com tendência a ON (10 "sim"): 0,6%; não vegetarianos "fanáticos por saúde" (5 a 9 "sim"): 26,4%. O risco de ON diminuiu com a idade e duração da dieta. Mais "fanáticos por saúde" foram encontrados no grupo de lactovegetarianos, seguido por ovovegetarianos, ovolactovegetarianos e veganos
Rudolph (2017) Alemanha	1.008 praticantes de atividade física (55,5%♀) com média de 29,4 anos	DOS	Verificar a relação entre dependência de exercício físico e ON. Responderam também o EAI	Ponto de corte 30: 3,4%. Houve correlação + entre ON e dependência de exercício físico
Almeida et al. (2018) Portugal	193 praticantes de atividade física (41,5%♀) com média de 31 anos	ORTO-15	Avaliar a frequência de ON. Responderam perguntas adicionais sobre comportamentos alimentares, imagem corporal, frequência de exercício e consumo de substâncias como álcool e tabaco, desenvolvidas para o estudo	Ponto de corte 35: 51,8%. ON foi + frequente nos mais jovens. O consumo de alimentos especiais, a insatisfação corporal e o exercício frequente foram preditores de ON

(continua)

TABELA 2 – Estudos que avaliaram a frequência de ortorexia nervosa (ON) em diferentes grupos *(continuação)*

Autores/local	Público	Instrumento de avaliação	Objetivo e características do estudo	Resultados (frequência de ON)
Barthels et al. (2018) Alemanha	351 indivíduos (63%♀) com diferentes padrões dietéticos; média de 32,2 anos; vegetarianos estritos (n = 114), vegetarianos (n = 63), consumo raro de carne (n = 83) e consumo frequente de carne (n = 91), 406 indivíduos (79,3%♀) com média de 30,7 anos, em dieta para perda de peso com (n = 104) e sem (n = 37) mudança do padrão alimentar e grupo-controle de indivíduos não realizando dieta	DOS	Analisar comportamento de ON em uma amostra de veganos e vegetarianos e indivíduos em dieta para perder peso. Responderam também o questionário RS	Frequência de ON não estimada. Vegetarianos e veganos não diferiram em comportamento de ON, mas obtiveram > escores (> risco para ON) em comparação com o grupo de não vegetarianos. Os grupos não diferiram na pontuação para questionário RS. Indivíduos em dieta para perda de peso que mudava padrão alimentar (p. ex. *low carb*, vigilantes do peso) apresentaram > escores (> risco para ON) e maior pontuação no RS em relação aos em dieta sem mudança do padrão alimentar (que somente diminuíram ingestão ou aumentaram atividade física) e grupo-controle

(continua)

TABELA 2 – Estudos que avaliaram a frequência de ortorexia nervosa (ON) em diferentes grupos *(continuação)*

Autores/local	Público	Instrumento de avaliação	Objetivo e características do estudo	Resultados (frequência de ON)
Bóna et al. (2018b) Hungria	Frequentadores de academia (n = 207) com média de 31,9 anos	ORTO-11-Hu	Verificar correlação entre ON e comportamentos de saúde e exercício. Responderam também sobre hábitos de saúde e exercícios, dados demográficos e os questionários EDI e MOCI	A frequência de ON não foi avaliada. Na análise multivariada a busca pela magreza e desconfiança interpessoal (avaliadas pelo EDI), a idade, o exercício 1x/dia e prática de yoga foram associados a > tendências de ON
Brytek-Matera et al. (2018) Polônia	79 indivíduos que seguiam uma dieta isenta de carne (vegetarianos estritos, vegetarianos, semivegetarianos e crudívoros) e 41 indivíduos onívoros	EHQ traduzido para o polonês	Examinar os padrões de ON e os comportamentos alimentares (avaliado pelo TFEQ-R18)	Não foi calculada a frequência da ON. Indivíduos que seguiram uma dieta vegana apresentaram um > conhecimento sobre alimentação saudável do que os vegetarianos e onívoros. Os que eram veganos por motivos de saúde tinham > probabilidade de ter maior conhecimento sobre alimentação saudável. Restrição cognitiva foi um preditor de ON entre aqueles com dieta isenta de carne
Çiçekoğlu e Tunçay (2018) Turquia	31 adultos vegetarianos (71%♀) com média de 32,7 anos e 31 não vegetarianos com média de 34,4 anos (51,6%♀)	ORTO-11	Comparar sinais de ON e hábitos e atitudes alimentares de veganos/vegetarianos e outros. Responderam também EAT-40 e MOCI	Não avaliou a frequência de ON. Não foi encontrada associação entre vegetarianismo e ON

(continua)

TABELA 2 – Estudos que avaliaram a frequência de ortorexia nervosa (ON) em diferentes grupos *(continuação)*

Autores/local	Público	Instrumento de avaliação	Objetivo e características do estudo	Resultados (frequência de ON)
Cerea et al. (2018) Itália	Fisiculturistas ♂ (n = 42), atletas de força (n = 61), frequentadores de academia (n = 22)	ORTO-15	Verificar comportamentos e sintomas relacionados à dirmorfia muscular (questionário MDDI)	Escore médio ORTO-15: fisiculturistas = 34,3; atletas de força = 35,8; praticantes de atividade física = 35,5. ON foi preditora de sintomas de dismorfia muscular para os fisiculturistas
Clifford e Blyth (2018) Reino Unido	116 estudantes atletas e 99 não atletas com média de 21 anos (65,6%♀)	ORTO-15	Verificar a frequência de ON em estudantes universitários para determinar se aqueles que competem em esportes universitários têm maiores tendências para ON	Ponto de corte 40: 76%. Sem diferença estatística entre atletas e grupo-controle, porém menores escores (risco > de ON) em quem se exercitava por mais de 10 h/semana em comparação com quem se exercitava menos horas ($p = 0,005$). Também não houve diferença entre as modalidades esportivas (que dependem ou não do peso)
Oberle et al. (2018) Estados Unidos	411 estudantes universitários	EHQ	Avaliar como os comportamentos de ON se relacionam com tendências (Leisure-Time Exercise Questionnaire, EAI e CET) e motivações (Behavioural Regulations in Exercise Questionnaire e Exercise Motivations inventory-2) para exercícios físicos	Frequência de ON não avaliada. Sintomas de ON foram relacionados positivamente com exercícios aeróbicos e de força, todas as medidas de vício em exercício, todas as medidas de motivação interna para o exercício e quase todas as medidas de motivação para o exercício para fins de melhoria psicológica, social, de saúde e desempenho físico

(continua)

TABELA 2 – Estudos que avaliaram a frequência de ortorexia nervosa (ON) em diferentes grupos *(continuação)*

Autores/local	Público	Instrumento de avaliação	Objetivo e características do estudo	Resultados (frequência de ON)
Santarossa et al. (2018) Canadá	Registros (4.533) e palavras (48.780) associadas a ON, 245 imagens e 68 biografias de autor no Instagram	Não avaliou ON	Analisar os conteúdos, fotos e autores de postagens sobre ON na rede social Instagram (utilizando a *hashtag* #orthorexia)	Frequência de ON não avaliada. Palavras mais associadas com ON foram amor e recuperação de transtorno alimentar. Entre as imagens, a maioria era de alimentos e pessoas, com autoria de ♀ (84%)

AN: anorexia nervosa; BN: bulimia nervosa; BUT: Body Uneasiness Test; CET: Compulsive Exercise Test; DQI-I: Diet Quality Index-International; EAI: Exercise Addiction Inventory; EAT-26: Eating Attitudes Test; EADES: The Eating and Appraisal Due to Emotion and Stress; EDDS: Eating Disorder Diagnostic Scale; EDE-Q: Eating Disorder Examination Questionnaire; EDI: Eating Disorder Inventory; IMC: índice de massa corpórea; IPAQ: International Physical Activity Questionnaire; MBSRQ: Multidimensional Body-Self Relations Questionnaire; MDDI: Muscle-Dysmorphic-Disorder-Inventory; MOCI: Maudsley Obsessive Compulsive Inventory; mYFAS: The modified Yale Food Addiction; ON: ortorexia nervosa; QFA: questionário de frequência alimentar; RS: *Restraint Eating Scale*; SF-36: Short Form-36 Health Survey; TA: transtorno alimentar; TFEQ: Three-Factor Eating Questionnaire; TFEQ-R18: Three-Factor Eating Questionnaire -R18; TOC: transtorno obsessivo--compulsivo; YBC-EDS: Yale-Brown-Cornell Eating Disorder Scale.

Ademais, alguns autores (Bağci Bosi, 2007; Fidan, 2010) discutem se a mídia e a propaganda exercem alguma influência na etiologia da ON e na promoção do comportamento ortoréxico. Tal qual ocorre com os transtornos alimentares, pode-se questionar se este "modelo" de alimentação saudável não passa a ser copiado, quanto mais é difundido.

CRITÉRIOS PARA ORTOREXIA NERVOSA

A primeira proposta de "critério diagnóstico" para ON surge na literatura acompanhada de um estudo de caso descrito por Moroze et al. (2015). Em 2016, Dunn e Bratman aprimoraram esse critério, resultando na proposta apresentada no Quadro 1 (Dunn e Bratman, 2016), constituída por dois critérios designados A e B. O critério A apresenta no parágrafo de abertura uma descrição condensada da condição de ON. Os critérios A1, A2 e A3 captam respectivamente: 1) a característica fundamental da ON (foco excessivo em uma teoria de alimentação saudável); 2) as respostas físicas e emocionais exageradas à transgressão alimentar que diferenciam o entusiasmo comum pela alimentação saudável de um comportamento potencialmente patológico; e 3) o padrão típico de evolução que transforma uma alimentação moderadamente alterada em uma patologia significativa. O critério B foi incluído para indicar a ampla gama de possíveis prejuízos associados com a condição de ON.

Deve-se destacar de qualquer forma que falar em diagnóstico para um quadro não reconhecido como transtorno ou doença é delicado. Assim, recomenda-se cautela com o uso de certos termos ao se referir à ON, preferindo sempre frequência a prevalência, e comportamento de ON a "diagnóstico" de ON.

Outros traços citados na literatura são considerados pelos autores como não essenciais, porém úteis para a confirmação do "diagnóstico". Eles incluem: o foco obsessivo na escolha alimentar, planejamento, compra, preparo e consumo; angústia ou desgosto ao se aproximar de um alimento proibido; crença exagerada de que a inclusão ou a eliminação de tipos particulares de alimentos podem prevenir ou curar doenças ou afetar o bem-estar diário; mudanças periódicas nas crenças alimentares, enquanto os outros processos permanecem inalterados; julgamento moral de outros baseado nas escolhas alimentares; distorção da imagem corporal com respeito ao senso de "impureza" no lugar de peso; e crença persistente de que as práticas alimentares são promotoras de saúde a despeito da possível evidência de desnutrição.

QUADRO 1 – Proposta de "critério diagnóstico" para comportamento de ortorexia nervosa

Critério A	Critério B
Foco obsessivo em alimentação "saudável" conforme definida por uma teoria alimentar ou conjunto de crenças, cujos detalhes específicos podem variar; marcado por angústia emocional exagerada em relação às escolhas alimentares percebidas como não saudáveis; perda de peso pode ocorrer como resultado das escolhas alimentares, mas não é o objetivo primário, conforme evidenciado por: 1. Comportamento obsessivo e/ou preocupação mental com respeito a práticas alimentares restritivas e afirmativas entendidas pelo indivíduo como promotoras de ótima saúde 2. Violação das regras alimentares autoimpostas causa medo exagerado de doença, senso de impureza pessoal e/ou sensações físicas negativas acompanhadas por ansiedade e vergonha 3. Progressão das restrições alimentares ao longo do tempo, e podem vir a incluir a eliminação de grupos alimentares inteiros e envolver mais frequentes, progressivas e/ou graves "limpezas" (jejuns parciais) consideradas como purificantes ou desintoxicantes. Esse agravamento comumente leva à perda de peso, mas o desejo de perder peso está ausente, escondido ou subordinado à ideação acerca de alimentação saudável	O comportamento obsessivo e a preocupação mental se tornam clinicamente incapacitantes por qualquer um dos seguintes: 1. Desnutrição, perda de peso grave ou outras complicações médicas de uma dieta restritiva 2. Angústia intrapessoal ou comprometimento das funções sociais, acadêmicas ou vocacionais secundários a crenças ou comportamentos acerca de alimentação saudável 3. Imagem corporal positiva, autoestima, identidade e/ou satisfação excessivamente dependentes da conformidade com o comportamento alimentar "saudável" autodefinido

Fonte: Dunn e Bratman (2016).

A revisão narrativa da literatura publicada por Cena et al. (2018), listada no Quadro 2, também discute a definição e o critério diagnóstico para a ON. O comportamento de ON foi definido com três termos: obsessão, fixação quantitativa (exagerada, excessiva, extrema, demorada) e qualitativa. Este último pode considerar características clínicas (insalubre, patológico) e psicológicas (rígido, compulsivo, maníaco). A revisão descreve quatro propostas de "critério diagnóstico" (Barthels et al., 2015a; Dunn e Bratman, 2016; Moroze et al., 2015; Setnick, 2013), sendo que todas indicaram como principal: a) preocupação obsessiva ou patológica com nutrição saudável; b) consequências emocionais (p. ex., ansiedade, desgosto) da não adesão às regras nutricionais autoimpostas; c) prejuízo psicossocial em áreas relevantes da vida, desnutrição e perda de peso.

Duas propostas dentre esses quatro critérios mencionam também ideias sobrestimadas (Barthels et al., 2015a; Setnick, 2013), enquanto Dunn e Bratman (2016) apontam o comportamento compulsivo como crucial. Todos os quatro incluem critérios para "diagnóstico" diferencial; enquanto Dunn e Bratman (2016) e Barthels et al. (2015a) mencionam que o desejo de perder peso deve ser ausente, e Moroze et al. (2015) e Setnick (2013) especificam adicionalmente a ausência de transtorno obsessivo compulsivo e psicóticos.

Além disso, cada um coloca algum critério ou aspecto único não utilizado pelos demais: Barthels et al. (2015a) afirmam que discernimento não é necessariamente um critério; Dunn e Bratman (2016), que uma intensificação das restrições alimentares ao longo do tempo seja considerada; Moroze et al. (2015), que gastar muito tempo ou dinheiro seja um critério; e Setnick (2013) adiciona como exclusão que o comportamento alimentar não pode ser resultado da falta de alimento ou em função de sanções culturais.

ESTUDOS SOBRE ORTOREXIA NERVOSA

Em 2011 publicamos uma primeira revisão sobre ON (Martins et al., 2011) com um foco na discussão sobre o conceito de alimentação saudável; e resumimos nesta publicação as principais características da ON listadas pelos trabalhos. Localizamos naquele momento 21 referências, além do livro de Bratman. Destas, apenas nove eram artigos originais, todos realizados na Europa (Aksoydan e Camci, 2009; Arusoglu et al., 2008; Bağci Bosi et al., 2007; Donini et al., 2004; Donini et al., 2005; Eriksson et al., 2008b, Fidan et al., 2010; Kinzl et al., 2006; Korinth et al., 2009). Os demais eram três artigos sobre a descrição e caracterização da ON (Bartrina, 2007; Mac Evilly, 2001; Mathieu, 2005), dois casos clínicos (Cartwright, 2004; Zamora et al., 2005), duas cartas ao editor (Eriksson et al., 2008a; Kummer et al., 2008) e cinco artigos publicados em periódicos de difícil acesso (Calañas Continente, 2003; Kinzl et al., 2005; Mader, 2004; Nyman, 2002; Rossner, 2004).

As publicações de 2011 em diante foram em número muito maior. Nossa busca somou os resultados apresentados no Quadro 2.

QUADRO 2 – Artigos publicados sobre ortorexia nervosa (ON) (n = 112) no período de 2011 a dezembro de 2018

Publicações	Nº de publicações	Referências
Artigos originais INCLUINDO:	77	Ver Tabelas 1 a 4 deste capítulo
• Presença de sintomas de ON	56	Listados nas Tabelas 1, 2 e 4
• Desenvolvimento e validação de instrumentos	14	Listados na Tabela 3
• Estudos qualitativos	4	Haman et al (2017), Musolino et al. (2015), Nevin e Vartanian (2017), Pontes et al. (2014)
• Opiniões e crenças	3	Bóna et al. (2018a), Simpson e Mazzeo (2017), Vandereycken (2011)
Descrição e caracterização da ON	10	Barthels et al. (2015a), Barthels e Pietrowsky (2012), Bailey (2014), Bustamante (2012), Chaki (2013), Dell'osso et al. (2016b), Koven e Abry (2015), Luna e Belmonte (2016), Michalska et al. (2016), Varga et al. (2013a)

(continua)

QUADRO 2 – Artigos publicados sobre ortorexia nervosa (ON) (n = 112) no período de 2011 a dezembro de 2018 *(continuação)*

Publicações	Nº de publicações	Referências
Resenha de livro	1	Pontes e Montagner (2011)
Revisões de literatura	8	Cena et al. (2018), Costa et al. (2017), Dunn e Bratman (2016), Haman et al. (2015), Martins et al. (2011), Rocha et al. (2014), Rogoza (2018), Varga et al. (2013b)
Casos clínicos	5	Hunter e Crudo (2018), Lopes et al. (2018), Moroze et al. (2015), Park et al. (2011), Saddichha et al. (2012)
Teses/dissertações	6	Akgül (2018), Bartel (2016), Barthels (2014), Jesko (2015), Larsen (2013), Shah (2012)
Editoriais	3	Bratman (2017), Cuzzolaro e Donini (2016), Missbach e Barthels (2017)
Comentário de artigo	1	Missbach et al. (2017)
Errata	1	Brytek-Matera et al. (2016)

Em fevereiro de 2017, Missbach e Barthels divulgaram um editorial no conceituado periódico *Eating and Weight Disorders* incentivando pesquisadores a publicarem pesquisas que reportassem estudos de caso, desenvolvimento de ferramentas diagnósticas válidas e revisões sistemáticas com o objetivo de melhorar o conhecimento sobre ON. Desde então, foi ainda mais notável o crescente interesse pelo assunto na literatura científica, conforme se observa na Figura 1A.

As principais características dos artigos originais publicados até dezembro de 2018 podem ser vistas nas Tabelas 1 a 4.

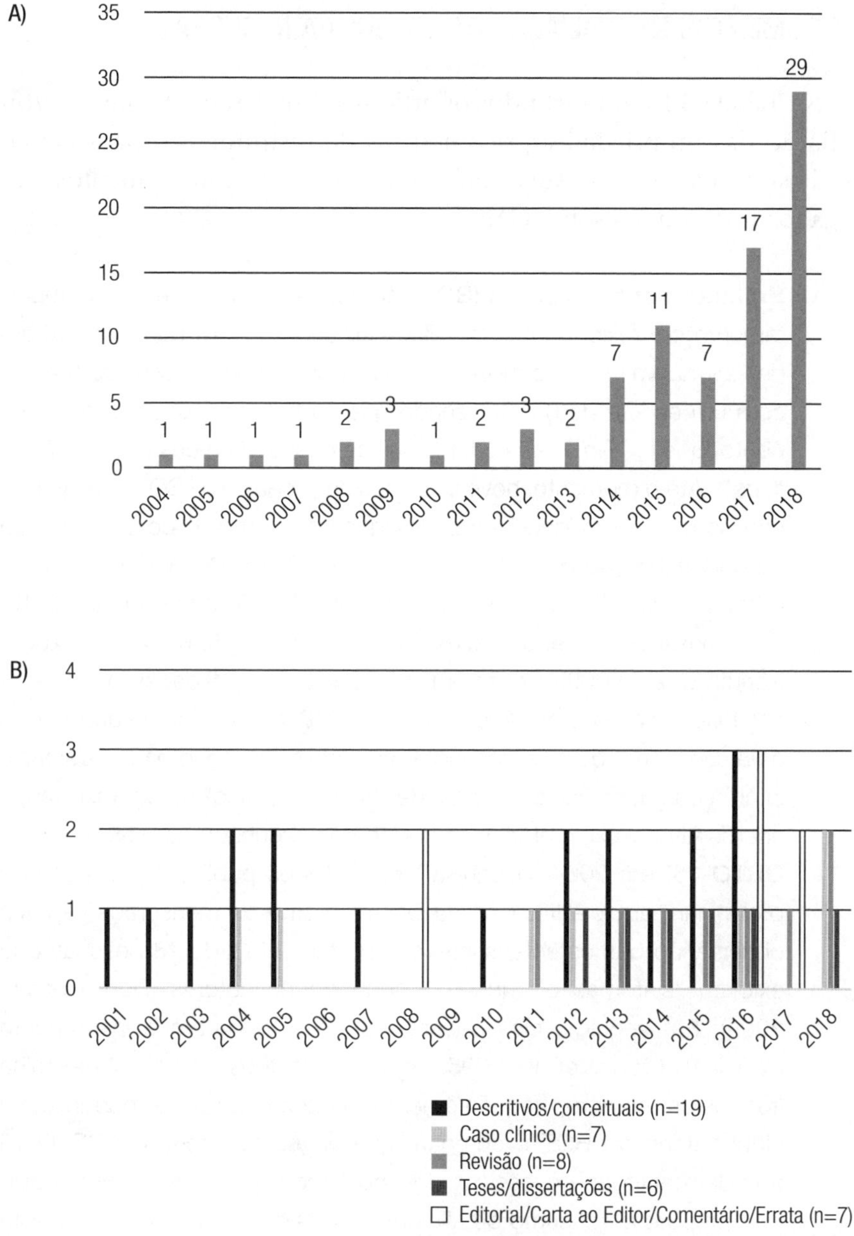

FIGURA 1 – Artigos publicados sobre ON até dezembro de 2018: (A) artigos originais e (B) demais artigos.

INSTRUMENTOS DE AVALIAÇÃO DA ORTOREXIA NERVOSA

Na Tabela 3 foram incluídos os artigos sobre desenvolvimento e/ou avaliação das propriedades psicométricas de instrumentos para avaliação de sintomas de ON. Até o momento existem seis instrumentos empregados nos estudos sobre ON:

1. **Bratman's orthorexia test (BOT):** ao descrever inicialmente o comportamento ortoréxico, em 1997, Bratman criou o BOT, que consiste em dez afirmativas que permitem respostas dicotômicas: "sim" ou "não" – com um escore de 0 a 10, sendo que cada "sim" corresponde a um ponto (p. ex., *"Sinto-me culpado se me desvio de meus hábitos dietéticos"*). Até o momento, nove trabalhos empregaram o BOT, no entanto, não houve uniformidade entre eles quanto ao critério de classificação para identificação da ON (Bundros et al., 2016; Dittfeld et al., 2016; Dittfeld et al., 2017; Eriksson et al., 2008b; Gkiouras et al., 2018; Grammatikopoulou et al., 2018; Gubiec et al., 2015; Kinzl et al., 2006; Korinth et al., 2009). Recentemente as suas propriedades psicométricas foram avaliadas por Andreas et al. (2018) em um estudo que avaliou a versão alemã do questionário, e encontrou limitação na consistência interna das questões chamadas de "fator específico" da ortorexia (após análise fatorial exploratória), com Alpha de Cronbach de 0,65.
2. **ORTO-15:** em 2004, pesquisadores italianos publicaram um estudo preliminar para identificação da ON e tentativa de mensuração após a observação das características comportamentais de 28 pessoas que exibiam "sintomas do quadro", segundo os autores (Donini et al., 2004). Em seguida, eles desenvolveram e validaram o instrumento ORTO-15 (Donini et al., 2005) com 15 questões de múltipla escolha (respostas: sempre, frequentemente, às vezes e nunca) que incluem alguns itens do BOT e agregam outros. As questões do ORTO-15 abordam atitudes obsessivas dos indivíduos quanto à escolha, compra, preparo e consumo de alimentos considerados saudáveis. Nesta publicação, o teste mostrou boa capacidade preditiva em um ponto de corte de 40 (com 73,8% de eficácia; 55,6% de sensibilidade e 75,8% de especificidade) verificado com uma amostra controle. No caso do

ORTO-15, o valor do escore é inversamente proporcional ao comportamento de ON. Entretanto, os próprios autores ressaltam que o teste não identifica comportamentos obsessivo-compulsivos e recomendam que novas questões deveriam ser acrescentadas e novas avaliações do instrumento realizadas. O ORTO-15 foi traduzido para o turco e empregado para estudar a frequência da ON em médicos residentes (Bağci Bosi et al., 2007), em artistas (Aksoydan e Camci, 2009), nutricionistas (Asil e Surucuoglu, 2015), praticantes de atividade física (Dalmaz e Yurtdas, 2015) e estudantes universitários (Sanlier et al., 2016). Outro grupo de pesquisadores turcos (Arusoglu et al., 2008) avaliou as propriedades psicométricas desta versão, encontrando uma baixa consistência interna (Alpha de Cronbach de 0,44). Eles modificaram o instrumento pela remoção de quatro questões com pesos menores do que 0,50 – chegando a uma nova versão denominada ORTO-11, que obteve Alpha de Cronbach de 0,62. Esta versão foi empregada em outros trabalhos posteriores: para investigação da relação entre ON, variáveis demográficas e sintomas de atitude alimentar e de transtorno obsessivo-compulsivo (Arusoglu et al., 2008); avaliação da frequência de ON entre estudantes de medicina turcos (Fidan et al., 2010); investigação da tendência de ON em estudantes de Nutrição (Agopyan et al., 2018; Gezer e Kabaran, 2013; Karakus et al., 2017); e em vegetarianos (Çiçekoğlu e Tuncay, 2018). O ORTO-15 também foi traduzido para o português por Alvarenga et al. (2012) com avaliação das propriedades psicométricas, e teve adaptação cultural por Pontes et al. (2014). Alvarenga fez avaliação psicométrica do instrumento apontando várias limitações: 3 itens apresentaram pesos menores do que 0,5; e os 12 remanescentes formaram 3 fatores com baixa consistência interna (Alpha de 0,51; 0,63 e 0,47, respectivamente). O instrumento foi também traduzido para o polonês (Brytek-Matera et al., 2014) com validação por Stochel et al. (2015); e para o espanhol por Roncero et al. (2017), que verificaram as limitações psicométricas do instrumento e obtiveram uma versão que também foi denominada ORTO-11. Parra-Fernandez conduziu dois estudos espanhóis (2018) que também adaptaram o instrumento para uma versão reduzida com 11 questões, denominada ORTO-11-ES. Análises psicométricas apontaram consistência interna satisfatória (Alpha de 0,8) e estrutura com 3 fatores. Há também a versão húngara traduzida por Varga et al. (2014) com avaliação das propriedades psicométricas e obtenção do ORTO-11-Hu. Barnes e Caltabiano (2016) também avaliaram a escala, removeram 6 itens e a utilizaram em um estudo realizado na Austrália. Os próprios estudos que desenvolveram as escalas posteriores, que são descritas a seguir neste capítulo, apontaram também limitações psicométricas do ORTO-15 (Barthels et al., 2015b; Bauer et al., 2018; Barrada e Roncero, 2018). Recentemente, Moller et al. (2018) exploraram a validade e os pontos de corte de três versões do instrumento em inglês, com 9, 11 e 15 itens, tendo concluído que nenhuma das versões produz um modelo aceitável. Os autores chegaram em uma versão com 7 itens (ORTO-7) com estrutura fatorial forte e estável. Rogoza (2018) conclui que, apesar de o ORTO-15 não ser uma ferramenta válida para diagnosticar prevalência, pode ser uma boa ferramenta para avaliação da dimensão de ON, sugerindo uma versão com seis itens como medida válida e confiável. Já Cena et al. (2018) conclui que o ORTO-15 foi o instrumento mais utilizado nos estudos, porém com falhas psicométricas importantes, sendo um dos desafios mais importantes traçar um limite entre a adoção de uma dieta saudável e aquela que desenvolve crenças, atitudes e comportamentos inflexíveis relacionados à nutrição com consequências prejudiciais à saúde.

3. **Düsseldorfer Orthorexie Skala (DOS):** escala alemã proposta, descrita, aplicada e avaliada por Barthels et al. (2015b). O questionário possuía inicialmente 21 itens que avaliavam três fatores: "comportamento ortoréxico", "evitação de aditivos alimentares" e "ingestão de minerais", com respostas do tipo *likert* em quatro opções (variando entre *"isso se aplica a mim"* – 4 pontos – a *"isso não se aplica a mim"* – 1 ponto), em que maior pontuação indica maior risco para ON. Após testes de validade, constatou-se que os dois últimos fatores sofriam influência do nível de conhecimento sobre nutrição dos indivíduos, portanto foi proposta uma nova estrutura de 10 itens, com 4 opções de respostas do tipo *likert* ("nunca", "raramente", "frequentemente" e "sempre") para as declarações sobre comportamento alimentar, e "concordo completamente", "concordo parcialmente", "discordo par-

cialmente" e "discordo" para os itens de conhecimento e atitudes, avaliando somente o comportamento ortoréxico, considerando questões como *"é difícil para mim quebrar minhas regras alimentares"*. As propriedades psicométricas de confiabilidade foram avaliadas no mesmo estudo, com bons resultados (Alpha de Cronbach = 0,84; teste-reteste: r = 0,79). Em novo trabalho, Barthels et al. (2018a) avaliaram a validade do instrumento a partir de correlações com a qualidade da dieta e dimensões específicas de comportamentos alimentares transtornados, com novos resultados satisfatórios. O instrumento foi traduzido para o inglês por Chard et al. (2018) para avaliação de ON em estudantes universitários, com resultados psicométricos satisfatórios após tradução. O questionário na versão alemã foi utilizado para avaliação de ON em praticantes de atividade física por Rudolph (2017) em estudantes universitários por Depa et al. (2017) e na população geral por Luck-Sikorski et al. (2018).

4. **Eating Habits Questionnaire (EHQ):** escala desenvolvida por Gleaves et al. (2013) com uma amostra de estudantes nos EUA. Trata-se de um questionário de 21 itens com respostas em escala do tipo *likert*, divididos em três subescalas: a) problemas associados à alimentação saudável (p. ex., *"Minha alimentação saudável é uma fonte significativa de estresse em meus relacionamentos"*); b) conhecimento sobre alimentação saudável (p. ex., *"Eu preparo comida da maneira mais saudável"*); e c) sentimentos positivos sobre alimentação saudável (p. ex., *"Eu me sinto no controle quando eu como saudável"*). O questionário foi desenvolvido em duas etapas, com uma população de estudantes universitários de Psicologia e Nutrição. O primeiro estudo avaliou um questionário de 59 itens, com análises que sugeriram a subdivisão em três fatores, e que mostraram boa consistência interna (Alpha de Cronbach = 0,87 a 0,91) e confiabilidade teste-reteste (r = 0,74 a 0,87). A segunda fase, com 35 itens, confirmou a divisão desses fatores em análise fatorial confirmatória e após a eliminação de itens mal ajustados, chegou em 21 questões com boa consistência interna (Alpha de Cronbach = 0,82 a 0,90) e confiabilidade teste-reteste (r = 0,72 a 0,81). O instrumento foi posteriormente utilizado em estudos de Oberle et al. (2017), Oberle e Lipschuetz (2018), Oberle et al. (2018) e

Zickgraf et al. (2018) para avaliar a relação de ON com gênero, IMC e personalidade; composição corporal; exercícios físicos; e TA, respectivamente. Também teve tradução para o polonês, para verificação de ON em população vegetariana, vegana e onívora (Bryket-Matera et al., 2018).

5. **Barcelona Orthorexia Scale (BOS):** a escala em inglês e espanhol foi elaborada por 58 especialistas em ON e/ou comer transtornado de 17 países (Bauer et al., 2018). O instrumento foi desenvolvido em três etapas, nas quais os itens do questionário foram adicionados, reformulados, modificados ou eliminados durante o processo, de acordo com as avaliações de representatividade e clareza feitas pelos *experts*. Ao final concretizou-se em 64 itens, divididos em seis diferentes domínios: cognitivo, emocional, comportamental, consequências negativas em saúde, consequências sociais ou acadêmicas negativas e diagnóstico diferencial. Até o momento, não há publicações quanto à aplicação do instrumento para avaliação de ON em grupos, bem como suas propriedades psicométricas.
6. **La Teruel Orthorexia Scale (TOS):** Barrada e Roncero (2018) desenvolveram esse teste bidimensional em função das limitações psicométricas dos instrumentos disponíveis e objetivando expandir o conceito de ON em aspectos "problemáticos" e "não problemáticos". Nesse questionário de 17 itens com quatro opções de respostas do tipo *likert* (variando de "0 = discordo completamente" até "3 = totalmente de acordo") são avaliados dois aspectos relacionados à ON: a) "ortorexia saudável", que seria o interesse saudável com a alimentação, que é independente da "psicopatologia", e até mesmo inversamente associado a ela (*"Eu acredito que a maneira como eu como é mais saudável do que a da maioria das pessoas"*); e b) "ortorexia nervosa", que avalia o impacto negativo social e o impacto emocional de tentar alcançar uma maneira rígida de comer, representando uma preocupação patológica com uma dieta saudável (*"Pensamentos sobre alimentação saudável não me deixam concentrar em outras tarefas"*). O estudo avaliou as propriedades psicométricas do instrumento, com bons resultados para validade (por análise fatorial exploratória) e confiabilidade por Alpha de Cronbach (aspecto A: 0,85 e 0,80 e aspecto B: 0,81) e teste-reteste.

TABELA 3 – Publicações sobre desenvolvimento e/ou propriedades psicométricas de instrumentos de avaliação de ortorexia nervosa (ON)

Tipo de publicação e instrumento	Referência e país	Público	Características do instrumento	Propriedades psicométricas do instrumento
Desenvolvimento do Bratman's Orthorexia Test (BOT)	Bratman e Knight (2000) Estados Unidos	Apenas descrição de um questionário para identificar indivíduos com risco de ON	10 afirmativas com respostas "sim" ou "não" (escore de 0-10); cada "sim" corresponde a 1 ponto. Autores não sugerem que itens apresentem rigor científico, visto que o instrumento foi criado como medida informal. Não há guia para a sua interpretação	A escala não teve as propriedades psicométricas básicas avaliadas
Desenvolvimento do ORTO-15	Donini et al. (2005) Itália	Voluntários com diferentes características ocupacionais: 404 para a construção do instrumento e 121 para a validação	15 questões de múltipla escolha (sempre, frequentemente, às vezes e nunca). Para as respostas que indicam ON, escore = 1; para as respostas "mais saudáveis", escore = 4. Ponto de corte = 40 (quanto < a pontuação, + sintomas de ON)	Encontraram-se 73,8% de eficácia; 55,6% de sensibilidade e 75,8% de especificidade

(continua)

TABELA 3 – Publicações sobre desenvolvimento e/ou propriedades psicométricas de instrumentos de avaliação de ortorexia nervosa (ON) (*continuação*)

Tipo de publicação e instrumento	Referência e país	Público	Características do instrumento	Propriedades psicométricas do instrumento
Análises psicométricas da versão turca do ORTO-15	Arusoğlu et al. (2008) Turquia	994 indivíduos (58%♀) com média de 35,57 anos	Adaptação do ORTO-15	Alpha de Cronbach = 0,44 ORTO-15 total e 0,62 após adaptação (ORTO-11). Análise fatorial exploratória resultando em 3 fatores (emoção, comportamento e cognição), mas optou-se por fator único para 11 itens pela baixa consistência interna
Análises psicométricas da versão polonesa do ORTO-15	Brytek-Matera et al. (2014) Polônia	400 indivíduos (85,3%♀) entre 18 e 35 anos	Desenvolvimento da versão do ORTO-15 traduzida para o polonês	Análise fatorial exploratória sugeriu uma estrutura de 9 itens, divididos em 2 fatores. Análise fatorial confirmatória sustentou a estrutura, porém autores sugerem a manutenção dos itens excluídos. Consistência interna (Alpha de Cronbach) da versão traduzida foi de 0,644

(continua)

TABELA 3 – Publicações sobre desenvolvimento e/ou propriedades psicométricas de instrumentos de avaliação de ortorexia nervosa (ON) (*continuação*)

Tipo de publicação e instrumento	Referência e país	Público	Características do instrumento	Propriedades psicométricas do instrumento
Análises psicométricas da versão alemã do ORTO-15	Missbach et al. (2015) Áustria	1.029 indivíduos recrutados pelas mídias sociais (74,6%♀), média de 31,2 anos e IMC médio de 23,33 kg/m²	ORTO-15 traduzido para o alemão	1 fator com 9 itens (ORTO-9--GE) considerado após análise fatorial confirmatória (Alpha de Cronbach = 0,67). Frequência de ON usando ORTO-9-GE (ponto de corte < 26,7): 69,1%
Análises psicométricas da versão polonesa do ORTO-15	Stochel et al. (2015) Polônia	399 estudantes do ensino médio (63,4%♀) de 15 a 21 anos (média de 16,9 anos)	Tradução do ORTO-15 para o polonês	Instrumento foi aplicado em estudos 1 e 2 em condições semelhantes para confiabilidade, com resultados satisfatórios em todos os testes. A frequência de ON (ponto de corte 40) foi: 1º estudo: 53,7%; 2º estudo: 52,6%

(*continua*)

TABELA 3 – Publicações sobre desenvolvimento e/ou propriedades psicométricas de instrumentos de avaliação de ortorexia nervosa (ON) (*continuação*)

Tipo de publicação e instrumento	Referência e país	Público	Características do instrumento	Propriedades psicométricas do instrumento
Análises psicométricas da versão espanhola do ORTO-15	Roncero et al. (2017) Espanha	807 universitários recrutados via internet (74,1%♀) com média de 23,7 anos; mais 242 entrevistados por estudantes de Psicologia treinados (63,2%♀) com média de 24,9 anos	Adaptação do ORTO-15 para o espanhol com obtenção de versão curta ORTO-11. Não foi estimada frequência ou estabelecido ponto de corte. Avaliou associações com a psicopatologia alimentar (pelo EAT-26 e SR-YBC-EDS)	Estrutura unidimensional e 4 itens removidos por cargas baixas. Alpha de Cronbach = 0,74 e estabilidade temporal adequada, superior ao ORTO-15. Houve associação com psicopatologia alimentar – sugere interpretação com cautela devido à redundância entre o ORTO-15 e o EAT-26
Análises psicométricas da versão espanhola do ORTO-15	Parra-Fernandez et al. (2018a) Espanha	454 universitários (65%♀) com média de 21,5 anos	Adaptação e análise psicométrica do ORTO-15 que resultou no ORTO-11-ES	A versão reduzida com 11 itens teve estrutura de 3 fatores com Alpha de Cronbach de 0,8. O melhor ponto de corte foi 25

(*continua*)

TABELA 3 – Publicações sobre desenvolvimento e/ou propriedades psicométricas de instrumentos de avaliação de ortorexia nervosa (ON) (*continuação*)

Tipo de publicação e instrumento	Referência e país	Público	Características do instrumento	Propriedades psicométricas do instrumento
Análises psicométricas da versão espanhola do ORTO-15	Parra--Fernandez et al. (2018b) Espanha	492 estudantes universitários (56,9%♀)	ORTO-11-ES	Análise fatorial confirmatória suportou os 11 elementos e 3 fatores de estudo anterior. Observou-se > tendência ao comportamento de ON no sexo feminino, sem influência do IMC
Análises psicométricas do ORTO-15	Moller et al. (2018) Austrália	585 participantes *on-line* (82,4%♀)	Exploração de validade e pontos de corte de 3 versões do instrumento em inglês, com 9, 11 e 15 itens	Análise fatorial confirmatória = nenhuma das versões produziu modelo aceitável. Análise exploratória e confirmatória sugeriu escala com 7 itens com boa estrutura fatorial. Ponto de ≥ 19 provável ON no ORTO-7. Frequência de ON = 34% (ORTO-7 com ponto de corte 19)

(continua)

TABELA 3 – Publicações sobre desenvolvimento e/ou propriedades psicométricas de instrumentos de avaliação de ortorexia nervosa (ON) (*continuação*)

Tipo de publicação e instrumento	Referência e país	Público	Características do instrumento	Propriedades psicométricas do instrumento
Desenvolvimento do Düsseldorfer Orthorexie Skala (DOS)	Barthels et al. (2015) Alemanha	1.340 indivíduos (70%♀) com média de 29,3 anos e IMC médio de 23,66 kg/m². Metade do grupo constituído por estudantes universitários e metade por trabalhadores com nível superior	Questionário com 10 itens avaliando o "comportamento ortoréxico" com 4 opções de respostas do tipo *likert* ("nunca", "raramente", "frequentemente" e "sempre") para as declarações sobre comportamento alimentar, e "concordo completamente", "concordo parcialmente", "discordo parcialmente" e "discordo" para os itens de conhecimento e atitudes	Alpha de Cronbach = 0,84. Teste-reteste: r = 0,79. Ponto de corte: ≥ 30 = comportamento de ON. Prevalência na população estudada: 3%. Prevalência na população estudada, excluindo--se participantes com problemas físicos ou psíquicos: 2%
Análises psicométricas do Düsseldorfer Orthorexie Skala (DOS)	Barthels et al. (2018a) Alemanha	30 indivíduos de amostra não clínica (50%♀)	Analisar a validade da escala DOS. Os participantes também responderam os questionários EDI-2, TFEQ e BOT e registraram o comportamento alimentar por 7 dias (avaliados usando o Índice de Alimentação Saudável)	O DOS foi altamente correlacionado com o Índice de Alimentação Saudável, com o BOT e, em grau moderado, com a subescala Controle Cognitivo do TFEQ – revelando boa validade de construto

(continua)

TABELA 3 – Publicações sobre desenvolvimento e/ou propriedades psicométricas de instrumentos de avaliação de ortorexia nervosa (ON) (*continuação*)

Tipo de publicação e instrumento	Referência e país	Público	Características do instrumento	Propriedades psicométricas do instrumento
Análises psicométricas da versão traduzida para o inglês do Düsseldorfer Orthorexie Skala (DOS)	Chard et al. (2018) Estados Unidos	Amostra de conveniência de 384 universitários (69,5%♀) com média de 19,6 anos	Tradução do DOS alemão para o inglês. Aplicação também do Eating Habits Questionnaire (EHQ)	DOS e EHQ altamente correlacionados ($r = 0{,}76$, $p < 0{,}001$) indicando boa validade de construto. Alpha de Cronbach = 0,88. Análise fatorial confirmatória = modelo de 1 fator mal ajustado, mas bons resultados para os coeficientes padronizados para os 10 itens. Frequência de ON, ponto de corte > 30: 8,0%. Risco aumentado para desenvolvimento de ON (escore entre 25 e 29): 12,4%

(*continua*)

TABELA 3 – Publicações sobre desenvolvimento e/ou propriedades psicométricas de instrumentos de avaliação de ortorexia nervosa (ON) (*continuação*)

Tipo de publicação e instrumento	Referência e país	Público	Características do instrumento	Propriedades psicométricas do instrumento
Desenvolvimento e análise psicométrica do Eating Habits Questionnaire (EHQ)	Gleaves et al. (2013) Estados Unidos	Estudo 1: 174 universitários (68%♀) com média de 20 anos. Estudo 2: 213 universitários (65%) com média de 20 anos	Questionário final com 21 itens divididos em 3 subescalas: 1) problemas associados à alimentação saudável, 2) conhecimento sobre alimentação saudável e 3) sentimentos positivos sobre alimentação saudável	Análise fatorial exploratória (estudo 1 para 59 itens) e confirmatória (estudo 2 com 35 itens) confirmou estrutura de 3 fatores. Alpha de Cronbach e teste-reteste: fator 1 = 0,90 e r 0,81; fator 2 = 0,82 e r 0,81; fator 3 = 0,86 e r 0,72
Desenvolvimento do Barcelona Orthorexia Scale (BOS)	Bauer et al. (2018) Espanha	Instrumento não aplicado, apenas desenvolvido por 58 especialistas de 17 países	Questionário com 64 itens, divididos em 6 diferentes áreas: cognitivo, emocional, comportamental, consequências negativas em saúde, consequências negativas em nível social ou acadêmico e diagnóstico diferencial	Não avaliada

(*continua*)

TABELA 3 – Publicações sobre desenvolvimento e/ou propriedades psicométricas de instrumentos de avaliação de ortorexia nervosa (ON) (*continuação*)

Tipo de publicação e instrumento	Referência e país	Público	Características do instrumento	Propriedades psicométricas do instrumento
Desenvolvimento e análises psicométricas do Teruel Orthorexia Scale (TOS)	Barrada e Roncero (2018) Espanha	942 universitários (76%♀), média de 24 anos (148 participaram do reteste)	Questionário de 17 itens com respostas do tipo *likert* com 4 opções de concordância, divididas em 2 fatores da ON: A) "ortorexia saudável" e B) "ortorexia nervosa". Quanto > a pontuação em cada aspecto, > comportamento de ON "saudável" ou "nervosa"	Alpha de Cronbach: aspecto A = 0,85 (0,80 no reteste) e aspecto B = 0,81 (0,90 no reteste). Análise fatorial exploratória com solução para dois fatores
Análise psicométrica do BOT	Andreas et al. (2018) Alemanha	Pacientes com doenças psicossomáticas (n = 1.122, 70%♀, com média de 41 anos)	10 afirmativas com respostas dicotômicas "sim" ou "não" (escore de 0-10), sendo que cada "sim" corresponde a 1 ponto	Análise fatorial exploratória = 2 fatores ("distúrbio alimentar" e "fator específico da ortorexia"). Alpha de Cronbach = 0,65 ("fator específico da ortorexia") e 0,71 ("distúrbio alimentar") e total = 0,77

EDI-2: Eating Disorder Inventory-2; EAT-26: Eating Attitudes Test; IMC: índice de massa corpórea; ON: ortorexia nervosa; SR-YBC-EDS: Yale-Brown-Cornell Eating Disorders Scale Self-Report; TFEQs Three-Factor Eating Questionnaire.

ESTUDOS ORIGINAIS SOBRE ORTOREXIA NERVOSA

A compreensão do comportamento ortoréxico, bem como a identificação dos grupos vulneráveis à ON, têm sido dificultadas por diversos fatores. Apesar do crescimento do número de artigos originais, o número de estudos ainda é limitado, sendo a totalidade deles do tipo transversal. Os trabalhos existentes foram realizados em localidades diversas (Alemanha, Áustria, Austrália, Brasil, Chile, Espanha, Estados Unidos, Grécia, Hungria, Itália, Polônia, Portugal, Reino Unido, Suécia e Turquia), de modo que a sua tradução para outros contextos socioculturais fica limitada, impossibilitando a universalização dos resultados. Também não há uniformidade dos instrumentos ou dos critérios de classificação empregados para identificação da ON – e vários instrumentos ainda carecem de validação. Além disso, não se pode descartar a interferência de variações decorrentes dos métodos de tradução dos instrumentos, que nem sempre são descritos ou utilizam técnicas apropriadas. Finalmente, a carência de "critério diagnóstico" definido permite uma certa variabilidade na identificação do comportamento ortoréxico, interferindo, portanto, na especificidade do instrumento.

Estudos que avaliaram a ocorrência de sintomas de ortorexia nervosa na população geral e em estudantes

Na Tabela 1 foram incluídos artigos originais que utilizaram escalas para avaliação da ON em termos de frequência ou correlacionando a pontuação obtida pela escala com variáveis sociodemográficas, traços de personalidade, estilo de vida, comportamentos alimentares alterados, entre outros para avaliação da população geral ou estudantes. Os artigos são apresentados em ordem cronológica de publicação.

O primeiro estudo que avaliou a frequência de ON foi realizado por Donini et al., em 2004. Os autores encontraram uma frequência de 6,9% em 404 voluntários italianos da população geral, com idade maior ou igual a 16 anos. Para realizar o "diagnóstico" de ON empregaram um questionário de hábitos alimentares e avaliaram a presença de traços de personalidade obsessivo-fóbicos. A partir do ano seguinte, com o desenvolvimento do ORTO-15 pelos mesmos autores (Donini et al., 2005), vários estudos reportaram a "prevalência" de ON na população geral, em estudantes e em diferentes grupos utilizando o BOT, várias traduções e versões do ORTO-15 e outros instrumentos posteriormente desenvolvidos. Os estudos realizados com diferentes públicos até 2011 foram resumidos por Martins et al. (2011). Na Tabela 1 estão, portanto, dados de frequência de ON, o instrumento utilizado e características do estudo para aqueles de 2011 a dezembro de 2018.

Considerando os estudos que utilizaram as várias versões do ORTO-15, a maioria aponta uma alta frequência de ON na população geral, variando de 52,6% a 90,6% (ver Tabela 1). Alguns utilizaram ponto de corte mais sensível, diferente do proposto pelos autores do instrumento original (abaixo de 40). Utilizando ponto de corte 35, encontraram-se frequências mais baixas, mas ainda consideráveis, variando de 21% a 49% (ver Tabela 1). Outros propuseram ponto de corte ainda menor, como Hyrnik et al. (2016), que utilizaram 33, observando frequência de 4,2%; e Kiss-Leizer e Rigó (2018), com frequência de 16%, utilizando ORTO-11-Hu com ponto de corte 26. Após adaptação do instrumento, com a retirada de questões com baixa validade/confiabilidade, foi observada frequência também menor (34% – utilizando ponto de corte 19), com a utilização do ORTO-7 por Moller et al. (2018).

À medida que novos instrumentos foram desenvolvidos e aplicados, notam-se frequências de comportamento de ON muito menores; como nos estudos que utilizaram o instrumento DOS: 2 a 3% no de Barthels et al. (2015b); 8% no de Chard et al. (2018) e 6,9% no de Luck-Sikorski et al. (2018).

Outros estudos não avaliaram a frequência de ON, mas avaliaram associações de ON com idade, sexo, IMC, imagem corporal, alimentação "alternativa" (vegetarianismo, veganismo etc.), comportamentos obsessivo-compulsivos e uso de mídias sociais (ver Tabela 1). Não há um resultado homogêneo nessas avaliações, mas entre os achados há mais comportamento de ON entre hispânicos/latinos e com sobrepeso/obesidade (Bundros et al., 2016); aqueles com mais sintomas de perfeccionismo, orientação da aparência, preocupação com excesso de peso (Barnes e Caltabiano, 2016); aqueles com menor insatisfação com a imagem corporal e sinais obsessivo-compulsivos entre mulheres (Brytek-Matera et al., 2017); os de maior IMC entre homens (Oberle et al., 2017); aqueles com maior risco de comportamento obsessivo-compulsivo e menor risco de TA (Gezer e Kabaran, 2013); aqueles que se percebem como possuindo um tipo físico relativamente muscular e magro (Oberle e Lipschuetz, 2018); entre outros (Tabelas 1 e 2).

Além de avaliar a população em geral e estudantes, alguns estudos tentaram identificar diferentes grupos "vulneráveis" à ON. A Tabela 2 apresenta estudos que avaliaram a frequência de ON em profissionais e estudantes da área de saúde, entre outros grupos. Martins et al. (2011) já haviam destacado o estudo de Kinzl et al. (2006) com nutricionistas da Áustria, de Bağci Bosi et al. (2007) com médicos turcos, Fidan (2010) com estudantes de Medicina turcos, e o alemão Korinth (2009) com estudantes de Nutrição.

Há um grupo razoável de estudos com profissionais e estudantes da área de saúde, tais como estudantes de Educação física, de Psicologia, de Medicina e médicos; nutricionistas e estudantes de Nutrição. Tanto estudos anteriores revisados por Martins et al. (2011) como resultados dos mais recentes mostram que nessa população há, de fato, uma alta frequência de comportamento de ON: utilizando BOT os resultados são distintos, variando entre 12,8% (Kinzl et al., 2006), 26,6% (Dittfeld et al., 2016) e 68,2% (Grammatikopoulou et al., 2018) entre estudantes de Nutrição, por exemplo. Porém, essa tendência já é observada na população geral (quando utilizados os mesmos instrumentos). Nesse caso, poucos estudos trabalharam com grupo-controle para verificar diferenças entre os cursos e os sintomas de ON. Em geral, estudos com ORTO-15 apresentaram frequências maiores do que os realizados com DOS nessas populações (Depa et al., 2017). Korinth et al. (2009) e Depa et al. (2017) propuseram a comparação entre estudantes de Nutrição e outros cursos, porém não encontraram diferenças; e Bo et al. (2014) consideraram a frequência de ON alta em todos os cursos avaliados (Nutrição, Educação Física e Biologia). Já Dittfeld et al. (2016) observaram maior preocupação com alimentação e mudanças nas atitudes alimentares entre estudantes de Nutrição, comparados aos de Fisioterapia.

Outros grupos específicos foram também avaliados, como praticantes de atividade física e vegetarianos e veganos, estão resumidos na Tabela 2. Com relação aos estudos com vegetarianos e veganos, não foi avaliada a frequência de sintomas de ON, e sim relação com os comportamentos ortoréxicos. Os resultados são heterogêneos, com Dittfeld et al. (2017), Brytek-Matera et al. (2018) e Çiçekoğlu e Tuncay (2018) encontrando que o estilo da alimentação não influencia os comportamentos ortoréxicos; enquanto Barthels et al. (2018b) e Dell'Osso et al. (2016a, 2018) apontaram que aqueles com dieta vegetariana/vegana tiveram maiores escores/risco para ON.

Com relação aos estudos com praticantes de atividade física, muitos fazem correlação com sintomas de ON, especialmente utilizando o ORTO-15 (Tabela 2). Quando a avaliação foi realizada com DOS, a frequência foi bem menor (Rudolph, 2017). Um único estudo (Aksoydan e Camci, 2009) avaliou ON em uma população de artistas, apontando também alta frequência, porém sem grupo-controle e utilizando o ORTO-15 (descrito na revisão de Martins et al., 2011).

Um estudo recente avaliou ON em sua representação dentro das mídias sociais (Instagram). Santarossa et al. (2018) observaram que o uso da *#orthorexia* no Instagram é relativamente pequeno e com discurso "positivo" (as palavras mais associadas foram "amor" e "recuperação de transtorno alimentar").

Ortorexia nervosa e transtornos alimentares

No escopo deste livro, vale apontar que o padrão ortoréxico é caracterizado, assim como nos TA, por crenças, pensamentos, sentimentos e comportamentos disfuncionais para com a alimentação.

Outras características comuns apontadas são: a ansiedade, a necessidade de controle e regras rígidas, o desejo de "pureza" e o perfeccionismo transferido para a comida (Martins et al., 2011). A questão da pureza chama a atenção, especialmente quando um dos modismos atuais é o *eat clean* (ou comer limpo); que não se refere a alimentos higienizados e sim "isentos de" (várias coisas, de aditivos, glúten, lactose etc.). Neste sentido é no mínimo curioso relembrar dos relatos históricos de "anorexia santa" entre santas e beatas da igreja católica, que eram motivadas justamente por pureza, ascetismo e negação de prazeres "mundanos" (Weinberg e Cordás, 2006). A questão da pureza e impureza (ou limpeza/sujeira, contágio/purificação) são antinomias estudadas há muito tempo, em várias culturas; e segundo Douglas (1991) são constantes de uma temática que abrange desde alimentação e higiene até religião e tabus sexuais – relacionados a símbolos, convenções, ideias sobre o sagrado. Dessa forma, tanto a ON como os TA parecem ser influenciados por questões sociais no seu contexto histórico (Martins et al., 2011); e no atual a saúde é um valor não apenas físico, mas carregado de significados. Atualmente, a noção de alimentação saudável é muitas vezes reduzida à cura ou prevenção de doenças (Kraemer et al., 2014); e aponta-se que a promoção do autocontrole na promoção da saúde alimentar carrega inclusive riscos de moralismo (Castiel et al., 2014). Estas são discussões importantes para se entender o fenômeno da ON.

Outra similaridade entre ON e TA é a dificuldade de convencer indivíduos com comportamento ortoréxico de que seu comportamento é inadequado – porque assim como pacientes com AN, eles muitas vezes negam seu problema, se consideram saudáveis e disciplinados (Martins et al., 2011).

A visão sobre alimentação saudável dos pacientes com TA pode ser denominada ortoréxica, especialmente aqueles com AN, em função da ideia perfeccionista e reducionista que têm sobre o que seria adequado comer. Eles têm ainda crenças e mitos disfuncionais sobre nutrição e alimentação; medo de "quebrar regras" e ideais irreais (Martins et al., 2011). O distintivo ideológico e comportamental entre TA e "dieta saudável perfeita" dos indivíduos com ON seria a busca pela magreza. A proposta atual de Dunn e Bratman (2016) – destacada no Quadro 1 – tem um critério 3 que aponta que *as restrições dietéticas se ampliam com o tempo, e podem incluir ou eliminar grupos inteiros de alimentos e incluir "limpezas" frequentes e jejuns como purificação ou "desintoxicação". Esta evolução levaria à perda de peso, mas o desejo de perder peso seria ausente, escondido ou subordinado à ideia de alimentação saudável.*

No entanto, há que se reconhecer a confusão atual entre magreza e saúde. Os riscos associados à obesidade são conhecidos e devem ser considerados; mas as questões sociais e até morais e estigmatizadoras associadas ao excesso de peso não podem ser colocadas de lado (Alvarenga et al., 2019). Ser magro nesse contexto, conforme Sudo e Luz (2007), legitima uma escolha supostamente "ideal" que seria sinônimo de felicidade, alegria e "saúde".

Atualmente, na clínica, chamam atenção pacientes em quadros iniciais de AN que respondem que tudo começou quando "decidiram ser mais saudáveis" e não exatamente porque estavam buscando ficar mais magros. Tal realidade chama a atenção para a necessidade de recontextualização do que é verdadeiramente uma alimentação saudável (Martins et al., 2011; Koritar e Alvarenga, 2017). No momento atual, celebridades e blogueiras – e mesmo profissionais – divulgam concepções errôneas sobre nutrição e alimentação, fazendo crer que comer de forma saudável é algo muito complexo, limitado e difícil. Nesse cenário é preciso atentar ainda para o risco do desenvolvimento de TA a partir do perfeccionismo para com a alimentação saudável (ou tendência ortoréxica). O critério 3 proposto por Dunn e Bratman (2016) ajuda a relacionar a ON com o que encontramos em quadros de AN que começam desta maneira, ou seja, o desejo de perder peso pode ser "escondido" ou subordinado à questão do "ser saudável" – e tal fato deve chamar a atenção para um extremo cuidado e sensibilidade de nutricionistas em sua clínica quando recebem pacientes – especialmente adolescentes – que vêm dizendo querer ser "mais saudáveis".

Conforme mencionado na descrição das Tabelas 1 e 2, alguns dos estudos lá listados avaliaram correlação ou associação de comportamento de ON com risco de TA. Análise de regressão linear múltipla em população geral de homens e mulheres australianos revelou que a preocupação com excesso de peso, a orientação da aparência e o histórico de TA foram preditores significativos de ON, sendo a história de TA o preditor mais forte (Barnes e Caltabiano, 2017).

Alguns trabalhos utilizaram questionários e escalas para avaliar possível relação entre ON e comportamento de risco de TA. Usando o Eating

Attitude Test 26 (EAT-26)[1], Segura-Garcia et al. (2012) apontaram que escore positivo no teste foi preditor de comportamento de ON entre homens e mulheres na Itália. Ainda na Itália, avaliando estudantes de ambos os sexos, Bo et al. (2014) mencionam que ON e risco de TA (avaliado pelo EAT-26) foram frequentemente associados na amostra de estudo. Reynolds (2018), na Austrália, encontrou que quanto mais sintomas de ON (ORTO-15), mais sintomas de comer transtornado pelo EAT-26. Com o mesmo teste, Łucka et al. (2018) encontraram que homens e mulheres em risco de ON, na Polônia, obtiveram escores significativamente mais elevados. Brytek-Matera et al. (2014) encontraram associação entre ORTO-15 e EAT-26 no estudo do desenvolvimento da versão polonesa do ORTO-15; e encontraram uma relação fraca entre ON e EAT-26, mas apenas para homens na Itália, sendo que mais sintomas de ON foram relacionados com menos comer transtornado (Brytek-Matera et al., 2017). E Roncero et al. (2017), na adaptação do ORTO-15 para o espanhol, encontraram associação da ON com psicopatologia alimentar, mas apontam redundância entre o ORTO-15 e o EAT-26.

Nos EUA, Bundros et al. (2016) encontraram correlações positivas significativas entre os escores totais do BOT e do EAT-26 entre estudantes universitários de ambos os sexos. Ademais, Moller et al. (2018), estudando voluntários australianos de ambos os sexos da população geral, encontraram que a ON é mais frequente em mulheres em dieta e com risco de TA, avaliado pelo EAT-26.

Utilizando o EAT-40 há cinco estudos na Turquia: Dalmaz e Yurtas (2015) observaram que quando o risco de TA aumentou os indicadores de ON também aumentaram entre homens e mulheres. Avaliando mulheres estudantes de Nutrição, Gezer e Kabaran (2013) apontaram que o aumento do risco de ON está relacionado ao aumento do risco de comportamento obsessivo-compulsivo e à diminuição do risco de TA. Agopyan et al. (2018) encontraram correlação positiva entre ON e TA entre mulheres estudantes de Nutrição. Asil e Surucuoglu (2015) encontraram correlação negativa significativa entre os escores ORTO-15 e EAT-40 en-

1 Para mais detalhes sobre testes e questionários, veja o Capítulo 6.

tre nutricionistas (86,3% mulheres), ou seja, quanto menor o escore de ON (mais sintomas), mais comportamento de risco de TA; e Sanlier et al. (2016) observaram o mesmo entre estudantes universitários de ambos os sexos.

Usando o Eating Disorder Inventory (EDI), Bóna et al. (2018b) encontraram que a motivação para a magreza e a desconfiança interpessoal foram significativamente associadas a maiores tendências para ON entre homens e mulheres na Hungria.

Usando o Eating Disorder Examination Questionnaire EDE-Q, Barnett et al. (2016) observaram entre adultos dos Estados Unidos que aqueles mais propensos a relatar tendências de ON (avaliadas pelo ORTO-15) – que também seguiam dietas alternativas específicas (vegetarianismo, veganismo, paleolítica etc.) – foram mais propensos a autorrelatar um TA. Ainda nos EUA, com o EDE-Q, Tremelling et al. (2017) apontaram que a presença de sintomas de ON foi associada a todos os tipos de sintomas de TA consultados entre nutricionistas (96,7% mulheres).

Zickgraf et al. (2018), usando a Eating Habits Questionnaire (EHQ), observaram que os sintomas de ON foram mais fortemente relacionados com AN ou BN do que com transtorno evitativo-restritivo (avaliados com uso do EAT-26 e do Nine-item Avoidant Restrictive Feeding Disorder – ARFID). Nas análises psicométricas da versão traduzida do Düsseldorfer Orthorexie Skala (DOS), observou-se que ele e o EHQ foram altamente correlacionados – ver Tabela 3.

Focando em outras características mais "psicológicas", estudo na Hungria com população geral apontou que o comportamento de risco para ON tem efeito significativo sobre três fatores: maior evitação de dano, menor autodirecionamento e maior transcendência. Todos eles são fatores relevantes na AN, BN e TOC (Kiss-Leizer e Rigó, 2018).

Observa-se, portanto, que quase todos os estudos que de alguma forma avaliaram essa correlação/associação (ON e sintoma ou risco de TA) encontraram positividade (exceção de Gezer e Kabaran, 2013). Eles encontraram que maior risco de ON foi igual a menor risco de TA – como com os homens para Brytek-Matera et al. (2017). Deve-se, no entanto, interpretá-los com cautela, uma vez que a imensa maioria usou o EAT (na versão 26 ou 40), e conforme descrito no Capítulo 6 há muita crítica a esse instrumento, que na verdade não avalia diretamente sintomas de TA e muito mais preocupações obsessivas que podem se sobrepor às mesmas da ON.

Ao mesmo tempo, alguns estudos avaliaram comportamento ortoréxico entre pacientes com diagnóstico de TA especificamente. Na Tabela 4 são apresentados os estudos que avaliaram a frequência de ON – nela pode-se observar que os sintomas de ON são frequentes.

Na comparação de pacientes com controles, Brytek-Matera (2014) não encontrou diferença na Polônia, enquanto Segura-Garcia et al. (2015) encontraram na Itália. E em estudo com pacientes e controles envolvendo Itália e Polônia, Gramaglia et al. (2017) encontraram mais sintomas de ON entre as polonesas do que nas italianas.

Segura-Garcia et al. (2015) avaliaram os sintomas pré e pós-tratamento, observando aumento deles após; e afirmam que a ON parece estar associada tanto à melhora clínica da AN e BN quanto à migração para formas menos graves de TA.

E na avaliação de fatores relacionados à ON entre pacientes, Brytek-Matera (2014) observou que quanto mais sintomas de ON, menos sintomas de dieta, orientação de aptidão, preocupação com excesso de peso e peso autoclassificado. Em outro estudo do autor, também na Polônia, observou-se que o comportamento de ON foi predito negativamente pela patologia alimentar, preocupação com o peso, orientação para a saúde e orientação à aparência (Brytek-Matera et al., 2015b). Já Barthels et al. (2017), na Alemanha, observaram que o atendimento das necessidades psicológicas básicas em relação à autonomia e competência foi maior em indivíduos com AN com "comportamento alimentar ortoréxico pronunciado" em comparação com pacientes com poucos sintomas de ON.

TABELA 4 – Estudos que avaliaram a frequência de ortorexia nervosa (ON) em indivíduos diagnosticados com transtornos alimentares

Autores/ local	Público	Instrumento de avaliação	Objetivo e características do estudo	Resultados
Brytek-Matera (2014) Polônia	Mulheres com (n = 37) e sem (n = 48) diagnóstico de transtorno alimentar (AN)	ORTO-15 com ponto de corte 35	Avaliar relação de AN com ON e imagem corporal (MBSRQ) e atitudes alimentares (EAT-26)	Ponto de corte 35: clínico: 37,8%, controle: 22,9% (p = 0,213). Na amostra com AN, os sintomas de ON foram negativamente correlacionados com a dieta, "investimento em estar em forma", preocupação com excesso de peso e autoclassificação do peso
Brytek-Matera et al. (2015b) Polônia	Mulheres com diagnóstico de TA (n = 52) com média de 22,81 anos	Versão polonesa do ORTO-15	Avaliar os comportamentos de ON, os sintomas de TA (EAT-26) e imagem corporal (MBSRQ) e identificar possíveis preditores de ON	Ponto de corte 24: 82,7%. O comportamento de ON foi predito negativamente pelo grau de TA, preocupação com o peso, investimento para a saúde e investimento para a aparência
Segura-Garcia et al. (2015) Itália	Pacientes mulheres com AN e BN (n = 32) e controles (n = 32)	ORTO-15	Verificar a frequência de ON e avaliar se houve alteração após o término do tratamento. Responderam também YBC-EDS e EAT-26	Ponto de corte 35: clínico: 58%; controle: 6% (p = 0,0001). Os sintomas da ON tenderam a aumentar após o tratamento (de 28% para 58%). Escores de YBC-EDS e EAT-26 também foram > na amostra clínica, porém diminuíram após tratamento

(continua)

TABELA 4 – Estudos que avaliaram a frequência de ortorexia nervosa (ON) em indivíduos diagnosticados com transtornos alimentares (*continuação*)

Autores/ local	Público	Instrumento de avaliação	Objetivo e características do estudo	Resultados
Barthels et al. (2017) Alemanha	Mulheres com AN com baixo (n = 29) e "pronunciado comportamento ortoréxico" (n = 13) e grupo-controle (n = 30) pareado por idade e educação	DOS	Analisar o comportamento de ON e relação com AN. Os grupos foram comparados em relação a comer transtornado, características hipocondríacas, frequência de consumo de alimentos e satisfação de necessidades psicológicas básicas em termos alimentares (BPNS-E)	Ponto de corte 30: clínico 83%; controle não informado (com diferença significativa entre eles). O atendimento das necessidades psicológicas básicas de autonomia e competência foi > naqueles com AN com "comportamento alimentar ortoréxico pronunciado" em comparação aos com baixo comportamento de ON. Aquelas com "comportamento alimentar ortoréxico pronunciado" afirmam ingerir com + frequência alimentos saudáveis independentemente do conteúdo calórico
Gramaglia et al. (2017) Itália e Polônia	Mulheres italianas com (n = 23) e sem AN (n = 39), e polonesas com (n = 35) e sem (n = 39) AN	ORTO-15	Verificar se existe diferença nos comportamentos de ON entre grupos clínicos e não clínicos em diferentes contextos culturais	Ponto de corte 40: italianas clínico 60,9%; controle 46% (p = 0,263); polonesas clínico 85,6%; controle 82% (p = 0,670); % de polonesas pontuando abaixo do ponto de corte significativamente maior que o das italianas

AN: anorexia nervosa; BN: bulimia nervosa; BPNS-E: Basic Psychological Needs Scale; EAT-26: Eating Attitudes Test; IMC: índice de massa corpórea; MBSRQ: Multidimensional Body-Self relations Questionnaire; ON: ortorexia nervosa; TA: transtorno alimentar; TOC: transtorno obsessivo-compulsivo; YBC-EDS: Yale-Brown-Cornell Eating Disorder Scale.

CONCLUSÃO

Proposto há mais de 20 anos pelo médico norte-americano Steven Bratman como fixação por saúde alimentar, qualidade dos alimentos e pureza da dieta, o comportamento de ON tem sido desde então estudado e descrito na literatura científica de modo crescente. Nessa trajetória, esforços têm sido feitos para descrever o comportamento ortoréxico, propor um "critério diagnóstico" e desenvolver um instrumento capaz de mensurar de modo confiável a sua frequência na população geral e em diferentes grupos, bem como detectar associações de ON com variáveis diversas - incluindo as relacionadas com TA. Apesar de não ser até o momento reconhecido oficialmente como uma patologia, o comportamento de ON é considerado disfuncional para com a alimentação, com características comuns e relações com TA descritas nos estudos apresentados neste capítulo. Essa constatação deve captar a atenção de profissionais de saúde para o fato de que a ênfase no "mais saudável" requer uma abordagem biopsicossocial e clareza no conceito do que de fato é verdadeiramente saudável no contexto da alimentação.

Especialmente os profissionais que atendem pacientes com TA devem observar com atenção comportamentos de ON e discuti-los, sem normalizar esse comer disfuncional - mesmo na vigência dos modismos relacionados a ele na cultura alimentar do momento -, que muitas vezes valoriza o ascetismo e a "pureza" - sem crítica sobre as consequências físicas e psicossociais desta atitude.

REFERÊNCIAS BIBLIOGRÁFICAS

AGOPYAN, A.; KENGER, E.B.; KERMEN, S.; ULKER, M.T.; UZSOY, M.A.; YETGIN, M.K. The relationship between orthorexia nervosa and body composition in female students of the nutrition and dietetics department. *Eat Weight Disord*, p.1-10, 2018.

AKGÜL, P.G. *Research on assessment of obesity prejudices and orthorectic behaviors of employees in a private hospital* [tese]. Ankara: Başkent University Faculty of Health Sciences, 2018.

AKSOYDAN, E.; CAMCI, N. Prevalence of orthorexia nervosa among Turkish performance artists. *Eat Weight Disord*, v.14, p.33-7, 2009.

ALMEIDA, C.; VIEIRA BORBA, V.; SANTOS, L. Orthorexia nervosa in a sample of Portuguese fitness participants. *Eat Weight Disord*, v.23, p.443-51, 2018.

ALVARENGA, M.S.; DUNKER, K.L.L. Padrão e comportamento alimentar na anorexia e bulimia nervosa. In: PHILIPPI, S.T.; ALVARENGA, M.S. *Transtornos alimentares: uma visão nutricional*. Barueri: Manole, 2004.

ALVARENGA, M.S.; MARTINS, M.C.T.; SATO, K.S.C.J.; VARGAS, S.V.A.; PHILIPPI, S.T.; SCAGLIUSI, F.B. Orthorexia nervosa behavior in a sample of Brazilian dietitians assessed by the Portuguese version of ORTO-15. *Eat Weight Disord*, v.17, p.e29-e35, 2012.

ALVARENGA, M.S.; SCAGLIUSI, F.B.; PHILIPPI, S.T. Changing atitudes, beliefs and feelings towards food in bulimic patients. *Arch Latinoam Nutr*, v.58, p.274-9, 2008.

ALVARENGA, M.S.; TIMERMAN, F.; FIGUEIREDO, M.; PISCIOLARO, F.; VICENTE JR, C.; POLACOW, V.O.; et al. Nutrição comportamental no tratamento da obesidade. In: ALVARENGA, M.S.; FIGUEIREDO, M.; TIMERMAN, F.; ANTONACCIO, C.M.A. *Nutrição comportamental*. 2. ed. Barueri: Manole, 2019.

AMERICAN PSYCHIATRIC ASSOCIATION (APA). Feeding and eating disorders. In: *Diagnostic and Statistical Manual of Mental Disorders* (DSM 5). 5. ed. Arlington, VA: American Psychiatric Publishing, 2013, p.338-54.

ANDREAS, S.; SCHEDLER, K.; SCHULZ, H.; NUTZINGER, D.O. Evaluation of a German version of a brief diagnosis questionnaire of symptoms of orthorexia nervosa in patients with mental disorders (Ortho-10). *Eat Weight Disord*, v. 23, p.75-85, 2018.

ARUSOĞLU, G.; KABAKÇI, E.; KÖKSAL, G.; KUTLUAY MERDOL, T. Orthorexia nervosa and adaptation of ORTO-11 into Turkish. *Türk Psikiyatri Dergisi*, v.13, p.1-9, 2008.

ASIL, E.; SÜRÜCÜOGLU, M.S. Orthorexia nervosa in turkish dietitians. *Ecol Food Nutr*, v. 54, p.303-13, 2015.

BAĞCI BOSI, A.T.; CAMUR, D.; GULER, C. Prevalence of orthorexia nervosa in resident medical doctors in the faculty of medicine (Ankara, Turkey). *Appetite*, v. 49, p.661-6, 2007.

BAILEY, D.A. Orthorexia nervosa: how is this affecting the male population? *Behavior Health Nutrition DPG*, 2014.

BARNES, M.A.; CALTABIANO, M.L. The interrelationship between orthorexia nervosa, perfectionism, body image and attachment style. *Eat Weight Disord*, v. 22, p.177--84, 2016.

BARNETT, M.J.; DRIPPS, W.R.; BLOMQUIST, K.K. Organivore or organorexic? Examining the relationship between alternative food network engagement, disordered eating, and special diets. *Appetite*, v.105, p.713-20, 2016.

BARRADA, J.R.; RONCERO, M. Bidimensional structure of the orthorexia: development and initial validation of a new instrument. *Anales de Psicologia,* v. 34, p.283-91, 2018.

BARTEL, S. *When healthy eating goes haywire: an investigation of orthorexia nervosa* [tese]. Saskatchewan: University of Saskatchewan, 2015.

BARTHELS, F. *Orthorektisches Ernährungsverhalten – Psychologische Untersuchungen zu einem neuen Störungsbild* [tese]. Düsseldorf: Heinrich-Heine-Universität Düsseldorf, Institut für Experimentelle Psychologie, 2014.

BARTHELS, F.; MEYER, F.; AMRHEIN, J.; SCHARMACH, K.; PIETROWSKY, R. Concurrent construct validity of the Düsseldorf Orthorexia Scale: Correlations with diet quality and specific dimensions of disordered eating behavior. *Zeitschrift für Klinische Psychologie und Psychotherapie,* v.47, p.109-18, 2018a.

BARTHELS, F.; MEYER, F.; HUBER, T.; PIETROWSKY, R. Orthorexic eating behaviour as a coping strategy in patients with anorexia nervosa. *Eat Weight Disord,* v.22, p.269--76, 2017.

BARTHELS, F.; MEYER, F.; PIETROWSKY, R. Orthorexic eating behavior. A new type of disordered eating. *Ernahrungs Umschau,* v.62, p.156-61, 2015a.

BARTHELS, F.; MEYER, F.; PIETROWSKY, R. Orthorexic and restrained eating behaviour in vegans, vegetarians, and individuals on a diet. *Eat Weight Disord,* v. 23, p.159-66, 2018b.

BARTHELS, F.; MEYER, F.; PIETROWSKY, R. Duesseldorf Orthorexia Scale – Construction and evaluation of a questionnaire measuring orthorexic eating behavior. *Zeitschrift für Klinische Psychologie und Psychotherapie,* v.44, p.97-105, 2015b.

BARTHELS, F.; PIETROWSKY, R. Orthorectic Eating behaviour – nosology and prevalence rates. *PPmP Psychother Psychosom Med Psychol,* v.62, p.445-9, 2012.

BARTRINA, J.A. Ortorexia o la obsesión por la dieta saludable. *Arch Latinoam Nutr,* v. 57, p.313-5, 2007.

BAUER, S.M.; FUSTÉ, A.; ANDRÉS, A.; SALDAÑA, C. The Barcelona Orthorexia Scale (BOS): development process using the Delphi method. *Eat Weight Disord,* p.1-9, 2018.

BO, S.; ZOCCALI, R.; PONZO, V.; SOLDATI, L.; DE CARLI, L.; BENSO, A.; FEA, E.; et al. University courses, eating problems and muscle dysmorphia: are there any associations? *Journal of Translational Medicine,* v.12, p.221, 2014.

BÓNA, E.; FORGÁCS, A.; TÚRY, F. Potential relationship between juice cleanse diets and eating disorders. A qualitative pilot study. *Orv Hetil,* v.159, p.1153-7, 2018a.

BÓNA, E.; SZÉL, Z.; KISS, D.; GYARMATHY, V.A. An unhealthy health behavior: analysis of orthorexic tendencies among Hungarian gym attendees. *Eat Weight Disord*, p.1-8, 2018b.

BRATMAN, S. Orthorexia vs. theories of healthy eating. *Eat Weight Disord*, v. 22, p.381-5, 2017.

BRATMAN, S.; KNIGHT, D. *Health food junkies: orthorexia nervosa: overcoming the obsession with healthful eating*. NewYork: Broadway Books, p. 256, 2000.

BRYTEK-MATERA, A. *Healthy eating obsession in women with anorexia nervosa: a case control study. New developments in anorexia nervosa research*. New York: Nova, p.39-50, 2014.

BRYTEK-MATERA, A.; CZEPCZOR-BERNAT, K.; JURZAK, H.; KORNACKA, M.; KOLODZIEJCZYK, N. Strict health-oriented eating patterns (orthorexic eating behaviours) and their connection with a vegetarian and vegan diet. *Eat Weight Disord*, p.1-12, 2018.

BRYTEK-MATERA, A.; DONINI, L.M.; KRUPA, M.; POGGIOGALLE, E.; HAY, P. Orthorexia nervosa and self-attitudinal aspects of body image in female and male university students. *J Eat Disord*, v.3, p.2, 2015a.

BRYTEK-MATERA, A.; DONINI, L.M.; KRUPA, M.; POGGIOGALLE, E.; HAY, P. Erratum to: Orthorexia nervosa and self-attitudinal aspects of body image in female and male university students. *J Eat Disord*, v.4, p.16, 2016.

BRYTEK-MATERA, A.; FONTE, M.L.; POGGIOGALLE, E.; DONINI, L.M.; CENA, H. Orthorexia nervosa: relationship with obsessive-compulsive symptoms, disordered eating patterns and body uneasiness among Italian university students. *Eat Weight Disord*, v.22, p.609-17, 2017.

BRYTEK-MATERA, A.; KRUPA, M.; POGGIOGALLE, E.; DONINI, L.M. Adaptation of the ORTHO-15 test to Polish women and men. *Eat Weight Disord*, v.19, p.69-76, 2014.

BRYTEK-MATERA, A.; ROGOZA, R.; GRAMAGLIA, C.; ZEPPEGNO, P. Predictors of orthorexic behaviours in patients with eating disorders: a preliminary study. *BMC Psychiatry*, v.15, p.252, 2015b.

BUNDROS, J.; CLIFFORD, D.; SILLIMAN, K.; NEYMAN MORRIS, M. Prevalence of Orthorexia nervosa among college students based on Bratman's test and associated tendencies. *Appetite*, v.101, p.86-94, 2016.

BUSTAMANTE, M.I. The other end of the continuum of healthy eating: Orthorexia. *Brunei Darussalam Journal of Health*, v.5, p.20-4, 2012.

CALAÑAS CONTINENTE, A.J. Ortorexia: um transtorno nutricional de los países desarollados. *Rev Nutr Práctica*, v.7, p.47-50, 2003.

CARTWRIGHT, M.M. Eating disorder emergencies: understanding the medical complexities of the hospitalized eating disordered patient. *Crit Care Nurs Clin North Am*, v.16, p.515-30, 2004.

CASTIEL, L.D.; FERREIRA, M.S.; MORAES, D.R.D. Os riscos e a promoção do autocontrole na saúde alimentar: moralismo, biopolítica e crítica parresiasta. *Ciência & Saúde Coletiva*, v.19, p.1523-32, 2014.

CENA, H.; BARTHELS, F.; CUZZOLARO, M.; BRATMAN, S.; BRYTEK-MATERA, A.; DUNN, T.; et al. Definition and diagnostic criteria for orthorexia nervosa: a narrative review of the literature. *Eat Weight Disord*, v.1-38, 2018.

CEREA, S.; BOTTESI, G.; PACELLI, Q.F.; PAOLI, A.; GHISI, M. Muscle dysmorphia and its associated psychological features in three groups of recreational athletes. *Sci Rep*, v.8, p.8877, 2018.

CHAKI, B.; PAL, S.; BANDYOPADHYAY, A. Explorings cientific legitimacy of orthorexia nervosa: a newly emerging eating disorder. *Journal of Human Sport & Exercise*, v.8, p.1045-53, 2013.

CHARD, C.A.; HILZENDEGEN, C.; BARTHELS, F.; STROEBELE-BENSCHOP, N. Psychometric evaluation of the English version of the Dusseldorf Orthorexie Scale (DOS) and the prevalence of orthorexia nervosa among a U.S. student sample. *Eat Weight Disord*, v.1-7, 2018.

ÇIÇEKOĞLU, P.; TUNCAY, G.Y. A comparison of eating attitudes between vegans/vegetarians and nonvegans/nonvegetarians in terms of orthorexia nervosa. *Arch Psychiatr Nurs*, v.32, p.200-5, 2018.

CLIFFORD, T.; BLYTH, C. A pilot study comparing the prevalence of orthorexia nervosa in regular students and those in University sports teams. *Eat Weight Disord*, v.1-8, 2018.

COSTA, C.B.; HARDAN-KHALIL, K.; GIBBS, K. Orthorexia nervosa: a review of the literature. *Issues in Mental Health Nursing*, v.38, p.980-8, 2017.

CUZZOLARO, M.; DONINI, L.M. Orthorexia nervosa by proxy? *Eat Weight Disord*, v.21, p.549-51, 2016.

DALMAZ, M.; YURTDAS, G.T. Prevalence of orthorexia nervosa symptoms among people who exercise in gyms. *International Journal of Orthopaedic Traumatology and Sports Medicine*, v.4, p.23-39, 2015.

DELL'OSSO, L.; ABELLI, M.; CARPITA, B.; MASSIMETTI, G.; PINI, S.; RIVETTI, L.; GORRASI, F.; et al. Orthorexia nervosa in a sample of Italian university population. *Rev Psichiatr*, v.51, n.5, p.190-6, 2016a.

DELL'OSSO, L.; ABELLI, M.; CARPITA, B.; PINI, S.; CASTELLINI, G.; CARMASSI, C.; RICCA, V. Historical evolution of the concept of anorexia nervosa and relationships with orthorexia nervosa, autism, and obsessive-compulsive spectrum. *Neuropsychiatric Disease and Treatment*, v. 12, p.1651-60, 2016b.

DELL'OSSO, L.; CARPITA, B.; MUTI, D.; CREMONE, I.M.; MASSIMETTI, G.; DIADEMA, E.; et al. Prevalence and characteristics of orthorexia nervosa in a sample of university students in Italy. *Eat Weight Disord*, v.23, p.55-65, 2018.

DEPA, J.; SCHWEIZER, J.; BEKERS, S.K.; HILZENDEGEN, C.; STROEBELE-BENSCHOP, N. Prevalence and predictors of orthorexia nervosa among German students using the 21-item-DOS. *Eat Weight Disord*, v.22, p.193-9, 2017.

DITTFELD, A.; GWIZDEK, K.; JAGIELSKI, P.; BRZEK, J.; ZIORA, K. A study on the relationship between orthorexia and vegetarianism using the BOT (Bratman Test for Orthorexia). *Psychiatr Pol*, v.51, p.1133-44, 2017.

DITTFELD, A.; GWIZDEK, K.; KOSZOWSKA, A.; NOWAK, J.; BRONCZYK-PUZON, A.; JAGIELSKI, P.; et al. Assessing the risk of orthorexia in dietetic and physiotherapy students using the BOT (Bratman Test for Orthorexia). *Pediatr Endocrinol Diabetes Metab*, v.22, p.6-14, 2016.

DONINI, L.M.; MARSILI, D.; GRAZIANI, M.P.; IMBRIALE, M.; CANELLA, C. Orthorexia nervosa: a preliminary study with a proposal for diagnosis and an attempt to measure the dimension of the phenomenon. *Eat Weight Disord*, v.9, p.151-7, 2004.

DONINI, L.M.; MARSILI, S.; GRAZIANI, M.P.; IMBRIALE, M.; CANNELLA, C. Orthorexia nervosa validation of a diagnosis questionnaire. *Eat Weight Disord*, v.10, p.e28-e32, 2005.

DOUGLAS, M. *Pureza e perigo: ensaio sobre a noção de poluição e tabu*. Lisboa: Edições, 1991.

DUNN, T.M.; BRATMAN, S. On orthorexia nervosa: A review of the literature and proposed diagnostic criteria. *Eat Behav*, v.21, p.11-7, 2016.

DUNN, T.M.; GIBBS, J.; WHITNEY, N.; STAROSTA, A. Prevalence of orthorexia nervosa is less than 1%: data from a US sample. *Eat Weight Disord*, v.22, p.185-92, 2017.

ERIKSSON, L.; BAIGI, A.; MARKLUND, B.; LINDGREN, E.C. On the concept of orthorexia nervosa: a rebuttal. *Scand J Med Sci Sports*, v.18, p.397, 2008a.

ERIKSSON, L.; BAIGI, A.; MARKLUND, B.; LINDGREN, E.C. Social physique anxiety and sociocultural attitudes toward appearance impact on orthorexia test in fitness participants. *Scand J Med Sci Sports*, v.18, p.389-94, 2008b.

FIDAN, T.; ERTEKIN, V.; ISIKAY, S.; KIRPINAR, I. Prevalence of orthorexia among medical students in Erzurum, Turkey. *Compr Psychiatry*, v.51, p.49-54, 2010.

FISBERG, R.M.; VILLAR, B.S.; COLUCCI, A.C.A.; PHILIPPI, S.T. Alimentação equilibrada na promoção da saúde. In: CUPPARI, L. *Nutrição clínica no adulto*, 2. ed. Barueri: Manole, 2002.

GEZER, C.; KABARAN, S. The risk of orthorexia nervosa for female students studying nutrition and dietetics. *S.D.Ü Sağlık Bilimleri Dergisi*, v.4, p.14-22, 2013.

GKIOURAS, K.; MAVRIDIS, P.; TSAKIRI, V.; THEODORIDIS, X.; GERONTIDIS, A.; GRAMMATIKOPOULOU, M.G.; et al. Evaluation of orthorexia among dietetics students. *Clin Nutr ESPEN*, v.24, p.179, 2018.

GLEAVES, D.H.; GRAHAM, E.C.; AMBWANI, S. Measuring "Orthorexia": development of the eating habits Questionnaire. *Int J Educ Psychol Assess*, v.12, p.1-18, 2013.

GRAMAGLIA, C.; BRYTEK-MATERA, A.; ROGOZA, R.; ZEPPEGNO, P. Orthorexia and anorexia nervosa: two distinct phenomena? A cross-cultural comparison of orthorexic behaviours in clinical and non-clinical samples. *BMC Psychiatry*, v.17, p.75, 2017.

GRAMMATIKOPOULOU, M.G.; GKIOURAS, K.; MARKAKI, A.; THEODORIDIS, X.; TSAKIRI, V.; MAVRIDIS, P.; et al. Food addiction, orthorexia, and food-related stress among dietetics students. *Eat Weight Disord*, v.23, p.459-67, 2018.

GUBIEC, E.; STETKIEWICZ-LEWANDOWICZ, A.; RASMUS, P.; SOBÓW, T. Orthorexia in a group of dietetics students. *Medycyna Ogólna i Nauki o Zdrowiu*, v.21, p.95-100, 2015.

HÅMAN, L.; BARKER-RUCHTI, N.; PATRIKSSON, G.; LINDGREN, EC. Orthorexia nervosa: An integrative literature review of a lifestyle syndrome. *International Journal of Qualitative Studies on Health and Well-being*, v.10, p.26799, 2015.

HÅMAN, L.; LINDGREN, E.C.; PRELL, H. "If it's not Iron it's Iron f*cking biggest Ironman": personal trainers's views on health norms, orthorexia and deviant behaviours. *Int J Qual Stud Health Well-being*, v.12, p.1364602, 2017.

HUNTER, J.D.; CRUDO, D.F. Unintended consequences of restrictive diets: two case reports and a review of orthorexia. *Clin Pediatr (Phila)*, v.57, p.1693-5, 2018.

HYRNIK, J.; JANAS-KOZIK, M.; STOCHEL, M.; JELONEK, I.; SIWIEC, A.; RYBAKOWSKI, J.K. The assessment of orthorexia nervosa among 1899 Polish adolescents using the ORTO-15 questionnaire. *Int J Psychiatry Clin Pract*, v.20, p.199-203, 2016.

INSTITUTE OF FOOD TECHNOLOGISTS. Proceedings of a symposium on: "Religious and philosophical basis of food choices". *Food Technol* v.46, p.92-128, 1992.

JEREZ, T.; LAGOS, R.; VALDÉS-BADILLA, P.; PACHECO, E.; PÉREZ, C. Prevalencia de conducta ortoréxica en estudiantes de educación media de Temuco. *Rev Chil Nutr*, v.42, p.41-4, 2015.

JESKO, A. *Orthorexia nervosa: psychological disorder or social trend?* [tese]. Texas: Texas State University, 2015.

KARAKUS, B.; HIDIROGLU, S.; KESKIN, N.; KARAVUS, M. Orthorexia nervosa tendency among students of the department of nutrition and dietetics at a university in Istanbul. *North Clin Istanb*, v.4, p.117-23, 2017.

KINZL, J.F.; HAUER, K.; TRAWEGER, C.; KIEFER, I. Orthorexia nervosa: a frequent eating disorder in dieticians? *Ernährungs-Umschau*, v.52, p.436-9, 2005.

KINZL, J.F.; HAUER, K.; TRAWEGER, C.; KIEFER, I. Orthorexia nervosa in dieticians. *Psychother Psychosom*, v.75, p.395-6, 2006.

KISS-LEIZER, M.; RIGÓ, A. People behind unhealthy obsession to healthy food: the personality profile of tendency to orthorexia nervosa. *Eat Weight Disord*, v.1-7, 2018.

KORINTH, A.; SCHIESS, S.; WESTENHOEFER, J. Eating behaviour and eating disorders in students of nutrition sciences. *Publ Health Nutr*, v.13, p.32-7, 2009.

KORITAR, P.; ALVARENGA, M.S. Relevant factors to healthy eating and to be healthy from the perspective of Nutrition students. *Demetra: Food, Nutrition & Health/ Alimentação, Nutrição & Saúde*, v.12, n.4, 2017.

KOVEN, N.S.; ABRY, A.W. The clinical basis of orthorexia nervosa: emerging perspectives. *Neuropsychiatr Dis Treat*, v.11, p.385-94, 2015.

KRAEMER, F.B.; PRADO, S.D.; FERREIRA, F.R.; CARVALHO, M.C.V.S.D. O discurso sobre a alimentação saudável como estratégia de biopoder. *Physis: Revista de Saúde Coletiva*, v.24, p.1337-60, 2014.

KUMMER, A.; DIAS, M.V.; TEIXEIRA, A.L. On the concept of orthorexia nervosa. *Scand J Med Sci Sports*, v.18, p.395-6, 2008.

LARSEN, K.I. *Similarities and differences between eating disorders and orthorexia nervosa* [tese]. Roma: The University of Rome, 2013.

LOPES, M.R.; KIRSTEN, V.R. Comportamentos de ortorexia em mulheres jovens. *Disciplinarum Scientia*, v.10, p.97-105, 2009.

LOPES, R.; MELO, R.; PEREIRA, B.D. Orthorexia nervosa and comorbid depression successfully treated with mirtazapine: a case report. *Eat Weight Disord*, v.1-5, 2018.

LUCK-SIKORSKI, C.; JUNG, F.; SCHLOSSER, K.; RIEDEL-HELLER, S.G. Is orthorexic behavior common in the general public? A large representative study in Germany. *Eat Weight Disord*, p.1-7, 2018.

ŁUCKA, I.; JANIKOWSKA-HOŁOWEŃKO, D.; DOMARECKI, P.; PLENIKOWSKA-ŚLUSARZ, T.; DOMARECKA, M. Orthorexia nervosa – a separate clinical entity, a part of eating disorder spectrum or another manifestation of obsessive-compulsive disorder? *Psychiatria Polska*, p.1-12, 2018.

LUNA, C.A.; BELMONTE, T.S.A. Ortorexia nervosa: um desafio para o nutrólogo. *International Journal of Nutrology*, v.9, p.128-39, 2016.

MAC EVILLY, E. The price of perfection. *Nutr Bull*, v.26, p.275-6, 2001.

MADER, U. Orthorexia – the addiction to nourishing oneself "healthfully". *Dtsch Med Wochenschr*, v.129, p.728, 2004.

MALMBORG, J.; BREMANDER, A.; OLSSON, M.C.; BERGMAN, S. Health status, physical activity, and orthorexia nervosa: A comparison between exercise science students and business students. *Appetite*, v.109, p.137-43, 2017.

MARCHI, P.; BARATTO, I. Prevalência de ortorexia nervosa em acadêmicos do curso de Nutrição em uma Instituição de Ensino Superior no sudoeste do Paraná. *Revista Brasileira de Obesidade, Nutrição e Emagrecimento*, v.699-706, 2018.

MARTINS, M.C.T.; ALVARENGA, M.S.; VARGAS, S.V.A.; SATO, K.S.C.J.; SCAGLIUSI, F.B. Ortorexia nervosa: reflexões sobre um novo conceito. *Revista de Nutrição*, v.24, p.345-57, 2011.

MATHIEU, J. What is orthorexia? *J Am Diet Assoc*, v.105, p.1510-2, 2005.

MICHALSKA, A.; SZEJKO, N.; JAKUBCZYK, A.; WOJNAR, M. Nonspecific eating disorders – a subjective review. *Psychiatr Pol*, v.50, p.497-507, 2016.

MISSBACH, B.; BARTHELS, F. Orthorexia nervosa: moving forward in the field. *Eat Weight Disord*, v.22, p.1, 2017.

MISSBACH, B.; DUNN, T.M.; KÖNIG, J.S. We need new tools to assess Orthorexia Nervosa. A commentary on "Prevalence of Orthorexia Nervosa among College Students Based on Bratman's Test and Associated Tendencies". *Appetite*, v.108, p.521-4, 2017.

MISSBACH, B.; HINTERBUCHINGER, B.; DREISEITL, V.; ZELLHOFER, S.; KURZ, C.; KONIG, J. When eating right, is measured wrong! A validation and critical examination of the ORTO-15 questionnaire in german. *PLoS One*, v.10, p. e0135772, 2015.

MOLLER, S.; APPUTHURAI, P.; KNOWLES, S.R. Confirmatory factor analyses of the ORTO 15-, 11- and 9- item scales and recommendations for suggested cut-off scores. *Eat Weight Disord*, v. 1-8, 2018.

MOROZE, R.M.; DUNN, T.M.; CRAIG HOLLAND, J.; YAGER, J.; WEINTRAU, P. Microthinking about micronutrients: a case of transition from obsessions about healthy eating to near-fatal "orthorexia nervosa" and proposed diagnostic criteria. *Psychosomatics*, v.56, p.397-403, 2015.

MUSOLINO, C.; WARIN, M.; WADE, T.; GILCHRIST, P. Healthy anorexia: The complexity of care in disordered eating. *Soc Sci Med*, v.139, p.18-25, 2015.

NEVIN, S.M.; VARTANIAN, L.R. The stigma of clean dieting and orthorexia nervosa. *J Eat Disord*, v.5, p.37, 2017.

NYMAN, H. A direct question: Is orthorexia a correct word for a wrong concept? *Lakartidningen*, v.99, p.423-4, 2002.

OBERLE, C.D.; LIPSCHUETZ, S.L. Orthorexia symptoms correlate with perceived muscularity and body fat, not BMI. *Eat Weight Disord*, v.23, p.263-368, 2018.

OBERLE, C.D.; SAMAGHABADI, R.O.; HUGHES, E.M. Orthorexia nervosa: Assessment and correlates with gender, BMI, and personality. *Appetite*, v.108, p.303--10, 2017.

OBERLE, C.D.; WATKINS, R.S.; BURKOT, A.J. Orthorexic eating behaviors related to exercise addiction and internal motivations in a sample of university students. *Eat Weight Disord*, v.23, p.67-74, 2018.

OLEJNICZAK, D.; BUGAJEC, D.; PANCZYK, M.; BRYTEK-MATERA, A.; RELIGIONI, U.; CZERW, A.; et al. Analysis concerning nutritional behaviors in the context of the risk of orthorexia. *Neuropsychiatr Dis Treat*, v.13, p.543-50, 2017.

PARK, S.W.; KIM, J.Y.; GO, G.J.; JEON, E.S.; PYO, H.J.; KWON, Y.J. Orthorexia nervosa with hyponatremia, subcutaneous emphysema, pneumomediastimum, pneumothorax, and pancytopenia. *Electrolyte Blood Press*, v.9, p.32-7, 2011.

PARRA-FERNANDEZ, M.L.; RODRIGUEZ-CANO, T.; ONIEVA-ZAFRA, M.D.; PEREZ-HARO, M.J.; CASERO-ALONSO, V.; MUNOZ CAMARGO, J.C.; et al. Adaptation and validation of the Spanish version of the ORTO-15 questionnaire for the diagnosis of orthorexia nervosa. *PLoS One*, v.13, p.e0190722, 2018a.

PARRA-FERNANDEZ ,M.L.; RODRIGUEZ-CANO, T.; PEREZ-HARO, M.J.; ONIEVA-ZAFRA, M.D.; FERNANDEZ-MARTINEZ, E.; NOTARIO-PACHECO, B. Structural validation of ORTO-11-ES for the diagnosis of orthorexia nervosa, Spanish version. *Eat Weight Disord*, v.23, p.745-52, 2018b.

PHILIPPI, S.T.; ALVARENGA, M. Alimentação saudável: princípios e recomendações. In: PHILIPPI ST.; ALVARENGA M. *Transtornos alimentares: uma visão nutricional*. Barueri: Manole, 2004.

PONTES, J.B.; MONTAGNER, M.I.; MONTAGNER, M.Â. Ortorexia nervosa: adaptação cultural do orto-15. *Demetra: Alimentação, Nutrição & Saúde*, v.9, p.533-48, 2014.

PONTES, J.B.; MONTAGNER, M.Â. Health food junkies: overcoming the obsession with healthful eating. (Resenha) BRATMAN, S.; KNIGHT, D. New York: Broadway Books, 2000. *Tempus Actas de Saúde Coletiva*; 2011.

POULAIN, J-P.; PROENÇA, R.P.C. O espaço social alimentar: um instrumento para o estudo dos modelos alimentares. *Rev Nutr*, v.16, p.245-56, 2003.

RAMACCIOTTI, C.E.; PERRONE, P.; COLI, E.; BURGALASSI, A.; CONVERSANO, C.; MASSIMETTI, G.; et al. Orthorexia nervosa in the general population a preliminary screening using a self-administered questionnaire (ORTO-15). *Eat Weight Disord*, v.16, p.e127-130, 2011.

REYNOLDS, R. Is the prevalence of orthorexia nervosa in an Australian university population 6,5%? *Eat Weight Disord*, v.23, p.453-8, 2018.

ROCHA, M.A.P.; BARTHICHOTO, M.; LOPES, J.E.; COSTA, K.; VIEBIG, R.F. Ortorexia: uma compulsão por alimentos saudáveis. *Nutrição Brasil*, v.14, p.52-5, 2014.

ROGOZA, R. Investigating the structure of ORTO-15: a meta-analytical simulation study. *Eat Weight Disord,* v.1-3, 2018.

RONCERO, M.; BARRADA, J.R.; PERPINA, C. Measuring orthorexia nervosa: psychometric limitations of the ORTO-15. *Span J Psychol,* v.20, p.E41, 2017.

ROSSNER, S. Ortorexia nervosa – a new disease? *Lakartidningen,* v.101, p.2835, 2004.

RUDOLPH, S. The connection between exercise addiction and orthorexia nervosa in German fitness sports. *Eat Weight Disord,* v.23, p.581-6, 2017.

SADDICHHA, S.; BABU, G.N.; CHANDRA, P. Orthorexia nervosa presenting as prodrome of schizophrenia. *Schizophr Res,* v.134, p.110, 2012.

SANLIER, N.; YASSIBAS, E.; BILICI, S.; SAHIN, G.; CELIK, B. Does the rise in eating disorders lead to increasing risk of orthorexia nervosa? Correlations with gender, education, and body mass index. *Ecol Food Nutr,* v.55, p.266-78, 2016.

SANTAROSSA, S.; LACASSE, J.; LAROCQUE, J.; WOODRUFF, S.J. #Orthorexia on Instagram: a descriptive study exploring the online conversation and community using the Netlytic software. *Eat Weight Disord,* v.1-8, 2018.

SEGURA-GARCIA, C.; PAPAIANNI, M.C.; CAGLIOTI, F.; PROCOPIO, L.; NISTICO, C.G.; BOMBARDIERE, L, et al. Orthorexia nervosa: a frequent eating disordered behavior in athletes. *Eat Weight Disord,* v.17, p.e226-233, 2012.

SEGURA-GARCIA, C.; RAMACCIOTTI, C.; RANIA, M.; ALOI, M.; CAROLEO, M.; BRUNI, A.; et al. The prevalence of orthorexia nervosa among eating disorder patients after treatment. *Eat Weight Disord,* v.20, p.161-6, 2015.

SHAH, S.M. *Orthorexia nervosa: Healthy eating or eating disorder?* [tese]. Illinois: Eastern Illinois University, 2012.

SETNICK, J. The eating disorders clinical pocket guide, second edition: quick reference for healthcare providers. Dallas: Understanding Nutrition, 2013.

SILVA, D.O.; RECINE, E.G.I.G.; QUEIROZ, E.F.O. Concepções de profissionais de saúde da atenção básica sobre a alimentação saudável no Distrito Federal, Brasil. *Cad Saúde Públ,* v.18, p.1367-77, 2002.

SIMPSON, C.C.; MAZZEO, S.E. Attitudes toward orthorexia nervosa relative to DSM-5 eating disorders. *Int J Eat Disord,* v.50, p.781-92, 2017.

SOUZA, Q.J.O.V.D.; RODRIGUES, A.M. Comportamento de risco para ortorexia nervosa em estudantes de nutrição. *Jornal Brasileiro de Psiquiatria,* v.63, p.200-4, 2014.

STOCHEL, M.; JANAS-KOZIK, M.; ZEJDA, J.; HYRNIK, J.; JELONEK, I.; SIWIEC, A. Validation of ORTO-15 Questionnaire in the group of urban youth aged 15-21. *Psychiatr Pol,* v.49, p.119-34, 2015.

SUDO, N.; LUZ, M.T. O gordo em pauta: representações do ser gordo em revistas semanais. *Ciência & Saúde Coletiva*, v.12, p.1033-40, 2007.

TREMELLING, K.; SANDON, L.; VEGA, G.L.; MCADAMS, C.J. Orthorexia nervosa and eating disorder symptoms in registered dietitian nutritionists in the United States. *J Acad Nutr Diet*, v.117, p.1612-7, 2017.

TURNER, P.G.; LEFEVRE, C.E. Instagram use is linked to increased symptoms of orthorexia nervosa. *Eat Weight Disord*, v.22, p.277-84, 2017.

VALERA, J.H.; RUIZ, P.A.; VALDESPINO, B.R.; VISIOLI, F. Prevalence of orthorexia nervosa among ashtanga yoga practitioners: a pilot study. *Eat Weight Disord*, v.19, p.469-72, 2014.

VANDEREYCKEN, W. Media hype, diagnostic fad or genuine disorder? Professionals' opinions about night eating syndrome, orthorexia, muscle dysmorphia, and emetophobia. *Eat Disord*, v.19, p.145-55, 2011.

VARGA, M.; DUKAY-SZABO, S.; TÚRY, F. Orthorexia nervosa and it's background factors. *Ideggyogy Sz*, v.66, p.220-7, 2013a.

VARGA, M.; DUKAY-SZABÓ, S.; TÚRY, F.; VAN FURTH, E.F. Evidence and gaps in the literature on orthorexia nervosa. *Eat Weight Disord*, v.18, p.103-11, 2013b.

VARGA, M.; THEGE, B.K.; DUKAY-SZABO, S.; TURY, F.; VAN FURTH, E.F. When eating healthy is not healthy: orthorexia nervosa and its measurement with the ORTO-15 in Hungary. *BMC Psychiatry*, v.14, p.59, 2014.

WEINBERG, C.; CORDÁS, T.A. *Do altar às passarelas: Da anorexia santa à anorexia nervosa*. São Paulo: Annablume, 2006.

WORLD HEALTH ORGANIZATION (WHO). *International classification of diseases for mortality and morbidity statistics. Eleventh revision*. Geneva, Switzerland: World Health Organization, 2018.

ZAMORA, C.M.L.; BOTE BONAECHEA, B.; GARCIA SÁNCHEZ, F.; RIOS RIAL, B. Orthorexia nervosa. A new eating behavior disorder? *Actas Esp Psiquiatr*, v.66-8, 2005.

ZICKGRAF, H.F.; ELLIS, J.M.; ESSAYLI, J.H. Disentangling orthorexia nervosa from healthy eating and other eating disorder symptoms: Relationships with clinical impairment, comorbidity, and self-reported food choices. *Appetite*, v.134, p.40-9, 2018.

5

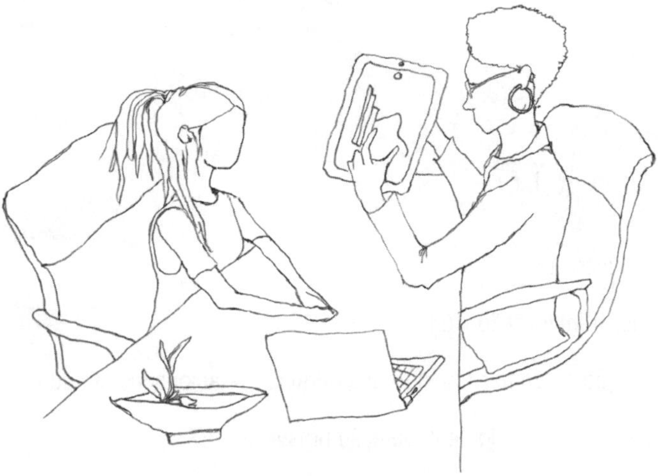

COMER TRANSTORNADO EM ADOLESCENTES

Greisse Leal
Sonia Tucunduva Philippi
Marle Alvarenga

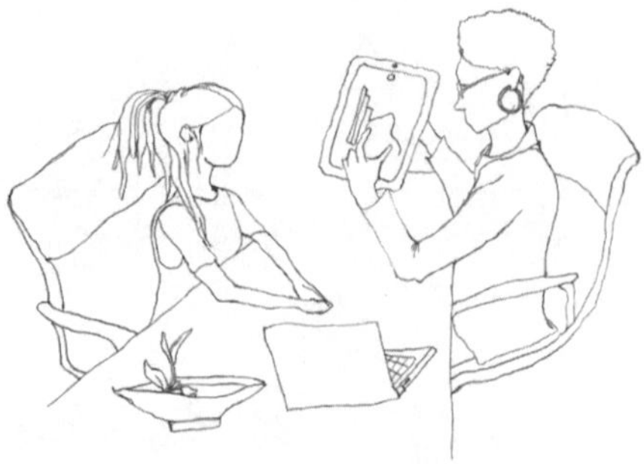

▶ SUMÁRIO

INTRODUÇÃO

A adolescência é marcada por mudanças biológicas, psicológicas e socioculturais e identificada como um momento de vulnerabilidade para o aparecimento de sintomas de transtornos alimentares (TA) (ADA, 2011). Nesse contexto, o comer transtornado e as práticas não saudáveis para controle do peso são prevalentes entre os adolescentes, e são comportamentos preditivos para o desenvolvimento de quadros completos de TA (Neumark-Sztainer et al., 2006; Neumark-Sztainer et al., 2009; Haley et al., 2010).

A associação entre os comportamentos alimentares, risco de obesidade e de TA em adolescentes tem sido estudada. Sabe-se que os adolescentes que desenvolvem TA podem não apresentar excesso de peso previamente, mas começam a tentar "comer de maneira saudável", interpretando mensagens para a prevenção da obesidade de forma inadequada, iniciando comportamentos disfuncionais, como eliminar alimentos que consideram "ruins" ou "não saudáveis"). Na adolescência, meninos e meninas passam a ter poder de decisão sobre o que comer, e diversos fatores podem influenciar as escolhas alimentares, positiva ou negativamente. Dentre eles destacam-se a influência da mãe e da família (incluindo fazer ou não refeições em conjunto), conversas e provocações sobre o peso, a prática de dietas restritivas e a autoavaliação da imagem corporal (Golden et al., 2016).

Muitos estudos da área de Nutrição e da adolescência ainda focam essencialmente na avaliação da ingestão alimentar e, portanto, apenas caracterizam "o que" os indivíduos comem (Toral et al., 2007; Leal et al., 2010; Galego et al., 2014; Silva et al., 2016; Vasconcelos et al., 2016), mas não auxiliam na interpretação do porquê das escolhas desse público.

O foco no comportamento alimentar, que envolve as ações em relação ao ato de se alimentar, como o modo de comer, onde, de que forma e com quem se come, associado à avaliação das atitudes alimentares (crenças, pensamentos, sentimentos, comportamentos e relacionamento com os alimentos) traz uma maior amplitude na avaliação de aspectos alimentares (Alvarenga et al., 2019). Tal foco deve ser também adotado nos estudos e na avaliação clínica de adolescentes, em função do risco de comer transtornado e TA.

COMER TRANSTORNADO

Comer transtornado (do inglês, *disordered eating*) é um dos termos mais utilizados para caracterizar a presença de comportamentos de risco de TA. Sugere-se que os comportamentos de risco poderiam ser caracterizados pela presença dos sintomas clássicos de TA que ocorrem com menor frequência e gravidade que as síndromes completas, ou seja, restrição alimentar, compulsão e purgação; e que as práticas menos graves para controle do peso (omissão de refeições, tomar remédios para emagrecer, usar substitutos alimentares, comer muito pouca comida ou fumar com o objetivo de emagrecer) poderiam ser denominadas "comer transtornado" (Leal et al., 2013).

Nos estudos nacionais avaliados nesta revisão, observou-se o predomínio do uso dos questionários *Eating Attitudes Test* (EAT-26) e *Bulimic Investigatory Test, Edinburgh* (BITE) na avaliação de sintomas, e apenas um estudo optou por questões desenvolvidas e adaptadas por Hay (1998) específicas sobre os sintomas clássicos de TA: compulsão, dieta restritiva, uso de laxante, diurético ou vômito autoinduzido para avaliação do comer transtornado.[1] Acredita-se que o uso de questionários simplificados com perguntas específicas sobre os sintomas de TA pode facilitar o entendimento por parte dos adolescentes e ser, portanto, uma alternativa eficaz para rastrear o risco de desenvolver TA entre adolescentes (Leal et al., 2013).

Avaliando os trabalhos produzidos nos últimos cinco anos sobre a temática com adolescentes em estudos nacionais e internacionais, a nomenclatura utilizada é predominantemente *"disordered eating"*, *"disordered eating behavior"* (Caran et al., 2018; Coelho et al., 2013; Ferreira et al., 2013; Badaly, 2013; Harrison et al., 2015; Cruwys et al., 2015; Hart et al.,

---

1 Para mais detalhes sobre os instrumentos, ver Capítulo 6.

2015; Fortes et al., 2016; Santana et al., 2017; He et al., 2017) ou "*disordered weight-control behavior*" (Wang et al., 2014). Em português, o termo mais utilizado é "comportamento de risco para TA" (Fortes et al., 2014). Dessa forma, parece ainda não haver uma padronização dos termos utilizados para avaliação de sintomas de TA que ocorrem com menor frequência e gravidade que o necessário para a caracterização das síndromes completas.

Segundo a American Dietetic Association (ADA, 2006; ADA, 2011), o comer transtornado pode variar da prática de dieta restritiva a condições parciais de TA. Portanto, comportamentos menos graves para controle do peso corporal e os comportamentos de risco para TA podem fazer parte da caracterização do comer transtornado. Assim, além de sintomas de TA (dieta restritiva, compulsão alimentar, uso de laxante, diurético e vômito autoinduzido), o termo pode incluir outros comportamentos não saudáveis para controle do peso, como: jejuar, omissão de refeições, tomar remédios para emagrecer, comer muito pouca comida, fumar mais cigarros para tentar perder peso, usar substitutos alimentares e fazer exercícios físicos excessivos com o objetivo de emagrecer (Neumark-Sztainer et al., 2003; Dunker; Claudino, 2017).

Para entender os mecanismos que levam os adolescentes à adoção de práticas não saudáveis para controle do peso e ao comer transtornado, é importante examinar o papel de fatores socioambientais e pessoais como a influência dos pais, dos amigos, da mídia, a insatisfação com a imagem corporal e a prática de dietas (Field et al., 2008; Armstrong; Janicke, 2012).

AVALIAÇÃO DO COMER TRANSTORNADO E FATORES RELACIONADOS EM ADOLESCENTES

Muitos estudos têm avaliado o comer transtornado e fatores associados em adolescentes, sendo a dieta restritiva um dos fatores mais importantes para o desenvolvimento de um transtorno alimentar. Patton et al. (1999), considerados uma referência importante na área, verificaram entre 1.947 adolescentes australianas que aquelas que faziam dieta restritiva moderada apresentavam cinco vezes mais chance de desenvolver TA, e que entre aquelas cujo nível de restrição era grave a chance de desenvolver os transtornos aumentou para 18 vezes. Outros estudos se seguiram e confirmam essa associação (Neumark-Sztainer et al., 2006; Kaluski et al., 2008; Haines et al., 2010; Rodgers et al., 2017).

A insatisfação corporal também é considerada um preditor de risco para TA, assim como o sobrepeso e a obesidade (The McKnight Investigators, 2003; Kelly et al., 2005; Neumark-Sztainer et al., 2006; Prioreschi et al., 2017; Rodgers et al., 2017).

Outros fatores considerados como preditores do comer transtornado são a autoestima, sintomas depressivos, ser do sexo feminino, uso de substâncias e comunicação e/ou cuidado familiar, como observados no estudo longitudinal do EAT Project desenvolvido por pesquisadores da Universidade de Minnesota com 2.287 adolescentes (Pearson et al., 2017).

Fatores socioambientais, como a influência da família, amigos e mídia no estímulo para fazer dietas e controle de peso, têm sido associados à preocupação excessiva com o peso, compulsão alimentar e ao uso de práticas não saudáveis para controle do peso pelos adolescentes de ambos os sexos (Kluck, 2010; Bauer et al., 2011).

Estudos com adolescentes norte-americanos observaram que o estímulo materno a fim de fazer dieta para perda de peso foi preditor para compulsão alimentar e comportamentos para perda de peso em adolescentes do sexo masculino, exercendo maior influência do que as críticas e discussões sobre peso ou a modelagem de comportamentos para perda de peso por parte dos pais. Dentre as pressões para ser magro percebidas pelos adolescentes estão a pressão da família, dos amigos ou namorados e da mídia (Cafri et al., 2005; Fulkerson et al., 2002; Vincent; McCabe, 2000; Rodgers; Chabrol, 2009). Em contraponto, a maior frequência de refeições em família tem sido associada ao menor risco de comer transtornado (Harrison et al., 2015).

Em relação à influência da mídia, um estudo longitudinal com adolescentes de Minnesota (EUA) observou que a leitura de revistas sobre dieta e perda de peso aumentou duas vezes a frequência de práticas não saudáveis para controle do peso e três vezes o comer transtornado entre meninas (Van den Berg et al., 2007). O que se observa a respeito de revistas direcionadas para o público feminino é que elas enfatizam a importância da aparência física e oferecem constantemente mensagens sobre perda de peso e ideais de beleza magros, em contraponto com as revistas masculinas (Benowitz-Fredericks et al., 2012).

Em relação à influência dos amigos, os estudos ainda não são conclusivos. Entre as meninas, parece existir maior similaridade entre prática de dietas e comer transtornado em seus grupos de amizade, considerando que percepções e atitudes dos amigos podem contribuir para predizer distúrbios alimentares e de imagem corporal (Hutchinson; Rapee, 2007). No entanto, outro estudo longitudinal realizado com 863 meninas holandesas verificou que os níveis de insatisfação corporal e de restrição alimentar iniciais não predisseram essas práticas um ano depois – apesar de encontrar características semelhantes em relação à prática de dietas e imagem corporal nas adolescentes e suas amigas, sugerindo, dessa forma, que os níveis de insatisfação corporal e práticas restritivas encontrados no início da adolescência entre os pares não necessariamente influenciam a continuidade desses comportamentos entre as adolescentes um ano mais tarde (Woelders et al., 2010). Uma metanálise avaliou a influência dos amigos em desfechos relacionados com o peso e encontrou que as similaridades entre os pares são reflexo parcial do comportamento e da atitude dos amigos (Badaly, 2013).

COMER TRANSTORNADO NA POPULAÇÃO BRASILEIRA

Estudos que avaliam os fatores associados aos transtornos alimentares na população brasileira ainda são limitados, como pode ser observado no Quadro 1. Na verdade são somente estudos que se propõem a identificar a partir de instrumentos o risco para TA ou ainda medir a frequência da insatisfação corporal e o uso de métodos inadequados de controle de peso.

Em vista da escassez de trabalhos, Leal (2013) buscou avaliar as atitudes alimentares e seus determinantes em 1.167 adolescentes de ambos os sexos de escolas técnicas do município de São Paulo, incluindo a avaliação do comportamento alimentar e os fatores relacionados ao comer transtornado e práticas não saudáveis para controle do peso.

Nesse trabalho o comer transtornado foi avaliado por meio de cinco questões desenvolvidas por Hay (1998) e utilizadas por Ferreira e Veiga (2008a)[2] com adolescentes, que identificam a presença de episódios de compulsão alimentar, uso de laxantes, diuréticos e vômito autoinduzido e dieta muito restritiva ou jejum com o objetivo de controlar o peso, pelo menos uma vez na semana nos últimos três meses. As práticas não saudáveis para controle do peso foram avaliadas por meio da questão "No último ano, para perder peso ou para evitar ganhar peso, você usou algum destes métodos?" (Neumark-Sztainer et al., 2002). Os adolescentes responderam "Sim" ou "Não" para cada item: comer muito pouca comida, tomar remédios para emagrecer, usar algum substituto de alimentos (suplementos, *shakes*), omitir refeições e consumir mais cigarros.

Encontrou-se que 17,3% dos adolescentes apresentavam comer transtornado, sendo que o comportamento mais frequente foi a compulsão alimentar (10,4%), seguida do hábito de jejuar (8,7%). O uso de diuréticos (1,4%), laxantes (0,3%) e vômito autoinduzido (0,3%) foi menos frequente. A frequência de práticas não saudáveis para controle de peso foi de 31,9%, sendo que 20,6% relataram comer muito pouca comida com o objetivo de emagrecer e 20,8% omitiam refeições, 7,6% faziam uso de substitutos alimentares, 2,2% tomavam remédios para emagrecer e 1,7% fumavam mais cigarros para perder peso.

De acordo com a revisão de literatura realizada e com os dados apresentados, pode-se perceber que estudos nacionais e internacionais têm apontado elevadas prevalências/frequências de comer transtornado entre adolescentes. Entre os principais fatores relacionados encontram-se ser do sexo feminino, apresentar sobrepeso, realizar dietas restritivas e a influência da mídia – principalmente relacionada à imagem corporal e à internalização de um ideal de beleza. Outros fatores encontrados em geral com associação ao comer transtornado foram a baixa autoestima, presença de sintomas depressivos, uso de substâncias e a influência dos pais e dos amigos, tanto quanto a prática de dietas e a preocupação com o peso corporal.

---

2 Para mais detalhes, ver Capítulo 6.

QUADRO 1 – Estudos brasileiros de investigação do comer transtornado

Estudo	População de estudo	Variáveis investigadas	Principais resultados
Ferreira e Veiga (2008b)	561 adolescentes	Compulsão Purgação Dieta restritiva	Pelo menos 1x/semana: 24,7% restrição alimentar ou jejum; 2,1% uso de laxantes; 1,6% uso de diuréticos; 1,4% vômito autoinduzido
Dunker et al. (2009)	183 adolescentes	Teste de Atitudes Alimentares (EAT-26) Dieta	Quanto maior a frequência de dieta, maior o escore do EAT-26
PENSE – IBGE (2009)	63.411 adolescentes	Percepção da imagem corporal Atitudes em relação ao peso	22,1% se percebiam magros ou muito magros (só 2,9% apresentavam magreza); 17,7% se percebiam gordos ou muito gordos (só 7,3% apresentavam obesidade); 27,5% tentando perder peso; 15,1% tentando ganhar peso; 20,2% tentando manter o peso
PENSE – IBGE (2013)	109.104 adolescentes	Práticas extremas para controlar o peso Percepção e atitudes em relação ao corpo	6,1% uso de laxantes ou de vômito autoinduzido; 5,7% uso de medicamentos para perda de peso; 6,2% uso de medicamentos para ganho de peso ou massa muscular; 21,9% percebiam-se magros ou muito magros; 16,3% percebiam-se gordos ou muito gordos; 26,3% estavam tentando perder peso; 17,7% tentando ganhar peso; 19,7% tentando manter o peso

(continua)

QUADRO 1 – Estudos brasileiros de investigação do comer transtornado (*continuação*)

Estudo	População de estudo	Variáveis investigadas	Principais resultados
Coelho et al. (2013)	45 adolescentes (24 atletas e 21 sedentárias)	EAT-26 *(Eating Attitudes Test)* BITE *(Bulimic Investigatory Test Edinburgh)* BSQ *(Body Shape Questionnaire)*	12,5% das atletas e 14,3% das sedentárias apresentaram EAT positivo; 4,2% das atletas e 14,3% das sedentárias apresentaram significativa severidade no BITE; 14,3% das sedentárias apresentaram preocupação severa com a imagem corporal pelo BSQ; 20,8% das atletas e 23,8% das adolescentes sedentárias praticavam jejum por 1 dia inteiro; 9,5% das adolescentes sedentárias usavam laxantes e vômito autoinduzido
PENSE – IBGE (2016)	102.301 adolescentes	Percepção da imagem corporal Grau de importância atribuído à própria imagem corporal Métodos compensatórios para evitar o ganho de peso	84,1% consideravam sua imagem corporal importante ou muito importante; 72% estavam satisfeitos ou muito satisfeitos com seus corpos; 18,3% declararam ser gordos ou muito gordos (21,8% das meninas e 14,6% dos meninos), sendo que 7,3% das meninas e 8,3% dos meninos realmente apresentavam obesidade. 25,6% manifestaram o desejo de emagrecer; 7% vômito autoinduzido ou uso de laxante; 6,8% dos meninos e 5,2% das meninas ingeriam medicamentos, fórmulas ou algum produto para perder peso
Fortes et al. (2016)	1.358 adolescentes	EAT-26 *(Eating Attitudes Test)*	26% apresentaram escore positivo no EAT. Associação do comer transtornado com pressão da mídia, internalização do ideal de magreza, insatisfação corporal e presença de sintomas depressivos

(*continua*)

QUADRO 1 – Estudos brasileiros de investigação do comer transtornado (*continuação*)

Estudo	População de estudo	Variáveis investigadas	Principais resultados
Santana et al. (2017)	511 adolescentes em 2005 314 adolescentes em 2010	Comportamentos de risco para TA (compulsão, purgação e dieta restritiva)	A frequência de compulsão alimentar aumentou 18,4% em 2010 quando comparada com 2005, mas a frequência de comportamentos compensatórios e dietas restritivas variou levemente entre os dois estudos. A compulsão alimentar esteve associada ao sobrepeso apenas em 2005, assim como comportamentos compensatórios. A prática de dietas restritivas foi associada ao sobrepeso e às meninas em ambos os períodos
Caran et al. (2018)	487 adolescentes	EAT-26 *(Eating Attitudes Test)* BITE *(Bulimic Investigatory Test Edinburgh)*	7,4% apresentaram escore + para o EAT; 18,9% apresentaram padrões alimentares transtornados pelo BITE (72,5% com baixa severidade, 21,1% moderada e 6,4% com elevada); 22,1% apresentaram pelo menos 1 comportamento alimentar transtornado. 4,2% apresentaram resultado + para comer transtornado em ambos os instrumentos; o comer transtornado foi associado com sobrepeso

Reconhecer a presença do comer transtornado e de práticas não saudáveis para controle de peso entre adolescentes é fundamental para a prevenção de TA e obesidade, uma vez que esses comportamentos podem evoluir tanto para síndromes completas de TA como levar à obesidade (Neumark-Sztainer et al., 2005; Neumark-Sztainer et al., 2007).

Desta forma, profissionais que trabalham com TA devem também conhecer e atentar para a realidade desses comportamentos, e não apenas aos mais "graves" e típicos dos TA.

Profissionais de saúde que atendem principalmente adolescentes – mas não apenas este público – também devem reconhecer essas práticas como disfuncionais, e o risco da evolução para síndromes completas – além de consequências clínicas e psicossociais. Embora nossa cultura atual "normalize" a neurose com a comida, a prática de dietas e a insatisfação corporal, tais comportamentos não devem ser considerados adequados – não é porque é comum que é normal!

As intervenções para prevenção do comer transtornado e de práticas não saudáveis para controle do peso em adolescentes devem visar a políticas públicas que integrem as escolas, famílias, comunidades e mídias sociais, orientando, por meio de uma equipe multidisciplinar, a adoção de uma alimentação saudável, o estímulo às refeições em família, a prática de atividade física, ambientes seguros na comunidade, esclarecendo sobre a importância da alimentação e da atividade física para pleno crescimento e desenvolvimento dos jovens.

REFERÊNCIAS BIBLIOGRÁFICAS

ALVARENGA, M.S.; SCAGLIUSI, F.B.; PHILIPPI, S.T. Comportamento de risco para transtorno alimentar em universitárias brasileiras. *Rev Psiq Clín*, v.38, p.3-7, 2011.

ALVARENGA, M.; KORITAR, P.; MORAES, J. Atitude e comportamento alimentar – determinantes de escolhas e consumo. In: ALVARENGA, M.; FIGUEIREDO, M.; TIMERMAN, F.; ANTONACCIO, C. (Orgs.). Nutrição comportamental. 2ª ed. Barueri: Manole;,2019. p. 25-56.

AMERICAN DIETETIC ASSOCIATION (ADA). Position of the American Dietetic Association: Nutrition intervention in the treatment of eating disorders. *J Am Diet Assoc*, v.111, p.1236-41, 2011.

AMERICAN DIETETIC ASSOCIATION (ADA). Position of the American Dietetic Association: Nutrition intervention in the treatment of anorexia nervosa, bulimia nervosa and other eating disorders. *J Am Diet Assoc*, v.106, p.2073-82, 2006.

ARMSTRONG, B.; JANICKE, D.M. Differentiating the effects of maternal and peer encouragement to diet on child weight control attitudes and behaviors. *Appetite*, v.59, p.723-9, 2012.

BADALY, D. Peer similarity and influence for weight-related outcomes in adolescence: A meta-analytic review. *Clin Psychol Rev*, v.33, p.1218-36, 2013.

BAUER, K.W.; LASKA, M.N.; FULKERSON, J.A.; NEUMARK-SZTAINER, D. Longitudinal and secular trends in parental encouragement for healthy eating, physical activity, and dieting throughout the adolescent years. *J Adolesc Health*, v.49, p.306-11, 2011.

BENOWITZ-FREDERICKS, C.A.; GARCIA, K.; MASSEY, M.; VASAGAR, B.; BORZEKOWSKI, D.L.G. Body image, eating disorders, and the relationship to adolescent media use. *Pediatr Clin N Am*, v.59, p.693-704, 2012.

CAFRI, G.; YAMAMIYA, Y.; BRANNICK, M.; THOMPSON, J.K. The influence of sociocultural factors on body image: A meta-analysis. *Clinical Psychology: Science and Practice*, v.12, p.421-33, 2005.

CARAN, L.G.; SANTANA, D.D.; MONTEIRO, L.S.; VEIGA, G.V. Disordered eating behaviors and energy and nutrient intake in a regional sample of Brazilian adolescents from public schools. *Eat Weight Disord*, p.1-8, 2018.

COELHO, G.M.O.; FARIAS, M.L.F.; MENDONÇA, L.M.C.; MELLO, D.B.; LANZILLOTTI, H.S.; RIBEIRO, B.G.; SOARES, E.A. The prevalence of disordered eating and possible health consequences in adolescent female tennis players from Rio de Janeiro, Brazil. *Appetite*, v.64, p.39-47, 2013.

CRUWYS, T.; BEVELANDER, K.E.; HERMANS, R.C.J. Social modeling of eating: A review of when and why social influence affects food intake and choice. *Appetite*, v.86, p.3-18, 2015.

DUNKER, K.L.L.; CLAUDINO, A.M. Validity and reliability of the brazilian version of the weight control behaviors scale. *J Pediatr*, v.189, p.143-8, 2017.

DUNKER, K.L.L.; FERNANDES, C.P.B.; FILHO, D.C. Influência do nível socioeconômico sobre comportamentos de risco para transtornos alimentares em adolescentes. *J Bras Psiquiatr*, v.58, p.156-61, 2009.

FERREIRA, J.E.S.; SOUZA JR., P.R.B.; COSTA, R.S.; SICHIERI, R.; VEIGA, G.V. Disordered eating behaviors in adolescents and adults living in the same household in metropolitan area of Rio de Janeiro, Brazil. *Psychiatry Res*, v.210, p.612-7, 2013.

FERREIRA, J.E.S.; VEIGA, G.V. Confiabilidade (teste-reteste) de um questionário simplificado para avaliar comportamentos de risco para transtornos alimentares em adolescentes. (test-retest reliability of a simplified questionnaire for screening adolescents with risk behaviors for eating disorders in epidemiologic studies). *Rev Bras Epidemiol*, v.11, p.393-401, 2008a.

FERREIRA, J.E.S.; VEIGA, G.V. Eating disorder risk behavior in Brazilian adolescents from low socio-economic level. *Appetite*, v.51, p.249-55, 2008b.

FIELD, A.E.; JAVARAS, K.M.; ANEJA, P.; KITOS, N.; CAMARGO, C.A.; TAYLOR, C.B.; LAIRD, N.M. Family, peer, and media predictors of becoming eating disordered. *Arch Pediatr Adolesc Med*, v.162, p.574-9, 2008.

FORTES, L.S.; FILGUEIRAS, J.F.; FERREIRA, M.E.C. Comportamentos de risco para transtornos alimentares e sintomas depressivos: um estudo com jovens do sexo feminino de Juiz de Fora, Minas Gerais, Brasil. *Cad Saúde Pública*, v.30, p.1-9, 2014.

FORTES, L.S.; FILGUEIRAS, J.F.; OLIVEIRA, F.C.; ALMEIDA, S.S.; FERREIRA, M.E.C. Modelo etiológico dos comportamentos de risco para os transtornos alimentares em adolescentes brasileiros do sexo feminino. *Cad Saúde Pública*, v.32, p.e00024115, 2016.

FULKERSON, J.A.; MCGUIRE, M.T.; NEUMARK-SZTAINER, D.; STORY, M.; FRENCH, S.A.; PERRY, C.L. Weight-related attitudes and behaviors of adolescent boys and girls who are encouraged to diet by their mothers. *Int J Obesity*, v.26, p.1579-87, 2002.

GALEGO, C.R.; D'AVILA, G.L.; VASCONCELOS, F.A.G. Factors associated with the consumption of fruits and vegetables in schoolchildren aged 7 to 14 years of Florianópolis, South of Brazil. *Rev Nutr*, v.27, p.413-22, 2014.

GOLDEN, N.H.; SCHNEIDER, M.; WOOD, C.; AAP COMMITTEE ON NUTRITION. Preventing obesity and eating disorders in adolescents. Pediatrics, v.138, p. e20161649, 2016.

HAINES, J.; KLEINMAN, K.P.; RIFAS-SHIMAN, S.L.; FIELD, A.E.; AUSTIN, S.B. Examination of shared risk and protective factors for overweight and disordered eating among adolescents. *Arch Pediatr Adolesc Med*, v.164, p.336-43, 2010.

HALEY, C.C.; HEDBERG, K.; LEMAN, R.F. Disordered eating and unhealthy weight loss practices: which adolescents are at highest risk? *J Adolesc Health*, v.47, p.102-5, 2010.

HARRISON, M.E.; NORRIS, M.L.; OBEID, N.; FU, M.; WEINSTANGEL, H.; SAMPSON, M. Systematic review of the effects of family meal frequency on psychosocial outcomes in youth. *Can Fam Physician*, v.61, p.e96-106, 2015.

HART, L.M.; CORNELL, C.; DAMIANO, S.R.; PAXTON, S.J. Parents and prevention: A systematic review of interventions involving parents that aim to prevent body dissatisfaction or eating disorders. *Int J Eat Disord*, v.48, p.157-69, 2015.

HAY, P. The epidemiology of eating disorder behaviors: an australian community - based survey. *J Eat Disord*. v.23, p.371-82, 1998.

HE, J.; CAI, Z.; FAN, X. Prevalence of binge and loss of control eating among children and adolescents with overweight and obesity: An exploratory meta-analysis. Int J Eat Disord, v.50, p.91-103, 2017.

HUTCHINSON, DM.; RAPEE, RM. Do friends share similar body image and eating problems? The role of social networks and peer influences in early adolescence. *Behav Res Ther*, v.45, p.1557-77, 2007.

INSTITUTO BRASILEIRO DE GEOGRAFIA E ESTATÍSTICA. *Pesquisa nacional de saúde escolar*. Rio de Janeiro: Instituto Brasileiro de Geografia e Estatística, 2009.

INSTITUTO BRASILEIRO DE GEOGRAFIA E ESTATÍSTICA. *Pesquisa nacional de saúde escolar*. Rio de Janeiro: Instituto Brasileiro de Geografia e Estatística, 2013.

INSTITUTO BRASILEIRO DE GEOGRAFIA E ESTATÍSTICA. *Pesquisa nacional de saúde escolar*. Rio de Janeiro: Instituto Brasileiro de Geografia e Estatística, 2016.

KALUSKI, D.N.; NATAMBA, B.K.; GOLDSMITH, R.; SHIMONY, T.; BERRY, E.M. Determinants of disordered eating behaviors among Israeli adolescent girls. *Eat Disord*, v.16, p.146-59, 2008.

KELLY, A.M.; WALL, M.; EISENBERG, M.E.; STORY, M.; NEUMARK-SZTAINER, D. Adolescent girls with high body satisfaction: who are they and what can they teach us? *J Adolesc Health*, v.37, p.391-6, 2005.

KLUCK, A.S. Family influence on disordered eating: The role of body image dissatisfaction. *Body Image*, v.7, p.8-14, 2010.

LEAL, G.V.S.; PHILIPPI, S.T.; MATSUDO, S.M.M.; TOASSA, E.C. Consumo alimentar e padrão de refeições de adolescentes, São Paulo, Brasil. *Rev Bras Epidemiol*, v.13, p.457-67, 2010.

LEAL, G.V.S.; PHILIPPI, S.T.; POLACOW, V.O.; CORDAS, T.A.; ALVARENGA, M.S. O que é comportamento de risco para transtornos alimentares em adolescentes? *J Bras Psiquiatr*, v.62, p.62-75, 2013.

LEAL, G.V.S. Fatores associados ao comportamento de risco para transtornos alimentares em adolescentes na cidade de São Paulo. [Tese de Doutorado]. São Paulo: Faculdade de Saúde Pública da USP, 2013.

NEUMARK-SZTAINER, D.; FALKNER, N.; STORY, M.; PERRY, C.; HANNAN, P.J.; MURLET, S. Weight-teasing among adolescents: correlations with weight status and disordered eating behavior. *Int J Obes*, v.26, p.123-31, 2002.

NEUMARK-SZTAINER, D.; WALL, M.; GUO, J.; STORY, M.; HAINES, J.; EISENBERG, M. Obesity, disordered eating and eating disorders in a longitudinal study of adolescents: how do dieters fare 5 years later? *J Am Diet Assoc*, v.106, p.559-68, 2006.

NEUMARK-SZTAINER, D.; WALL, M.; STORY, M.; SHERWOOD, NE. Five-year longitudinal predictive factors for disordered eating in a population-based sample of overweight adolescents: implications for prevention and treatment. *Int J Eat Disord*, v.42, p.664-72, 2009.

NEUMARK-SZTAINER, D.; WALL, M.M.; HAINES, J.I.; STORY, M.T.; SHERWOOD, N.E.; VAN DEN BERG, P.A. Shared risk and protective factors for overweight and disordered eating in adolescents. *Am J Prev Med*, v.33, p.359-69, 2007.

NEUMARK-SZTAINER, D.; WALL, M.M.; STORY, M.; PERRY, C.L. Correlates of unhealthy weight-control behaviors among adolescents: Implications for prevention programs. *Health Psychology*, v.22, p.88-98, 2003.

NEUMARK-SZTAINER, D. Can we simultaneously work toward the prevention of obesity and eating disorders in children and adolescents. *Int J Eat Disorder*, v.38, p.220-7, 2005.

OLIBONI, C.M.; ALVARENGA, M.S. Atitudes alimentares e para com o ganho de peso e satisfação corporal de gestantes adolescentes. *Rev Bras Ginecol Obstet*, v.37, p.585-92, 2015.

PATTON, G.C.; SELZER, R.; COFFEY, C.; CARLIN, JB.; WOLFE, R. Onset of adolescent eating disorders: population based cohort study over 3 years. *BMJ*, v.318, p.765-8, 1999.

PEARSON, C.M.; MILLER, J.; ACKARD, D.M.; LOTH, K.A.; WALL, M.M.; HAYNOS, A.F.; NEUMARK-SZTAINER, D. Stability and change in patterns of eating disorder symptoms from adolescence to young adulthood. *Int J Eat Disord*, v.50, p.748-57, 2017.

PRIORESCHI, A.; WROTTESLEY, S.V.; COHEN, E.; REDDY, A.; SAID-MOHAMED, R.; TWINE, R.; et al. Examining the relationships between body image, eating attitudes, BMI, and physical activity in rural and urban South African young adult females using structural equation modeling. PLoS ONE, v.12, p.e0187508, 2017.

RODGERS, R.; CHABROL, H. Parental attitudes, body image disturbance and disordered eating amongst adolescents and young adults: A review. *Eur Eat Disord Rev*, v.17, p.137-51, 2009.

RODGERS, R.F.; PETERSON, K.E.; HUNT, A.T.; SPADANO-GASBARRO, J.L.; RICHMOND, T.K.; GREANEY, M.L.; AUSTIN, S.B. Racial/ethnic and weight status disparities in dieting and disordered weight control behaviors among early adolescents. *Eating Behaviors*, v.26, p.104-7, 2017.

SANTANA, D.D.; BARROS, E.G.; COSTA, R.S.; VEIGA, G.V. Temporal changes in the prevalence of disordered eating behaviors among adolescents living in the metropolitan area of Rio de Janeiro, Brazil. *Psychiatry Res*, v.253, p.64-70, 2017.

SILVA, F.M.A.; SMITH-MENEZES, A.; DUARTE, M.F.S. Consumo de frutas e vegetais associado a outros comportamentos de risco em adolescentes no Nordeste do Brasil. *Rev Paul Pediatr*, v.34, p.309-15, 2016.

SPARRENBERGER, K.; FRIEDRICH, R.R.; SCHIFFNER, M.D.; SCHUCH, I.; WAGNER, M.B. Ultra-processed food consumption in children from a Basic Health Unit. *J Pediatr*, v.91, p.535-42, 2015.

STUNKARD, A.J.; SORENSON, T.; SCHLUSINGER, F. Use of the Danish Adoption Register for the study of obesity and thinness. In: KETY, S.S.; ROWLAND, L.P.; SIDMAN, R.L.; MATTHYSSE, S.W. (Eds.). The genetics of neurological and psychiatric disorders. New York: Raven, 1983, p.115-20.

THE MCKNIGHT INVESTIGATORS. Risk factors for the onset of eating disorders in adolescent girls: Results of the McKnight Longitudinal Risk Factor Study. *Am J Psychiatry*, v.160, p.248-54, 2003.

TORAL, N.; SLATER, B.; SILVA, M.V. Consumo alimentar e excesso de peso de adolescentes de Piracicaba, São Paulo. *Rev Nutr*, v.20, n.5, p.449-59, 2007.

VAN DEN BERG, P.; NEUMARK-SZTAINER, D.; HANNAN, P.J.; HAINES, J. Is dieting advice from magazines helpful or harmful? Five-year associations with weight-control behaviors and psychological outcomes in adolescents. *Pediatrics*, v.119, p.e30--e37, 2007.

VASCONCELOS, T.M.; VEIGA, G.V.; SICHIERI, R.; PEREIRA, R.A. Evolução da ingestão de energia e nutrientes de adolescentes de escolas públicas de Niterói, Rio de Janeiro, Brasil, 2003-2008. *Cad Saúde Pública*, v.32, p.e00026915, 2016.

VINCENT, M.A.; MCCABE, M.P. Gender differences among adolescents in family, and peer influences on body dissatisfaction, weight loss, and binge eating behaviors. *J Youth Adolesc*, v.29, p.205-22, 2000.

WANG, M.L.; PETERSON, K.E.; MCCORMICK, M.C.; AUSTIN, S.B. Environmental factors associated with disordered weight-control behaviours among youth: a systematic review. *Public Health Nutr*, v.17, p.1654-67, 2014.

[WHO] WORLD HEALTH ORGANIZATION. WHO Reference 2007. Disponível em: http://www.who.int/growthref/en/. Acesso em: 15 ago, v. 2012.

WOELDERS, L.C.S.; LARSEN, J.K.; SCHOLTE, R.H.J.; CILLESSEN, A.H.N.; ENGELS, R.C.M.E. Friendship group influences on body dissatisfaction and dieting among adolescent girls: a prospective study. *J Adolesc Health*, v.47, p.456-62, 2014.

6

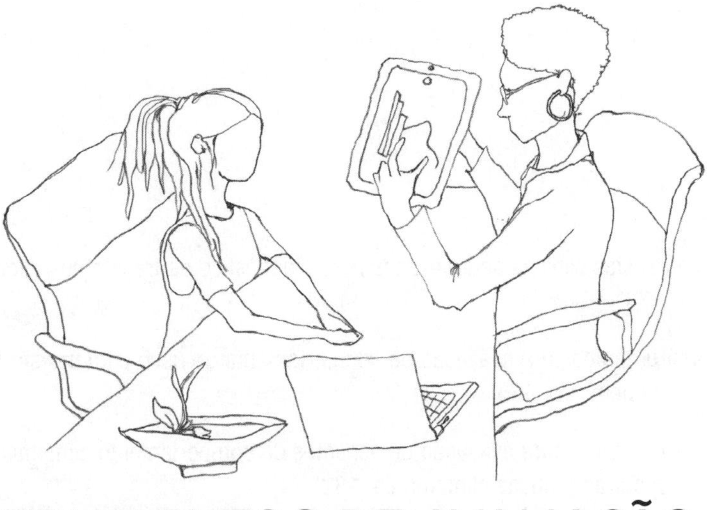

INSTRUMENTOS DE AVALIAÇÃO DO COMPORTAMENTO ALIMENTAR E DE RISCO PARA TRANSTORNOS ALIMENTARES

Priscila Koritar
Jéssica Moraes
Marle Alvarenga

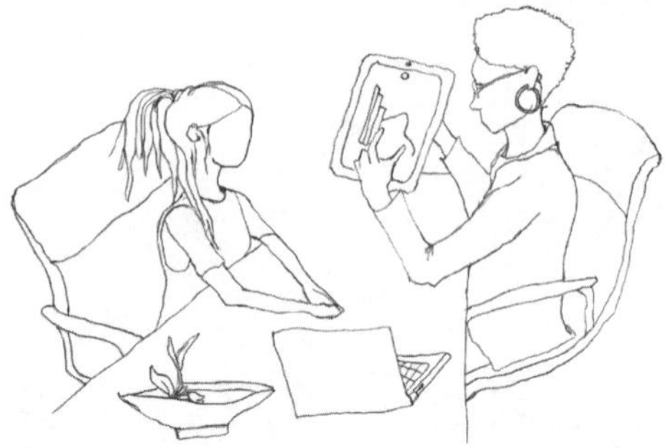

SUMÁRIO

A necessidade de formas para rastrear indivíduos com comportamento de risco para transtornos alimentares (TA) e acompanhar a evolução dos sintomas e do tratamento surgiu com o reconhecimento dos TA como quadros psiquiátricos com critérios diagnósticos estabelecidos pelo *Manual Diagnóstico e Estatístico de Transtornos Mentais* – DSM (APA, 2013) e pelo *Código Internacional de Doenças* – CID (OMS, 1993). Tal necessidade também se relacionou com a complexidade e a gravidade desses quadros, bem como a limitação dos serviços de saúde no que diz respeito à cobertura da atenção à saúde e ao número de profissionais em saúde mental capacitados para diagnosticar TA.

Ao longo das últimas décadas foram desenvolvidas entrevistas clínicas padronizadas e instrumentos autoaplicáveis com esse intuito. As entrevistas clínicas padronizadas permitem a coleta de informações de forma sistemática por um profissional treinado, possibilitando, com isso, sua utilização como instrumento diagnóstico. Por outro lado, por exigir maior tempo e recursos para aplicação – como entrevistador com ampla compreensão dos conceitos que estão sendo avaliados –, elas vêm sendo menos utilizadas para o rastreamento de indivíduos com comportamento de risco para TA. Os instrumentos autoaplicáveis vêm sendo utilizados mais frequentemente, pois são mais curtos e dispensam a necessidade de um entrevistador, se o respondente for alfabetizado, reduzindo custos e minimizando a inibição do respondente. Vale ressaltar que, apesar da importância desses instrumentos, o diagnóstico de TA deve ser confirmado por um médico psiquiatra.

Apesar de existir mais de uma dezena de entrevistas e inúmeros instrumentos para investigar comportamento de risco para TA disponíveis na literatura em todo o mundo, diversos desses instrumentos são muito antigos e foram desenvolvidos tendo como base critérios diagnósticos, entendimento dos quadros e realidade cultural que se modificaram ao longo do tempo. Destaca-se ainda que no Brasil poucos são os instrumentos adaptados e validados disponíveis com essa finalidade e esse é um ponto essencial para que se possam utilizar os instrumentos no nosso contexto.

Grande parte dos questionários existentes foi desenvolvida na língua inglesa, e por algum tempo a adaptação de instrumentos se limitava apenas a uma simples tradução do instrumento original. No entanto, com o aumento do número de estudos de investigações multiculturais, a demanda por instrumentos mais precisamente equivalentes veio à tona, e pesquisadores passaram a sugerir procedimentos metodológicos que constituem o processo de adaptação transcultural de instrumentos (Reichenheim; Moraes, 2007).

O termo "adaptação transcultural" (ATC) é utilizado para descrever mais que a tradução do instrumento original, mas principalmente a adequação dele, considerando aspectos culturais, idiomáticos, linguísticos e contextuais do novo cenário no qual o instrumento será aplicado. Existe um mosaico de *guidelines* que propõem etapas para a realização de ATC, alguns são mais simples, outros mais extensos. De qualquer modo, são consenso em todos eles as seguintes etapas essenciais: (1) traduções do instrumento feitas por pelo menos dois especialistas na área; (2) síntese das versões traduzidas; (3) avaliação semântica da versão síntese por *experts*; (4) tradução reversa, denominada retrotradução; (5) pré-teste da versão definida para avaliação com população-alvo de características semânticas e formato de aplicação; e (6) estudos psicométricos de validade e confiabilidade (Beaton et al., 2000; Reichenheim; Moraes, 2007).

Por validade define-se em psicometria, resumidamente, a capacidade do instrumento de realmente medir o construto que se propõe a medir. E a confiabilidade diz respeito à consistência/fidelidade daquele instrumento em medir o mesmo construto em qualquer ocasião de uso do instrumento (Pasquali, 2009). Os estudos de adaptação e validação de instrumentos geralmente têm realizado as etapas de ATC, seguidas de testes estatísticos que incluem análises fatoriais confirmatórias e cálculo da confiabilidade pelo teste-reteste e consistência interna.

Testar se um instrumento foi adaptado com rigor e se tem evidências satisfatórias de validade é fundamental para a garantia de se avaliar adequadamente o construto que se quer estudar e ainda ter a possibilidade de comparação de resultados com amostras distintas. É importante destacar que a necessidade de ATC de instrumentos não se restringe apenas a situações em que o idioma ou país é diferente; em países com raízes culturais heterogêneas, como o Brasil, ajustes locais e regionais podem também ser pertinentes (Reichenheim; Moraes, 2007).

Atualmente, além das entrevistas clínicas padronizadas e dos instrumentos autoaplicáveis, outras possibilidades de rastreamento de comportamento de risco para TA, com perguntas mais pontuais baseadas nos critérios diagnósticos, vêm sendo utilizadas. E, ainda, além dos instrumentos voltados especificamente para estudos em TA, outros mais gerais avaliando comportamento alimentar e outras práticas alimentares também podem ser úteis para avaliação de indivíduos com TA, com comportamentos de risco e outras populações. Esses instrumentos podem levantar aspectos do comportamento alimentar importantes para a identificação de fatores que contribuem para a perpetuação dos TA (Walsh, 2011), mas também levantar comportamentos sob uma perspectiva inclusive não patológica e ser relevantes para melhorias nas intervenções nutricionais.

Neste capítulo apresentaremos os principais instrumentos focados no rastreamento de TA – destacando aqueles disponíveis em português com adaptação transcultural e/ou validação, bem como outros questionários para avaliação do comportamento alimentar e outras práticas alimentares em crianças, adolescentes e adultos.

ENTREVISTAS CLÍNICAS PADRONIZADAS PARA DIAGNÓSTICO DE TRANSTORNOS ALIMENTARES

Embora existam entrevistas clássicas traduzidas, com adaptação transcultural para o português e validação, muitas foram apenas apresentadas em congressos ou publicadas em teses, como o Exame de Transtornos Alimentares (*Eating Disorder Examination* – EDE) (Cooper et al., 1989; Freitas et al., 2005); a seção de transtornos alimentares do *Structured Clinical Interview for DSM-VI* – SCID (Spitzer et al., 1992a; Tavares, 1996; Versiani, 1996); e a sessão de TA do *Schedule for Affective Disorders and Schizofrenia for School-Age Children* (K-SADS) (Overschel et al., 1982; Brasil, 2003).

Até o momento apenas uma entrevista clínica padronizada foi publicada em periódico científico e está disponível em português: a seção TA do *Development and Well Being Assessment* (DAWBA). Esta é uma entrevista semiestruturada para pais, professores e crianças e adolescentes que fornece diagnóstico de anorexia nervosa e bulimia nervosa para crianças e adolescentes com tradução e propriedades psicométricas testadas em português (Moya et al., 2005).

Vale ainda ressaltar que todas as entrevistas clínicas padronizadas disponíveis em português (EDE, SCID, K-SADS e DAWBA) sugerem diagnósticos baseados no DSM-IV. Outras entrevistas clínicas padronizadas, não disponíveis em português, estão resumidamente apresentadas na Tabela 1.

TABELA 1 – Entrevistas clínicas padronizadas para diagnóstico de transtornos alimentares (TA) sem versões adaptadas para o Brasil

Entrevista	Referências	Transtornos alimentares avaliados	População-alvo
CEDRI	Fairburn et al., 1990	Diagnóstico de AN e BN	Adultos
Sessão de TA do CIDI	Witchenet et al., 1991	Diagnóstico de AN e BN	Adultos
Sessão de TA do NIMH DISC-IV	Souza et al., 2009	Diagnóstico de AN e BN	Crianças
ChEDE	Bryant-Waugh et al., 1996; Watkins et al., 2005	Diagnóstico de AN, BN e outras questões alimentares	Crianças e adolescentes
Sessão de TA do CAPA	Angold et al., 1995; Angold e Costello, 2000	Diagnóstico de AN, BN e outras questões alimentares	Crianças e adolescentes
Sessão de TA da DICA	Herjanic e Reich, 1982; Reich, 2000	Diagnóstico de AN e BN	Crianças e adolescentes
Sessão de TA do ChIPS	Fisher et al., 1993; Shaffer et al., 2000	Diagnóstico de AN e BN	Crianças e Adolescentes

AN = anorexia nervosa; BN = bulimia nervosa; CAPA = *Child and Adolescent Psychiatric Assessment*; CEDRI = *Clinical Eating Disorder Rating Instrument*; ChEDE = *Child Eating Disorder Examination*; CIDI = *Composite International Diagnostic Interview*; ChIPS = *Childrens Interview for Psychiatric Syndromes*; DICA = *Diagnostic Interview for Child and Adolescent*; NIMH DISC-IV = *National Institute of Mental Health Diagnostic Interview Schedule for Children Version IV*.

INSTRUMENTOS PARA AVALIAÇÃO DE COMPORTAMENTO DE RISCO PARA TRANSTORNOS ALIMENTARES

Atualmente existem oito instrumentos para avaliação de comportamento de risco para TA disponíveis em português, sendo que três deles podem ser utilizados para avaliação de comportamento de risco para TA de maneira geral - *Eating Disorder Examination Questionnaire* (EDE-Q), *Eating Attitudes Test* (EAT) e Questionário de Hay; dois que podem ser utilizados para avaliação de comportamento de risco de bulimia nervosa - *Bulimic Investigatory Test, Edinburgh* (BITE) e *Questionnaire on Eating and Weight Patterns* (QEWP-R); dois que podem ser utilizados para avaliação de comportamento de risco de transtorno da compulsão alimentar - QEWP-R e *Binge Eating Scale* (BES); e um para avaliação de transtorno evitativo-restritivo (FNS). Discorreremos sobre eles na sequência.

Eating Disorder Examination Questionnaire (EDE-Q)

O EDE-Q, ou Questionário de Exame de Transtornos Alimentares (Fairburn e Beglin, 1994), foi desenvolvido baseado na entrevista *Eating Disorder Examination* (Cooper; Fairburn, 1987) e está entre os instrumentos mais utilizados em todo o mundo para rastrear adultos e adolescentes em risco de desenvolver TA. É dividido em quatro subescalas - restrição alimentar, preocupação alimentar, preocupação com a forma corporal e preocupação com o peso - e apresenta boas propriedades psicométricas. Tem validação para o português de Portugal (Machado et al., 2014), foi utilizado em estudo conduzido no Brasil - mesmo sem adaptação transcultural (Soares et al., 2009) - e está em processo de adaptação atualmente[1].

Eating Attitudes Test (EAT)

O EAT, ou Teste de Atitudes Alimentares, foi desenvolvido para medir e acompanhar sintomas de pacientes adultos e adolescentes com TA. Em estu-

1 LOPES, MAP. Avaliação da saúde óssea em pacientes com anorexia nervosa e bulimia nervosa. [Doutorado Direto]. Em andamento. Faculdade de Saúde Pública da Universidade de São Paulo, São Paulo.

dos populacionais é um dos instrumentos mais utilizados em todo o mundo para identificar indivíduos com preocupações anormais com alimentação e peso, indicando risco de TA (Garner; Garfinkel, 1979; Garner et al., 1983). A primeira versão criada era composta por 40 itens, sendo posteriormente revista e publicadas versões mais reduzidas com 26 e com 12 itens. A versão com 26 itens (EAT-26) foi inicialmente traduzida (Nunes et al., 1994) e depois validada para o português com adolescentes (Bighetti et al., 2004). A partir do EAT-26, uma versão denominada *Children's Version of Eating Attitudes Test* (ChEAT) foi desenvolvida para crianças e adolescentes por Maloney et al. (1988) e adaptada para o português por Barillari et al. (2011).

Embora amplamente utilizado, com traduções para inúmeras línguas, sendo provavelmente o mais usado de todos os instrumentos de autopreenchimento na área dos TA, incluindo no Brasil (Leal et al., 2013), o que possibilita comparações entre grupos populacionais e países, o EAT tem várias limitações. Primeiro, embora em seu desenvolvimento os autores tenham pensado na avaliação de comportamentos de anorexia nervosa (AN), as questões do instrumento não focam nos aspectos de critério diagnóstico da AN, nem mesmo em versões anteriores do DSM.

Além disso, a primeira tradução brasileira – amplamente aplicada – não tratou de adaptação transcultural e algumas propriedades psicométricas foram avaliadas apenas em 2005 (Nunes et al., 2005), chegando-se à conclusão de que a escala apresentou baixos coeficientes de sensibilidade e especificidade e estabilidade temporal pobre. Também uma publicação de Garfinkel e Newman (2001) atesta que o EAT tem muito baixo valor preditivo positivo.

Algumas mudanças no cenário nutricional ao longo das últimas décadas fizeram com que algumas questões perdessem a relevância que tinham no momento do desenvolvimento do instrumento, como em "costumo comer alimentos dietéticos" – hábito corriqueiro nos dias atuais, que não pode ser considerado exatamente indicativo de um comportamento de risco de TA. Também a resposta a "corto os meus alimentos em pequenos pedaços" é de difícil interpretação no contexto de comportamentos de risco.

Além disso, durante o processo de tradução e adaptação transcultural, alguns itens do instrumento foram modificados, alterando seu significado, como em *"I worry about the amount of calories in the food I eat"*, que em uma das versões em português foi traduzido como *"sei quantas calorias têm os alimentos que como"* e na outra versão como *"presto atenção na quantidade de calorias dos alimentos que eu como"* – nenhuma das duas trazendo fielmente o sentido do item original. Prestar atenção é até recomendado em orientações nutricionais tradicionais (ler rótulos), como possível estratégia educativa.

Esses fatores podem levar a resultados de frequência de resposta positiva muito elevados (Alvarenga et al., 2011). Ressalta-se ainda que alguns cuidados na interpretação dos resultados são necessários, uma vez que os resultados do EAT não indicam a "presença de AN" e não representam "frequência de TA". Como em qualquer um dos outros instrumentos para avaliação de comportamento de risco para TA, os resultados podem indicar apenas comportamento de risco para TA.

Questionário de Hay

O questionário para avaliação de comportamento de risco para TA de Hay (Hay, 1998) é composto por apenas quatro itens específicos em relação aos sintomas típicos dos transtornos alimentares em adolescentes e adultos. Eles foram adaptados para o português com boa confiabilidade e foram utilizados na avaliação de comportamento de risco para TA entre adolescentes cariocas de baixo nível socioeconômico (Ferreira; Veiga, 2008); em estudo sobre comportamento de risco para TA entre adolescentes paulistas (Leal, 2012); e em estudo sobre comportamento de risco para TA entre adolescentes grávidas (Oliboni; Alvarenga, 2015).

Por ser um teste curto e direto, que foca especificamente nos sintomas de TA (restrição, compulsão e purgação), o Questionário de Hay é bastante recomendado, especialmente quando a avaliação de comportamento de risco para TA é mais uma entre outras variáveis.

Bulimic Investigatory Test, Edinburgh (BITE)

O BITE, ou Teste de Avaliação Bulímica de Edinburgh, é composto por 33 itens e foi desenvolvido para o rastreamento e avaliação da gravidade da bulimia nervosa (BN) em adultos (Henderson; Freeman,

1987). Também foi considerado adequado para rastreamento de compulsão alimentar em indivíduos obesos (Ricca et al., 2000). O teste original apresenta propriedades psicométricas adequadas; há uma versão apenas traduzida em português (Cordás; Hochgraf, 1993), e uma versão com adaptação transcultural e validação para uso em adolescentes também em português (Ximenes et al., 2011).

O BITE está entre os instrumentos mais utilizados em estudos nacionais com adolescentes (Leal et al., 2013), como por Vilela et al. (2004) e Vale et al. (2011) para investigar sintomas de TA em crianças e adolescentes do sexo feminino, ou por Souza-Kaneshima (2008) para investigar sintomas de TA em adolescentes de ambos os sexos. O instrumento também vem sendo utilizado em outras populações, como Cenci et al. (2009), para estimar a prevalência de comportamento de BN e os fatores associados em universitárias ingressantes, e por Philippi et al. (2013) para avaliar a frequência de comportamentos de risco para TA em pacientes com diabetes do tipo 1.

Questionnaire on Eating and Weight Patterns (QEWP-R)

O QEWP-R, ou Questionário sobre Padrões de Alimentação e Peso, foi desenvolvido nos Estados Unidos, é composto por 28 itens e é indicado para o rastreamento de compulsão alimentar em adultos na população geral e para distinguir bulimia nervosa purgativa de não purgativa (Spitzer et al., 1992) – classificação não mais existente no DSM-5. Dessa forma, uma revisão do instrumento foi feita com o intuito de contemplar as modificações propostas pelo DSM-5 (Yanovski et al., 2015).

O instrumento em seu formato original apresenta uma versão em português com adequadas propriedades psicométricas (Morgan et al., 1998) e posterior validação para rastreamento do transtorno da compulsão alimentar (TCA) em mulheres adultas (Borges et al., 2005).

O QEWP-R foi utilizado em alguns estudos nacionais, como por Costa (2014), para avaliar comportamento de risco para TCA em pacientes candidatos à cirurgia bariátrica; e por Cavalcanti et al. (2011), para investigar comportamento de risco para TCA em universitárias do curso de Enfermagem.

O instrumento também foi utilizado em avaliações com adolescentes, como por Pivetta e Gonçalves-Silva (2010), para investigar frequência de compulsão alimentar e fatores associados em adolescentes de ambos os sexos; e por Rocha (2010), para investigar compulsão alimentar e possíveis associações com depressão e distúrbios do sono em estudantes do ensino médio e de cursos pré-vestibulares. Apesar disso, uma versão do QEWP-R foi adaptada especificamente para adolescentes (Johnson et al., 1999) e se encontra disponível em português adaptada e validada (Siqueira et al., 2015).

Binge Eating Scale (BES)

A BES, ou Escala de Compulsão Alimentar, é composta por 16 itens e foi desenvolvida nos Estados Unidos para avaliar a gravidade da compulsão alimentar em indivíduos obesos adultos (Gormally et al., 1982). Apresenta uma versão em português com adequadas propriedades psicométricas (Freitas et al., 2001).

A BES também tem sido utilizada em estudos nacionais, como por Alvarenga et al. (2014), que a usaram em um estudo de comparação de atitudes alimentares entre indivíduos com TA e com obesidade, para excluir entre os pacientes com obesidade aqueles que pudessem apresentar comportamento de risco para TA.

Com a expansão das cirurgias bariátricas no Brasil e no mundo, seu uso pode ser útil também para investigar indivíduos com comportamento de risco para TA entre aqueles que buscam laudo para cirurgia bariátrica (Novelle; Alvarenga, 2016).

Food Neophobia Scale (FNS)

A FNS, ou Escala de Neofobia Alimentar, foi desenvolvida para avaliar neofobia alimentar, definida como uma relutância em comer e/ou evitar novos alimentos (Pliner; Hobden, 1992) e tem sido utilizada para avaliação de transtorno evitativo restritivo[2]. É composta por 10 itens e foi inicialmen-

2 Para mais detalhes sobre transtorno evitativo restritivo, consultar Capítulo 2.

te validada em amostra de estudantes universitários do Canadá. As propriedades psicométricas da FNS têm sido adequadamente sustentadas em diferentes contextos e países. A versão adaptada no Brasil apresentou valor de consistência interna satisfatório (Previato; Herman Behrens, 2015).

The Three Factor Eating Questionnaire (TFEQ)

O TFEQ, ou Questionário Alimentar de Três Fatores, avalia comportamentos de restrição cognitiva, alimentação emocional e descontrole alimentar por meio de três subescalas (Stunkard; Messick, 1985). A subescala "restrição cognitiva" afere a proibição alimentar para influenciar o peso ou a forma corporal; a subescala "alimentação emocional" mede a propensão para comer exageradamente em resposta a estados emocionais negativos; e a subescala "descontrole alimentar" verifica a tendência a perder o controle alimentar na presença da fome ou estímulos externos. Sua versão original era composta por 51 itens (Stunkard; Messick, 1985) e, posteriormente, versões reduzidas foram propostas com 18 itens (Karlsson et al., 2000) e 21 itens (Tholin et al., 2005).

Encontram-se disponíveis em português uma versão reduzida com 21 itens traduzida (Natacci; Ferreira Júnior, 2011) e duas versões adaptadas transculturalmente, sendo uma delas completa, como na versão original, e outra com 18 itens (Santana, 2016).

Outros instrumentos estão disponíveis na literatura – sem adaptação/validação para o português – e estão resumidamente apresentados na Tabela 2.

TABELA 2 – Instrumentos para avaliação de comportamento de risco para transtornos alimentares sem versões adaptadas para o Brasil

Instrumento	Referências	Aspectos avaliados	Público-alvo
Adolescent BES	Chamay-Weber et al., 2017	Comportamento de risco de BN (e TCA)	Adolescentes
ISED	Favaro e Santonastaso, 2000	Comportamento de risco de AN e BN (e TCA)	Adolescentes
DEBQ*	van Strien et al., 1986	Comportamento de risco de AN	Adolescentes

(continua)

TABELA 2 – Instrumentos para avaliação de comportamento de risco para transtornos alimentares sem versões adaptadas para o Brasil *(continuação)*

Instrumento	Referências	Aspectos avaliados	Público-alvo
BEDA-Q	Martinsen et al., 2014	Comportamento de risco de TA entre atletas de elite do sexo feminino	Adolescentes
ABOS	Vandereycken, 1992	Comportamento de risco de AN	Adolescentes e adultos
LOCES	Latner et al., 2014	Perda de controle alimentar em população clínica e não clínica	Adolescentes e adultos
SCOFF	Luck et al., 2002	Comportamento de risco de AN e BN (e TCA)	Adultos
EDI	Garner et al., 1983	Comportamento de risco de AN e BN (e TCA)	Adultos
EDI-2	Garner, 1991	Comportamento de risco de AN e BN (e TCA)	Adultos
BULIT	Smith e Thelen, 1984	Comportamento de risco de BN (e TCA)	Adultos
RAB	Clinton e Norring, 1999	Comportamento de risco de AN e BN (e TCA)	Adultos
ANIS	Fitcher e Kesser, 1980	Comportamento de risco de AN	Adultos
BSQ	Hawkins e Clement, 1980	Comportamento de risco de BN (e TCA)	Adultos
CBCAR	Unikel-Santoncini et al., 2004	Comportamento de risco de AN e BN (e TCA)	Adultos
EDRSQ	Pinto et al., 2006	Autoeficácia para se recuperar de um transtorno alimentar	Adolescentes e adultos
NEQ	Allison et al., 2008	Severidade da síndrome do comer noturno	Adultos
CHEDS	Spangler, 2010	Mudança nos sintomas de transtornos alimentares durante o tratamento	Adultos

(continua)

TABELA 2 – Instrumentos para avaliação de comportamento de risco para transtornos alimentares sem versões adaptadas para o Brasil *(continuação)*

Instrumento	Referências	Aspectos avaliados	Público-alvo
EPSI	Forbush et al., 2013	Sintomas de transtornos alimentares	Adultos
ELOCS	Blomquist et al., 2014	Perda de controle alimentar em obesos com TCA	Adultos
EDBQ	Bergin e Wade, 2014	Cognições sobre alimentação, peso e corpo em indivíduos com sintomas bulímicos	Adultos
YBOCS-BE	Deal et al., 2015	Obsessividade de pensamento e comportamento de compulsão alimentar	Adultos
FCQ-ED	Fiorillo et al., 2015	Estratégias de enfrentamento de familiares de pacientes com TA	Adultos
SEEDS	Powers et al., 2016	Comportamento de risco de TA em diabéticos do tipo 1	Adultos

* DEBQ: foi usado por Almeida et al. (2001) mesmo sem adaptação transcultural. ABOS = *Anoretic Behaviour Observation Scale*; AN = anorexia nervosa; ANIS = *Anorexia Nervosa Inventory for Self-Rating*; BEDA-Q = *Brief Eating Disorder in Athletes Questionnaire*; BN = bulimia nervosa; BSQ = *Binge Scale Questionnaire*; BULIT = *Bulimia Test*; CBCAR = *The Brief Questionnaire for Disordered Eating Behaviors*; CHEDS = *Change in Eating Disorder Symptoms Scale*; DEBQ = *Dutch Eating Behaviour Questionnaire*; EDBQ = *Eating Disorder Belief Questionnaire*; EDI = *Eating Disorder Inventory*; EDI-2 = *Eating Disorder Inventory – 2*; EDRSQ = *Eating Disorder Recovery Self-Efficacy Questionnaire*; ELOCS = *Eating Loss of Control Scale*; EPSI = *Eating Pathology Symptoms Inventory*; FCQ-ED = *Family Coping Questionnaire for Eating Disorders*; ISED = *Inventory for the Screening of Eating Disorders*; LOCES = *Loss of Control over Eating Scale*; NEQ = *Night Eating Questionnaire*; RAB = *Rating of Anorexia and Bulimia*; SCOFF = *Sick, Control, One, Fat, Food Questionnaire*; SEEDS = *Screen for Early Eating Disorder Signs*; TCA = transtorno da compulsão alimentar; YBOCS-BE = *Yale-Brown Obsessive Compulsive Scale Modified for Binge Eating.*

INSTRUMENTOS PARA AVALIAÇÃO DE ASPECTOS DO COMPORTAMENTO ALIMENTAR E OUTRAS PRÁTICAS ALIMENTARES

Um comportamento alimentar transtornado é característica central nos TA (Walsh, 2011). Por isso, avaliar o comportamento alimentar de indivíduos com transtornos alimentares ou comportamentos de risco – mas também da população em geral – é basilar.

É importante ficar claro que o comportamento alimentar não corresponde a consumo alimentar – componente das práticas alimentares mais abundantemente estudado. Por comportamento alimentar consideramos a definição: "ações em relação ao ato de se alimentar, como, quando e de que forma comemos", que se diferencia de consumo alimentar, apesar deste último também ser uma ação. O consumo alimentar corresponde ao meio como os nutrientes são recebidos e processados pelo sistema biológico, enquanto o comportamento alimentar considera o pré-consumo envolvendo os aspectos culturais, sociais e de experiências com o alimento (Alvarenga; Koritar, 2015).

Outras práticas alimentares também precisam ser definidas antes de se pensar em qual instrumento se quer utilizar e para avaliar o quê. Por isso, destacamos ainda, resumidamente, as definições de *atitudes alimentares* que envolvem o comportamento alimentar (ação), mas também as crenças, pensamentos, sentimentos e relacionamento com os alimentos; motivação alimentar, que é a causa que impulsiona a ação de escolher um alimento; *escolha alimentar*: ato dinâmico que determina o consumo alimentar; e *hábitos alimentares*, que são os comportamentos aprendidos e repetidos de forma automática (Alvarenga; Koritar, 2015; Moraes, 2017).

Uma vez definida, com base em conceitos precisos, qual prática alimentar se quer avaliar, o pesquisador precisa então selecionar o instrumento que se propõe a medir esse construto no público específico de interesse, e que apresente boas evidências de validade e confiabilidade.

Crianças e adolescentes

O desenvolvimento do comportamento alimentar é complexo e envolve a interação de influências biológicas e ambientais (Bjørklund et al., 2018). Na infância e adolescência, vários aspectos do comportamento alimentar têm sido identificados sob determinantes como as crenças, pensamentos, características sociodemográficas e de estilo de vida do indivíduo. Mas nessas duas fases são particularmente importantes, em relação ao comportamento alimentar, a influência (e controle) dos pais, influência de pares e o comer mais em resposta a estímulos externos (Birch et al., 2001; Bjørklund et al., 2018).

Avaliar o comportamento alimentar na infância e adolescência é importante ao se considerar que os TA afetam principalmente indivíduos mais jovens e que é nessa fase que os comportamentos se formam (Erskine et al., 2016). No entanto, independentemente da presença de TA, o comportamento alimentar é central para a saúde e o desenvolvimento físico de crianças e adolescentes, sendo que os comportamentos desenvolvidos nessas fases, adequados ou não, poderão ser aqueles que persistirão até a vida adulta (Croll et al., 2001).

A seguir descrevemos os principais instrumentos utilizados para avaliar o comportamento alimentar de crianças e adolescentes com adaptação/validação para o português.

Child Feeding Questionnaire (CFQ)

O CFQ, ou Questionário de Alimentação da Criança, avalia as percepções e preocupações dos pais em relação a propensão à obesidade em crianças, além da responsabilidade percebida pela ingestão alimentar da criança por meio de três domínios: restrição; pressão para comer; e monitoramento (Birch et al., 2001). Ele é aplicado em pais de crianças de 2 a 11 anos e tem 31 itens.

O CFQ foi desenvolvido nos Estados Unidos e tem sido amplamente utilizado, mas alguns estudos psicométricos têm revelado inconsistência nos valores de consistência interna e validade. Ele é um questionário aplicável em estudos do comportamento dos pais em relação à alimentação dos filhos. A versão brasileira apresenta índices de validade de conteúdo, confiabilidade teste-reteste e consistência interna adequados (Lorenzato et al., 2017) e foi utilizado por Jellmayer et al. (2017) na avaliação da percepção materna em estudo nacional.

Children's Eating Behavior Questionnaire (CEBQ)

O CEBQ, ou Questionário do Comportamento Alimentar Infantil, é um questionário de relato dos pais para avaliar o comportamento alimentar de crianças a partir de oito domínios: resposta a estímulos alimentares internos e externos; prazer em comer; comer demais emocional; desejo por consumo de líquidos; resposta à saciedade; lentidão na alimentação; comer de menos emocional; e seletividade alimentar

(Wardle et al., 2001). Ele é aplicado em pais de crianças de 2 a 7 anos e tem 35 itens.

O CEBQ é respondido em escala do tipo Likert de 5 pontos e tem sido amplamente utilizado para avaliar comportamento alimentar infantil. Foi originalmente validado no Reino Unido e suas propriedades psicométricas têm sido adequadamente sustentadas em diferentes contextos e países. Um estudo brasileiro foi encontrado usando o CEBQ (Passos et al., 2015), mas com a versão validada para o português de Portugal. Posteriormente foi utilizado na tese de doutorado de Siqueira (2017), com adaptação transcultural e determinação das características psicométricas realizadas nesse mesmo estudo.

Parent Mealtime Action Scale (PMAS)

A PMAS, ou Escala de Comportamento dos Pais durante a Refeição, avalia os comportamentos dos pais durante as refeições de uma forma ampla com nove domínios: disponibilidade diária de frutas e hortaliças; persuasão positiva; limites para guloseimas; uso de recompensa; insistência para comer; modelo de consumo de guloseimas; refeições especiais; redução de gordura; e muitas opções alimentares. É uma escala aplicada em pais de crianças em idade escolar (Hendy et al., 2009, 2016) e tem 31 itens.

A PMAS tem a versão original de 2009 e uma versão revisada (PMAS-R) de 2016 que apresentou valores de consistência interna e confiabilidade teste-reteste mais satisfatórios. O instrumento pode ser útil para explicar variação na dieta e no peso das crianças. No Brasil, há uma validação preliminar da PMAS de 2009 com avaliação da estrutura fatorial, análise de consistência interna e de reprodutibilidade (Petty et al., 2013). Ela foi utilizada em trabalho nacional de avaliação da percepção materna dos hábitos dos filhos (Jellmayer et al., 2017), e em trabalho de doutorado que comparou comportamentos de crianças obesas, eutróficas e com dificuldades alimentares (Siqueira, 2017).

Outros instrumentos que também foram desenvolvidos para avaliar comportamento alimentar de crianças e adolescentes, mas que ainda não apresentam versões adaptadas e/ou validadas no Brasil, podem ser vistos na Tabela 3.

TABELA 3 – Instrumentos para avaliação de aspectos do comportamento alimentar em crianças e adolescentes sem versões adaptadas no Brasil

Instrumento	Referências	Aspectos avaliados	Público-alvo
FSQ	Loewen e Pliner, 2000	Avalia neofobia alimentar	Crianças entre 7 e 12 anos
EAH-C	Tanofsky-Kraff et al., 2008	Avalia a frequência com que crianças e adolescentes comem quando não estão com fome	Crianças e adolescentes de 6 a 19 anos
EESQ	Rollins et al., 2011	Avalia o comer emocional	Crianças e adolescentes de 11 a 17 anos
Meals in our Household Questionnaire	Anderson et al., 2012	Avalia os ambientes das refeições familiares e comportamentos das crianças durante as refeições	Pais de crianças de 3 a 11 anos
K-PEMS	Boggiano et al., 2015	Avalia os principais motivos dos adolescentes para comerem alimentos saborosos	Adolescentes de 12 a 17 anos
FNTT	Damsbo--Svendsen et al., 2017	Avalia a neofobia alimentar em crianças e a vontade de experimentar novos alimentos	Crianças de 9 a 13 anos

EAH-C = *Eating in The Absence of Hunger Questionnaire*; EESQ = *Eating in Emotional Situations Questionnaire*; FNTT = *Food Neophobia Test Tool*; FSQ = *Food Situations Questionnaire*; K-PEMS = *Kids-Palatable Eating Motives Scale*.

Adultos

Na fase adulta, o comportamento alimentar e outras práticas alimentares, como a escolha alimentar, já podem ser hábitos que acompanham o indivíduo há bastante tempo, e por isso podem ser um desafio a mais para a mudança. Os comportamentos nessa fase influenciam o consumo alimentar por meio das escolhas sobre quando e onde comer, o tipo e a quantidade de alimento escolhido, incluindo as decisões sobre quando iniciar e parar de comer (French et al., 2012).

Para indivíduos adultos, há também uma série de instrumentos disponíveis para avaliar o comportamento e outras práticas alimentares.

Eles permitem a comparação de grupos, e a análise de relação do comportamento alimentar com outros construtos, como a imagem corporal e a influência da mídia, entre outros. E aqui, mais uma vez, é importante se apoiar corretamente nas definições para identificar com clareza qual ou quais aspectos alimentares se quer medir e o que o instrumento se propõe a avaliar.

A seguir descreveremos os principais instrumentos utilizados para avaliar o comportamento alimentar e outras práticas alimentares em adultos com adaptação/validação para o português.

Restraint Scale (RS)

A *Restraint Scale* avalia a restrição alimentar crônica considerando a preocupação com dieta e flutuações de peso (Herman; Mack, 1975). A escala tem 10 itens e é utilizada para avaliar restrição alimentar com satisfatórias evidências de confiabilidade e validade. No Brasil há uma versão adaptada para mulheres com e sem TA, apresentando boa validade discriminante e confiabilidade teste-reteste (Scagliusi et al., 2005).

No entanto, há uma crítica importante quanto ao fato de a escala avaliar restrição cognitiva e não a prática de restrição, uma confusão entre restrição e desinibição, inaplicabilidade para indivíduos obesos, dificuldades no preenchimento e problemas com a estrutura fatorial (Heatherton et al., 1988).

Food Choice Questionnaire (FCQ)

O FCQ, ou Questionário de Escolhas Alimentares, avalia a importância atribuída por indivíduos ao escolher alimentos de acordo com nove domínios: saúde; humor; conveniência; apelo sensorial; conteúdo natural; preço; controle de peso; familiaridade; e preocupação ética (Steptoe et al., 1995). É um instrumento de autopreenchimento respondido em escala do tipo Likert que apresenta 36 itens. Foi desenvolvido na Inglaterra e tem sido amplamente utilizado sob satisfatórias propriedades psicométricas para avaliar escolhas alimentares. A versão adaptada no Brasil apresentou valores satisfatórios de consistência interna para todas as subescalas (Heitor et al., 2015).

Nutrition Knowledge and Belief Questions (NKBQ)

A NKBQ, ou Escala de Conhecimento Nutricional, avalia o conhecimento nutricional considerando a relação entre dieta e doenças, o conteúdo de fibras e lipídios nos alimentos e a quantidade de porções de frutas e hortaliças que uma pessoa deve consumir (Harnack et al., 1997). Ela tem 12 itens e foi aplicada inicialmente em uma amostra de adultos dos Estados Unidos para avaliar a relação da prevenção de câncer e o conhecimento nutricional, apresentando adequados valores de consistência interna. Há uma versão que foi adaptada para o português do Brasil e aplicada em estudantes de Nutrição e mulheres com TA (Scagliusi et al., 2006). Foi utilizada também em estudo nacional que comparou conhecimento nutricional de vegetarianos e não vegetarianos (Freitas et al., 2006).

Food Cravings Questionnaire – State and Trait (FCQ-S; FCQ-T)

O FCQ, ou Questionário de *Craving* Alimentar (estado e traço), visa investigar *food cravings* (grande desejo ou fissura alimentar) a depender do estado psicológico em resposta a situações específicas (p. ex., eventos estressantes, depois de privação alimentar) e quando são tipicamente manifestados em qualquer indivíduo ou população específica, por exemplo, pacientes obesos (Cepeda-Benito et al., 2000).

A versão estado (FCQ-S) tem 15 itens e a versão traço (FCQ-T) tem 39 itens. O FCQ-S é dividido em cinco subescalas e o FCQ-T em nove. As versões originais em inglês do FCQ-S e FCQ-T apresentaram adequadas propriedades psicométricas e têm sido adaptadas em diferentes países. Tanto o FCQ-S quanto o FCQ-T apresentam versões brasileiras com bons índices de consistência interna e de análise confirmatória (Queiroz de Medeiros et al., 2016).

Health and Taste Attitude Scale (HTAS)

A HTAS, ou Escala de Atitudes com relação à Saúde e Sabor, avalia a importância dos aspectos de saúde e sabor dos alimentos de acordo com uma escala de atitudes em relação à saúde com três subescalas: interesse em saúde geral; interesse em produtos *light*; e interesse em produtos naturais – e uma escala de atitudes em relação ao sabor também com três subescalas: desejo por alimentos doces; uso da comida como recompensa;

e prazer (Roininen et al., 1999). A HTAS possui 38 itens com opções de respostas do tipo Likert; foi validada na Finlândia em uma amostra de adultos de ambos os sexos, apresentando boas propriedades psicométricas.

Há uma versão da Escala de Atitudes com relação à Saúde traduzida para a língua portuguesa com avaliação da equivalência de conceito e de escala (Soares et al., 2006) e uma versão adaptada da escala de atitudes em relação ao sabor com amostra de mulheres brasileiras, apresentando adequados valores para consistência interna, validade discriminante e corrente teste-reteste (Koritar et al., 2014). Essa versão foi utilizada em estudo que comparou mulheres jovens com diagnóstico de BN e mulheres jovens sem comportamento de risco para TA, concluindo que mulheres jovens de população não clínica fazem escolhas alimentares mais voltadas para o sabor e prazer em comer, enquanto mulheres com transtornos alimentares fazem suas escolhas mais voltadas para uma preocupação com o corpo (Koritar et al., 2017).

Disordered Eating Attitude Scale (DEAS)

A DEAS, ou Escala de Atitudes Alimentares Transtornadas, avalia atitudes alimentares – definidas como crenças, pensamentos, sentimentos e comportamentos relacionados à alimentação – inadequadas, a partir de cinco domínios: relação com a comida; preocupação com alimentação e com ganho de peso; comportamentos restritivos e compensatórios; sentimentos em relação à alimentação; e conceito de alimentação normal (Alvarenga et al., 2010). A DEAS é um instrumento de autopreenchimento respondido em escala do tipo Likert e que possui 25 itens. Foi desenvolvida e validada no Brasil para mulheres jovens apresentando adequada consistência interna, validade convergente e validade discriminante (Alvarenga et al., 2010a); e mostrou também propriedades psicométricas adequadas em amostra masculina (Alvarenga et al., 2013) e adolescente (Alvarenga et al., 2016). Tem versões validadas para mulheres jovens em inglês (Alvarenga et al., 2010c), espanhol (Alvarenga et al., 2010a) e japonês (Chisuwa et al., 2013).

A escala não tem pontos de corte, mas avaliação comparando seus escores com EAT-26 aponta possibilidade de uso para detecção de comportamento de risco de TA (Alvarenga et al., 2010b).

The Eating Motivation Survey (TEMS)

A TEMS avalia os fatores determinantes das motivações para comer de acordo com as seguintes dimensões: preferência; hábitos; necessidade e fome; saúde; conveniência; prazer; alimentação tradicional; questões naturais; socialização; preferência; preço; atração visual; controle de peso; controle de emoções; normas sociais; e imagem social (Renner et al., 2012). A TEMS é uma escala de autopreenchimento respondida com opções do tipo Likert que apresenta uma versão completa (78 itens) e uma versão breve (45 itens). Foi validada na Alemanha sob adequadas propriedades psicométricas e é uma escala que permite uma ampla avaliação das razões para comer e escolher determinados alimentos.

Há uma adaptação da versão breve da TEMS para uso em adultos no Brasil (Moraes; Alvarenga, 2017). Essa versão foi utilizada em estudo que comparou as motivações para comer entre duas cidades brasileiras de contextos socioeconômicos diferentes, para o qual se observou que em ambas as cidades as pessoas relataram serem mais motivadas a comer por conta da preferência, hábitos, necessidade e fome e saúde e menos pensando em controle de emoções, normas sociais e imagem social (Moraes, 2017).

The Intuitive Eating Scale (IES-2)

A IES-2, ou Escala do Comer Intuitivo, avalia o comer intuitivo, definido como a habilidade de se conectar, compreender e confiar nos sinais internos de fome, vontade e saciedade a partir de quatro domínios: permissão incondicional para comer; comer por necessidades fisiológicas e não emocionais; confiança nos sinais internos de fome e saciedade; e congruência de escolha corpo-comida (Tylka; Kroon van Diest, 2013).

A IES-2 é uma escala de autopreenchimento com 23 itens e respondida com opções do tipo Likert de 5 pontos. Foi validada originalmente nos Estados Unidos, em amostra de homens e mulheres, apresentando adequados valores de consistência interna, dos índices de análise fatorial confirmatória e confiabilidade teste-reteste. Há uma versão adaptada da escala para o Português do Brasil com adequados índices de validade discriminante e convergente, índices de análise confirmatória e consistência interna (da Silva et al., 2018).

Modified Yale Food Addiction Scale Version 2.0 (mYFAS 2.0)

A mYFAS 2.0, ou Escala de Adição Alimentar de Yale modificada, avalia *food addiction* baseada nos critérios do DSM-V para transtornos por uso de substâncias e, segundo os autores, no significado clínico dos sintomas (Schulte; Gearhardt, 2017). Ela tem 13 itens e vem sendo atualizada com frequência e validada em diversos países. A versão mYFAS 2.0 é a última atualização da *YFAS* (Gearhardt et al., 2009) e foi validada nos Estados Unidos com adequados valores de consistência interna, validade convergente e discriminante. No Brasil há uma versão da mYFAS 2.0 com adequadas propriedades psicométricas (Nunes-Neto et al., 2018).

É importante destacar que, conforme discutido amplamente no livro *Nutrição comportamental* (Alvarenga et al., 2019), não concordamos com o construto "vício em comida". Finlayson (2017) faz uma crítica importante à *Yale Food Addiction Scale*, chamando a atenção de que não é porque um instrumento foi desenvolvido que o construto existe e é claro. O autor destaca ainda que alguns profissionais de saúde estão usando o termo como metáfora para recaída, gatilhos, problemas de controle, *cravings* etc. – e endossando uma crença não científica. Vale pontuar também que não há qualquer consenso sobre possível relação entre *food addiction* e TA (Alvarenga et al., 2019).

Além dos instrumentos listados anteriormente, resumimos na Tabela 4 outros instrumentos que também foram desenvolvidos para avaliar comportamento alimentar e outras práticas alimentares de adultos, mas que ainda não apresentam versões adaptadas e/ou validadas no Brasil.

TABELA 4 – Instrumentos para avaliação de aspectos do comportamento alimentar e outras práticas alimentares em adultos sem versões adaptadas no Brasil

Instrumento	Referências	Aspectos avaliados
MFH	Lindeman et al., 2000	Avalia diferenças individuais na tendência a adotar crenças mágicas sobre saúde e alimentação
FLQ	Rozin et al., 1999, 2003	Avalia crenças e percepções sobre a alimentação
CHBS	Knäuper et al., 2004	Avalia crenças compensatórias de saúde

(continua)

TABELA 4 – Instrumentos para avaliação de aspectos do comportamento alimentar e outras práticas alimentares em adultos sem versões adaptadas no Brasil *(continuação)*

Instrumento	Referências	Aspectos avaliados
ECSI	Lohse et al., 2007; Stotts e Lohse, 2007	Avalia as competências alimentares definidas por Satter (2007), como a habilidade de ser positivo, confortável e flexível em comer alimentos nutritivos e que dão prazer
NEQ	Allison et al., 2008	Avalia a gravidade do comer noturno
PFS	Lowe et al., 2009	Avalia o impacto psicológico de ambientes abundantes em alimentos, medindo a fome hedônica
EMAQ	Nolan et al., 2010	Avalia a tendência para comer menos, igual ou mais em resposta a emoções primárias positivas e negativas
FPQ	Tapper e Pothos, 2010	Avalia a frequência de pensamentos sobre a comida e se esses pensamentos estão associados a alguma emoção positiva, negativa ou neutra
Diet-CHBS	Poelman et al., 2013	Avalia crenças de compensação relacionadas à dieta
HEWSE	Wilson-Barlow et al., 2014	Avalia a crença das pessoas na sua capacidade de obter e manter um padrão saudável de alimentação e peso
AEBQ	Hunot et al., 2016	Avalia o comportamento alimentar de acordo com: fome; resposta a estímulos alimentares; excesso de comer emocional; apreciação da comida; resposta à saciedade; *under-eating* emocional; lentidão para comer; e seletividade alimentar
PES	Sproesser et al., 2018	Avalia uma relação positiva com a alimentação

AEBQ = *Adult Eating Behavior Questionnaire*; CHBS = *Compensatory Health Beliefs Scale*; Diet-CHBS = *Diet-Related Compensatory Health Beliefs Scale*; ECSI = *ecSatter Inventory*; EMAQ = *Emotional Appetite Questionnaire*; FLQ = *Food-Life Questionnaire*; FPQ = *Food Preoccupation Questionnaire*; HEWSE = *Healthy Eating And Weight Self-Efficacy*; MFH = *Magical Beliefs about Food and Health Scale*; NEQ = *The Night Eating Questionnaire*; PFS = *Power of Food Scale*; PES = *The Positive Eating Scale*.

CONCLUSÃO

O uso de instrumentos de avaliação do comportamento alimentar e de risco para TA pode ser de grande importância para o reconhecimento de indivíduos ou grupos populacionais que apresentem risco para TA, comportamentos ou práticas alimentares transtornadas, para auxílio na prática clínica (e avaliação de resultados de intervenções) e para o desenvolvimento de intervenções nutricionais com populações específicas.

Um primeiro passo para garantir que as intervenções nutricionais sejam bem-sucedidas, quer sejam elas individuais ou em grupo, é definir de antemão o construto que se deseja avaliar e encontrar instrumentos que sejam adequados para a avaliação desse construto nessa população – que tenham tido suas propriedades psicométricas testadas.

Diversos instrumentos de avaliação do comportamento alimentar e de risco para TA desenvolvidos em outras línguas e culturas encontram-se disponíveis em português e adaptados à cultura brasileira, possibilitando a comparação com outras populações ao redor do mundo. Entretanto, a ciência brasileira pode se beneficiar da adaptação transcultural e avaliação de propriedades psicométricas de muitos outros instrumentos disponíveis internacionalmente, indicados neste capítulo.

REFERÊNCIAS BIBLIOGRÁFICAS

ALLISON, K.C.; LUNDGREN, J.D.; O'REARDON, J.P.; MARTINO, N.S.; SARWER, D.B.; WADDEN, T.A. et al. The Night Eating Questionnaire (NEQ): psychometric properties of a measure of severity of the Night Eating Syndrome. *Eat Behav*, v.9, p.62-72, 2008.

ALMEIDA, G.A.N.; LOUREIRO, S.R.; SANTOS, J.E. Obesidade mórbida em mulheres – Estilos alimentares e qualidade de vida. *Arch Latinoam Nutr*, v.51, p.359-65, 2001.

ALVARENGA, M.; FIGUEIREDO, M.; POLACOW, V. Consequências da restrição para o comportamento alimentar. In: ALVARENGA, M.; FIGUEIREDO, M.; TIMERMAN, F. *Nutrição comportamental*. 2. ed. Barueri: Manole, 2019. p. 73-113.

ALVARENGA, M.; FRANCISCH, R.; FONTES, F.; SCAGLIUSI, F.; PHILIPPI, S. Adaptación y validación al Espanol del Disordered Eating Attitude Scale (DEAS). *Perspectivas en Nutricion Humana*, v.12, p.11-23, 2010a.

ALVARENGA, M.; SCAGLIUSI, F.; PHILIPPI, S. Eating attitudes of female brazilian university students with eating disorder risk behavior. *J Behavior, Health & Social Issues*, v.2, p.47-54, 2010b.

ALVARENGA, M.D.S.; KORITAR, P. Atitude e comportamento alimentar – determinantes de escolhas e consumo. In: ALVARENGA, M.; FIGUEIREDO, M.; TIMERMAN, F. *Nutrição comportamental*. 1. ed. Barueri: Manole, 2015. p. 23-50.

ALVARENGA, M.S.; CARVALHO, P.H.B.; PHILIPPI, S.T.; SCAGLIUSI, F.B. Psychometric properties of the Disordered Eating Attitude Scale for adult men. *J Bras Psiquiatr*, v.62, p.253-60, 2013.

ALVARENGA, M.S.; KORITAR, P.; PINZON, V.D.; FIGUEIREDO, M.; FLEITLICH-BILYK, B.; PHILIPPI, S.T. et al. Validation of the Disordered Eating Attitude Scale for adolescents. *J Bras Psiquiatr*, v.65, p.36-43, 2016.

ALVARENGA, M.S.; KORITAR, P.; PISCIOLARO, F.; MANCINI, M.; CORDAS, T.A.; SCAGLIUSI, F.B. Eating attitudes of anorexia nervosa, bulimia nervosa, binge eating disorder and obesity without eating disorder female patients: differences and similarities. *Physiol Behav*, v.131, p.99-104, 2014.

ALVARENGA, M.S.; PEREIRA, R.F.; SCAGLIUSI, F.B.; PHILIPPI, S.T.; ESTIMA, C.C.P.; CROLL, J. Psychometric evaluation of the Disordered Eating Attitude Scale (DEAS). English version. *Appetite*, v.55, p.374-6, 2010c.

ALVARENGA, M.S.; SCAGLIUSI, F.B.; PHILIPPI, S.T. Comportamento de risco para transtorno alimentar em universitárias brasileiras. *Rev Psiquiatr Clín*, v.38, p.3-7, 2011.

ANDERSON, S.E.; MUST, A.; CURTIN, C.; BANDINI, L.G. Meals in our household: reliability and initial validation of a questionnaire to assess child mealtime behaviors and family mealtime environments. *J Acad Nutr Diet*, v.112, p.276-84, 2012.

ANGOLD, A.; COSTELLO, E.J. The child and adolescent psychiatric assessment (CAPA). *J Am Acad Child Adolesc Psychiatry*, v.39, p.39-48, 2000.

ANGOLD, A.; PRENDERGAST, M.; COX, A.; HARRINGTON, R.; SIMONOFF, E.; RUTTER, M. The child and adolescent assessment (CAPA). *Psychol Med*, v.25, n.4, p.739-53, 1995.

[APA] AMERICAN PSYCHIATRIC ASSOCIATION. *Diagnostic and Statistical Manual of Mental Disorders* (DSM-V). 5. ed. Arlington: APPI, 2013.

BARILLARI, M.L.; TEIXEIRA, P.C.; HEARST, N.; KOTAIT, M.S.; CORDAS, T.A.; CONTI, M.A. Adaptação transcultural preliminar do Childrens Eating Attitude Test (Cheat) para o idioma português. *Rev Bras Saúde Matern Infantil*, v.11, p.437-44, 2011.

BEATON, D.E.; BOMBARDIER, C.; GUILLEMIN, F.; FERRAZ, M.B. Guidelines for the process of cross-cultural adaptation of self-report measures. *Spine*, v.25, p.3186-91, 2000.

BERGIN, J.; WADE, T.D. Psychometric properties of the eating disorder belief questionnaire. *Int J Eat Disord*, v.47, p.640-6, 2014.

BIGHETTI, F.; SANTOS, C.B.; SANTOS, J.E.; RIBEIRO, R.P.P. Tradução e validação do Eating Attitudes Test em adolescentes do sexo feminino de Ribeirão Preto-SP. *J Bras Psiquiatr*, v.53, p.339-46, 2004.

BIRCH, L.L.; FISHER, J.O.; GRIMM-THOMAS, K.; MARKEY, C.N.; SAWYER, R.; JOHNSON, S.L. Confirmatory factor analysis of the Child Feeding Questionnaire: a measure of parental attitudes, beliefs and practices about child feeding and obesity proneness. *Appetite*, v.36, p.201-10, 2001.

BJØRKLUND, O.; BELSKY, J.; WICHSTRØM, L.; STEINSBEKK, S. Predictors of eating behavior in middle childhood: A hybrid fixed effects model. *Dev Psychol*, v.54, p.1099-110, 2018.

BLOMQUIST, K.K.; ROBERTO, C.A.; BARNES, R.D.; WHITE, M.A.; MASHEB, R.M.; GRILLO, C.M. Development and validation of the eating loss of control scale. *Psychol Assess*, v.26, p.77-89, 2014.

BOGGIANO, M.M.; WENGER, L.E.; MRUG, S.; BURGESS, E.E.; MORGAN, P.R. The Kids-Palatable Eating Motives Scale: relation to BMI and binge eating traits. *Eat Behav*, v.17, p.69-73, 2015.

BORGES, M.B.F.; MORGAN, C.M.; CLAUDINO, A.M.; SILVEIRA, D.X. Validação da versão em português do Questionário sobre Padrões de Alimentação e Peso: revisado (QEWP-R) para o rastreamento do transtorno da compulsão alimentar periódica. *Rev Bras Psiquiatr*, v.27, p.319-22, 2005.

BRASIL, H.H.A. *Desenvolvimento da versão brasileira do K-SADS-PL (Schedule for Affective Disorders and Schizofrenia for School-Age Children present and lifetime version)*. São Paulo: Universidade Federal de São Paulo, 2003.

BRYANT-WAUGH, R.J.; COOPER, P.J.; TAYLOR, C.L.; LASK, B.D. The use of the eating disorder examination with children: a pilot study. *Int J Eat Disord*, v.19, p.391-7, 1996.

CENCI, M.; PERES, K.G.; VASCONCELOS, F.A.G. Prevalence of bulimic behavior and associated factors in undergraduate female students. *Rev Psiquiatr Clín*, v.36, p.83-8, 2009.

CEPEDA-BENITO, A.; GLEAVES, D.H.; WILLIAMS, T.L.; ERATH, S.A. The development and validation of the state and trait food-cravings questionnaires. *Behavior Therapy*, v.31, p.151-73, 2000.

CHAMAY-WEBER, C.; COMBESCURE, C.; LANZA, L.; CARRARD, I.; HALLER, D.M. Screening obese adolescents for binge eating disorder in primary care: The Adolescent Binge Eating Scale. *J Pediatr*, v.185, p.68-72, 2017.

CHISUWA, N.; SHIMAI, S.; HARUKI, T.; ALVARENGA, M. Development of the japanese version of the Disordered Eating Attitude Scale (DEAS). *School Health*, v.9, p.14-22, 2013.

CLINTON, D.; NORRING, C. The Rating of Anorexia and Bulimia (RAB) interview: development and preliminary validation. *Eur Eat Disorders Rev*, v.7, p.362-71, 1999.

COOPER, Z.; COOPER, P.J.; FAIRBURN, C.G. The validity of the Eating Disorder Examination and its subscales. *Br J Psychiatry*, v.154, p.807-12, 1989.

COOPER, Z.; FAIRBURN, C.G. The Eating Disorder Examination: a semi-structured interview for the assessment of the specific psychopathology of eating disorders. *Int J Eat Disord*, v.6, p.1-8, 1987.

CORDÁS, T.A.; HOCHGRAF, P.O. O "BITE": instrumento para avaliação da bulimia nervosa – versão para o português. *J Bras Psiquiatr*, v.42, p.141-4, 1993.

COSTA, F.S. *Aspectos psicológicos da cirurgia da obesidade: transtornos mentais, qualidade de vida e autoestima em pacientes candidatos*. 2014. (Tese de Doutorado) Faculdade de Medicina da Universidade Federal do Rio Grande do Sul, Porto Alegre.

CROLL, J.K.; NEUMARK-SZTAINER, D.; STORY, M. Healthy eating: what does it mean to adolescents? *J Nutr Educ*, v.33, p.193-8, 2001.

DA SILVA, W.R.; NEVES, A.N.; FERREIRA, L.; CAMPOS, J.A.D.B.; SWAMI, V. A psychometric investigation of Brazilian Portuguese versions of the Caregiver Eating Messages Scale and Intuitive Eating Scale-2. *Eat Weight Disord*, v.3, p.1-23, 2018.

DAMSBO-SVENDSEN, M.; FRØST, M.B.; OLSEN, A. Development of novel tools to measure food neophobia in children. *Appetite*, v.113, p.255-63, 2017.

DEAL, L.; WIRTH, R.J.; GASIOR, M.; HERMAN, B.K.; MCELROY, S.L. Validation of the Yale-Brown obsessive compulsive scale modified for binge eating. *Int J Eat Disord*, v.48, p.994-1004, 2015.

ERSKINE, H.E.; WHITEFORD, H.A.; PIKE, K.M. The global burden of eating disorders. *Curr Opin Psychiatry*, v.29, p.346-53, 2016.

FAIRBURN, C.G.; BEGLIN, S.J. Assessment of eating disorders: interview of self-report questionnaire? *Int J Eat Disord*, v.16, p.363-70, 1994.

FAIRBURN, C.G.; STEERE, J.; COOPER, P.J. Assesment of the specific psychopathology of bulimia nervosa. In: FICHTER, MM (Ed.). *Bulimia nervosa: basic research, diagnosis and therapy*. Chichester: John Wiley & Sons, 1990. p.37-56.

FAVARO, A.; SANTONASTASO, P. Construction and validation of a new screening questionnaire for eating disorders: the inventory screening questionnaire for eating disorders (ISED). *Epidemiol Psichiatr Soc*, v.9, p.26-35, 2000.

FERREIRA, J.E.S.; VEIGA, G.V. Eating disorder risk behavior in Brazilian adolescents from low socio-economic level. *Appetite*, v.51, p.249-55, 2008.

FINLAYSON, G. Food addiction and obesity: unnecessary medicalization of hedonic overeating. *Nat Rev Endocrinol*, v.13, p.493-8, 2017.

FIORILLO, A.; SAMPOGNA, G.; DEL VECCHIO, V.; LUCIANO, M.; MONTELEONE, A.M.; DI MASO, V. et al. Development and validation of the Family Coping Questionnaire for Eating Disorders. *Int J Eat Disord*, v.48, p.298-304, 2015.

FISHER, P.W.; SHAFFER, D.; PIACENTINI, J.C.; LAPKIN, J.; KAFANTARIS, V.; LEONARD, H. et al. Sensitivity of the Diagnostic Interview Schedule for Children, 2. edition (DISC-2.1) for specific diagnoses of children and adolescents. *J Am Acad Child* Adolesc Psychiatry, v.32, p.666-73, 1993.

FITCHER, M.M.; KESSER, W. The anorexia nervosa inventory fo self-rating (ANIS). *Arch Psychiatr Nervenkr*. v.228, p.67-89, 1980.

FORBUSH, K.T.; WILDES, J.E.; HUNT, T.K. Development and validation of the Eating Pathology Symptoms Inventory (EPSI). *Psychol Assess*, v.25, p.859-78, 2013.

FREITAS, E.; ALVARENGA, M.; SCAGLIUSI, F. Avaliação do conhecimento nutricional e frequência de ingestão de grupos alimentares em vegetarianos e não vegetarianos. *Rev Bras Nutr Clin*, v.21, p.267-72, 2006.

FREITAS, S.; LOPES, C.S.; COUTINHO, W.; APPOLINARIO, J.C. Tradução e adaptação para o português da escala de compulsão alimentar periódica. *Rev Bras Psiquiatr*, v.23, p.215-20, 2001.

FREITAS, S.R.; APPOLINÁRIO, J.C.; MORGAN, C.M. *Adaptação transcultural para o português da entrevista Eating Disorder Examination – Um instrumento diagnóstico para os transtornos alimentares*. Poster apresentado no VI Encontro Brasileiro de TA e Obesidade. São Paulo, 2005.

FRENCH, S.A.; EPSTEIN, L.H.; JEFFERY, R.W.; BLUNDELL, J.E.; WARDLE, J. Eating behavior dimensions. Associations with energy intake and body weight. A review. *Appetite*, v.59, p.541-9, 2012.

GARFINKEL, P.E.; NEWMAN, A. The eating attitudes test: twenty-five years later. *Eat Weight Disord*, v.6, p.1-24, 2001.

GARNER, D.M. *Eating Disorder Inventory* – professional manual. Odessa FL: Psychological Assessment Resources, 1991.

GARNER, D.M.; GARFINKEL, P.E. The Eating Attitudes Test: an index of the symptoms of anorexia nervosa. *Psychol Med*, v.9, p.273-9, 1979.

GARNER, D.M.; OLMSTEAD, M.P.; POLIVY, J. The development and validation of a multidimensional eating disorder inventory for anorexia and bulimia. *Int J Eat Disord*, v.2, p.15-34, 1983.

GEARHARDT, A.N.; CORBIN, W.R.; BROWNELL, K.D. Food addiction: an examination of the diagnostic criteria for dependence. *J Addict Med*, v.3, p.1-7, 2009.

GORMALLY, J.; BLACK, S.; DASTON, S.; RARDIN, D. The assessment of binge eating severity among obese persons. *Addict Behav*, v.7, p.47-55, 1982.

HARNACK, L.; BLOCK, G.; SUBAR, A.; LANE, S.; BRAND, R. Association of cancer prevention-related nutrition knowledge, beliefs, and attitudes to cancer prevention dietary behavior. *J Am Diet Assoc*, v.97, p.957-65, 1997.

HAWKINS, R.; CLEMENT, P.F. Development and construct validation of a self-report measure of binge eating tendencies. *Addictive Behaviors*, v.5, p.219-26, 1980.

HAY, P.H. Epidemiology of eating disorder behaviors: an Australian community – based survey. *J Eat Disord*, v.23, p.371-82, 1998.

HEATHERTON, T.F.; HERMAN, C.P.; POLIVY, J.; KING, G.A.; MCGREE, S.T. The (mis)measurement of restraint: an analysis of conceptual and psychometric issues. *J Abnorm Psychol*, v.97, p.19-28, 1988.

HEITOR, S.F.D.; ESTIMA, C.C.P.; NEVES, F.J.; AGUIAR, A.S.; CASTRO, S.S.; FERREIRA, J.E.S. [Translation and cultural adaptation of the questionnaire on the reason for food choices (Food Choice Questionnaire – FCQ) into Portuguese]. *Cien Saude Colet*, v.20, p.2339-46, 2015.

HENDERSON, M.; FREEMAN, C.P.L. A self-rating scale for bulimia: the BITE. *Br J Psychiatry*, v.150, p.18-24, 1987.

HENDY, H.M.; HARCLERODE, W.; WILLIAMS, K.E. The Parent Mealtime Action Scale revised (PMAS-R): Psychometric characteristics and associations with variables of clinical interest. *Appetite*, v.105, p.283-90, 2016.

HENDY, H.M.; WILLIAMS, K.E.; CAMISE, T.S.; ECKMAN, N.; HEDEMANN, A. The Parent Mealtime Action Scale (PMAS). Development and association with children's diet and weight. *Appetite*, v.52, p.328-39, 2009.

HERJANIC, B.; REICH, W. Development of a structured psychiatric interview for children: Agreement between child and parent on individual symptoms. *J Abnorm Child Psychol*, v.10, p.307-24, 1982.

HERMAN, C.P.; MACK, D. Restrained and unrestrained eating. *J Pers*, v.43, p.647-60, 1975.

HUNOT, C.; FILDES, A.; CROKER, H.; LLEWELLYN, C.H.; WARDLE, J.; BEEKEN, R.J. Appetitive traits and relationships with BMI in adults: Development of the Adult Eating Behaviour Questionnaire. *Appetite*, v.105, p.356-63, 2016.

JELLMAYER, K.; GANEN, A.P.; ALVARENGA, M. Influence of behavior and maternal perception on their children's eating and nutritional status. *Mundo Saúde (Impr)*, p.180-93, 2017.

JOHNSON, W.G.; GRIEVE, F.G.; ADAMS, C.D.; SANDY, J. Measuring binge eating in adolescents: adolescent and parent versions of the questionnaire of eating and weight patterns. *Int J Eat Disord*, v.26, p.301-14, 1999.

KARLSSON, J.; PERSSON, L.O.; SJOSTROM, L.; SULLIVAN, M. Psychometric properties and factor structure of the Three-Factor Eating Questionnaire (TFEQ) in obese men and women. Results from the Swedish Obese Subjects (SOS) study. *Int J Obes Relat Metab Disord*, v.24, p.1715-25, 2000.

KNÄUPER, B.; RABIAU, M.; COHEN, O.; PATRICIU, N. Compensatory health beliefs: scale development and psychometric properties. *Psychology & Health*, v.19, p.607-24, 2004.

KORITAR, P.; PHILIPPI, S.T.; ALVARENGA, M.S.; SANTOS, B. Cross-cultural adaptation and validation of the Health and Taste Attitude Scale (HTAS) in Portuguese. *Ciên Saúde Colet*, v.19, p.3573-82, 2014.

KORITAR, P.; PHILIPPI, S.T.; ALVARENGA, M. Attitudes toward health and taste of food among women with bulimia nervosa and women of a non-clinical sample. *Appetite*, v.113, p.172-7, 2017.

LATNER, J.D.; MOND, J.M.; KELLY, M.C.; HAYNES, S.N.; HAY, P.J. The loss of control over eating scale: development and psychometric evaluation. *Int J Eat Disord*, v.47, p.647-59, 2014.

LEAL, G.V.S. *Fatores associados ao comportamento de risco para transtornos alimentares em adolescentes na cidade de São Paulo.* 2012. (Tese de Doutorado) – Faculdade de Saúde Pública da USP, São Paulo.

LEAL, G.V.S.; PHILIPPI, S.T.; POLACOW, V.O.; CORDAS, T.A.; ALVARENGA M.S. O que é comportamento de risco para transtornos alimentares em adolescentes? *J Bras Psiquiatr*, v.62, p.62-75, 2013.

LINDEMAN, M., KESKIVAARA, P., ROSCHIER, M. Assessment of magical beliefs about food and health. *J Health Psychol*, v.5, p.195-209, 2000.

LOEWEN, R.; PLINER, P. The Food Situations Questionnaire: a measure of children's willingness to try novel foods in stimulating and non-stimulating situations. *Appetite*, v.35. p.239-50, 2000.

LOHSE, B.; SATTER, E.; HORACEK, T.; GEBRESELASSIE, T.; OAKLAND, M.J. Measuring eating competence: psychometric properties and validity of the ecSatter Inventory. *J Nutr Educ Behav*, v.39, p.S154-166, 2007.

LORENZATO, L.; CRUZ, I.S.M.; COSTA, T.M.B.; ALMEIDA, S.S. et al. Translation and cross-cultural adaptation of a brazilian version of the Child Feeding Questionnaire. *Paidea*, v.27, p.33-42, 2017.

LOWE, M.R.; BUTRYN, M.L.; DIDIE, E.R.; ANNUNZIATO, R.A.; THOMAS, J.G.; CRERAND, C.E. et al. The Power of Food Scale. A new measure of the psychological influence of the food environment. *Appetite*, v.53, p.114-8, 2009.

LUCK, A.J.; MORGAN, J.F.; REID, F.; O'BRIEN, A.; BRUNTON, J.; PRICE, C. et al. The SCOFF questionnaire and clinical interview for eating disorders in general practice: comparative study. *BMJ*, v.325, p.755-6, 2002.

MACHADO, P.P.; MARTINS, C.; VAZ, A.R.; CONCEIÇÃO, E.; BASTOS, A.P.; GONÇALVES, S. Eating disorder examination questionnaire: psychometric properties and norms for the Portuguese population. *Eur Eat Disord Rev*, v.22, p.448-53, 2014.

MALONEY, M.J.; MCGUIRE, J.B.; DANIELS, S.R. Reliability testing of a children's version of the Eating Attitude Test. *J Am Acad Child Adolesc Psychiatry*, v.27, p.542-3, 1988.

MARTINSEN, M.; HOLME, I.; PENSGAARD, A.M.; TORSTVEIT, M.K.; SUNDGOT-BORGEN, J. The development of the Brief Eating Disorder in Athletes Questionnaire. *Med Sci Sports Exerc*, v.46, p.1666-75, 2014.

MORAES, J.M.M. *Por que as pessoas comem o que comem? Comparação das motivações para comer entre dois contextos socioeconômicos díspares no Brasil* [Internet]. São Paulo: Faculdade de Saúde Pública, Universidade de São Paulo, 2017.

MORAES, J.M.M.; ALVARENGA, M.D.S. Cross-cultural adaptation and apparent and content validity of the short version of The Eating Motivation Survey (TEMS) in Brazilian Portuguese. *Cad Saude Publica*, v.33, e00010317, 2017.

MORGAN, C.M.; BORGES, M.B.F.; JORGE, M. Questionário sobre padrões de alimentação e peso – revisado: um instrumento para a avaliação do transtorno da compulsão alimentar periódica. *Rev ABP-APAL*, v.20, p.130-9, 1998.

MOYA, T.; FLEITLICH-BILYK, B.; GOODMAN, R.; NOGUEIRA, F.C.; FOCCHI, O.S.; NICOLETTI, M. et al. The Eating Disorders Section of the Development and Well-Being Assessment (DAWBA): development and validation. *Rev Bras Psiquiatr*, v.27, p.25-31, 2005.

NATACCI, L.C.; FERREIRA JÚNIOR, M. The three-factor eating questionnaire – R21: translation and administration to Brazilian women. *Rev Nutr*, v.24, p.383-94, 2011.

NOLAN, L.J.; HALPERIN, L.B.; GELIEBTER, A. Emotional Appetite Questionnaire. Construct validity and relationship with BMI. *Appetite*, v.54, p.314-9, 2010.

NOVELLE, J.M.; ALVARENGA, M.S. Cirurgia bariátrica e transtornos alimentares: uma revisão integrativa. *J Bras Psiquiatr*, v.65, p.262-85, 2016.

NUNES, M.A.; BAGATINI, L.; ABUCHAIM, A.L.; KUNZ, A.; RAMOS, D.; SILVA, J.A. et al. Considerações sobre o Teste de Atitudes Alimentares (EAT-26). *Rev ABP-APAL*, v.16, p.7-10, 1994.

NUNES, M.A.; CAMEY, S.; OLINTO, M.T.A.; MARI, J.J. The validity and 4-year test-retest reliability of the Brazilian version of the Eating Attitudes Test-26. *Braz J Med Biol Res*, v.38, p.1655-62, 2005.

NUNES-NETO, P.R.; KÖHLER, C.A.; SCHUCH, F.B.; QUEVEDO, J.; SOLMI, M.; MURRU, A. et al. Psychometric properties of the modified Yale Food Addiction Scale 2.0 in a large Brazilian sample. *Rev Bras Psiquiatr*, 2018.

OLIBONI, C.; ALVARENGA, M.S. Atitudes alimentares e para com o ganho de peso, e satisfação corporal de gestantes adolescentes. *RBGO*, v.37, p.585-92, 2015.

[OMS] ORGANIZAÇÃO MUNDIAL DA SAÚDE. *Classificação de transtornos mentais e de comportamento da CID-10: descrições clínicas e diretrizes diagnósticas*. 1. ed. Porto Alegre: Artmed, 1993.

OVERSCHEL, H.; PUIG-ANTICH, P.; CHAMBERS, W.; TABRIZI, M.A.; JOHNSON, R. Retrospective assessment of prepubertal major depression with the Kiddie-SADS-E. *J Am Acad Child Psychiatry*, v,21, p.392-7, 1982.

PASQUALI, L. Psychometrics. *Rev Escola Enferm USP*, v.43, p.992-9, 2009.

PASSOS, D.R.; GIGANTE, D.P.; MACIEL, F.V.; MATIJASEVICH, A. et al. Children's eating behavior: comparison between normal and overweight children from a school in Pelotas, Rio Grande do Sul, Brazil. *Rev Paul Pediatr*, v.33, p.42-9, 2015.

PETTY, M.L.B.; ESCRIVÃO, M.A.M.S.; SOUZA, A.A.L. Preliminary validation of the Parent Mealtime Action Scale and its association with food intake in children from São Paulo, Brazil. *Appetite*, v.62, p.166-72, 2013.

PHILIPPI, S.T.; CARDOSO, M.G.; KORITAR, P.; ALVARENGA, M. Risk behaviors for eating disorder in adolescents and adults with type 1 diabetes. *Rev Bras Psiquiatr*, v.35, p.150-6, 2013.

PINTO, A.M.; GUARDA, A.S.; HEINBERG, L..; DICLEMENTE, C.C. Development of the eating disorder recovery self-efficacy questionnaire. *Int J Eat Disord*, v.39, p.376-84, 2006.

PIVETTA, L.A.; GONÇALVES-SILVA, R.M.V. Compulsão alimentar e fatores associados em adolescentes de Cuiabá, Mato Grosso, Brasil. *Cad Saúde Pública*, v.26, p.337-46, 2010.

PLINER, P.; HOBDEN, K. Development of a scale to measure the trait of food neophobia in humans. *Appetite*, v.19, p.105-20, 1992.

POELMAN, M.P.; VERMEER, W.M.; VYTH, E.L.; STEENHUIS, I.H. "I don't have to go to the gym because I ate very healthy today": the development of a scale to assess diet-related compensatory health beliefs. *Public Health Nutrition*, v.16, p.267-73, 2013.

POWERS, M.A.; RICHTER, S.; ACKARD, D.; CRAFT, C. Development and validation of the Screen for Early Eating Disorder Signs (SEEDS) in persons with type 1 diabetes. *Eat Disord*, v.24, p.271-88, 2016.

PREVIATO, H.D.R.A.; HERMAN BEHRENS, J. Translation and validation of the Food Neophobia Scale (FNS) to the Brazilian Portuguese. *Nutrición Hospitalaria*, v.32, p.925-30, 2015.

QUEIROZ DE MEDEIROS, A.C.; PEDROSA, L.F.C.; HUTZ, C.S.; YAMAMOTO, M.E. Brazilian version of food cravings questionnaires: Psychometric properties and sex differences. *Appetite*, v.105, p.328-33, 2016.

REICH, W. Diagnostic interview for children and adolescents (Dica). *J Am Acad Child Adolesc Psychiatry*, v.39, p.59-66, 2000.

REICHENHEIM, M.E.; MORAES, C.L. Operationalizing the cross-cultural adaptation of epidemological measurement instruments. *Rev Saúde Pública*, v.41, p.665-73, 2007.

RENNER, B.; SPROESSER, G.; STROHBACH, S.; SCHUPP, H.T. Why we eat what we eat. The Eating Motivation Survey (TEMS). *Appetite*, v.59, p.117-28, 2012.

RICCA, V.; MANNUCCI, E.; MORETTI, S.; DI BERNARDO, M.; ZUCHI, T, CABRAS, P.L. et al. Screening for binge eating disorder in obese outpatients. *Compr Psychiatry*, v.41, p.111-5, 2000.

ROCHA, C.R.S. *Depressão, compulsão alimentar e distúrbios do sono em estudantes do terceiro ano do ensino médio e de cursos pré-vestibulares*. 2010. (Tese de Doutorado) – Faculdade de Ciências Médicas da Universidade Estadual de Campinas, Campinas.

ROININEN, K.; LÄHTEENMÄKI, L.; TUORILA, H. Quantification of consumer attitudes to health and hedonic characteristics of foods. *Appetite*, v.33, p.71-88, 1999.

ROLLINS, B.Y.; RIGGS, N.R.; SPRUIJT-METZ, D.; MCCLAIN, A.D.; CHOU, C-P.; PENTZ, M.A. Psychometrics of the Eating in Emotional Situations Questionnaire (EESQ) among low-income Latino elementary-school children. *Eating Behaviors*, v.12, p.156-9, 2011.

ROZIN, P.; BAUER, R.; CATANESE, D. Food and life, pleasure and worry, among American college students: gender differences and regional similarities. *J Pers Soc Psychol*, v.85, p.132-41, 2003.

ROZIN, P.; FISCHLER, C.; IMADA, S.; SARUBIN, A.; WRZESNIEWSKI, A. Attitudes to food and the role of food in life in the U.S.A., Japan, Flemish Belgium and France: possible implications for the diet-health debate. *Appetite*, v.33, p.163-80, 1999.

SANTANA, M.A. *Contribuição da insatisfação corporal e de variáveis demográficas e acadêmicas no comportamento alimentar de estudantes universitários brasileiros e portugueses*. 2016. (Dissertação de Mestrado) – Faculdade de Ciências Farmacêuticas da Universidade Estadual Paulista "Julio de Mesquita Filho", Porto Alegre.

SATTER, E. Eating competence: definition and evidence for the Satter Eating Competence model. *J Nutr Educ Behav*, v.39, p.S142-153, 2007.

SCAGLIUSI, F.B.; POLACOW, V.O.; CORDÁS, T.A.; COELHO, D.; ALVARENGA, M.; PHILIPPI, S.T. et al. Test-retest reliability and discriminant validity of the Restraint Scale translated into Portuguese. *Eat Behav*, v.6, p.85-93, 2005.

SCAGLIUSI, F.B.; POLACOW, V.O.; CORDÁS, T.A.; COELHO, D.; ALVARENGA, M.; PHILIPPI, S.T. et al. Tradução, adaptação e avaliação psicométrica da Escala de Conhecimento Nutricional do National Health Interview Survey Cancer Epidemiology. *Rev Nutr*, v.19, p.425-36, 2006.

SCHULTE, E.M.; GEARHARDT, A.N. Development of the Modified Yale Food Addiction Scale Version 2.0. *Eur Eat Disord Rev*, v.25, p.302-8, 2017.

SHAFFER, D.; FISHER, P.; LUCAS, CP.; DULCAN, M.K.; SCWAB-STONE, M.E. NIMH Diagnostic Interview Schedule for Children Version IV (NIMH DISC-IV): Description, differences from previous versions, and reliability of some common diagnoses. *J Am Acad Child Adolesc Psychiatry*, v.39, p.28-38, 2000.

SIQUEIRA, M. *Comportamentos dos pais em relação à alimentação dos filhos e comportamentos alimentares de crianças com dificuldades alimentares, obesas e eutróficas*. 2017. (Tese de Doutorado) – Universidade Federal de São Paulo, São Paulo.

SIQUEIRA, T.F.; COLARES, V.; XIMENES, R. Questionário sobre padrões de peso e alimentação para adolescentes (QEWP-A): avaliação transcultural e adaptação para o Português. *Adolesc Saúde*, v.12, p.29-41, 2015.

SMITH, M.C.; THELEN, M.H. Development and validation of a test for bulimia. *J Consult Clin Psychol*, v.52, p.863-72, 1984.

SOARES, L.; DELIZA, R.; GONÇALVES, E. Escalas atitudinais utilizadas em estudos de consumidor: tradução e validação para a língua portuguesa. *Alim Nutr*, v.17, p.51-64, 2006.

SOARES, R.M.; NUNES, M.A.; SCHMIDT, M.I.; GIACOMELLO, A.; MANZOLLI, P.; CAMEY, S. et al. Inappropriate eating behaviors during pregnancy: Prevalence and associated factors among pregnant women attending primary care in southern Brazil. *Int J Eat Disord*, v.42, p.387-93, 2009.

SOUZA, I.G.S.; SERRA-PINHEIRO, M.A.; MOUSINHO, R.; MATTOS, P. A Brazilian version of the "Children's Interview for Psychiatric Syndromes" (ChIPS). *J Bras Psiquiatr*, v.58, p.115-8, 2009.

SOUZA-KANESHIMA, A.M.; FRANÇA, A.A.; KNEUBE, D.P.F.; KANESHIMA, E.M. Identificação de distúrbios da imagem corporal e comportamentos favoráveis ao desenvolvimento da bulimia nervosa em adolescentes de uma escola pública do ensino médio de Maringá, Estado do Paraná. *Acta SciHealth Sci*, v.30, p.167-73, 2008.

SPANGLER, D.L. The Change of Eating Disorder Symptoms Scale: scale development and psychometric properties. *Eat Behav*, v.11, p.131-7, 2010.

SPITZER, R.L.; DEVLIN, M.; WALSH, B.T.; HASIN, D.; WING, R.; MARCUS, M. et al. Binge eating disorder: a multisite field trial of the diagnostic criteria. *Int J Eat Dis*, v.11, p.191-203, 1992.

SPITZER, R.L.; WILLIAMS, J.B.; GIBBON, M.; FIRST, M.B. The structured clinical interview for DSM-III-R (SCID). I: History, rationale, and description. *Arch Gen Psyquiatry*, v.49, p.624-9, 1992a.

SPROESSER, G.; KLUSMANN, V.; RUBY, M.B.; ARBIT, N.; ROZIN, P.; SCHUPP, H.T. et al. The positive eating scale: relationship with objective health parameters and validity in Germany, the USA and India. *Psychol Health*, v.33, p.313-39, 2018.

STEPTOE, A.; POLLARD, T.M.; WARDLE, J. Development of a measure of the motives underlying the selection of food: the food choice questionnaire. *Appetite*, v.25, p.267-84, 1995.

STOTTS, J.L.; LOHSE, B. Reliability of the ecSatter Inventory as a tool to measure eating competence. *J Nutr Educ Behav*, v.39, p.S167-170, 2007.

STUNKARD, A.J.; MESSICK, S. The three-factor eating questionnaire to measure dietary restraint, disinhibition and hunger. *J Psychosom Res*, v.29, p.71-83, 1985.

TANOFSKY-KRAFF, M.; RANZENHOFER, L.M.; YANOVSKI, S.Z.; SCHVEY, N.A.; FAITH, M.; GUSTAFSON, J. et al. Psychometric properties of a new questionnaire to assess eating in the absence of hunger in children and adolescents. *Appetite*, v.51, p.148-55, 2008.

TAPPER, K.; POTHOS, E.M. Development and validation of a Food Preoccupation Questionnaire. *Eat Behav*, v.11, p.45-53, 2010.

TAVARES, M. *Entrevista clínica estruturada para o DSM-IV transtornos do eixo* I. Trad. Structured Clinical Interview for DSM-IV Axis I disorders/patients (SCID-I/P), versão 2.0. Brasília: Instituto de Psicologia – Universidade de Brasília, 1996.

THOLIN, S.; RASMUSSEN, F.; TYNELIUS, P.; KARLSSON, J. Genetic and environmental influences on eating behaviour: the Swedish young male twins study. *Am J Clin Nutr*, v.81, p.564-9, 2005.

TYLKA, T.L.; KROON VAN DIEST, A.M. The Intuitive Eating Scale-2: Item refinement and psychometric evaluation with college women and men. *J Couns Psychol*, v.60, p.137, 2013.

UNIKEL-SANTONCINI, C.; BOJORQUEZ-CHAPELA, I.; CARRENO-GARCIA, S. Validación de un cuestionario breve para medir conductas alimentarias de riesgo. *Salud Publica Mex*, v.46, p.509-15, 2004.

VALE, A.M.O.; KERR, L.R.S.; BOSI, M.L.M. Comportamentos de risco para transtornos do comportamento alimentar entre adolescentes do sexo feminino de diferentes estratos sociais do Nordeste do Brasil. *Ciênc Saúde Coletiva*, v.16, p.121-32, 2011.

VANDEREYCKEN, W. Validity and reability of the anoretic behavior observation scale for parenta. *Acta Psychiatr Scand*, v.85, p.163-6, 1992.

VAN STRIEN, T.V.; FRIJTERS, J.E.R.; BERGERS, G.P.A.; DEFARES, P.B. The Dutch Eating Behavior Questionnaire (DEBQ) for assessment of restrained emotional, and external eating behavior. *Int J Eat Disord*, v.5, p.295-315, 1986.

VERSIANI, M. *Entrevista clínica estruturada para o DSM-IV transtornos do eixo I*. Trad. Structured Clinical Interview for DSM-IV Axis I disorders/patients (SCID-I/P), versão

2.1. Rio de Janeiro: Programa de Ansiedade e Depressão. Instituto de Psiquiatria – Universidade Federal do Rio de Janeiro, 1996.

VILELA, J.E.M.; LAMOUNIER, J.A.; DELLARETTI FILHO, M.A.; BARROS NETO J.R.; HORTA G.M. Transtornos alimentares em escolares. *J Pediatr*, v.80, p.49-54, 2004.

WALSH, B.T. The importance of eating behavior in eating disorders. *Physiol Behav*, v.104, p.525-9, 2011.

WARDLE, J.; GUTHRIE, C.A.; SANDERSON, S.; RAPOPORT, L. Development of the Children's Eating Behaviour Questionnaire. *J Child Psychol Psychiatry*, v.42, p.963-70, 2001.

WATKINS, B.; FRAMPTON, I.; LASK, B.; BRYANT-WAUGH, R. Reliability and validity of the child version of the Eating Disorder Examination: a preliminary investigation. *Int J Eat Disord*, v.38, p.183-7, 2005.

WILSON-BARLOW, L.; HOLLINS, T.R.; CLOPTON, J.R. Construction and validation of the healthy eating and weight self-efficacy (HEWSE) scale. *Eat Behav*, v.15, p.490-2, 2014.

WITCHENET, H.U.; ROBINS, L.N.; COTTLER, L.B.; SARTORIUS, N.; BURKE, J.D.; REGIER, D. Cross-cultural feasibility, reliability and sources of variance of the Composite International Diagnostic Interview (CIDI). The Multicentre WHO/ ADAMHA Field Trials. *Br J Psychiatry*, v.159, p.645-53, 1991.

XIMENES, R.C.C.; COLARES, V.; BERTULINO, T.; COUTO, G.B.L. Versão brasileira do "BITE" para uso em adolescentes. *Arq Bras Psicol*, v.63, p.52-63, 2011.

YANOVSKI, S.Z.; MARCUS, M.D.; WADDEN, T.A.; WALSH, B.T. The Questionnaire on Eating and Weight Patterns-5: An updated screening instrument for binge eating disorder. *Int J Eat Disord*, v.48, p.259-61, 2015.

7

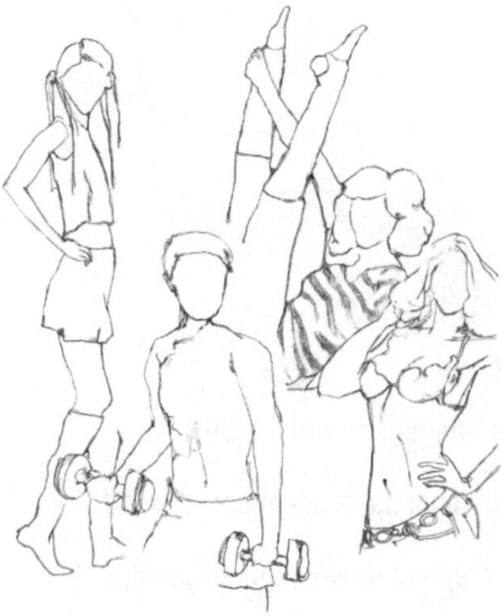

IMAGEM CORPORAL NOS TRANSTORNOS ALIMENTARES – CONCEITOS E ABORDAGEM DAS QUESTÕES CORPORAIS

Bianca Thurm
Marcela Carvalho
Camila Portella
Paula Teixeira

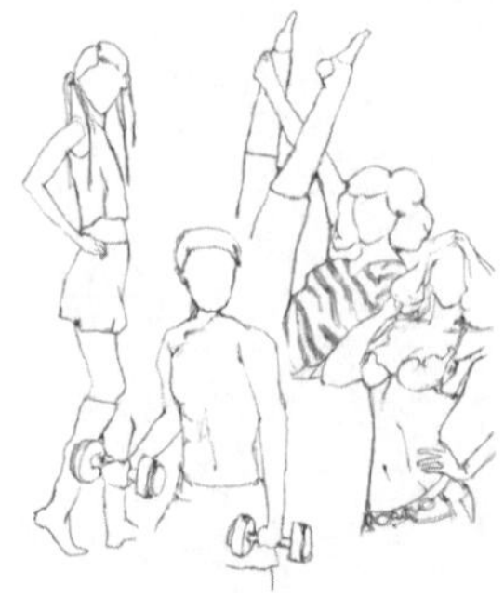

▸ SUMÁRIO

INTRODUÇÃO

O corpo é o local de manifestação do sujeito e de seu psiquismo, de modo que toda vivência psíquica também é corporal. Por meio do corpo vivemos nosso cotidiano e processamos sensações, percepções, emoções, formas de se movimentar, expressar e comunicar. O corpo é singular e individual; assim, viver pressupõe apropriar-se de uma condição carnal que possibilite um compartilhamento social, ou seja, o comportamento nos dá existência e, simultaneamente, ocorre de acordo com o contexto no qual o sujeito se apresenta.

Um dos mais impressionantes recursos do cérebro humano é a capacidade de processar um fluxo contínuo de diversas informações, de fontes internas e externas, que acabam produzindo uma representação central integrada e coerente do nosso mundo externo e dos registros conscientes e inconscientes do nosso espaço corporal. A ação motora tem um papel importante na capacidade do sistema nervoso de comandar as mudanças do estado do corpo e ao redor dele, armazenando-as em uma representação central tanto inerente ao corpo como fora dele. Essa representação, chamada de imagem corporal (IC), é gerada por um conjunto de imagens, crenças e significados sobre o corpo ou partes dele. A IC também é um componente integral da autoimagem e a base da autorrepresentação que se ajusta de acordo com as experiências vividas, ao longo da vida, entre o corpo e a mente.

CONCEITOS SOBRE IMAGEM CORPORAL

Para compreender a complexidade da IC nos transtornos alimentares (TA), faz-se necessário contextualizar brevemente a sua construção antes da doença.

Piaget (2005), em seus estudos sobre o desenvolvimento infantil, afirma que o dualismo psiquismo-corpo não existe, ambos se desenvolvem em conjunto e, portanto, por constituírem cada ser humano, não devem ser considerados separados, nem para fins didáticos. Para compreender a IC, interessa-nos fazer os seguintes questionamentos: a princípio, existe diferença entre o meio interno e o externo? Como desenvolvemos a distinção entre mundo interno e externo?

Para a criança, o pensamento individual não tem qualquer tipo de atrativo ou existência, já que ele se encontra em um momento de voltar a sua atenção somente para a concretude da forma realista do mundo. As crianças, por viverem no realismo, fazem imitações daquilo que existe na realidade ao seu redor. Isso aparece em suas brincadeiras, desenhos e produções. Portanto, a imitação é anterior ao desenvolvimento do repertório comportamental do ser humano. Porém, evidencia-se que, antes de começar a imitar comportamentos, é necessário conhecer a superfície, o funcionamento e as propriedades de locomoção de seus próprios corpos.

Piaget (2005) afirma também que, no realismo, desconsidera-se a existência e a experiência do eu e do *self*; logo, a criança entende o mundo de maneira misturada e centrada em si. O que é externo e o que é subjetivo se mesclam e ocorrem as correspondências entre o psiquismo e o meio exterior. Por isso, entende-se que a criança vive no "não eu", compreendendo sua existência na fusão entre ela e o ambiente.

A criança constrói uma noção de mundo por meio das atividades sensório-motoras de seu próprio corpo. Além disso, ela confere ao pensamento localizações corporais tais como boca, ouvidos, pescoço, cabeça e vozes dentro da cabeça. Assim, durante o seu crescimento, o ser humano vive a experiência de mistura de si com o mundo exterior. O corpo é a matéria-prima para a futura continuidade do desenvolvimento psíquico decorrente das primeiras vivências corporais, ou seja, a experiência do espaço que o próprio corpo ocupa progressivamente deverá proceder sem o apoio da visão e com orientação suficiente para manter a postura corporal estável (propriocepção).

Considerando a fase de exploração topográfica do corpo e a descoberta do pensamento, percebe-se que o humano se refere ao próprio corpo para constituir a experiência do seu eu. Ribeiro et al. (2012) afirmam que a percepção do corpo é a primeira vivência corporal de todo ser humano, permitindo a estruturação e a experiência do eu e, seguido disso, adquirem-se a linguagem e as habilidades cognitivas. Por fim, conclui-se que a experiência do corpo é o ponto inicial para o desenvolvimento do ser humano, conferindo a noção de unidade ao indivíduo e, conjuntamente, a formação da IC.

A criança, ao ser paulatinamente inserida na cultura, aprende as regras sociais e se apropria de parâmetros de atividades físicas, bem como de classificações sexuais. Dessa maneira, progressivamente, a criança separa o seu corpo do mundo externo e observa que nele, em algum nível, há estabilidade. Tal separação é necessária e, por isso, existe a preocupação com a ameaça de que pode haver uma violação dessa segregação. Vale ressaltar que os comportamentos dos pais são importantes na constituição e diferenciação da imagem corporal (Ribeiro et al., 2012).

A partir do desenvolvimento humano, nota-se que o corpo é uma via pela qual nos comunicamos com o mundo, expressando nossos desejos e vontades na relação com aquilo que nos é externo. Assim, a vivência da própria corporeidade pode influenciar na qualidade das trocas mundanas e sociais, já que as experiências corporais permitem que se viva concretamente tanto as sensações de domínio e de potência, como as de fragilidade e de submissão/sujeição ao outro (Bernard, 2016).

Um breve histórico nos mostra como os estudos do corpo se desenrolaram até os dias atuais, englobando e possibilitando formas de intervenção e atuação com as pessoas que sofrem de TA, especialmente anorexia nervosa (AN), bulimia nervosa (BN) e transtorno de compulsão alimentar (TCA). A partir de fenômenos como membro fantasma, apraxia, agnosia, autotopagnosia, anosognosia e hemiasomatognosia, neurologistas do início do século XX tomaram a imagem, o esquema e a percepção corporais como seus objetos de estudo, a fim de compreender a experiência desses tipos de distorção da percepção do corpo (Cash, 2004; Ribeiro et al., 2012; Bernard, 2016)[1].

Paul Schilder foi um neuropsiquiatra e psicanalista austríaco que se dedicou a estudar o esquema corporal e a imagem do corpo. Na construção de sua concepção de corpo, Schilder conseguiu ampliar a expe-

1 Para mais informações sobre o histórico dos estudos acerca da imagem corporal, ver Capítulo 8.

riência somática para além de explicações biológicas e fisiológicas advindas de lesões cerebrais. Ele mostrou, por meio da interação dos aspectos relacionais, dinâmicos, perceptuais e emocionais, uma dimensão psicodinâmica dessa experiência e definiu IC como "a figuração de nosso corpo formada em nossa mente, ou seja, o modo pelo qual o corpo se apresenta para nós" (Schilder, 1980, p. 11). Ao aprofundar um pouco mais esses conceitos, Paul Schilder estabelece que a IC é tridimensional, considerando que esse termo incorpora e ultrapassa a sensação, a imaginação e a percepção. Por fim, insere dinamismo na funcionalidade, no desenvolvimento e na própria constituição do corpo (Schilder, 1980; Bernard, 2016).

No decorrer de seu estudo, Schilder (1980) aponta para a plasticidade e fluidez da experiência corporal, pois toda emoção transforma a IC: diante de uma situação de raiva os músculos se contraem; em momentos de vergonha ou humilhação há a tendência de sentirmos o corpo pequeno ou diminuído; já a expansão corporal indica o sentimento de alegria, amizade e amor. A complexidade da IC se apresenta quando observamos todos os fenômenos que estão em jogo, isto é, todas as informações visuais e táteis (externas) e aquelas que são de dentro do corpo (internas), como fome, sono e desejos. Todas estas informações se reúnem à subjetividade de cada um e ao meio social (Behar; Cordás, 1993). A manifestação corporal é flexível em retrações, expansões, constantes construções, detalhamentos e movimentos. Quando nada disso é o suficiente, acrescentamos, a essa manifestação, nossa imaginação criativa, o uso de substâncias psicoativas, adornos, vestimentas, máscaras e tatuagens, dentre outras mudanças.

Embora os autores tenham nomenclaturas que flutuam em sutis diferenças, Peter David Slade (1994) desenvolveu uma definição de IC que é frequentemente citada: "a imagem que temos em nossas mentes do tamanho, do contorno e da forma de nossos corpos; e os nossos sentimentos relativos a essas características e às partes que constituem nossos corpos" (p. 497).

A IC é dividida em dois componentes fundamentais: o perceptual e o atitudinal (Slade, 1994). O componente perceptual refere-se à precisão com que um indivíduo consegue reconhecer o seu corpo. Já o componente atitudinal está ligado aos comportamentos que o indivíduo tem em relação ao seu corpo. Cada componente será detalhado a seguir.

COMPONENTE ATITUDINAL DA IMAGEM CORPORAL

O componente atitudinal concerne às atitudes e aos sentimentos que os indivíduos têm para com seus próprios corpos e representa os seguintes aspectos: afeto (emoção e sentimento), cognição (representações mentais) e atitude (comportamento). Como pode ser observado na Figura 1, a formação do componente atitudinal é estruturada a partir de diversos fatores (psicológico, social, relacional, cultural e emocional) e proporciona a origem do envolvimento da dinâmica de três grandes e densos elementos: afetivo, cognitivo e atitudinal. Embora a dinâmica de tais elementos seja conhecida, pouco se sabe sobre a especificidade de como ocorrem suas causas e efeitos/consequências, fazendo com que seja reduzida apenas à forma de avaliação corporal ou de partes do corpo (satisfação ou insatisfação). Pesquisas ainda são necessárias para sua maior compreensão (Timerman et al., 2010; Cash, 2011).

Considerando-se que a IC é composta pela percepção do corpo, bem como pelo afeto, cognição e atitudes, podemos concluir que estamos sempre lidando com a representação que cada sujeito construiu de si ao longo de seu desenvolvimento. Essa construção também sofre influências da dinâmica familiar e do tipo de destaque e concepção sócio-histórico-cultural do corpo. Portanto, compreendendo que o julgamento que se faz do corpo é ancorado na sensação que temos dele, questiona-se como ocorre a experiência da imagem do corpo nos TA, quando se sabe que nessas psicopatologias há uma perturbação da vivência corporal.

COMPONENTE PERCEPTUAL DA IMAGEM CORPORAL

A percepção do corpo ocorre a partir de um processo neural entre o corpo e a mente, especificamente na área parietal do córtex cerebral. Ela depende de informações recebidas por vias nervosas a partir das sensa-

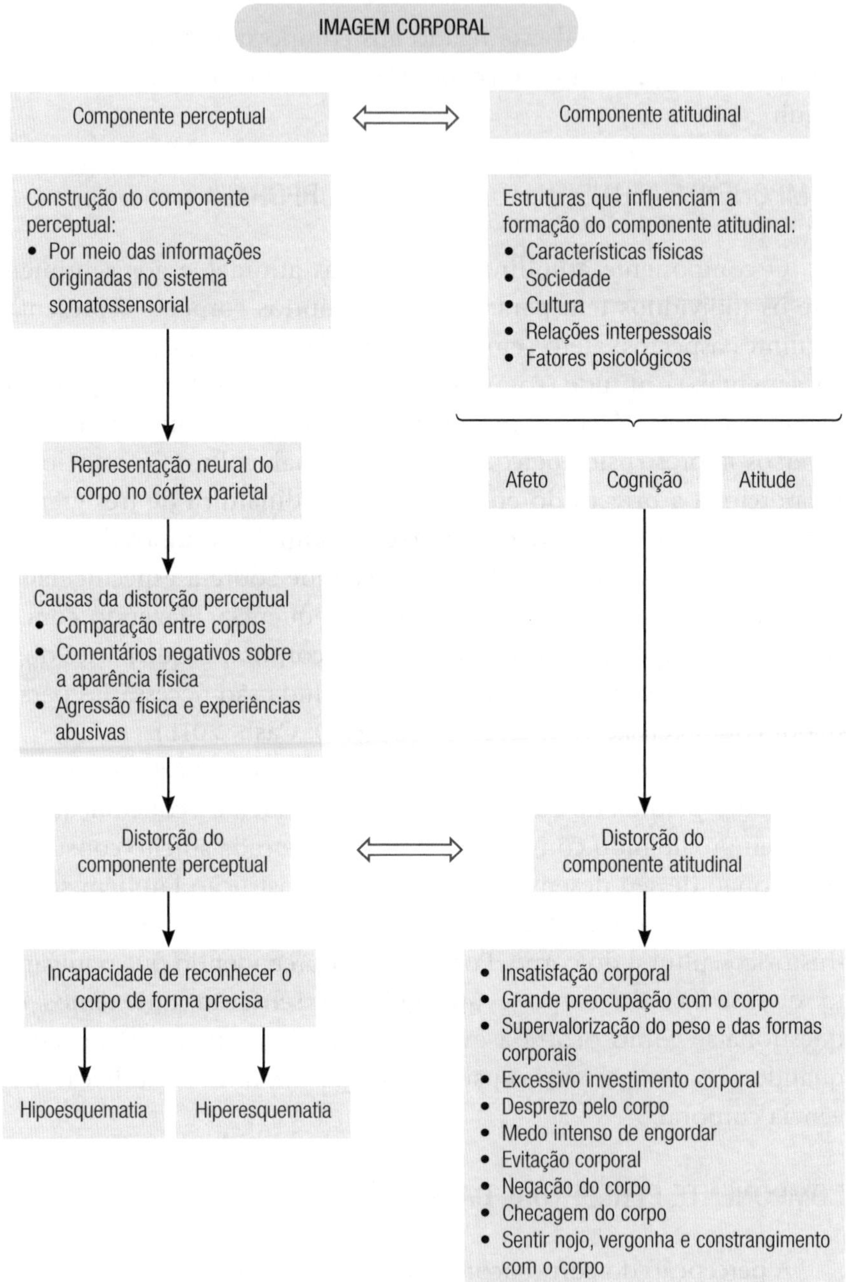

FIGURA 1 – Esquema ilustrativo da composição da imagem corporal (proposto por Carvalho e Thurm para este livro).

ções recebidas pelo corpo e pela vivência corporal, ou seja, é a representação mental do corpo. Desta forma, o componente perceptual da IC é responsável pelo processamento da percepção corporal que é definido como a capacidade que o indivíduo possui de reconhecer o corpo, seu tamanho, sua forma, seus limites e a sua relação espacial (Thurm, 2012).

A base neurológica do componente perceptual, chamada de esquema corporal, depende de uma somatória de aferências sensoriais multimodais que incluem a exterocepção dos sistemas proprioceptivo, vestibular, somatossensorial, visual e do tato. O processamento das informações dessa conjunção dos sistemas permite ao indivíduo reconhecer as partes que compõem o corpo para formar a percepção de sua dimensão e forma corporal (chamada de espaço pessoal), definida como a representação neural da superfície do corpo e determinada pelo limite da pele. Esta função que determina a relação do corpo com o espaço e o que está ao seu redor é denominada espaço peripessoal, que é o espaço imediatamente ao redor do corpo alcançado pelo membro superior estendido (Frassinetti et al., 2001; Holmes; Spence, 2004). Além disso, o esquema corporal é plástico e se modifica constantemente conforme as solicitações corporais (Freitas, 2004).

É a partir de todas essas aferências sensoriais multimodais que o componente perceptual constrói a representação neural do corpo no córtex parietal, formando um mapa do corpo na mente e estabelecendo uma referência precisa. Além disso, as constantes informações sobre a posição do corpo e dos membros no espaço peripessoal, durante os movimentos voluntários, também modulam e codificam a percepção da dimensão do corpo (Graziano e Gross, 1993). Outra fonte de informações importante relacionada com essa construção são as vivências às quais o corpo foi submetido ao longo da vida e que ficaram registradas, tornando-se fontes de representações e de memória corporal.

DISTORÇÃO DA IMAGEM CORPORAL

A distorção da imagem corporal (DIC) é um sintoma central nos TAs, especialmente na AN e na BN, quando, na maioria das vezes, os sujeitos se veem e se sentem maiores do que realmente são. Ela está relacionada com experiências corporais vividas de forma negativa em relação ao peso e à forma corporal. Isso pode resultar em uma predisposição para criar crenças disfuncionais sobre gordura e tamanho de corpo, levando a pessoa a acreditar que o corpo tem um tamanho diferente do real.

Usualmente, as pessoas que apresentam DIC têm um medo importante da gordura, uma preocupação intensa com o peso e a forma corporal e exibem uma internalização de um ideal extremamente magro. Esse padrão de referência acerca do corpo ativa o mecanismo da percepção corporal de forma exacerbada, resultando no distúrbio da IC (Williamson et al., 2000). A distorção também pode ser classificada de acordo com os componentes da IC: atitudinal e perceptual (Nico et al., 2009; Mohr et al., 2009; Waldman, 2013; Cornelissen, 2013, 2015).

Distorção atitudinal da imagem corporal

A DIC do componente atitudinal ocorre nos TAs por meio de crenças que envolvem a insatisfação corporal, grande preocupação com o corpo, supervalorização do peso e das formas corporais, desprezo pelo corpo e medo intenso de engordar. Em indivíduos que sofrem de AN, a superestimação do peso e da forma corporal embasa o comportamento de manter o extremo baixo peso; além disso, nota-se que esses indivíduos se tornam fixados com relação ao peso, de modo que este se transforma em um aspecto essencial da identidade. Por isso, na AN, o ganho de peso faz com que o sujeito se sinta como alguém que falhou por não conseguir manter o seu autocontrole (Gardner, 2011; Menzel et al., 2011).

Por sentirem-se gordos, enojados, envergonhados e constrangidos com seus corpos, pacientes com AN podem usar métodos repetitivos de checagem da aparência por meio da balança, fita métrica, pelo espelho, fotos e a automedição, bem como a negação e a evitação do corpo, acarretando também na recusa do extremo baixo peso (Delinsky, 2011). Aqui, levanta-se uma importante ressalva, destacando que, em uma pesquisa recente, testou-se o fato de que se sentir gordo parece ser um outro componente da IC, não correlacionado com o componente atitudinal e, por isso, merece maior atenção em estudos futuros sobre o assunto (Linardon et al., 2018).

Tanto na AN quanto na BN, no que diz respeito ao corpo, são reportados os seguintes sintomas: angústia com a aparência, preocupação exagerada, pensamentos recorrentes, checagem da aparência, excesso de exercício, escolhas alimentares para conquistar e/ou manter determinada silhueta e perda da qualidade de vida (Delinsky, 2011). Pacientes com BN avaliam seus corpos com grande e intensa negatividade, o que leva esses indivíduos a um alto grau de insatisfação corporal. Quando comparamos o nível de insatisfação dos pacientes com BN com os com AN, percebe-se que os primeiros sofrem maior impacto dos efeitos do significado da aparência (satisfação ou insatisfação com o corpo) (Sepúlveda, 2002; Crowther; Williams, 2011).

A persistência dos comportamentos de checagem corporal (prestar atenção em partes específicas do corpo, aumentando a insatisfação corporal, costumeiramente uma resposta à comparação social entre corpos) e a evitação do corpo (impossibilidade de ter contato com informações corporais) são expressões concretas e objetivas que favorecem a manutenção da supervalorização do peso e da forma. Outras atitudes com relação ao corpo também precisam ser ressaltadas. Como já vimos no início do capítulo, os limites corporais e sua precisão se formam durante o desenvolvimento humano e ocorrem, especialmente, por meio do exercício da função dos cuidadores principais. Tal exercício transcorre pelas propriedades da diligência, do toque e da confiança que o bebê/criança sente em ser segurado e amparado nos braços daqueles que prezam pelo seu cuidado. Quando isso não sucede, podemos verificar psicopatologias, inclusive os TAs, que padecem da manifestação das distorções da IC.

Portanto, sentir-se excessivamente grande, sem forma, sem contorno ou sem começo e final pode levar a comportamentos patológicos que permitam a reorganização psíquica e a vivência do eu por meio de comportamentos como indução de dor física, estimulação física intensa (automutilação e compulsões), colocar-se em situações de risco e controle interno do corpo (restrição da ingestão de alimentos, purgação, exercício em excesso). O psicólogo especializado em TA é o profissional mais qualificado para intervir nesta parte da manifestação dos sintomas da distorção do componente atitudinal da IC (Krueger, 2002).

Em suma, a IC está longe de ser estática e estagnada. Ela está em constante mudança e atrelada à percepção corporal, fazendo laços com os campos relacional, emocional, cognitivo e atitudinal de cada indivíduo. A distorção da IC gera severas perdas sociais, escolares, profissionais, relacionais, identitárias, cognitivas e uma redução de repertório comportamental (isolamento), além da piora do quadro patológico. Por isso, ela deve ser estudada e incorporada no treinamento das equipes que tratam dos TAs, lembrando e ressaltando que este é o sintoma medular dessas psicopatologias.

Distorção perceptual da imagem corporal

Queixas importantes sobre o tamanho e a forma do corpo são comuns entre homens e mulheres com TA. Na maioria dos casos, esses pacientes sentem o corpo (ou parte dele) maior do que realmente é e isso causa grande conflito e sofrimento por conta da sensação distorcida do tamanho do corpo. Essa sensação não existe no plano físico palpável, não é visível para os outros, existindo, de fato, apenas para quem a sente. Não é uma invenção da pessoa, muito menos uma forma de chamar a atenção, mas sim um mapa corporal registrado neurologicamente pelo cérebro a partir da sensação e da crença que a pessoa tem do tamanho de seu corpo. Esse mapa faz com que a pessoa sinta que o corpo está grande, julgando-o a partir dessa referência. Isso é chamado de distorção perceptual da IC ou, de uma forma mais compacta, *distorção dimensional*, sendo caracterizada pela incapacidade de reconhecer de modo realista e adequado o tamanho, a forma e o limite do corpo (Probst et al., 1997; Wallin et al., 2000; Cornelissen, 2013, 2015).

Receber qualquer comentário negativo sobre a aparência física, especialmente os relacionados ao tamanho ou à forma corporal, durante a infância e adolescência (por colegas, professores ou familiares) é um dos fatores precipitantes mais comuns relacionados com a insatisfação corporal e a crença de que o corpo não tem um tamanho adequado (Williamson et al., 2000; Cattarin et al., 2000). Outro fator é a constante comparação do tamanho do próprio corpo com outros corpos, pois isso acaba por moderar a internalização do ideal de magreza estabelecido pela sociedade (Cattarin et al., 2000; Smolak, 2002; Cornelissen et al., 2015). O estudo de Mussap et al. (2008) mostrou que a ênfase sociocultural pela magreza pode garantir um efeito negativo e irreal sobre a percepção do corpo. A expectativa a respeito do que é um corpo ideal associada ao histórico de comparação da própria pessoa contra esse ideal contribui para a distorção da dimensão corporal. Na prática, isso acaba levando o paciente a querer um corpo cada vez menor e que nunca será suficientemente magro.

Experiências abusivas (físicas ou morais) e agressões físicas também geram uma má relação com o corpo, podendo levar a pessoa a negligenciar partes desse corpo ou até mesmo evitá-lo e negá-lo (Weaver et al., 2007). É comum a pessoa que passou por essas experiências descrever que se sente carregando um fardo e essa sensação, por vezes, é traduzida pelo corpo como uma representação de estar gordo e pesado. Segundo Sansone et al. (2010), pessoas que sofreram abuso são acometidas de um severo distúrbio da IC e esse fato está diretamente relacionado com a exposição do corpo ao trauma.

O princípio básico que mantém a coerência da percepção da dimensão corporal é a forma como o córtex cerebral lida com as diferentes informações sensoriais. Cada estímulo oferecido ao corpo fornece um tipo de informação e, quando são associados pelo córtex, criam uma representação daquela sensação na mente (Lackner, 1988). Se a pessoa vivenciou e acredita, por conta da comparação, que o corpo dela é grande e desproporcional, por exemplo, essa sensação sensorial (aferência) chegará ao córtex, criando uma representação neural (mapa) semelhante à forma como a pessoa sente que é o seu corpo. É por esse mecanismo neural, em uma conversa disfuncional entre o corpo e a mente, que a sensação se torna uma verdade absoluta mesmo não correspondendo ao tamanho real. Não existe dúvida para a pessoa sobre a dimensão do corpo dela e, por esse motivo, instaura-se um conflito entre a sensação dela de que o corpo está grande e a forma como os outros a veem.

Resumindo, todo este processamento da organização cortical da percepção corporal encontra-se disfuncional em sujeitos com TA, sendo representado por um déficit na comunicação entre o corpo e a mente (Ehrsson et al., 2005; Uher et al., 2005; Mohr et al., 2009; Pietrini et al.,

2010). Corroborando com o exposto, a pesquisa de Keizer et al. (2011) analisou a percepção métrica de pacientes com AN a partir de estímulos táteis para verificar o quanto esse grupo apresentava distúrbios sensoriais. O resultado mostrou que o grupo superestimou o tamanho dos estímulos táteis referentes à distância de dois pontos tocados sobre a pele. Os autores concluíram que o distúrbio da IC é mais grave do que se assumia previamente, pois ele não se limita apenas à insatisfação e à depreciação corporal, mas se estende também ao déficit de percepção somatossensorial. Sendo assim, pode-se dizer que o comprometimento proprioceptivo da percepção corporal contribui para a distorção da dimensão corporal (Gaudio et al., 2014).

É importante também lembrar que, na AN, uma das consequências primárias da desnutrição é a interferência química neural, causada pela diminuição do volume cortical, que pode prejudicar a comunicação entre as áreas relacionadas com a cognição visoespacial, alterando o processamento, a integração dos estímulos e facilitando o desenvolvimento da distorção da IC (King et al., 2015; Esposito et al., 2018; Gaudio et al., 2014).

CARACTERÍSTICAS DA IMAGEM CORPORAL NOS DIFERENTES TRANSTORNOS ALIMENTARES

Conforme dito anteriormente, dentre os transtornos alimentares que apresentam DIC, os mais comuns são AN, BN e TCA. Ainda não se pode afirmar que há um padrão de DIC dimensional específico em cada tipo de TA, porém existem algumas particularidades que podem interferir.

Do ponto de vista neurológico, há evidências, por meio de neuroimagem, que apontam o comprometimento de áreas corticais, tanto na AN quanto na BN, que apresentam uma hiper ou hipoestimulação, causando distúrbios da ativação nas regiões frontal, giro do cíngulo e parietal. Pesquisadores concluíram que os distúrbios emocionais estão relacionados às alterações nas regiões frontal e giro do cíngulo e à imprecisão em reconhecer o corpo, originada pela disfunção da região parietal. No que diz respeito ao componente perceptual, a disfunção da região parietal seria responsável por facilitar o desenvolvimento da distorção da percepção corporal em razão do déficit no momento da interpretação dos sinais corporais (Ehrsson et al., 2005; Uher et al., 2005; Mohr et al., 2009; Pietrini et al., 2010).

De acordo com o DSM-5 (APA, 2014):

> A vivência e a significância do peso e da forma corporal são distorcidas em indivíduos com AN [...]. A estima de pessoas com AN é altamente dependente de suas percepções da forma e do peso corporal.

Essa descrição, do DSM-5, vem ao encontro do conhecimento atual que aponta que o distúrbio dimensional antecede a insatisfação com o corpo e que a falta de acurácia da percepção corporal se torna um marcador de vulnerabilidade desse sistema (Nico et al., 2009). Esse quadro predispõe ao desenvolvimento de comportamentos e atitudes alimentares disfuncionais, gerando insatisfação com o corpo (Hong et al., 2015; Mussap et al., 2008).

Na BN tem-se a somatória das alterações na área visual relacionada com o processamento espacial e o déficit no processamento das formas corporais. Estudos sustentam que a DIC é influenciada por regiões corticais distintas: as relacionadas com o córtex frontal (componente atitudinal) e com o córtex parietal, relacionada ao reconhecimento corporal (componente perceptual) (Uher et al., 2005; Mohr et al., 2011; Urgesi et al., 2011; Thurm et al., 2012). Tais pesquisas corroboram com a descrição do DSM-5 para a BN:

> Indivíduos com bulimia nervosa enfatizam de forma excessiva a forma ou o peso do corpo em sua autoavaliação e esses fatores são extremamente importantes para determinar sua autoestima [...] apresentam medo de ganhar peso, desejam perder peso e são insatisfeitos com o próprio corpo.

No TCA, assim como na AN e BN, também existe um alto grau de preocupação com o peso e a forma corporal, medo de engordar, insatisfação e desconforto com a aparência do corpo. No entanto, não existe no DSM-5 descrição sobre sintomas corporais, porém a literatura sugere a importância de incluí-los como critério diagnóstico (Masheb; Grilo, 2003; Reas et al., 2005; Hrabosky et al., 2007). Hrabosky (2011) mostra que pacientes com TCA apresentam uma supervalorização do corpo, o que leva a uma maior associação com a autoestima do que com a insatisfação. Em relação à percepção de tamanho, não há estudos que comprovam alterações de distorção dimensional; logo, os tratamentos parecem estar mais voltados ao aumento do repertório comportamental com estratégias para lidar com o corpo.

O TCA está associado também a um risco maior de ganho de peso e desenvolvimento de obesidade (APA, 2013). Um estudo com neuroimagem aponta alterações corticais em pessoas que sofrem de obesidade grave (Del Parigi et al., 2002), portanto, seria plausível supor que pacientes com TCA também poderiam apresentar déficits neurológicos que, por sua vez, interfeririam na IC. Contudo, essa hipótese necessita ser investigada.

TÉCNICA DE INTERVENÇÃO SOBRE A PERCEPÇÃO DA DIMENSÃO CORPORAL

O objetivo da fisioterapia, no tratamento da distorção dimensional, é melhorar a acurácia em reconhecer o tamanho e a forma real do corpo, ativando a capacidade desse corpo de se comunicar com o córtex parietal de forma mais precisa, a fim de favorecer a remodelação cortical da percepção corporal. Essa intervenção foi elaborada ao longo da experiência clínica e de pesquisas realizadas no AMBULIM-IPq-HCFMUSP.

A literatura aponta para a necessidade de incorporar, ao tratamento dos TA, um protocolo específico para o componente perceptual, uma vez que a terapia psicológica mantém o foco no tratamento do componente atitudinal e o perceptual tende a ficar intocado (Cornelissen, 2013, 2015; Waldman, 2013; Mohr, 2009; Fichter et al., 1986; Lautenbacher et al., 1992; Molinari, 1995; Wallin et al., 2000; Skrzypek et al., 2001; Nico et al., 2009; Mohr et al., 2009; Cornelissen et al., 2013).

Sabe-se que a distorção dimensional é um dos sintomas mais persistentes nos TAs, persistindo mesmo após a remissão dos outros, sendo fator predisponente a recaídas (Stice, 2002; Keel et al., 2005; Fairburn et al., 2003; Wallin et al., 2000; Nico et al., 2009). Tal afirmação corrobora com a descrição do DSM-5 (APA, 2014):

> [...] O medo intenso de engordar não costuma ser aliviado pela perda de peso. Na verdade, a preocupação acerca do peso pode aumentar até mesmo se o peso diminuir.

No tratamento da distorção dimensional, o protocolo de Intervenção da Dimensão Corporal respeitou a hierarquia neurológica da construção da representação do corpo no córtex parietal, trabalhando separadamente os espaços funcionais com os quais o corpo se relaciona. Esses espaços são: o pessoal, que se refere ao próprio corpo, determinado pelo limite da pele, e o peripessoal, que é o espaço imediatamente ao redor do corpo alcançado pela extensão do braço. Nesse modelo, a reconstrução do mapa corporal atenderá ao fornecimento de estímulos corporais específicos que suprem as informações necessárias para estimular as três representações que constroem o mapa neurológico do corpo:

1. a representação somatossensorial;
2. a representação da dimensão e forma corporal; e
3. a representação postural e espacial.

Nesse contexto, as atividades corporais fornecem informações sensoriomotoras e visuais que auxiliam na percepção e no reconhecimento dos segmentos corporais, dos limites e da forma do corpo, melhorando a relação desse corpo com os espaços ao seu redor (Medina; Coslett, 2010, 2016; Holmes; Spence, 2004). Espera-se, com essas atividades, que ocorra a melhora do contato do sujeito com o próprio corpo, aumentando assim a tolerância para diferentes sensações motoras e sensoriais.

Uma pesquisa conduzida no AMBULIM-IPq-HCFMUSP determinou o perfil da percepção corporal nos TAs e avaliou a capacidade do protocolo de reorganizar o mecanismo cortical disfuncional do componente perceptual. Os resultados preliminares mostraram que, comparados ao grupo controle, a maioria dos pacientes com quadro de AN e BN percebem, concretamente, o corpo maior do que ele realmente é e apresentam distorção grave da dimensão corporal.

De maneira interessante, alguns pacientes percebem o corpo menor do que ele realmente é (o que também é classificado como distorção), chamando a atenção para o fato de que mesmo pacientes graves podem perceber o corpo de forma adequada (Thurm, 2012).[2] O protocolo fisioterapêutico mostrou-se promissor quanto à melhora da acurácia em reconhecer o tamanho e a forma corporal. O grupo que participou da intervenção fisioterapêutica apresentou correlação positiva entre a melhora da percepção corporal e a diminuição da preocupação com o corpo, assim como também uma melhora no comportamento alimentar (Thurm et al., 2018).

A ABORDAGEM CORPORAL NOS PACIENTES COM TRANSTORNOS ALIMENTARES

O tratamento de pacientes com diagnósticos de TA necessita de uma intervenção conjunta de especialidades, somando esforços para restabelecer a conexão com o corpo. A abordagem corporal atua como complemento para o trabalho do médico, do nutricionista e do psicólogo, propiciando menores chances de recaídas.

Internacionalmente, há exemplos de programas de tratamento que oferecem atividades corporais para os pacientes, com propostas voltadas para exercícios físicos de estilo *body & mind,* ou seja, com fins terapêuticos, como ioga. De fato, essa categoria de exercício tem mostrado efeitos positivos na relação com o corpo, na consciência corporal, autoestima, autonomia e autoconhecimento (Neumark-Sztainer, 2014). No entanto, há estratégias inovadoras no campo da fisioterapia que, aliadas às práticas de consciência corporal, resultam em uma proposta interessante, do ponto de vista clínico, que vem sendo cada vez mais estudada.

No AMBULIM-IPq-HCFMUSP é desenvolvido um trabalho inédito, com atuação interdisciplinar, tanto com pacientes em tratamento ambulatorial quanto em regime hospitalar (internação), denominado Grupo

---

2 Para mais informações sobre a avaliação da percepção da imagem corporal, ver Capítulo 8.

CORPO. Dentre os objetivos das atividades corporais têm-se aqueles relacionados à prática de exercícios físicos (cujos efeitos terapêuticos e ressignificações estão descritos no Capítulo 9), usando, como ferramenta principal, a Intervenção da Dimensão Corporal (citada anteriormente). O grupo também visa ao desenvolvimento de estratégias para que o paciente resista às provocações e pressões sociais pela magreza, desfaça a conexão entre beleza, magreza e felicidade e se sinta capaz de perceber como as imagens do corpo propagadas pela mídia são manipuladas e adulteradas.

As técnicas de intervenção desenvolvidas são embasadas no modelo cognitivo-atitudinal. São realizadas sessões com dinâmicas de sensibilização, relaxamento e discussões do significado do corpo para propiciar uma construção de condições cognitivas eficientes com o objetivo de modificar pensamentos disfuncionais e sentimentos relacionados aos TA, como a preocupação excessiva com o peso e os distúrbios da IC (Nye; Cash, 2006; Teixeira et al., 2009).

Os pacientes ambulatoriais com diagnóstico de AN e BN possuem uma rotina semanal com o Grupo CORPO, que é realizada por uma equipe composta por profissionais de Educação Física, Fisioterapia e Psicologia (as autoras deste capítulo). Além disso, esses pacientes também passam por consultas regulares com médico psiquiatra, atendimentos de Nutrição e de Psicologia (em grupo e individual).

No Grupo CORPO é desenvolvido um protocolo de atendimento semiestruturado, voltado para a fase inicial do tratamento multidisciplinar, que dura por volta de trinta semanas, com sessões de exercícios físicos, atividades de percepção corporal, aconselhamento, técnicas de relaxamento e meditação. As sessões são finalizadas com uma roda de conversa, para uma escuta plena por parte das profissionais que também norteiam os relatos com perguntas, a fim de estimular a identificação das sensações corporais e dos pensamentos despertados pelas atividades. Neste momento, é feita uma orientação para que os conteúdos emocionais, pensamentos e crenças disfuncionais, identificados pelos pacientes, sejam levados para suas psicoterapias (em grupos ou individuais). Todas as propostas são desenvolvidas em um ambiente acolhedor, lúdico e sem julgamentos.

Os *feedbacks* dos pacientes são comentados pelas profissionais com o propósito de auxiliá-los a identificar sensações e percepções despertadas pela atividade, exercitando o não julgamento, ou seja, não há "certo ou errado". Se o paciente relatar que foi bom, ruim, legal, agradável, desconfortável etc., as profissionais-facilitadoras da atividade apenas recebem, sem qualquer expressão facial que possa dar margem para julgamentos por parte dos pacientes. Não há expectativas por parte das profissionais, pois é sabido que as vivências são processos individuais, ou seja, cada paciente tem percepções e sensações que correspondem às suas experiências pessoais de vida.

Os pacientes das fases mais avançadas do tratamento participam do Grupo de Vivências Sensoriais. São dez sessões com atividades que estimulam os sentidos (visão, audição, tato, olfato e paladar) com o objetivo de propiciar diferentes maneiras de o sistema nervoso processar informações para que o cérebro possa decodificar e converter os sinais em percepções conscientes através do corpo. Pacientes hospitalizados na enfermaria do comportamento alimentar (ECAL) também contam com intervenções corporais. São duas sessões por semana, sendo uma (individual e conduzida pela fisioterapia) voltada para o tratamento da distorção da imagem corporal e outra (em grupo e conduzida pela Educação Física e pela Psicologia) com foco na prática de movimentos corporais de forma consciente e lúdica.

O objetivo da intervenção fisioterapêutica, nesta fase, é trazer a sensação do tamanho do corpo para o campo concreto da visualização, proporcionando a observação e o reconhecimento da diferença entre o tamanho percebido e o real. Em seguida, experienciam, no próprio corpo, a sensação do limite real. Esse passo do tratamento previne a cronificação do quadro e possibilita um retorno mais robusto ao tratamento ambulatorial. Já as atividades físicas em grupo visam possibilitar novas associações acerca da relação com o corpo do sujeito consigo próprio e com o mundo externo. Essa mudança propicia novos repertórios comportamentais com aqueles que os pacientes possuem vínculos, bem como a desconstrução fixada das atitudes, emoções e crenças em relação às experiências somáticas. São propostos exercícios de força, coordenação, brincadeiras e aulas psicoeducativas, sobre anatomia e fisiologia básica, para auxiliar na compreensão das características e do funcionamento do corpo humano.

No grupo de TCA (mais informações no Capítulo 13) também é feita uma abordagem conceitual da IC aliada à vivência prática, conduzida pela Fisioterapia. Outras práticas corporais diversas são propostas pela Educação Física com foco na promoção de saúde, estilo de vida ativo e de enxergar o exercício físico como uma forma de autocuidado (ver Capítulo 9).

De uma forma geral, as atividades corporais realizadas nos grupos de tratamento dos TA geram desconforto nos pacientes. As sensações despertadas por meio do corpo evidenciam os conflitos, angústias e anseios vividos. Ao observar o semblante, as expressões corporais e os relatos durante as atividades, é possível notar um grande sofrimento e, por vezes, falta de vontade de se permitir fazer a prática. Vale ressaltar que, mesmo com o grande desconforto, os pacientes também demonstram expressões de descontração e diversão e é nesse momento que é feita a desconstrução de algumas das crenças sobre o corpo. Levanta-se a questão de como é possível sentir, em um corpo que tanto traz sofrimento, mesmo que por um breve período, algo engraçado, gostoso e que gera sensações de paz e leveza. No Quadro 1 são apresentados alguns relatos dos pacientes durante as atividades do Grupo CORPO que exemplificam o sofrimento e a desconexão corporal, bem como a mudança após a participação nas sessões.

QUADRO 1 – Relatos de pacientes com diagnóstico de anorexia e bulimia nervosas, antes e depois do protocolo de atividades corporais, no programa ambulatorial de tratamento oferecido pelo AMBULIM-IPq-HCFMUSP

Antes
• *"Eu não sei onde meu corpo começa e onde termina."*
• *"Quando encosto em outra pessoa tenho a sensação de que estou incomodando. Eu sempre acho que estou incomodando pelo meu tamanho. Acho que os outros sempre me olham e pensam como estou gorda."*
• *"É um pensamento estranho... Eu sei que não sou tão grande quanto imagino e sinto, mas, ao mesmo tempo, não consigo acreditar nisso."*
• *"Sou invisível e nunca ninguém olhou pra mim. É porque não sou bonita mesmo."*

(continua)

QUADRO 1 – Relatos de pacientes com diagnóstico de anorexia e bulimia nervosas, antes e depois do protocolo de atividades corporais, no programa ambulatorial de tratamento oferecido pelo AMBULIM-IPq-HCFMUSP *(continuação)*

Antes
• *"Tomo banho no escuro, nunca me olho no espelho e nem em fotografias."* • *"Se eu ganhar peso, as pessoas vão começar a reparar em mim e prefiro continuar invisível. É melhor assim."*
Depois
• *"Antes, tudo era meu peso, agora me preocupo mais com a saúde. Quero focar minhas energias para ter uma boa vida, me aceitar e me amar."* • *"Sou capaz de respeitar as necessidades do meu corpo. Minha relação com meu corpo atualmente é de aceitação. Claro que a preocupação ainda existe, mas já não é um fator que me limita para fazer algo."* • *"Minha relação com meu corpo agora é de cuidado. Hoje penso em minhas atitudes e tenho noção de que alguns comportamentos, visões e sensações que sinto são por causa da anorexia. Tenho tentado olhar para o meu corpo com mais carinho e respeito."*

Como o tratamento no AMBULIM é oferecido pelo sistema público de saúde e envolve uma abordagem multidisciplinar, a presença é obrigatória em todos os atendimentos oferecidos pelo ambulatório. No entanto, essa obrigatoriedade nem sempre implica participação efetiva na atividade em si. Segundo relatos de vários pacientes, conseguir vencer o desafio de sentir tanto desconforto e aderir às propostas se deve ao acolhimento, atenção e encorajamento que recebem por parte das profissionais que conduzem os grupos. Por isso, é necessário conhecimento técnico quanto ao manejo de pacientes com TA, associado a características pessoais do profissional como carisma, bom humor, empatia, paciência, compaixão, alteridade e ser tolerante à frustração.

Também é importante saber demonstrar a capacidade de escutar, compreender e ser flexível para conduzir as sessões (Alvarenga; Scagliusi, 2011). Estar em constante cuidado de si, com psicoterapia e técnicas de autocuidado como meditação, por exemplo, são pré-requisitos essenciais para um bom profissional. Além disso, a aplicabilidade de um trabalho com diferentes especialidades exige muita comunicação e interação entre os profissionais. É de extrema importância contar com a supervisão de profissionais com vasta experiência no manejo desses transtornos e que eles se unam em prol da melhora do paciente, na confiança de que este resultado positivo é conquistado graças ao esforço da somatória das abordagens.

REFERÊNCIAS BIBLIOGRÁFICAS

AMERICAN PSYCHIATRIC ASSOCIATION (APA). *Manual diagnóstico e estatístico de transtornos mentais*. 5. ed. Porto Alegre: Artmed, 2014.

ALVARENGA, M.; SCAGLIUSI, F.B. Reflexões e orientações sobre a atuação do terapeuta nutricional em transtornos alimentares. In: ALVARENGA, M.; SCAGLIUSI, F.B.; PHILIPPI, S.T. (Org.). *Nutrição e transtornos alimentares*. Barueri: Manole, 2011. p. 447-74.

BEHAR, V.S.; CORDÁS, T.A. Imagem corporal: história das ideias psicológicas. In: CORDÁS, T.A. (Org.). *Fome de cão: quando o medo de ficar gordo vira doença: anorexia, bulimia, obesidade*. São Paulo: Maltese, 1993. p. 29-36.

BERNARD, M. *O corpo*. Rio de Janeiro: Apicuri, 2016.

CASH, T.F. Body image: past, present, and future. *Body Image*, v.1, p.1-5, 2004.

CASH, T.F. Cognitive-behavioral perspectives on body image. In: CASH, T.F.; SMOLAK, L. (Org.). *Body image: a handbook of science, practice and prevention*. 2ª ed. New York: Guilford, 2011. p. 39-47.

CATTARIN, J.A.; THOMPSON, J.K.; THOMAS, C.; WILLIAMS, R. Body image, mood and televised images of attractiveness: The role of social comparison. *J Soc Clin Psychol*, v.19, p.220-39, 2000.

CORNELISSEN, P.L.; JOHNS, A.; TOVÉE, M.J. Body size over-estimation in women with anorexia nervosa is not qualitatively different from female controls. *Body Image*, v.10, p.103-11, 2013.

CORNELISSEN, K.K.; BESTER, A.; CAIRNS, P.; TOVÉE, M.J.; CORNELISSEN, P.L. The influence of personal BMI on body size estimations and sensitivity to body size change in anorexia spectrum disorders. *Body Image*, v.13, p.75-85, 2015.

CROWTHER, J.H.; WILLIAMS, N.M. Body image and bulimia nervosa. In: CASH, T.F.; SMOLAK, L. (Org.). *Body image: a handbook of science, practice and prevention*. 2. ed. New York: Guilford, 2011. p. 288-95.

DEL PARIGI, A.; GAUTIER, J.F.; CHEN, K.; SALBE, A.D.; RAVUSSIN, E.; REIMAN, E.; TATARANNI, PA. Neuroimaging and obesity: mapping the brain responses to hunger and satiation in humans using positron emission tomography. *Ann N Y Acad Sci*, v.967, p.389-97, 2002.

DELINSKY, S.S. Body image and anorexia nervosa. In: CASH, T.F.; SMOLAK, L. (Org.). *Body image: a handbook of science, practice and prevention*. 2. ed. New York: Guilford, 2011. p. 279-87.

EHRSSON, H.H.; KITO, T.; SADATO, N.; PASSINGHAM, R.E.; NAITO, E. Neural substrate of body size: illusory feeling of shrinking of the waist. *PLOS Biology*, v.3, p.2200-7, 2005.

ESPOSITO, R.; CIERI, F.; GIANNANTONIO, M.; TARTARO, A. The role of body image and self-perception in anorexia nervosa: the neuroimaging perspective. *J Neuropsychol*, v.12, p.41-52, 2018.

FAIRBURN, C.G.; COOPER, Z.; SHAFRAN, R. Cognitive behaviour therapy for eating disorders: a "transdiagnostic" theory and treatment. *Behav Res Ther*, v.41, p.509-28, 2003.

FICHTER, M.M.; PIRKE, K.M. Effect of experimental and pathological weight loss upon the hypothalamo-pituitary-adrenal axis. *Psychoneuroendocrinology*, v.11, n.3, p.295-305, 1986.

FRASSINETTI, F.; ROSSI, M.; LÀDAVAS, E.E. Passive limb movements improve visual neglect. *Neuropsychology*, v.39, p.725-33, 2001.

FREITAS, G.G. *O esquema corporal, a imagem corporal, a consciência corporal e a corporeidade*. 2. ed. Rio Grande do Sul: Unijui, 2004.

GARDNER, R.M. Perceptual measures of body image for adolescents and adults. In: CASH, T.F.; SMOLAK, L. (Org.). *Body image: a handbook of science, practice and prevention*. 2. ed. New York: Guilford, 2011. p.146-53.

GAUDIO, S.; QUATTROCCHI, C.C. Neural basis of a multidimensional model of body image distortion in anorexia nervosa. *Neurosci Biobehav Rev*, v.36, p.1839-47, 2012.

GAUDIO, S.; BROOKS, S.J.; RIVA, G. Nonvisual multisensory impairment of body perception in anorexia nervosa: a systematic review of neuropsychological studies. PLOS ONE, v.9, p.1-12, 2014.

GRAZIANO, M.S.A.; GROSS, J. A bimodal map of space – somatosensory receptive fields in the macaque putamen with corresponding visual receptive fields. *Exp Brain Res*, v.97, p.96-109, 1993.

HOLMES, N.; SPENCE, C. The body schema and the multisensory representation of peripersonal space. Cogn Process, v.5, p.94-105, 2004.

HONG, S.C.; JUNG, Y.E.; KIM, M.D.; LEE, C.I.; HYUN, M.Y.; BAHK, W.M.; et al. Prevalence of distorted body image in young Koreans and its association with age, sex, body weight status, and disordered eating behaviors. *Neuropsychiatr Dis Treat*, v.11, p.1043-9, 2015.

HRABOSKY, J.I.; MASHEB, R.M.; WHITE, M.A.; GRILO, C.M. Overvaluation of shape and weight in binge eating disorders. *J Consult Clin Psychol*, v.75, p.175-80, 2007.

HRABOSKY, J.I. Body image and binge-eating disorder. In: CASH, T.F.; SMOLAK, L. (Org.). Body image: a handbook of science, practice and prevention. 2. ed. New York: Guilford, 2011. p. 296-304.

KEEL, P.K.; DORER, D.J.; FRANKO, D.L.; JACKSON, S.C.; HERZOG, D.B. Postremission predictors of relapse in women with eating disorders. *American Journal of Psychiatry*, v.162, p.2263-8, 2005.

KEIZER, A.; SMEETS, M.A.; DIJKERMAN, H.C.; VAN DEN HOUT, M.; KLUSKIST, I.; VAN ELBURG, A.; et al. Tactile body image disturbance in anorexia nervosa. *Psychiatry Res*, v.190, p.115-20, 2011.

KING, J.A.; GEISTER, D.; RITSCHEL, F.; BOEHM, I.; SEIDEL, M.; ROSCHINSKI, B.; et al. Global cortical thinning in acute anorexia nervosa normalizes following long--term weight restoration. Biol Psychiatry, v.77, p.624-32, 2015.

KRUEGER, D.W. Psychodynamic perspectives on body image. In: CASH, T.F.; PRUZINSKY, T (Org.). *Body image: a handbook of theory, research and clinical practice*. New York: Guilford, 2002. p. 30-7.

LACKNER, J.R. Some proprioceptive influences on the perceptual representation of body shape and orientation. *Brain*, v.111, p.281-97, 1988.

LAUTENBACHER, S.; THOMAS, A.; ROSCHER, S.; STRIAN, F.; PIRKE, K.M.; KRIEG, J.C. Body size perception and body satisfaction in restrained and unrestrained eaters. *Behav Res Ther*, v.30, n.3, p.243-50, 1992.

LINARDON, J.; PHILLIPOU, A.; CASTLE, D.; NEWTON, R.; HARRISON, P.; CISTULLO, L.L.; et al. Feeling fat in eating disorders: Testing the unique relationships between feeling fat and measures of disordered eating in anorexia nervosa and bulimia nervosa. *Body Image*, v.5, p.163-7, 2018.

MASHEB, R.M.; GRILO, C.M. The nature of body image disturbance in patients with binge eating disorders. *Int J Eat Disord*, v.33, p.333-41, 2003.

MEDINA, J.; COSLETT, H.B. From maps to form to space: touch and the body schema. *Neuropsychologia*, v.40, p.645-54, 2010.

MEDINA, J.; COSLETT, H.B. Understanding body representations. *Cognitive Neuropsychology*, v.33, p.1-4, 2016.

MENZEL, J.E.; KRAWCZYC, R.; THOMPSON, J.K. Attitudinal assessment of body image for adolescents and adults. In: CASH, T.F.; SMOLAK, L. (Org.). *Body image: a handbook of science, practice and prevention*. 2. ed. New York: Guilford, 2011. p. 154-70.

MOLINARI, E. Body-size estimation in anorexia nervosa. *Percept Mot Skills*, v.81, n.1, p.23-31, 1995.

MOHR, H.M.; ZIMMERMANN, J.; RODER, C.; LENZ, C.; OVERBECK, G.; GRABHORN R. Separating two components of body image in anorexia nervosa using fMRI. *Psychol Med*, v.40, p.1519-29, 2009.

MUSSAP, A.J.; MCCABE, M.P.; RICCIARDELLI, L.A. Implications of accuracy, sensitivity and variability of body size estimations to disordered eating. *Body Image*, v.5, p.80-90, 2008.

NEUMARK-SZTAINER, D. Yoga and eating disorders: is there a place for yoga in the prevention and treatment of eating disorders and disordered eating behaviours? *Adv Eat Disord*, v.2, n.2, p.136-45, 2014.

NICO, D.; DAPRATI, E.; NIGHOGHOSSIAN, N.; CARRIER, E.; DUHAMEL, JR.; SIRIGU, A. The role of the right parietal lobe in anorexia nervosa. *Psychol Med*, v.40, p.1531-9, 2009.

NYE, S.; CASH, T.F. Outcomes of manualized cognitive-behavioral body image therapy with eating disordered women treated in a private clinical practice. *Eating Disorders*, v.14, p.31-40, 2006.

PIAGET, J. *A representação do mundo na criança*. 3. ed. Aparecida, SP: Ideias & Letras, 2005.

PIETRINI, F.; CASTELLINI, G.; RICCA, V.; POLITO, C.; PUPI, C.; FARAVELLI, C. Functional neuroimaging in anorexia nervosa: a clinical approach. *Eur Psychiatry*, v.26, p.176-82, 2010.

PROBSY, M.; VAN COPPENOLLE, H.; VANDEREYCKEN, W. Further experience with the Body Attitude Test. *Eat Weight Disord*, v.2, p.100-4, 1997.

REAS, D.L.; GRILO, C.M.; MASHEB, R.M.; WILSON, G.T. Body checking and avoidance in overweight patients with binge eating disorders. *Int J Eat Disord*, v.37, p.342-6, 2005.

RIBEIRO, P.R.L.; TAVARES, M.C.G.C.F.; CAETANO, A.S. Contribuições de Fisher para a compreensão do desenvolvimento da percepção corporal. *Psico USF*, v.17, p.379-86, 2012.

SANSONE, R.A.; CHU, J.W.; WIEDERMAN, M.W. Body image and borderline personality disorder among psychiatric inpatients. *Compr Psychiatry*, v.51, p.579-84, 2010.

SEPÚLDEVA, A.R.; BOTELLA, J.; LEÓN, J.A. Body-image disturbance in eating disorders: a meta-analysis. *Psychology in Spain*, v.6, p.83-95, 2002.

SCHILDER, P. *A imagem do corpo*. São Paulo: Martins Fontes, 1980.

SKRZYPEK, S.; WEHMEIER, P.M.; REMSCHMIDT, H. Body image assessment using body size estimation in recent studies on anorexia nervosa. A brief review. *Eur Child Adolesc Psychiatry*, v.10, n.4, p.215-21, 2001.

SLADE, P.D. What is body image? *Behav Res Ther*, v.32, p.497-502, 1994.

SMOLAK, L. Body image development in children. In: CASH, T.F.; PRUZINSKY, T. *Body image*. New York: The Guilford Press, 2004. p. 65-72.

SCHROEDE, J. *Mind/body exercise: what is it?* Fit Society of the American College of Sports and Medicine (ACSM), 2008. p.1-2.

STICE, E. Risk and maintenance factors for eating pathology: a meta-analytic review. *Psychol Bull*, v.128, p.825-48, 2002.

TANTLEFF-DUNN, S.; GOKEE, J.L. Interpersonal influences on body image development. In: CASH, T.F.; PRUZINSKY, T. *Body image: a handbook of theory, research and clinical practice*. London: The Guilford Press, 2004. p. 108-15.

TEIXEIRA, P.C.; SATO, P.M.; CONTI, M.A.; KACHANI, A.T.; ARATANGY, E.W.; FABBRI, A.D.; et al. VIII Congresso Brasileiro de Transtornos Alimentares e Obesidade. Grupo de Imagem Corporal do PRADA – Programa de Atendimento Intensivo aos Transtornos Alimentares – Ambulim, v. 2009. (Congresso).

TIMERMAN, F.; SCAGLIUSI, F.B.; CORDÁS, T.A. Acompanhamento da evolução dos distúrbios de imagem corporal em pacientes com bulimia nervosa, ao longo do tratamento multiprofissional. Rev Psiq Clín.; 10;37:113-117.

THURM, B.E.; PEREIRA, E.S.; FONSECA, C.C.; CAGNO, M.J.S.; GAMA, E.F. Neuroanatomical aspects of the body awareness. J Morpho Sci.; 11;28:1-4.

THURM, B.E. Perfil da percepção corporal e a insatisfação corporal em mulheres com transtornos alimentares – uma proposta de intervenção corporal [Tese de Doutorado]. São Paulo: Universidade São Judas Tadeu – USJT, 2012.

THURM, B.E.; ARATANGY, E.W.; NETO, F.L.; CORDÁS, T.A. Terapia da Percepção Corporal: O Enfoque Fisioterapêutico para o Tratamento da Distorção da Imagem Corporal nos Transtornos Alimentares. V Congresso Clínicas Psiquiátricas 2018 (Congresso).

URGESI, C.; FORNASARI, L.; FACCIO, S.D.; PERINI, L.; MATTIUSSI, E.; CIANO, R.; et al. Body schema and self-representation in patients with bulimia nervosa. Int J Eat Disord.; 11;44: 238-48.

UHER, R.; TREASURE, J. Brain lesions and eating disorders. J Neurol Neurosurg Psychiatry.; 05;76:852-57.

WALDMAN, A.; LOOMES, R.; MOUNTFORD, VA.; TCHANTURIA, K. Attitudinal and perceptual factors in body image distortion: an exploratory study in patients with anorexia nervosa. J Eat Disord.; 13;1:1-9.

WALLIN, U.; KRONOVALL, P.; MAJEWSKI, M.L. Body awareness therapy in teenage anorexia nervosa: outcome after 2 years. Eur Eat Disord Rev.; 00;8:19-30.

WEAVER, T.L.; RESNICK, H.S.; KOKOSKA, M.S.; ETZEL, J.C. Appearance – related residual injury, posttraumatic stress, and body image: Associations within a sample of female victims of intimate partner violence. J Trauma Stress.; 07;20:999-1008.

WILLIAMSON, D.A.; PERRINI, L.; BLOUIN, D.C.; BARBIN, J.M. Cognitive bias in eating disorders: Interpretation of ambiguous body-related information. Eat Weight Disord.; 00;5:143-151.

8

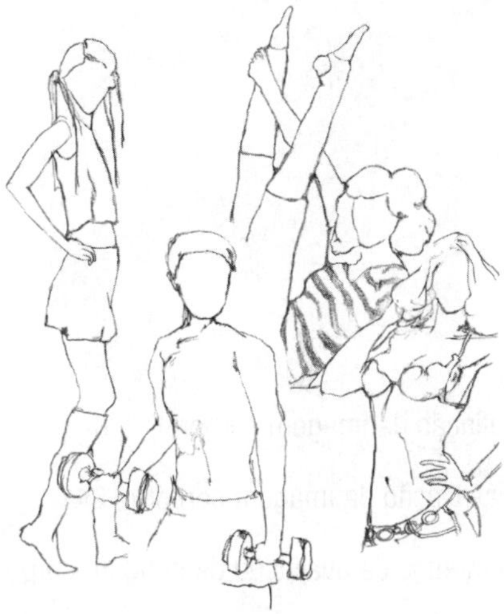

IMAGEM CORPORAL: DIRETRIZES PARA PESQUISA E AVALIAÇÃO

Pedro Carvalho
Bianca Thurm

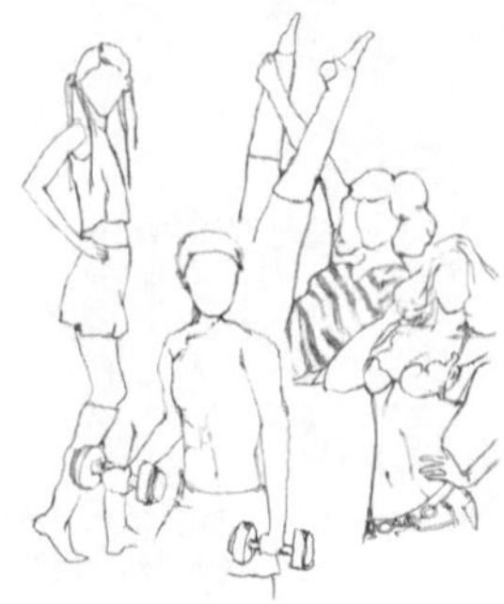

SUMÁRIO

INTRODUÇÃO

Instrumentos de avaliação são ferramentas importantes para a prática clínica e de pesquisa. A utilização de instrumentos de medida (questionários, escalas e inventários), no cenário clínico, permite rastrear patologias de interesse, amplia a avaliação clínica e possibilita acompanhar a evolução de pacientes. Já no cenário de pesquisa, a criação de novas medidas ou a adaptação transcultural[1] de instrumentos existentes em outros contextos é o que possibilita que profissionais de saúde e pesquisadores avaliem de maneira válida e fidedigna alguns construtos, como a imagem corporal, e forneçam dados científicos robustos que podem subsidiar novas práticas clínicas.

É justamente por esse processo de retroalimentação que é possível afirmar a relevância dos instrumentos de medida; portanto, cuidados metodológicos são necessários, tanto para a construção de novos instrumentos e adaptação transcultural de medidas existentes quanto para a escolha dos instrumentos mais adequados para avaliação (Coluci et al., 2015). Em se tratando da imagem corporal, construto complexo e multifacetado, tal escolha se torna tarefa difícil.

Para tanto, este capítulo pretende elucidar alguns cuidados metodológicos necessários para a escolha e aplicação de instrumentos de medida de imagem corporal. Seguir tais diretrizes auxiliará o público interessado a conduzir uma avaliação válida e confiável, permitindo assim obter dados significativos para resolução de problemas. Isto posto, este capítulo está dividido em: (a) histórico da avaliação da imagem corporal; (b) diretrizes para avaliação da imagem corporal; (c) principais instrumentos de avaliação da imagem corporal; e (d) avaliação da imagem corporal em homens.

Pela impossibilidade de esgotar o assunto no presente capítulo, ele foi escrito de maneira a sensibilizar o leitor para a importância do correto uso dos instrumentos de medida em imagem corporal e apresentar

---

1 Para mais informações sobre adaptação transcultural de instrumentos, ver o Capítulo 6.

alguns aspectos essenciais para utilização deles em contextos específicos. Ao final do capítulo será abordada a avaliação da imagem corporal em homens, considerando o fato de que este público tem recebido reduzida atenção dos pesquisadores, quando comparado ao sexo feminino. Acreditamos que, seguindo as diretrizes propostas e considerando as questões metodológicas aqui apresentadas, é possível auxiliar pacientes em sua terapia. De modo igual, teremos a capacidade de, a cada dia, disponibilizar às pessoas informações pertinentes por meio de estudos científicos válidos e confiáveis.

HISTÓRICO DA AVALIAÇÃO DA IMAGEM CORPORAL

A história dos estudos em imagem corporal (IC) remonta ao interesse de neurologistas, psiquiatras e psicólogos em compreender alterações perceptivas em pacientes com disfunções neurológicas (Cash, 2004; Cash; Smolak, 2011). Um exemplo comum na literatura é o "membro fantasma", situação na qual o indivíduo relata experiências sensoriais no local de um membro amputado. Essa síndrome clínica suscitou o interesse dos pesquisadores sobre os aspectos perceptivos presentes nestes casos, o que fomentou durante anos investigações sobre distorções corporais presentes em pacientes com alterações neurológicas (Cash, 2004). Vale destacar que tais estudos ainda não utilizavam a terminologia "imagem corporal" para descrever as experiências dos sujeitos com seus corpos. À época a terminologia mais utilizada era a de "esquema corporal", por influência da neurologia enquanto área principal de estudo.

Neste caminho, pesquisas do psicólogo Seymour Fisher, que partiam de uma perspectiva psicanalítica, foram fundamentais na compreensão das distorções perceptivas do "limite do corpo". Concomitantemente, Franklin Shontz, que criticava o ponto de vista psicodinâmico, procurava integrar teoria e dados de várias áreas da psicologia experimental, considerando a experiência corporal como multidimensional, aplicando seus conhecimentos científicos para compreender e ajudar pessoas com deficiências físicas (Cash, 2004). Desse modo, o conhecimento adquirido por meio dos primeiros estudos com foco eminentemente fisiológico passou a aglutinar outros fatores explicativos ou formativos da IC, como os aspectos cognitivos e sociais (ou culturais). Consequentemente, o paradigma biopsicossocial do estudo da IC é o mais aceito na atualidade (Cash; Smolak, 2011).

Foi somente a partir da metade do século XX que instrumentos de avaliação da IC começaram a se concretizar. A *Body Catexis Scale*, criada por Secord e Jourard em 1953 para avaliar a percepção em relação à própria aparência, pode ser considerada a primeira escala contemporânea (Cash; Pruzinsky, 2002). Na sequência, diversos instrumentos foram desenvolvidos, centrados ainda na percepção corporal. Porém, após o ano de 1970 as pesquisas sobre a IC passam por um redirecionamento. Como resultado, cresceu o enfoque na avaliação de aspectos atitudinais, como por exemplo a insatisfação corporal, considerada sentimento depreciativo em relação ao corpo e à aparência corporal (Thompson et al., 1998).

Há de se considerar que parte do crescimento do interesse pelo estudo da IC está atrelada à relação existente entre os transtornos alimentares (TA), como anorexia e bulimia nervosa, e a preocupação excessiva com o peso e a forma corporal (Cash, 2004). Por isso, da década de 1970 em diante, inúmeras escalas, questionários e protocolos de avaliação da IC começaram a ser desenvolvidos, buscando a cada momento ampliar as possibilidades de avaliação, bem como diversificar o enfoque delas. Como desdobramento do amadurecimento neste campo de pesquisa, Thompson (2004) propôs uma lista de 10 itens para auxiliar clínicos e pesquisadores sobre os principais aspectos a serem observados ao selecionar e utilizar instrumentos de medida de IC. De modo similar, Neves et al. (2015) elaboraram uma proposta com notas essenciais para uma boa prática de pesquisa em IC. Esses trabalhos, embora não esgotem o assunto, são importantes materiais para aqueles que desejam iniciar os estudos sobre a IC, ou ainda para aqueles que pretendem aplicar instrumentos de medida relacionados ao construto.

Outro desdobramento do avanço nas pesquisas em IC, e que se pode tomar como exemplo do interesse pela área de investigação, é a quantidade de revisões de literatura que tiveram como objetivo identificar e analisar instrumentos de medida (Campana et al., 2009a; Carvalho; Ferreira, 2014; Gardner; Brown, 2010; Laus et al., 2014a; Neves et al., 2017). Os estudos citados elencam inúmeros questionários e escalas que possibilitam a avaliação da IC, direcionados para diversas facetas do construto, bem como para públicos variados.

Ainda assim, uma das primeiras formas de avaliação desenvolvidas, as escalas de silhuetas, são até hoje uma das mais utilizadas para analisar a insatisfação corporal. Elas são compostas por um número de figuras que buscam representar o corpo humano, variando de um modelo muito magro a um muito gordo. Nessa forma de avaliação, a insatisfação corporal é entendida como a discrepância entre as silhuetas escolhidas, ideal e atual (Gardner; Brown, 2010). No contexto brasileiro, alguns pesquisadores buscaram testar o uso das escalas de silhuetas em populações específicas, como crianças e adultos de ambos os sexos (Kakeshita et al., 2009), adolescentes (Adami et al., 2012; Conti; Latorre, 2009c; Laus et al., 2014b), mulheres adultas (Scagliusi et al., 2006; de Castro et al., 2017), homens adultos (Conti et al., 2013; de Castro et al., 2018) e cegos congênitos (Morgado et al., 2013).

Apesar da praticidade em sua aplicação e da disponibilidade de diversos modelos de escalas de silhuetas para aplicação no contexto brasileiro, nos últimos anos o uso dessas escalas vem sendo criticado (Gardner; Brown, 2010). Dentre as principais ponderações elencadas estão: (a) o número limitado de figuras, que dificulta a seleção do sujeito (pouca diversidade de imagens); (b) o foco excessivo no desenvolvimento de escalas destinadas à avaliação da insatisfação com a gordura corporal (o que limita a aplicação em indivíduos do sexo masculino ou pessoas com elevada insatisfação com a muscularidade); (c) a utilização de figuras com elementos que causam distração (p. ex., detalhes corporais e acessórios – vestimentas, olhos ou cabelos nas figuras); e finalmente (d) a ausência de estudos de validação desses instrumentos de medida, que culmina em seu uso indiscriminado.

Tais críticas subsidiaram o desenvolvimento de novas medidas de avaliação em IC, em especial de questionários e escalas de autorrelato. Nelas os sujeitos são apresentados a um conjunto de afirmativas ou perguntas e devem responder utilizando uma escala de medida na forma do tipo *Likert* de pontos. De maneira geral, tais instrumentos são aplicados em protocolos de pesquisa impressos (papel e caneta), nos quais os respondentes devem ler os itens e assinalar de acordo com escalas de concordância (concordo totalmente a discordo totalmente), de frequência (sempre a nunca) ou de importância (muito importante a nada importante). Essas são as formas mais atuais de aplicação de instrumentos de medida de IC.

Assim, observa-se um crescimento exponencial no número de medidas destinadas à avaliação da IC e uma crescente, porém ainda reduzida, preocupação com a correta utilização dessas ferramentas. Por esse motivo, o próximo tópico abordará algumas diretrizes para avaliação da IC.

DIRETRIZES PARA AVALIAÇÃO DA IMAGEM CORPORAL

Considere a complexidade da imagem corporal

A IC deve ser entendida como um construto eminentemente complexo e multifacetado. Ela pode ser considerada como a experiência humana sobre o corpo (Cash; Smolak, 2011), ou ainda a imagem mental que os indivíduos têm do seu corpo e das partes que o constituem, assim como os sentimentos concernentes a ele (Slade, 1994). Tal característica indica que a aplicação de um único instrumento de medida não será capaz de avaliar todo esse construto. Assim, dificilmente temos a capacidade de avaliar a IC de um sujeito em sua totalidade.

Muth e Cash (1997), por exemplo, dividem a IC didática e metodologicamente em duas grandes dimensões: atitudinal e perceptiva. A primeira, atitudinal, consiste nos sentimentos, nas crenças e nos comportamentos sobre o corpo e outros aspectos de sua aparência, enquanto a segunda, perceptiva, na acurácia/inacurácia do julgamento do tamanho e da forma corporal. A dimensão atitudinal ainda pode ser dividida nos componentes afetivo (sentimentos em relação ao corpo/aparência), cognitivo (crenças associadas ao próprio corpo/aparência) e comportamental (ações direcionadas ao corpo e que buscam dar coerência aos domínios afetivo e cognitivo, destacando-se aqui os comportamentos de checagem e evitação corporal).

A complexidade do construto conduz ao fato de que é possível avaliar apenas alguns aspectos da IC, motivo pelo qual a utilização de múltiplas medidas possibilita obter um quadro mais completo de avaliação de um indivíduo (Thompson, 2004). Em resumo, uma avaliação coerente da IC deve ser obtida com a aplicação de instrumentos de medida que contemplem tanto a dimensão atitudinal e seus componentes quanto a dimensão perceptiva.

Ainda dentro da complexidade do construto vale destacar que, por vezes, diferentes aspectos de um mesmo componente podem ser avaliados. Como exemplo podemos citar o componente afetivo da IC. Existem medidas como o *Body Shape Questionnaire* (da Silva et al., 2014) direcionadas à avaliação da insatisfação com o peso e a forma corporal, enquanto outras, como a *Weight Concerns Scale* (Dias et al., 2015), lançam sua atenção especificamente à preocupação com o peso corporal.

Neste contexto, o processo decisório inclui a determinação dos objetivos de avaliação. Em um determinado momento pode ser interessante a aplicação de ambas as escalas (*Body Shape Questionnaire* e *Weight Concerns Scale*), com o intuito de ampliar as possibilidades de análise sobre a IC de um indivíduo. Em outras situações, como em um cenário clínico no qual o indivíduo refere elevada preocupação com o peso corporal, por exemplo, é mais indicado o uso isolado da *Weight Concerns Scale*.

Em resumo, o conhecimento sobre os objetivos de avaliação do paciente ou dos sujeitos de pesquisa é aspecto fundamental para a seleção dos instrumentos mais adequados. De todo modo, reitera-se a impossibilidade de avaliação da IC de um indivíduo com a utilização de uma única medida, motivo pelo qual a aplicação de diversos instrumentos é altamente recomendada.

Utilize instrumentos válidos e confiáveis

Para que os instrumentos de medida se tornem ferramentas úteis para avaliação da IC é preciso que demonstrem qualidades, geralmente denominadas propriedades psicométricas de validade e confiabilidade (Coluci et al., 2015). Existe, para tanto, uma preocupação quanto à escolha dos instrumentos para utilização, garantindo ao avaliador a acurácia de medida e, assim, indicadores confiáveis.

Segundo Pasquali (1996, p. 93), "[...] costuma-se definir a validade de um teste dizendo que ele é válido se de fato mede o que supostamente deve medir". O autor acrescenta: "[...] o que se quer dizer com esta definição é que, ao se medirem os comportamentos (itens), que são a representação do traço latente, está-se medindo o próprio traço latente". Modelo trinitário (Eignor, 2013) divide a validade em: validade de conteúdo, validade de critério (preditiva ou concorrente) e validade de construto.

Já a confiabilidade representa o grau com que o instrumento mede com precisão ou coerência determinado atributo que se propõe a medir. Para essa análise, segundo Pasquali (1996), destacam-se três técnicas: teste-reteste (reprodutibilidade – correlação que consiste na distribuição dos escores obtidos em um mesmo teste pelos mesmos sujeitos em momentos diferentes), formas paralelas (correlação obtida a partir da aplicação do instrumento dividido em duas partes) e consistência interna (homogeneidade da amostra de itens do teste).

Não é intenção deste capítulo se aprofundar nessas classificações e técnicas de análises psicométricas, porém é preciso reforçar a necessidade do uso de instrumentos de medida que apresentem indícios, qualidades ou propriedades psicométricas adequadas (Eignor, 2013). Logo, ao selecionar um instrumento de medida de IC é primordial a análise do estudo da construção e/ou adaptação transcultural do instrumento[2] para verificar se ele foi testado em relação às propriedades de validade e confiabilidade, esta última também conhecida como fidedignidade.

Instrumentos de medida que foram submetidos à análise de diferentes formas de validade (conteúdo, critério e construto), bem como aqueles que foram testados por meio de formas alternativas de análise da confiabilidade (teste-reteste e consistência interna, por exemplo), devem ser preferidos àqueles com menor número de indicadores psicométricos.

Identifique as características do indivíduo ou da amostra

Um aspecto essencial a ser observado, para além dos indicadores estatísticos apresentados em estudos de validação, são as características dos pacientes ou das amostras a serem investigadas. Instrumentos de medida

---

2 Para mais informações sobre adaptação transcultural de instrumentos, ver o Capítulo 6.

só são considerados válidos e confiáveis para avaliação de um indivíduo caso o estudo que avaliou suas propriedades psicométricas tenha utilizado uma amostra com características similares àquelas do sujeito a ser avaliado. A título de exemplo, caso uma escala de silhuetas tenha sido validada para adolescentes, ela não deve ser empregada em crianças ou jovens adultos (Gardner; Brown, 2010; Thompson, 2004). De modo similar, instrumentos com boas propriedades psicométricas para avaliação da IC de mulheres não devem ser aplicados sem a devida verificação dos índices de validade e confiabilidade em homens, e vice-versa (Carvalho; Ferreira, 2014). Esses exemplos poderiam ser estendidos, porém cumpre ressaltar a imprescindibilidade de averiguar a similitude do contexto de aplicação do instrumento, ou seja, aquele a que se pretende aplicar, e a conjuntura na qual a medida de avaliação foi desenvolvida e testada.

Esse cuidado é essencial para avaliação da IC, construto considerado lábil. Existem profundas diferenças na IC ao longo das fases de desenvolvimento humano. Crianças e adolescentes, por exemplo, apresentam diferenças na insatisfação com o corpo quando comparadas a adultos e idosos. A IC tende a se alterar ao longo da vida, o que justifica o uso de escalas específicas para cada faixa etária (Menzel et al., 2011).

De modo similar, há de se considerar que homens e mulheres possuem diferenças no tocante às insatisfações corporais. Classicamente, a insatisfação feminina com o corpo está direcionada ao peso e à forma corporal, o que por sua vez tem sido associado à sintomatologia da anorexia nervosa, relação mediada pela busca de um corpo magro, denominada *drive for thinness* (Prost-Lehmann et al., 2018). Já os homens, de maneira geral, procuram um corpo mais musculoso e que apresente concomitantemente uma boa definição muscular (o que exige baixo percentual de gordura), e por isso se direcionam mais para *drive for muscularity* (Edwards et al., 2014), construto que também tem sido associado ao quadro de transtornos alimentares, atualmente considerado como *muscularity oriented eating disorders*[3] (Murray et al., 2017).

---

3 Para mais informações sobre os transtornos alimentares em homens, ver o Capítulo 15.

Considerando essas questões, é possível traçar como regra geral a aplicação de escalas específicas para cada faixa etária e para cada sexo. A ausência de cuidado metodológico com relação à avaliação da IC pode provocar distorções no estudo de algumas psicopatologias, como os transtornos alimentares. Strother et al. (2012) e Murray et al. (2017) indicam que a crença equivocada de que homens apresentam baixa prevalência de transtornos alimentares foi mantida por décadas, possivelmente por contribuição da aplicação inadequada em homens de instrumentos de medida de IC desenvolvidos para mulheres. Uma prevalência de 1:10 casos (proporção de casos entre homens e mulheres, respectivamente) está hoje estimada em 1:3 ou 1:4 casos (Murray et al., 2017; Udo; Grilo, 2018).

Atentando-se para esse fato, pesquisadores buscaram desenvolver e avaliar novas medidas de IC em indivíduos do sexo masculino. Atualmente, temos alguns instrumentos disponíveis para essa população. Por exemplo: a escala de silhuetas de Stunkard (Conti et al., 2013), a *Male Body Dissatisfaction Scale* em sua versão completa (Carvalho et al., 2015) e reduzida (da Silva et al., 2017), a *Male Body Checking Questionnaire* (Carvalho et al., 2014), a *Drive for Muscularity Scale* (Campana et al., 2013c), a *Swansea Muscularity Attitudes Questionnaire* (Campana et al., 2013c), entre algumas outras (Carvalho; Ferreira, 2014).

É interessante observar que em alguns casos muito específicos um mesmo instrumento de medida possui versões "espelhadas" para cada faixa etária. Esse fato torna algumas escalas importantes para avaliação de psicopatologias, como os transtornos alimentares, nas quais espera-se que o paciente passe alguns anos em acompanhamento clínico. Ou seja, o profissional que o atende terá a capacidade de aplicar o mesmo instrumento ao longo do desenvolvimento do tratamento, ainda que o paciente mude de faixa etária, como da infância para a vida adulta.

O *Body Shape Questionnaire* é um excelente exemplo para o caso supracitado. Esse questionário possui qualidades psicométricas testadas para adolescentes (Conti et al., 2009a), adultos (da Silva et al., 2014) e mulheres de meia-idade (Caetano, 2011). Outro exemplo é o *Sociocultural Attitudes Towards Appearance Questionnaire*-3, disponível para adolescentes (Amaral et al., 2015) e adultos (Amaral et al., 2013b).

Em outros casos, questionários são desenvolvidos para que se possa avaliar homens e mulheres de maneira similar, recorrendo-se novamente a um único instrumento. Exemplos disponíveis no contexto brasileiro são as escalas de silhuetas de Stunkard, em sua versão para homens (Conti et al., 2013) e mulheres (Scagliusi et al., 2006); a escala de silhuetas brasileiras para adultos e crianças (Kakeshita et al., 2009), que também está disponível para adolescentes (Laus et al., 2014b); e a *Sociocultural Attitudes Towards Appearance Questionnaire*-3 (Amaral et al., 2013b). Esta última merece destaque, pois ao invés de apresentar versões específicas para cada sexo, valeu-se da modificação na escrita de algumas afirmativas do questionário (itens). Perguntas que tinham como direção a avaliação da internalização do ideal de magreza (itens da versão para mulheres) foram adaptadas para a internalização do ideal musculoso (itens da versão para homens). Deste modo, a avaliação entre os sexos mantém coerência entre os itens (questões similares), respeitando as idiossincrasias de cada sexo.

PRINCIPAIS INSTRUMENTOS DE AVALIAÇÃO DA IMAGEM CORPORAL

Como alguns pesquisadores já devotaram seu tempo a analisar criticamente os diversos instrumentos de medida de IC (Campana et al., 2009a; Carvalho; Ferreira, 2014; Gardner; Brown, 2010; Laus et al., 2014a; Neves et al., 2017), ao invés de se debruçar sobre uma extensa análise e descrição dos instrumentos de pesquisa mais atuais, este tópico voltará sua atenção para a indicação de algumas opções de instrumentos disponíveis para o Brasil.

O leitor interessado poderá recorrer à literatura e conhecer detalhadamente cada instrumento de medida. Acredita-se que, utilizando as diretrizes presentes neste capítulo, haverá capacidade de selecionar o instrumento mais adequado a seu contexto de aplicação, seja no contexto clínico ou de pesquisa.

Vale enfatizar que novos instrumentos de medida são criados ou adaptados transculturalmente a cada dia. Por vezes, instrumentos clássicos são reavaliados, confirmando sua validade. Outras vezes, são revistos e reformulados, originando versões reduzidas do instrumento ou mesmo novas medidas.

Avaliação da dimensão atitudinal

A Tabela 1 apresenta uma seleção de questionários e escalas para avaliação da dimensão atitudinal da IC. Um espaço especial está destinado à apresentação da avaliação perceptiva da IC. Essa escolha é justificada pela estreita relação das distorções da IC com os transtornos alimentares.

TABELA 1 – Instrumentos para avaliação da dimensão atitudinal da imagem corporal

Instrumento	Referências	Componente avaliado	População-alvo
BSQ	Conti et al. (2009a), da Silva et al. (2014), Caetano (2011)	Afetivo	Adolescentes e adultos jovens de ambos os sexos e mulheres de meia-idade (verificar as referências)
WCS	Dias et al. (2015)	Afetivo	Mulheres adultas
MBDS	Carvalho et al. (2015) e da Silva et al. (2017)	Afetivo	Homens adultos
EEIC	Conti et al. (2009d)	Afetivo	Adolescentes de ambos os sexos
BAS	Conti et al. (2009b)	Afetivo	Adolescentes de ambos os sexos
Escala de silhuetas de Stunkard	Conti et al. (2013) e Scagliusi et al. (2006)	Afetivo	Homens e mulheres adultos
Escalas de silhuetas brasileiras	Kakeshita et al. (2009) e Laus et al. (2014b)	Afetivo	Crianças, adolescentes e adultos de ambos os sexos (verificar as referências)
Outras escalas de figuras	Adami et al. (2012), Conti e Latorre (2009c), de Castro et al. (2017), de Castro et al. (2018)	Afetivo	Crianças, adolescentes e adultos de ambos os sexos (verificar as referências)
BAQ	Scagliusi et al. (2005)	Afetivo	Mulheres adultas
DMS	Campana et al. (2013c)	Afetivo	Homens adultos
SMAQ	Campana et al. (2013c)	Afetivo	Homens adultos
MBIDS	Campana et al. (2013c)	Afetivo	Homens adultos

(continua)

TABELA 1 – Instrumentos para avaliação da dimensão atitudinal da imagem corporal (*continuação*)

Instrumento	Referências	Componente avaliado	População-alvo
IASIC	Ferreira e Leite (2002)	Afetivo	Mulheres adultas
ESSC	Hirata e Pilati (2010)	Afetivo	Homens e mulheres adultos
BIS	Gouveia et al. (2008)	Afetivo	Mulheres adultas
TIS	Amaral et al. (2013a)	Cognitivo	Homens e mulheres adultos
SATAQ-3	Amaral et al. (2013b) e Amaral et al. (2015)	Cognitivo	Adolescentes e adultos de ambos os sexos (verificar as referências)
EBPINC	Hirata et al. (2012)	Cognitivo	Homens e mulheres adultos
BCCS	Kachani et al. (2011a)	Cognitivo	Mulheres adultas
BCQ	Campana et al. (2013b)	Comportamental	Mulheres adultas
MBCQ	Carvalho et al. (2014)	Comportamental	Homens adultos
BCAQ	Kachani et al. (2011b)	Comportamental	Mulheres adultas
BACS	Campana et al. (2013a)	Comportamental	Homens adultos
BIAQ	Campana et al. (2009b)	Comportamental	Mulheres adultas
BCI	Conti et al. (2012)	Comportamental	Homens e mulheres adultos

BACS: *The Brief Body Avoidance and Checking Scale*; BAS: *Body Areas Scale*; BCAQ: *Body Checking and Avoidance Questionnaire*; BAQ: *Body Attitudes Questionnaire*; BCI: *Body Change Inventory*; BCCS: *Body Checking Cognitions Scale*; BCQ: *Body Checking Questionnaire*; BIAQ: *Body Image and Avoidance Questionnaire*; BIS: *Body Investment Scale*; BSQ: *Body Shape Questionnaire*; DMS: *Drive for Muscularity Scale*; EBPINC: Escalas Brasileiras de Percepção e Internalização de Normas Corporais; EEIC: *Escala de Evaluación da Insatisfación Corporal*; ESSC: Escala Situacional de Satisfação Corporal; MBCQ: *Male Body Checking Questionnaire*; MBDS: *Male Body Dissatisfaction Scale*; MBIDS: *Masculine Body Ideal Distress Scale*; SMAQ: *Swansea Muscularity Attitudes Questionnaire*; IASIC: Instrumento de Avaliação da Satisfação com a Imagem Corporal; SATAQ-3: *Sociocultural Attitudes Towards Appearance Questionnaire-3*; TIS: *Tripartite Influence Scale*; WCS: *Weight Concerns Scale*.

Avaliação da dimensão perceptiva (dimensão corporal)

Uma avaliação coerente da IC deve ser obtida com a aplicação de instrumentos de medida que contemplem tanto a dimensão atitudinal quanto a dimensão perceptiva. Dentro do contexto dos transtornos alimentares é muito importante distinguir quando cada dimensão, atitudinal e/ou perceptual, está determinando alterações na IC. Por definição, distúrbio de imagem corporal diz respeito à insatisfação e preocupação intensa com o corpo e a forma corporal além das atitudes negativas em relação a ele, sua dimensão e peso. Já a distorção da imagem corporal está relacionada com a incapacidade em reconhecer a dimensão corporal e seus segmentos de forma precisa.

Ao longo das pesquisas e experiência com pacientes com transtornos alimentares no AMBULIM-IPq-HCFMUSP, foi adaptado o teste *Image Marking Procedure* (IMP) desenvolvido por Askevold (1975), que avalia especificamente o componente perceptual (dimensional) da IC. O teste IMP (Avaliação da Dimensão Corporal) é capaz de trazer a sensação do tamanho que a pessoa tem do seu corpo, que está no campo abstrato, para um contexto concreto de forma numérica e visual. Ele não é um instrumento exclusivo para ser usado nos transtornos alimentares; pode ser usado em contextos em que se faz necessária a investigação corporal relacionada a como o sujeito percebe seu tamanho e forma corporal, que pode ser com homens (na questão da muscularidade, por exemplo), mulheres e adolescentes (Thurm, 2012).

O objetivo de avaliar a percepção da dimensão corporal é analisar a diferença entre a medida percebida do próprio corpo e a medida real do sujeito. Alguns pesquisadores argumentam a favor do uso das escalas de silhuetas para avaliação da distorção perceptiva. Contudo, como asseveram Gardner e Brown (2010), poucas são as escalas de silhuetas com propriedades psicométricas adequadas que possibilitam a avaliação da distorção corporal.

Nesse sentido, o IMP é o teste mais indicado para avaliar a percepção da dimensão corporal nos transtornos alimentares. Nenhum questionário é capaz de avaliar a forma em que o sujeito reconhece o seu tamanho. Os questionários foram criados para avaliar a dimensão atitudinal da IC e não o perceptual (Thurm et al., 2011). Trata-se de um teste projetivo por meio do qual se calcula um índice de percepção corporal (IPC) do próprio sujeito a partir de pontos anatômicos: alto da cabeça, ombros, cintura e quadril. A partir deste índice é possível classificar a percepção dimensional em percepção adequada (não patológica) ou patológica (distorção dimensional) em hipoesquematia (quando o sujeito se percebe menor do que ele é) ou hiperesquematia dividida em distorção leve, moderada ou grave (quando o sujeito se percebe maior do que ele realmente é) (Fichter et al., 1986).

O teste consiste em colocar o sujeito, de olhos vendados, de frente para uma parede onde ele deve projetar a sensação da localização e largura dos ombros, cintura, quadril e sua altura como se estivesse se olhando em um espelho. Em seguida, são marcadas as larguras reais (Figura 1). O IPC é calculado a partir das medidas das larguras reais e percebidas dos segmentos avaliados. A vantagem do teste IMP é que ele fornece dados numéricos que identificam o grau da distorção dimensional do corpo inteiro e também a distribuição dessa distorção em relação às partes específicas do corpo, como largura dos ombros, cintura e quadril.

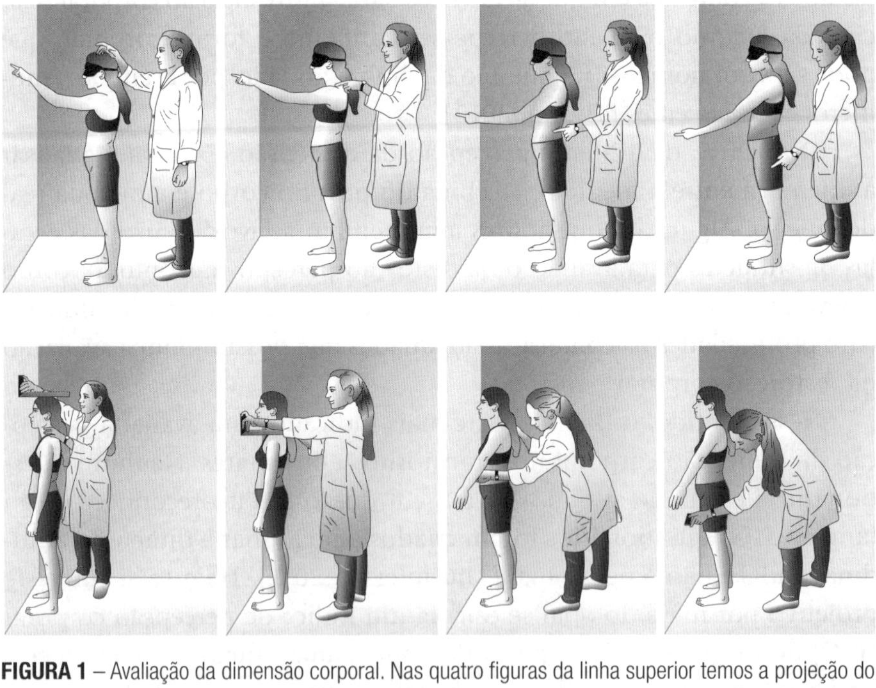

FIGURA 1 – Avaliação da dimensão corporal. Nas quatro figuras da linha superior temos a projeção do tamanho percebido a partir dos pontos corporais de referência: alto da cabeça, ombros, cintura e quadril. Nas quatro figuras da linha inferior temos a marcação do tamanho real.

Fornece também um desenho esquemático mostrando o tamanho real e o percebido do sujeito trazendo para o concreto uma sensação que só o paciente sente (Figura 2), disponibilizando um recurso visual que facilita a compreensão tanto do profissional quanto do paciente para identificar a distorção dimensional.

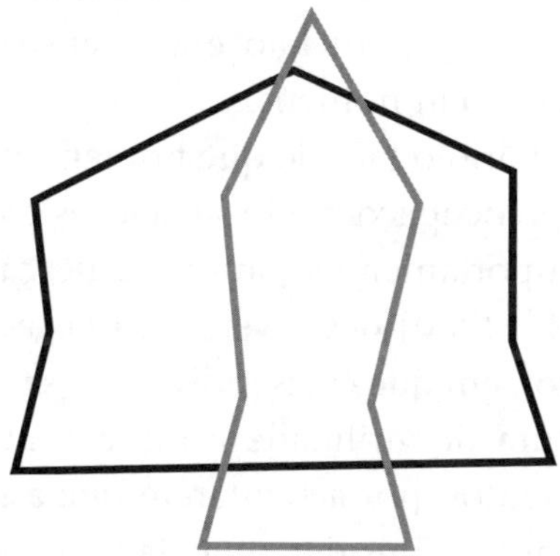

FIGURA 2 – Resultado da avaliação da dimensão corporal. Resultado esquemático do tamanho percebido (em preto) e do tamanho real (em cinza).

Considerando a importância da avaliação da dimensão perceptiva para análise da IC como um todo, sugere-se o uso do teste IMP, seja no contexto clínico ou de pesquisa.

AVALIAÇÃO DA IMAGEM CORPORAL EM HOMENS

O estudo da IC, ao longo do tempo, voltou sua atenção notoriamente para a análise de amostras femininas. A insatisfação corporal, por exemplo, é descrita como um descontentamento normativo das mulheres (Rodin et al., 1985). McCabe e Ricciardelli (2004) e Pickett et al. (2005) indicam que parte do crescimento do interesse pela pesquisa em IC está atrelada à relação existente entre os TA e a preocupação excessiva com o peso e a forma corporal. Vale destacar que a insatisfação com o corpo é considerada o principal fator de risco para o desenvolvimento de TA. Tais fatos direcionaram a preocupação de pesquisadores e clínicos para a avaliação de diferentes facetas da IC de mulheres.

Ainda assim, algumas pesquisas foram desenvolvidas para avaliar a insatisfação masculina com o próprio corpo. Os primeiros resultados empíricos indicavam ausência de distúrbios e distorções de IC em homens, o que é atribuído atualmente à aplicação inadequada de instrumentos de medida com foco na insatisfação com o peso e a forma corporal (Cafri et al., 2005; Carvalho; Ferreira, 2014). Ou seja, as escalas e questionários utilizados à época não eram sensíveis para capturar os diferentes aspectos da IC em homens.

Soma-se a este cenário o fato de que homens apresentam dificuldade em assumir suas preocupações e insatisfações com o corpo, bem como a adoção de comportamentos para modificação corporal (Cafri et al., 2005). Pope et al. (2000) descrevem essa negação masculina como um fato social protetor, em que esses indivíduos se sentem pressionados a assumir uma postura de virilidade e masculinidade, buscando não expressar seus sentimentos, por acreditarem que assim estão se afastando de um comportamento considerado pela sociedade como normativo para as mulheres. Em resumo, ao aplicar instrumentos de medida de IC em homens é possível que eles não respondam de maneira fidedigna, pois estão preocupados com a aceitação social, um viés a ser considerado quando da avaliação desta população.

Cientes de algumas limitações dos instrumentos de medida desenvolvidos para avaliação da IC em mulheres, pesquisadores investiram na criação de questionários e escalas específicos para o público masculino. Os atuais instrumentos apresentam algumas características importantes para avaliação da IC em homens, em que se destaca a investigação de três principais aspectos (Carvalho; Ferreira, 2014): a) satisfação com a aparência muscular; b) comportamentos para modificação corporal (como prática excessiva de exercício físico e uso de esteroides anabólicos); e c) regiões e/ou partes específicas do corpo (ombros, peitorais e braço).

Foi a partir da compreensão de que a insatisfação masculina com o corpo está direcionada à muscularidade que instrumentos de medida apropriados começaram a ser desenvolvidos entre o final dos anos 1990 e o início dos anos 2000. Um dos construtos mais importantes para avaliação da IC de homens foi cunhado no ano de 2000 por McCreary e Sasse, denominado *drive for muscularity*. Os autores definiram a busca pela muscularidade como o desejo de aumentar o nível de muscularidade, fazendo paralelismo com o construto *drive for thinness* (busca pela magreza), largamente estudado entre as mulheres.

Desta forma, *drive for muscularity* refere-se ao desejo de alcançar um corpo musculoso e o grau de preocupação do indivíduo a respeito do aumento de sua musculatura, incluindo ainda sua motivação para o aumento muscular (McCreary; Sasse, 2000). A partir de então, *drive for muscularity* vem sendo o principal construto relativo à preocupação masculina com o corpo e o número de investigações no campo de pesquisa tem aumentado desde então.

McCreary e Sasse (2000) escolhem o termo *drive* para designar um estado de tensão intrapessoal que resulta em uma ação motivada para a redução dessa tensão, e argumentam que ela deriva de uma percepção do indivíduo de que ele não é musculoso o suficiente. Observa-se, no entanto, que *drive for muscularity* não representa um desejo convencional para o aumento da musculatura e sim uma busca construída socialmente, por meio da influência de fatores socioculturais (Morisson et al., 2003). De fato, existem evidências substanciais por meio da avaliação do modelo sociocultural de estudos em imagem corporal e TA de que *drive for muscularity* está associado à internalização do ideal de corpo e à comparação social, sendo um caminho mediador para a adoção de comportamentos de mudança corporal, como a prática excessiva de exercícios físicos, uso de suplementos alimentares e esteroides anabólicos (Carvalho, 2016).

Vale destacar que, no contexto brasileiro, a preocupação com a criação/adaptação de instrumentos para avaliação da IC de homens ocorreu de modo tardio, sendo observada apenas no início do ano de 2010. Logo, poucos são os instrumentos para avaliação das idiossincrasias masculinas quanto à IC em comparação ao número de escalas e questionários disponíveis para mulheres brasileiras (Carvalho; Ferreira, 2014).

Os primeiros instrumentos de medida de avaliação da IC de homens brasileiros são oriundos da adaptação transcultural de instrumentos já reconhecidos no cenário internacional, como o *Body Shape Questionnaire* (da Silva et al., 2014) e a *Stunkard Figure Rating Scale* (Conti et al., 2013). Há de se destacar que tais medidas foram desenvolvidas para avaliação de preocupações com o peso e a forma corporal, motivo pelo qual são criticadas na literatura quanto à sua validade para investigação da IC de homens (Carvalho; Ferreira, 2014).

Assim como ocorrido no cenário internacional, no Brasil ocorreu uma transição entre a aplicação de instrumentos genéricos para utilização de questionários e escalas específicos para avaliação da IC de homens. Assim, começam a surgir trabalhos voltados para o teste das propriedades psicométricas de instrumentos adequados à avaliação da insatisfação com a muscularidade (Campana et al., 2013c; Carvalho et al., 2013; Carvalho et al., 2015), checagem corporal (Carvalho et al., 2012; Carvalho et al., 2014), influência da mídia (Amaral et al., 2015), *drive for muscularity* (Campana et al., 2013c) e outros (Carvalho; Ferreira, 2014).

Todos esses instrumentos são essenciais para avaliação da IC de homens. Em recente revisão sistemática sobre construtos e variáveis relacionadas à *drive for muscularity*, por exemplo, Edwards et al. (2014) apontam que o construto tem sido associado a sintomas depressivos, baixa autoestima, dependência ao exercício físico, abuso de esteroides anabólicos e suplementos alimentares. Os autores concluem que os dados mais consistentes indicam associação da busca pela muscularidade com afeto negativo, a percepção de que o ideal físico envolve alto grau de muscularidade, comportamentos relacionados ao ganho de massa muscular e a internalização do ideal de corpo muscular como aquele a ser alcançado.

Estudo de metanálise complementa os achados anteriores indicando que a busca pela muscularidade está relacionada a comportamento de prática de exercício físico, dependência ao exercício, consumo de suplementos alimentares e comportamentos de risco para TA (Tod; Edwards, 2015). Um elevado grau de busca pela muscularidade é verificado, por exemplo, em indivíduos diagnosticados com dismorfia muscular[4].

O avanço nas pesquisas em IC de indivíduos do sexo masculino permite afirmar que a relação do homem com seu corpo está associa-

---

4 Para mais detalhes sobre dismorfia muscular, ver o Capítulo 9.

da à sua saúde e qualidade de vida. Distúrbios de IC nessa população podem conduzir ao desenvolvimento de TA, transtorno dismórfico corporal e outras psicopatologias. Portanto, a avaliação correta das facetas da IC de homens é tão importante quanto a investigação delas em mulheres. Pesquisadores e clínicos devem se atentar para o fato de que indivíduos do sexo masculino vêm apresentando quadros clínicos que requerem atenção (Murray et al., 2017; Udo; Grilo, 2018), e que a aplicação de instrumentos de medida é valiosa neste contexto.

Diante do exposto, destaca-se que a avaliação da IC de homens deve prezar pela utilização de medidas específicas para esse público, que considerem a investigação sobre a preocupação com a muscularidade, bem como os comportamentos associados à busca pelo corpo musculoso. Assim, o uso de instrumentos genéricos de avaliação da IC e daqueles desenvolvidos para mulheres é desencorajado. Para além, cabe ressaltar a importância da seleção de medidas que tenham passado pelo teste psicométrico, ou seja, pela avaliação das qualidades de validade e confiabilidade.

CONSIDERAÇÕES FINAIS

A utilização de instrumentos de medida para avaliação da IC é fundamental. Enquanto construto complexo e multifacetado, o acesso a ele só é possível por meio de testes especializados, nos quais se enquadram a aplicação de questionários, escalas, inventários e testes perceptivos.

Conhecer os objetivos de avaliação, bem como os instrumentos mais adequados para essa função, deve fazer parte de uma análise que pretende ser válida e confiável. Logo, as diretrizes elencadas neste capítulo são fundamentais para o planejamento de avaliações de indivíduos nos quais os distúrbios e distorções da IC são aspectos relevantes, como é o caso de pacientes com anorexia e bulimia nervosa.

Somente de posse de instrumentos com propriedades psicométricas adequadas é possível rastrear transtornos, avaliar a eficácia de tratamentos e conduzir pesquisas científicas.

REFERÊNCIAS BIBLIOGRÁFICAS

ADAMI, F.; FRAINER, D.E.S.; ALMEIDA, F.S.; DE ABREU, L.C.; VALENTI, V.E.; DEMARZO, M.M.P.; et al. Construct validity of a figure rating scale for Brazilian adolescents. *Nutr J*, v.11, p.24, 2012.

AMARAL, A.C.S.; CONTI, M.A.; FERREIRA, M.E.C.; MEIRELES, J.F.F. Avaliação Psicométrica do Questionário de Atitudes Socioculturais em Relação à Aparência-3 (SATAQ-3) para Adolescentes. *Psicol Teoria Pesqui*, v.31, p.471-9, 2015.

AMARAL, A.C.S.; FERREIRA, M.E.C.; SCAGLIUSI, F.B.; COSTA, L.S.; CORDAS, T.A.; CONTI, M.A. Avaliação psicométrica da Escala de Influência dos Três Fatores (EITF). *Psicol Reflex Crit*, v.26, p.213-21, 2013a.

AMARAL, A.C.S.; RIBEIRO, M.S.; CONTI, M.A.; FERREIRA, C.S.; FERREIRA, M.E.C. Psychometric evaluation of the Sociocultural Attitudes Towards Appearance Questionnaire-3 among Brazilian Young adults. *Span J Psychol*, v.16, p.1-10, 2013b.

ASKEVOLD, F. Measuring body image. Preliminary report on a new method. *Psychother Psychosom*, v.26, p.71-7, 1975.

CAETANO, A.S. *Tradução, adaptação cultural e estrutura fatorial do Body Shape Questionnaire, Body Esteem Scale e Body Appreciation Scale para mulheres brasileiras na meia-idade.* [Tese (Doutorado em Educação Física)] Campinas: Universidade Estadual de Campinas, Faculdade de Educação Física, 2011.

CAFRI, G.; THOMPSON, J.K.; RICCIARDELLI, L.; MCCABE, M.; SMOLAK, L.; YESALIS, C. Pursuit of the muscular ideal: Physical and psychological consequences and putative risk factors. *Clin Psychol Rev*, v.25, p.215-39, 2005.

CAFRI, G.; THOMPSON, J.K. Measuring male body image: A review of the current methodology. *Psychol Men & Mascul*, v.5, p.18-29, 2004.

CAMPANA, A.N.N.B.; CAMPANA, M.B.; TAVARES, M.C.G.C.F. Escalas para avaliação da imagem corporal nos transtornos alimentares no Brasil. *Aval Psicol*, v.8, p.437-45, 2009a.

CAMPANA, A.N.N.B.; FERNANDES, M.C.G.C.F.; DA SILVA, D.; DIOGO, M.J.D.E. Translation and validation of the Body Image Avoidance Questionnaire (BIAQ) for the Portuguese language in Brazil. *Behav Res Methods*, v.41, p.236-43, 2009b.

CAMPANA, A.N.N.B.; SWAMI, V.; MORGADO, F.F.R.; CAMPANA, M.B.; MORGADO, J.J.; FERREIRA, L.; TAVARES, M.C.G.C.F. The Brief Body Avoidance and Checking Scale for physically active men development and initial validation. *Int J Sport Psychol*, v.44, p.531-45, 2013a.

CAMPANA, A.N.N.B.; SWAMI, V.; ONODERA, C.M.K.; DA SILVA, D.; FERNANDES, M.D.C.G.C. An initial psychometric evaluation and exploratory cross-sectional study of the Body Checking Questionnaire among Brazilian women. *PloS One*, v.8, p. e74649, 2013b.

CAMPANA, A.N.N.B.; TAVARES, M.C.G.C.F.; SWAMI, V.; DA SILVA, D. An examination of the psychometric properties of Brazilian Portuguese translations of the Drive for Muscularity Scale, the Swansea Muscularity Attitudes Questionnaire, and the Masculine Body Ideal Distress Scale. *Psychol Men & Mascul*, v.14, p.376-88, 2013c.

CARVALHO, P.H.B. *Adaptação e avaliação do modelo teórico de influência dos três fatores de imagem corporal para jovens brasileiros*. [Tese (Doutorado em Educação Física)] Juiz de Fora: Universidade Federal de Juiz de Fora, Programa de Pós-graduação em Psicologia, 2016.

CARVALHO, P.H.B.; CONTI, M.A.; CORDÁS, TA.; FERREIRA, M.E.C. Tradução para o português (Brasil), equivalência semântica e consistência interna do Male Body Checking Questionnaire (MBCQ). *Rev Psiquiatr Clin*, v.39, p.74-5, 2012.

CARVALHO, P.H.B.; CONTI, M.A.; NEVES, C.M.; MEIRELES, J.F.F.; OLIVEIRA, F.C.; FERREIRA, M.E.C. Psychometric assessment of the Brazilian version of the Male Body Dissatisfaction Scale. *Arch Clin Psychiatry*, v.42, p.90-4, 2015.

CARVALHO, P.H.B.; CONTI, M.A.; RIBEIRO, M.S.; AMARAL, A.C.S.; FERREIRA, M.E.C. Avaliação psicométrica do Male Body Checking Questionnaire (MBCQ). *Psicol Reflex Crit*, v.27, p.700-9, 2014.

CARVALHO, P.H.B.; FERREIRA, M.E.C.; KOTAIT, M.; TEIXEIRA, P.C.; HEARST, N.; CORDÁS, T.A.; CONTI, M.A. Equivalências conceitual, semântica e instrumental: Análises preliminares da versão em português (Brasil) da Male Body Dissatisfaction Scale (MBDS). *Cad Saude Publica*, v.29, p.403-9, 2013.

CARVALHO, P.H.B.; FERREIRA, M.E.C. Imagem corporal em homens: instrumentos avaliativos. *Psicol Teoria Pesqui*, v.30, p.277-85, 2014.

CASH, T.F.; PRUZINSKY, T. *Body image: A handbook of theory, research and clinical practice*. New York: The Guilford Press, 2002.

CASH, T.F.; SMOLAK, L. *Body image: A handbook of science, practice, and prevention*. 2. ed. New York: The Guilford Press, 2011.

CASH, T.F. Body image: Past, present, and future. *Body Image*, v.1, p.1-5, 2004.

COLUCI, M.Z.O.; ALEXANDRE, N.M.C.; MILANI, D. Construção de instrumentos de medida na área da saúde. *Cien Saude Colet*, v.20, p.925-36, 2015.

CONTI, M.A.; CORDÁS, T.A.; LATORRE, M.R.D.O. A study of the validity and reliability of the Brazilian version of the Body Shape Questionnaire (BSQ) among adolescents. *Rev Bras Saude Materno Infantil*, v.9, p.331-8, 2009a.

CONTI, M.A.; FERREIRA, M.E.C.; AMARAL, A.C.S.; HEASRT, N.; CORDÁS, T.A.; SCAGLIUSI F.B. Equivalência semântica da versão em português do "Body Change Inventory". *Cienc Saude Coletiva*, v.17, p.2457-69, 2012.

CONTI, M.A.; FERREIRA, M.E.C.; CARVALHO, P.H.B.; KOTAIT, M.S.; PAULINO, E.S.; COSTA, L.S.; et al. Stunkard figure rating scale for Brazilian men. *Eat Weight Disord*, v.18, p.317-22, 2013.

CONTI, M.A.; LATORRE, M.R.D.O.; HEARST, N.; SEGURADO, A. Cross-cultural adaptation, validation and reliability of the Body Area Scale for Brazilian adolescents. *Cad Saude Publica*, v.25, p.2179-86, 2009b.

CONTI, M.A.; LATORRE, M.R.D.O. Estudo de validação e reprodutibilidade de uma escala de silhueta para adolescentes. *Psicologia em Estudo*, v.14, p.699-706, 2009c.

CONTI, M.A.; SLATER, B.; LATORRE, M.R.D.O. Validação e reprodutibilidade da Escala de Evaluación da Insatisfación Corporal para adolescentes. *Rev Saúde Pública*, v.43, p.515-24, 2009d.

DA SILVA, W.R.; DIAS, J.C.R.; MAROCO, J.; CAMPOS, J.A.D.B. Confirmatory factor analysis of different versions of the Body Shape Questionnaire applied to Brazilian university students. *Body Image*, v.11, p.384-90, 2014.

DA SILVA, W.R.; MARÔCO, J.; OCHNER, C.N.; CAMPOS, J.A.D.B. Male Body Dissatisfaction Scale (MBDS): proposal for a reduced model. *Eat Weight Disord*, v.22, p.515-25, 2017.

DE CASTRO, M.R.; MORGADO, F.F.R.; FREITAS JR, I.F. Brazilian photographic figure rating scale for men: psychometric investigation. *Percept Mot Skills*, v.125, p.493-506, 2018.

DE CASTRO, M.R.; MORGADO, F.F.R.; FREITAS JR, I.F. Brazilian photographic figure rating scale: development and psychometric investigation. *Percept Mot Skills*, v.124, p.131-44, 2017.

DIAS, J.C.R.; DA SILVA, W.R.; MAROCO, J.; CAMPOS, J.A.D.B. Validation of the Weight Concerns Scale applied to Brazilian university students. *Body Image*, v.14, p.72-6, 2015.

EDWARDS, C.; TOD, D.; MOLNAR, G. A systematic review of the drive for muscularity research area. *Int Rev Sport Exerc Psychol*, v.7, p.18-41, 2014.

EIGNOR, D.R. The standards for educational and psychological testing. In: GEISINGER, K.F.; BRACKEN, B.A.; CARLSON, J.F.; HANSEN, J.-I.C.; KUNCEL, N.R.; REISE, S.P.; et al. *APA handbooks in psychology – APA handbook of testing and assessment in psychology – Vol. 1 – Test theory and testing and assessment in industrial and organizational psychology*. Washington, DC: American Psychological Association, 2013, p. 245-50.

FERREIRA, M.C.; LEITE, N.G.M. Adaptação e validação de um instrumento de avaliação da satisfação com a imagem corporal. *Aval Psicol*, v.1, p.141-9, 2002.

FICHTER, M.M.; MEISTER, I.; KOCH, H.J. The measurement of body image disturbances in anorexia nervosa. Experimental comparison of different methods. *Br J Psychiatry*, v.148, p.453-61, 1986.

GARDNER, R.M.; BROWN, D.L. Body image assessment: A review of figural drawing scales. *Pers Individual Differences*, v.48, p.107-11, 2010.

GOUVEIA, V.V.; SANTOS, C.A.; GOUVEIA, R.S.V.; SANTOS, WS.; PRONK, S.L. Escala de Investimento Corporal (BIS): evidências de sua validade fatorial e consistência interna. *Aval Psicol*, v.7, p.57-66, 2008.

HIRATA, E.; PÉREZ-NEBRA, A.R.; PILATI, R. Desenvolvimento e validação de escalas brasileiras de percepção e internalização de normas corporais. *Psicol Refl Crit*, v.25, p.48-59, 2012.

HIRATA, E.; PILATI, R. Desenvolvimento e validação preliminar da Escala Situacional de Satisfação Corporal - ESSC. *Psico USF*, v.15, p.1-11, 2010.

KACHANI, A.T.; BARBOSA, A.L.R.; BRASILIANO, S.; CORDÁS, T.A.; HOCHGRAF, P.B.; CONTI, M.A. Portuguese (Brazil) translation, cross-cultural adaptation and content validity of Body Checking Cognitions Scale-BCCS. *Arch Clin Psychiatry*, v.38, p.13-8, 2011a.

KACHANI, A.T.; HOCHGRAF, P.B.; BRASILIANO, S.; BARBOSA, A.L.R.; CORDÁS, T.A.; CONTI, M.A. Psychometric evaluation of the "Body Checking and Avoidance Questionnaire-BCAQ" adapted to Brazilian Portuguese. *Eat Weight Disord*, v.16, p.e293-99, 2011b.

KAKESHITA, I.S.; SILVA, A.I.P.; ZANNATTA, D.P.; ALMEIDA, S.S. Construção e fidedignidade teste-reteste de Escalas de Silhuetas Brasileiras para Adultos e Crianças. *Psicol Teoria Pesqui*, v.25, p.263-70, 2009.

LAUS, M.F.; KAKESHITA, I.S.; COSTA, T.M.B.; FERREIRA, M.E.C.; FORTES, L.S.; ALMEIDA, S.S. Body image in Brazil: recent advances in the state of knowledge and methodological issues. *Rev Saude Publica*, v.48, p.331-46, 2014a.

LAUS, M.F.; MURAROLE, M.B.; BRAGA-COSTA, T.M.; ALMEIDA, S.S. Estudo de validação e fidedignidade de escalas de silhuetas brasileiras em adolescentes. *Psicol Teoria Pesqui*, v.29, p.403-9, 2014b.

MCCABE, M.P.; RICCIARDELLI, L. Body image dissatisfaction among males across the lifespan. A review of past literature. *J Psychosom Res*, v.56, p.675-85, 2004.

MCCREARY, D.R.; SASSE, D.K. An exploration of the drive for muscularity in adolescent boys and girls. *J Am Coll Health*, v.48, p.297-304, 2000.

MENZEL, J.E.; KRAWCZYK, R.; THOMPSON, J.K. Attitudinal assessment of body image for adolescents and adults. In: CASH, T.F.; SMOLAK, L. *Body image: A handbook of science, practice, and prevention*. 2. ed. New York: The Guilford Press, 2011, p. 154-69.

MORGADO, F.F.R.; CAMPANA, A.N.N.; FERREIRA, M.E.C.; RIGBY, A.S.; TAVARES, M.C.G.C.F. Initial evidence of the reliability and validity of a Three-dimensional Body Rating Scale for the congenitally blind. *Percept Mot Skills*, v.116, p.91-105, 2013.

MORRISON, T.G.; MORRISON, M.A.; HOPKINS, C. Striving for bodily perfection? An exploration of the drive for muscularity in Canadian men. *Psychol Men & Mascul*, v.4, p.111-20, 2003.

MURRAY, S.B.; NAGATA, J.M.; GRIFFITHS, S.; CALZO, J.P.; BROWN, T.A.; MITCHISON, D.; et al. The enigma of male eating disorders: A critical review and synthesis. *Clin Psychol Rev*, v.57, p.1-11, 2017.

MUTH, J.L.; CASH, T.F. Body-image attitudes: what difference does gender make? *J Appl Soc Psychol*, v.27, p.1438-52, 1997.

NEVES, A.N.; MORGADO, F.F.R.; TAVARES, M.C.G.C.F. Avaliação da imagem corporal: notas essenciais para uma boa prática de pesquisa. *Psicol Teoria Pesqui*, v.31, p.375-80, 2015.

NEVES, C.M.; CIPRIANI, F.M.; MEIRELES, J.F.F.; MORGADO, F.F.R.; FERREIRA, M.E.C. Imagem corporal na infância: uma revisão integrativa da literatura. *Rev Paulista Pediatr*, v.35, p.331-9, 2017.

PASQUALI, L. *Teoria e métodos de medida em ciências do comportamento*. Brasília, DF: INEP, 1996.

PICKETT, T.C.; LEWIS, R.J.; CASH, T.F. Men, muscle, and body image: comparisons of competitive bodybuilders, weight trainers, and athletically active controls. *Br J Sports Med*, v.39, p.217-22, 2005.

POPE, H.G.; PHILLIPS, K.A.; OLIVARDIA, R. *The Adonis Complex: The secret crisis of male body obsession*. New York: Free Press (Simon & Schuster), 2000.

PROST-LEHMANN, C.; SHANKLAND, R.; FRANÇA, L.R.; LAURENT, A.; FLAUDIAS, V. Symptomatology long-term evolution after hospitalization for anorexia nervosa: Drive for thinness to explain effects of body dissatisfaction on type of outcome. *Psychiatry Res*, v.266, p.212-7, 2018.

RODIN, J.; SILBERSTEIN, L.; STRIEGEL-MOORE, R. Women and weight: A normative discontent. In: Sonderegger TB (Ed.). *Psychology and gender*. Lincoln: University of Nebraska Press, 1985, p. 275-307.

SCAGLIUSI, F.B.; ALVARENGA, M.; POLACOW, V.O.; CORDÁS, T.A.; QUEIROZ, G.K.O.; COELHO, D.; et al. Concurrent and discriminant validity of the Stunkard's figure rating scale adapted into Portuguese. *Appetite*, v.47, p.77-82, 2006.

SCAGLIUSI, F.B.; POLACOW, V.O.; COELHO, D.; PHILIPPI, S.T.; CORDÁS, T.A.; ALVARENGA, M.; et al. Psychometric testing and applications of the Body Attitudes Questionnaire translated into Portuguese. *Percept Mot Skills*, v.101, p.25-41, 2005.

SLADE, P.D. What is body image? *Behav Res Ther*, v.32, p.497-502, 1994.

STROTHER, E.; LEMBERG, R.; STANFORD, SC..; TURBERVILLE, D. Eating disorders in men: underdiagnosed, undertreated, and misunderstood. *Eat Disord*, v.20, p.346--55, 2012.

THOMPSON, J.K.; HEINBERG, L.J.; ALTABE, M.; TANTLEFF-DUNN, S. *Exacting beauty: theory, assessment and treatment of body image disturbance.* Washington: APA, 1998.

THOMPSON, J.K. The (mis)measurement of body image: Ten strategies to improve assessment for applied and research purposes. *Body Image,* v.1, n.1, p.7-14, 2004.

THURM, B.E.; et al. Review of methods employed in the assessment of body size in patients with eating disorders. *J Bras Psiquiatr,* v.60, p.331-6, 2011.

THURM, B.E. *Perfil da percepção corporal e a insatisfação corporal em mulheres com transtornos alimentares: uma proposta de intervenção corporal* [Tese de Doutorado]. São Paulo: Universidade São Judas Tadeu - USJT, 2012.

TOD, D.; EDWARDS, C. A meta-analysis of the drive for muscularity's relationships with exercise behaviour, disordered eating, supplement consumption, and exercise dependence. *Int Rev Sport Exerc Psychol,* v.8, p.185-203, 2015.

UDO, T.; GRILO, C.M. Prevalence and correlates of DSM-5 - defined eating disorders in a nationally representative sample of US adults. *Biol Psychiatry,* v.84, p.345--54, 2018.

9

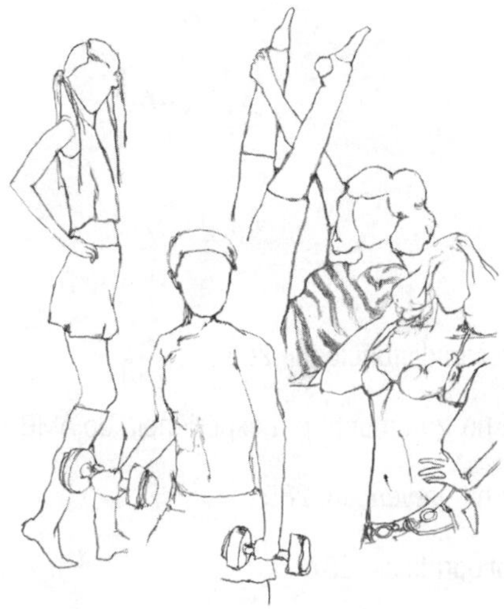

TRANSTORNOS ALIMENTARES E ATIVIDADE FÍSICA

Paula Teixeira
Camila Portella

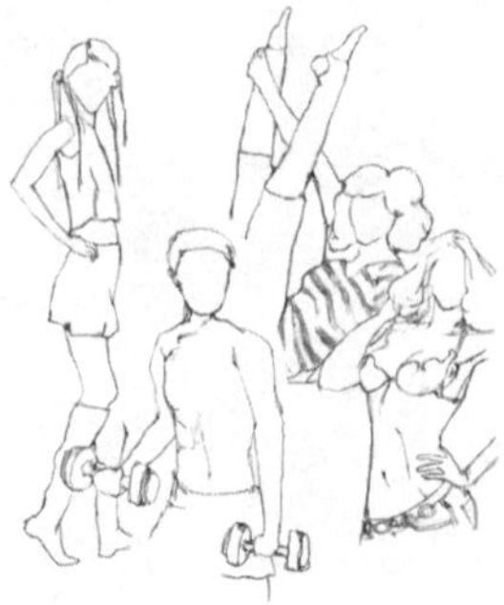

► SUMÁRIO

A atividade física (AF) pode exercer três papéis bem distintos dentro do campo dos transtornos alimentares (TA), tanto em prol da saúde quanto da doença. Dentro do quadro de alguns TA, a AF pode se apresentar como um comportamento disfuncional que mantém a doença. Já em programas de tratamento, o exercício pode atuar como um coadjuvante, contribuindo para os efeitos terapêuticos. E nos programas de prevenção a AF ocupa um lugar de destaque, muitas vezes sendo o "carro-chefe" das ações, ao lado de temas como a alimentação e os aspectos psicológicos. A seguir são explicados os papéis da AF em diferentes públicos (gênero, idade e profissão) e ambientes (academia, clube e hospital).

PRÁTICA DE EXERCÍCIO DISFUNCIONAL

Investigar a relação dos TA com a AF não é uma tarefa simples. Em geral, as pessoas (e os profissionais de saúde) julgam positivamente a prática regular de AF, afinal de contas se movimentar faz bem para a saúde. No entanto, infelizmente, quando o TA surge no campo da AF, do *fitness*[1] e do esporte, o movimento corporal se torna um fator mantenedor da doença, e agrava seriamente o quadro.

Os TA são caracterizados por um conjunto de comportamentos disfuncionais que prejudicam a saúde física, mental, emocional e social do indivíduo. Já está bem elucidado pela ciência o impacto da prática regular da AF em cada uma dessas dimensões da saúde, inclusive seus efeitos terapêuticos em várias doenças. Entretanto, a relação da AF com alguns quadros de TA merece uma atenção diferenciada, porque a AF atua a favor da doença, para compensar, queimar calorias e buscar perda de peso. Desta forma, seus benefícios não conseguem superar os prejuízos que esse grave transtorno mental causa em praticamente todos os sistemas do corpo humano.

No DSM-5 (APA, 2013) – *Manual diagnóstico e estatístico de transtornos mentais*, 5ª edição, o exercício excessivo aparece como um dos comporta-

---

1 *Fitness* é um termo em inglês que se refere à aptidão física.

mentos da anorexia nervosa (AN) do tipo restritivo, assim como a dieta e o jejum. Na descrição do quadro de bulimia nervosa (BN), é citado como um comportamento compensatório inapropriado recorrente, a fim de impedir o ganho de peso, que pode estar aliado a outras práticas, como vômito autoinduzido, uso indevido de diuréticos, laxantes e enemas (ver Capítulo 1).

Nos critérios diagnósticos da CID-11 (WHO, 2018) – *Classificação internacional de doenças*, o termo "exercício excessivo" (*excessive exercise*) é descrito, no quadro de AN, como um exemplo de comportamento com o objetivo de aumentar o gasto energético, associado ao medo de ganho de peso corporal. No diagnóstico de BN, o termo "exercício extenuante" (*strenuous exercise*) é definido como um comportamento compensatório inapropriado, com o objetivo de prevenir o ganho de peso, também ao lado dos mesmos comportamentos disfuncionais exemplificados no DSM-5 (ver Capítulo 1).

Estima-se que a prática de exercício disfuncional, ou seja, de forma excessiva ou compulsiva, apenas como método compensatório, esteja presente em 3% da população geral, 25 a 65% entre os atletas profissionais e 20-81% dos pacientes com TA (Davis, 1997; Peñas-Llédo et al., 2002; Dalle Grave et al., 2008; Reel; Voelker, 2012; Moola et al., 2013; Dobinson et al., 2019). Pacientes com transtorno da compulsão alimentar (TCA) dificilmente relatam praticar exercícios, pois uma das características principais do TCA é justamente não fazer uso de métodos compensatórios, o que favorece os quadros de obesidade grave. Nesses quadros, o sedentarismo é um comportamento prevalente e o sentimento de frustração, em razão de um histórico de tentativas de engajamento em programas de exercício, é um relato comum.

Um artigo de Reel (2012) cunhou o termo "exercício disfuncional", abrangendo diferentes práticas consideradas inadequadas em pacientes com TA como, por exemplo, exercício por obrigação, compulsivo e/ou por "vício", dependência ou abusivo. Pode-se dizer que o termo "excessivo" conceitua um exagero, algo que excede o limite, enquanto o "compulsivo" remete à ideia de pressão que o indivíduo sofre por se sentir compelido a se exercitar. No entanto, a falta de uniformização dos termos gera diferentes interpretações quando feita a comparação dos dados na literatura. Ou seja, classificar uma prática de atividade física como compensatória, excessiva ou extenuante exige uma investigação pautada em aspectos qualitativos e a avaliação de um profissional qualificado com experiência em TA. O exercício disfuncional está associado a pior prognóstico em pacientes com TA, porém, em contrapartida, um engajamento em uma prática segura predispõe a saúde física e mental destes pacientes (Dobinson et al., 2019). Por se tratar de uma linha muito tênue, o tratamento em equipe interdisciplinar é imprescindível. Exercício pode ser considerado disfuncional quando impacta significativamente as atividades importantes da vida de quem o pratica, a ponto de trazer prejuízos e/ou algum sofrimento. E também quando o paciente se exercita em horários ou contextos considerados inapropriados, e quando o exercício é mantido mesmo com alguma lesão ou outra complicação clínica.

Para investigar se a prática de exercícios predizia sintomas de TA, Adkins e Keel (2005) avaliaram o exercício em dois aspectos: quantidade e qualidade. Dados de frequência (em dias por semana), duração da sessão (minutos ou horas) e intensidade (leve, moderada, vigorosa) referiram-se à quantidade. Enquanto a qualidade caracterizava-se por um sentimento de obrigação em se exercitar, se mantinha uma agenda rígida que não permitia troca de sessões de treino por atividades de lazer ou familiares e sintomas ansiosos, depressivos e de irritação se, por alguma razão, o indivíduo não se exercitou. O estudo concluiu que, em comparação aos dados de quantidade, os aspectos qualitativos foram maiores preditores de atitudes e comportamentos alimentares transtornados. Portanto, pautar a avaliação e a mensuração do exercício apenas em quantidade não permite a compreensão do fenômeno como um todo. É muito importante analisar também os dados relativos à qualidade da prática a fim de investigar se existe um engajamento disfuncional (disfarçado por um discurso de saúde) com autocobrança, perfeccionismo exacerbado ou um desejo de compensar calorias ingeridas, seguido de medo intenso de engordar (Teixeira, 2014).

No caso dos atletas, por exemplo, a prática de exercícios diários pode ser superior a duas horas e comprometer a maior parte da rotina semanal, porém sua finalidade não está, necessariamente, relacionada ao medo de engordar, mas sim ao objetivo de aprimorar sua aptidão física e seu desempenho. Quando o exercício possui um caráter obrigatório, o paciente (atleta ou não) adquire crenças como, por exemplo, a de que sofrerá consequências terríveis caso não se exercite e de que o exercício serve para se punir por conta de uma compulsão alimentar, ou por ter se permitido comer um alimento considerado proibido. A mentalidade de dieta[2], o desejo de gastar calorias e o medo fóbico de engordar tornam a prática de exercício um método exclusivamente compensatório, logo, disfuncional.

Nos quadros de AN do subtipo purgativo e BN (no qual a compensação com exercício é mais frequente), complicações clínicas podem ser fatais quando associadas a uma prática de exercício disfuncional. O indivíduo com TA que se exercita e usa métodos purgativos (como vômitos autoinduzidos, abuso de diuréticos e/ou laxantes) pode sofrer uma diminuição nas concentrações séricas de potássio, levando a uma arritmia cardíaca que pode provocar morte súbita (Timerman et al., 2015).

É de fundamental importância avaliar prioritariamente quais pensamentos e sentimentos norteiam a prática de exercícios (Teixeira, 2019), e secundariamente analisar os parâmetros quanto à sua frequência, duração e intensidade. Uma evidência que aponta a relevância primária dos dados qualitativos do exercício é o estudo de Taranis e Meyer (2011), no qual não foi encontrada uma correlação referente a quantidade de exercício e TA. Portanto, o exercício disfuncional tem um caráter compulsivo. Prova disso é observar que alguns pacientes em tratamento psiquiátrico, mesmo com níveis de atividade física adequados (segundo a recomendação para a saúde), não têm benefícios com a prática do ponto de vista mental. Outro exemplo é o artigo de Bratland-Sanda et al. (2010), intitulado "Eu não sou fisicamente ativa, apenas saio para caminhar", que discute o quanto comportamentos disfarçados como saudáveis podem encobrir a doença. Vale ressaltar que, em termos de definição, as atividades físicas da vida diária não se caracterizam como exercício físico, mas nos TA, elas fazem parte de um planejamento estratégico compensatório que tem como objetivo cui-

---

2 Mentalidade de dieta é um conceito que se refere a uma maneira restrita e disfuncional de lidar com a alimentação. Pessoas com essa mentalidade tendem a "estar em dieta" recorrentemente, por acreditar que é o "certo", ou "saudável". Isso impede o reconhecimento dos sinais do corpo de fome, apetite e saciedade, ou seja, provoca uma desconexão da sabedoria do corpo.

dar da aparência, da aptidão física, da saúde, controlar o peso e queimar calorias.

Também é válido dizer que se exercitar para cuidar da saúde e da aparência são argumentos bem comuns aos praticantes de exercício. O problema acontece quando essa prática resulta em prejuízos na saúde física, mental, emocional e/ou social do indivíduo. Esse sofrimento é recorrente em pacientes com TA, por isso a necessidade de saber avaliar essa relação, a fim de descobrir se existe o desejo de compensar por trás de uma AF realizada, supostamente, visando à saúde. Contudo, a AF da vida diária também deve ser investigada em pacientes com TA, pois são síndromes que frequentemente estão acompanhadas de outros transtornos.

As comorbidades mais comuns nos TA são os transtornos de personalidade, bipolaridade, depressão, ansiedade, abuso de álcool/drogas e o obsessivo-compulsivo (TOC) – ver Capítulo 1. Há evidências de que a prática regular de exercícios pode contribuir significativamente na melhora do quadro dessas comorbidades (Teixeira et al., 2010), porém, quando aliadas a um TA, é fundamental desenvolver um trabalho de ressignificação do exercício durante a prática (mais detalhes adiante), além de analisar cada caso para que o programa de exercícios seja introduzido em um momento apropriado do tratamento.

Um dos sintomas presentes, tanto em pacientes com AN quanto BN, é a insatisfação e/ou a distorção da imagem corporal (ver Capítulos 7 e 8 para saber mais). A relação caótica com o corpo influencia fortemente a adoção de estratégias para perder peso e/ou esculpir o corpo. O padrão de beleza imposto pela sociedade contemporânea propicia uma situação favorável ao desenvolvimento de TA. Isso se deve, principalmente, ao apelo da mídia, que incide uma carga maior de exigências estéticas corporais, valorizando apenas o corpo magro e jovem (Alvarenga et al., 2010). Vale ressaltar que existem casos de dependência ao exercício fora de quadro de TA (De Coverley Veale, 1987; Hausenblas; Downs, 2002) e, em geral, esses sintomas referentes ao medo de engordar e/ou sobre a imagem corporal não estão presentes. Apesar de haver algumas semelhanças, dentre os critérios para a dependência ao exercício, o TA necessariamente precisa ser descartado (Quadro 1).

QUADRO 1 – Características da prática do exercício disfuncional e da dependência ao exercício

Exercício disfuncional	Dependência ao exercício
Diagnóstico de transtorno alimentar	Ausência do diagnóstico de transtorno alimentar
Insatisfação ou distorção da imagem corporal	Não há necessariamente uma preocupação com o corpo
Episódios de jejum e/ou compulsão alimentar	Comer para ter disponibilidade energética
O volume de treino não necessariamente aumenta com o passar do tempo	Volume de treino elevado e que aumenta progressivamente com o passar do tempo (tolerância)
Ansiedade quando não se exercita por medo de engordar	Ansiedade por não ter se exercitado, sem relação com a comida
Exercita-se preocupado em compensar calorias (queima calórica)	Exercita-se pela culpa em não seguir o treino estipulado para o dia ("fissura")
Sensação de alívio ao sentir que queimou as calorias desejadas	Sensação de perda de controle quando deseja parar ou diminuir a quantidade de exercícios
Muito tempo da agenda pode ser destinado aos treinos, mas não necessariamente	Muito tempo da agenda é destinado aos treinos
O exercício pode ser mais importante que outras atividades sociais	O exercício é mais importante que outras atividades sociais
Exercita-se mesmo quando há lesão (por vezes do próprio exercício) e/ou doente	Idem
Pode haver uso de outros métodos compensatórios como vômitos, laxante, diuréticos etc.	Pode haver uso de outros recursos e métodos, porém não com intuito de emagrecer

Existem evidências de que a prática de exercícios como método compensatório em pacientes com TA está associada a maior insatisfação corporal (Mond et al., 2006; Hubbard et al., 1998). Alguns estudos com população brasileira corroboram com esses achados. Na pesquisa de Teixeira (2014), com 71 mulheres adultas (média 31,6 anos; DP 10,1) em tratamento ambulatorial no AMBULIM-IPq-HCFMUSP, 63% da amostra que praticava exercícios apresentou maior insatisfação corporal na escala de silhuetas (sobre as escalas, ver Capítulo 8). No estudo de Miranda et al. (2018), com 120 adolescentes entre 14 e 19 anos do município de Viçosa-MG, as meninas classificadas como fisicamente ativas também foram as que apresentaram maior insatisfação corporal.

Ter crítica sobre a contribuição do exercício na manutenção da doença não é algo simples para o paciente nem para os familiares. Muitas vezes, o próprio profissional de saúde também tem dificuldades em identificar e fazer o manejo adequado desse paciente. Conforme descrito em capítulos sequenciais, o tratamento dos TA é feito por uma equipe multiprofissional. O profissional de Educação Física especializado em TA pode contribuir com a avaliação do quanto e de como a atividade física está presente nos diferentes domínios (casa, trabalho, meio de transporte e lazer) da vida do indivíduo e ajudá-lo a ter uma melhor relação com isso.

Atletas

Um público de grande risco para o desenvolvimento de TA é o de atletas. Pode-se categorizar os atletas em dois tipos: amadores e profissionais. Os atletas amadores praticam modalidades esportivas sem remuneração, por prazer e participam de competições educacionais. Já os profissionais têm o esporte como profissão, são remunerados e participam de grandes competições nacionais e internacionais. A maioria dos estudos internacionais é feita com amostras de atletas amadores em nível escolar e de graduação. Em países como os Estados Unidos, estudantes garantem vagas em universidades referências por serem atletas promissores. No Brasil, ainda não existe uma cultura de estímulo à prática esportiva em larga escala, principalmente no que diz respeito às escolas públicas.

Atletas são vistos como exemplos de saúde, mas quando falamos de atletas profissionais, atitudes extremas e não saudáveis para alcançarem os lugares mais altos do pódio são comuns. Testar o limite dos seus corpos para alcançar o máximo do desempenho é o que se espera de atletas de elite.

Restrição alimentar, excesso de exercícios e uso de medicamentos como laxantes e diuréticos são exemplos de condutas inadequadas bastante comuns no meio esportivo. Além disso, a pressão sofrida pelos atletas para constante melhora do desempenho, para enquadrar-se no estereótipo da modalidade, atender às exigências do treinador, o início precoce em treinamentos, distorção da imagem corporal, insatisfação com o desempenho, crenças disfuncionais sobre o corpo e a comida etc.

são fatores de risco para o desenvolvimento de TA específicos do esporte. Esse grupo apresenta maior risco de desenvolver TA do que a população em geral, e o fato de estarem inseridos no meio esportivo é o que os torna mais vulneráveis (Bratland-Sanda; Sundgot-Borgen, 2013).

Dentre as razões que levam os atletas a seguir dietas, as mais citadas são a melhora da aparência e/ou do desempenho. Outra razão é atender às "recomendações" dos treinadores que, habitualmente, os encorajam a perder peso. No meio esportivo, muitos atletas têm peso "real" maior do que o "ideal" para determinada modalidade e aqueles que não se enquadram no estereótipo "adequado" são mais notados e podem ter uma queda no desempenho ou insucesso em determinada competição atribuídos ao "problema" com o peso (Thompson; Sherman, 2010; Sundgot-Borgen; Garthe, 2011; Martinsen et al., 2010).

Sundgot-Borgen (1993) propôs uma divisão quanto às modalidades esportivas, amplamente utilizada pelos pesquisadores desse assunto: esportes que priorizam e que não priorizam o corpo magro. Dentre as modalidades que não priorizam o corpo magro estão as técnicas, como a esgrima e o golfe; os jogos com bola (vôlei, futebol etc.), os esportes que envolvem força, como o levantamento de peso, e os antigravitacionais (salto em altura, salto com vara). Já entre os esportes que priorizam o corpo magro estão os com divisão de categoria por peso como judô, boxe, karatê; os estéticos (ginásticas artística e rítmica); e os de *endurance*, ou resistência, como ciclismo, corridas de longa distância. Apesar desse estudo classificar os esportes antigravitacionais como os que não priorizam o corpo magro, observa-se uma tendência de corpos esguios em modalidades como salto com vara, por exemplo, em que ser leve predispõe ao desempenho; logo, poderia ser incluído na outra categoria.

No âmbito geral, os esportes estéticos, com divisão de categoria por peso e de *endurance* (nesta ordem, respectivamente), são os com maior prevalência de TA (Sundgot-Borgen, 1993). Entre os homens, o maior risco de TA está nos atletas de esportes antigravitacionais (22%), enquanto entre as mulheres a maior prevalência aparece nos esportes estéticos (42%) (Sundgot-Borgen; Torstveit, 2004). Schaal et al. (2011) encontraram, entre atletas mulheres, maior prevalência de TA nos esportes de *endurance* e estéticos, enquanto, em atletas homens, esportes de divisão de categoria por peso. Nos esportes com categorias determinadas pelo peso corporal, mais de 70% dos atletas fazem dieta ou têm comportamentos alimentares disfuncionais que visam à redução do peso antes das competições. Nos esportes que priorizam o baixo peso, há alta prevalência de atletas com TA e o uso de métodos disfuncionais perigosos para perder peso (como laxantes, diuréticos, indução ao vômito, medicamentos para emagrecer e jejum) é comum. Ao obter sucesso, diminuindo o peso e acreditando melhorar seu desempenho, os companheiros de equipe também passam a utilizar tais métodos, assim podendo desencadear um TA em outros atletas.

Nos esportes de divisão de categoria por peso, os comportamentos disfuncionais para controle e perda de peso são mais comuns se comparados aos esportes de *endurance*, por exemplo (Chatterton; Petrie, 2013). Especificamente nos esportes de combate, os atletas diminuem significativamente seu peso para competirem em categorias menores, com o objetivo de obter vantagem sobre seus adversários, uma manobra comum conhecida como "ciclagem de peso". Isso acontece de forma drástica, rápida e a recuperação também é imediata, frequentemente logo após a pesagem até o momento da luta (Artioli et al., 2007, 2010a, 2010b; Torstveit et al., 2008; Thompson; Sherman, 2010a, 2010b).

Algumas das estratégias para diminuir o peso são: sessões de sauna, banhos quentes, drástica restrição alimentar, jejum e prática de exercícios com muita roupa e/ou enrolados em "plásticos". Para tentar reverter parte dos danos causados durante essas etapas, os atletas recuperam rapidamente seu peso inicial, em curtíssimo espaço de tempo, o que pode causar sérios problemas à saúde do atleta e inclusive comprometer seu desempenho.

Também existem evidências de maior prevalência de TA em atletas mulheres do que em homens (Kong; Harris, 2015). Entre as mulheres, os índices variam de acordo com a modalidade e a prevalência é maior nas três categorias esportivas (categoria por peso, estéticos e técnicos que priorizam baixo peso). Entre os homens, a BN é o transtorno mais recorrente, principalmente quando há a necessidade, em sua modalidade, de maior ganho de massa muscular e baixo percentual de gordura corporal. O hipismo, por exemplo, apresenta uma maior incidência de TA em homens do que em mulheres, uma vez que estas são, naturalmente, mais leves e menores. Entre as principais razões que levam os atletas a fazerem dieta, os do sexo masculino visam melhorar o desempenho, enquanto as do sexo feminino priorizam a melhora da aparência física (Glazer, 2008; Joy et al., 2016; Martinsen et al., 2010; Torstveit et al., 2008).

Quanto às pressões do meio esportivo, os homens são mais influenciados a fazerem dieta por recomendação de seus treinadores, enquanto as mulheres dão maior importância à opinião de familiares. Outro dado importante é que o risco de desenvolver um TA é maior em homens do que mulheres quanto mais alto for o nível competitivo. No que diz respeito ao nível competitivo, quanto mais alto, maior é a pressão por bons resultados, e também é maior o risco de desenvolvimento de TA em homens do que em mulheres (Chatterton; Petrie, 2013; Fortes, 2014; Martinsen et al., 2010).

Há alguns fenômenos que variam de acordo com o gênero. A seguir, serão destacadas a tríade da mulher atleta e a dismorfia muscular.

Tríade da mulher atleta e *Relative Energy Deficiency in Sport* (RED-S)

Inicialmente, a tríade da mulher atleta era caracterizada por três fatores distintos, porém inter-relacionados: transtorno alimentar, amenorreia e osteoporose. Em 2007, o Colégio Americano de Medicina do Esporte (ACSM) atualizou essa definição, e a tríade passou a ser descrita como três fatores clínicos distintos: disponibilidade energética, função menstrual e densidade mineral óssea – que podem ocorrer separadamente ou combinados, e estar presentes tanto em mulheres atletas como nas não atletas, porém fisicamente ativas, partindo de uma condição de saúde normal para um estado não saudável ou patológico (Nattiv et al., 2007). A inter-relação entre os três fatores está representada na Figura 1 (ACSM, 2007).

O Comitê Olímpico Internacional (COI) afirmou que, desde 2007, evidências científicas e experiências clínicas mostraram que o fator principal da tríade da mulher atleta era uma deficiência energética relativa ao balanço entre a ingestão energética diária (IED) e o gasto energético necessário para manter a homeostase, a saúde e as atividades da vida diária, além do crescimento e das atividades esportivas. Constatou-se que não se tratava de um fenômeno com apenas três fatores, mas, sim, de uma síndrome resultante de uma deficiência energética relativa (*Relative Energy Deficiency*) que afeta

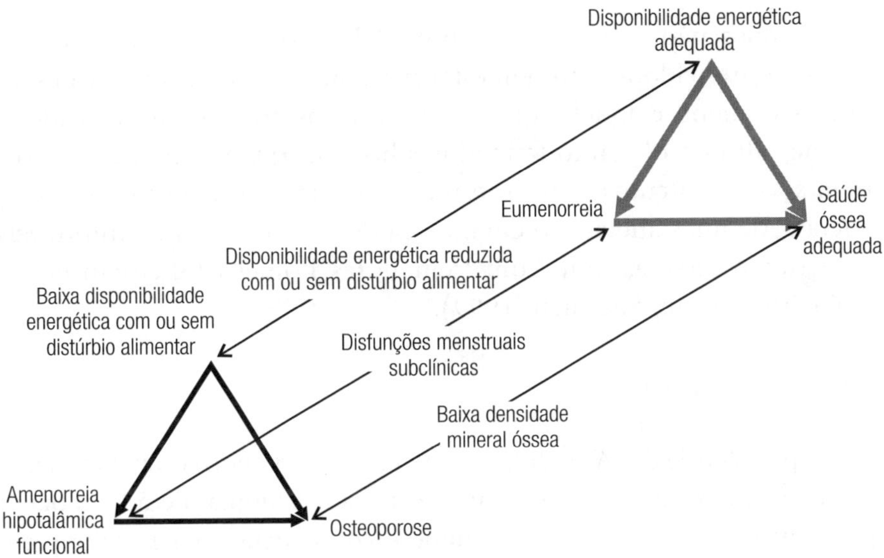

FIGURA 1 – Inter-relação entre os três fatores que compõem a tríade da mulher atleta. Fonte: adaptada de ACSM, 2007.

muitos aspectos fisiológicos e psicológicos. Além disso, essa síndrome não acomete somente mulheres (como a tríade), mas também atletas homens. Foi assim que, em 2014, o próprio COI cunhou o termo RED-S (*Relative Energy Deficiency in Sport*), visando ampliar o conceito e abranger todos os atletas, independentemente se homens ou mulheres, possibilitando o diagnóstico e o tratamento (Mountjoy et al, 2014; 2018).

Atletas (com ou sem TA), intencional ou inadvertidamente, restringem a ingestão calórica e têm gasto energético muito maior do que essa ingestão, devido à intensa rotina de treinos. Por consequência, essa baixa disponibilidade energética pode levar a sérios prejuízos fisiológicos, psicológicos e na performance. Trata-se de uma síndrome silenciosa, que pode ser vista como algo "normal" neste público, por isso, o profissional de saúde precisa estar atento para discernir o que é comum, normal, aceitável e algo que merece ser investigado.

Considerando o baixo percentual de gordura corporal das mulheres atletas em geral, alterações na menstruação tornam-se comuns. A ausência da menstruação é considerada como um fator "anormal" para grande parte dos treinadores, mas a interrupção do fluxo por três meses ou mais não é vista, por muitos deles, como fator preocupante. Mulheres treinadoras parecem estar mais atentas a essas disfunções do que os homens, e aqueles que estão inseridos nos esportes considerados de "alto risco", tanto treinadores homens quanto mulheres, mostram-se mais atentos e conversam mais sobre o assunto com suas atletas. Algumas atletas, no entanto, podem não se sentir confortáveis para tratar desse assunto com treinadores homens (Sherman et al., 2005; Thompson; Sherman, 1999).

Dismorfia muscular

A prevalência de TA em homens atletas é alta quando comparada a não atletas. Com as mudanças culturais ocorridas nas últimas décadas, nota-se grande valorização do corpo masculino e, consequentemente, maior preocupação dos homens com sua aparência. Entre os fatores de risco mais presentes nos homens estão a preocupação com a imagem corporal (busca pela muscularidade - ver Capítulo 8), perfeccionismo, uso de esteroides androgênicos anabolizantes e o uso indiscriminado de suplementos alimentares. Atletas homens também podem sofrer alterações hormonais em razão do baixo percentual de gordura corporal e, consequentemente, desenvolver quadros de osteopenia e osteoporose (assim como na tríade da mulher atleta), entre outros quadros patológicos (Melin; Malheiros, 2006; Nabuco et al., 2016; Thompson; Sherman, 1999).

A dismorfia muscular é definida pelo DSM-5 como:

> [...] uma forma de transtorno dismórfico corporal (TDC) que ocorre quase exclusivamente no sexo masculino, consiste na preocupação com a ideia de que o próprio corpo é muito pequeno ou insuficientemente magro ou musculoso. Os indivíduos com essa forma de transtorno, na verdade, têm uma aparência corporal normal ou são ainda mais musculosos. Eles também podem ser preocupados com outras áreas do corpo, como a pele ou o cabelo. A maioria (mas não todos) faz dieta, exercícios e/ou levanta pesos excessivamente, às vezes causando danos ao corpo. Alguns usam esteroides anabolizantes perigosos e outras substâncias para tentar deixar seu corpo maior e mais musculoso. (APA, 2013. p. 236)

Dentro dos critérios diagnósticos do TDC, inclui-se "*especificar se* com dismorfia muscular: o indivíduo está preocupado com a ideia de que sua estrutura corporal é muito pequena ou insuficientemente musculosa. O especificador é usado mesmo que o indivíduo esteja preocupado com outras áreas do corpo, o que com frequência é o caso" (APA, 2013, p. 242).

A dismorfia muscular (também conhecida, popularmente, como vigorexia[3]) é identificada tanto em homens como em mulheres atletas, mas a maior parte dos estudos que abordam a dismorfia muscular analisa apenas indivíduos do sexo masculino. Os poucos estudos que abordam o tema analisam grupos muito específicos como os fisiculturistas e atletas de levantamento de peso. O treinamento de força faz parte da preparação de atletas, independentemente da modalidade, mas aqueles envolvidos no treinamento de força por motivos ligados à aparência (como os fisiculturistas) parecem ter maior risco de desenvolver dismorfia muscular do que os que treinam com objetivo de melhorar sua força (como no levantamento de peso). Nabuco et al. (2016), em um estudo com atletas brasileiros de diversas modalidades esportivas, associaram o uso de suplementos alimentares ao aumento do risco de desenvolver dismorfia muscular. O uso de suplementos para melhora do desempenho e, principalmente, esteroides androgênicos anabólicos, parece ser algo comum entre os atletas que apresentam dismorfia muscular (Gruber; Pope, 2000; Melin; Malheiros, 2006; Nabuco et al., 2016; Pope et al., 1997; Thompson; Sherman, 1999).

Na ginástica artística, por exemplo, uma modalidade marcada por atletas de corpos franzinos e esbeltos, são cada vez mais frequentes corpos bem musculosos e robustos, tantos em atletas homens como nas mulheres. Nota-se um crescente interesse das mulheres por terem corpos mais musculosos e acredita-se que, por esse motivo, a dismorfia muscular tende a ser mais presente também nessa população atual-

3 Vigorexia não é um termo oficialmente descrito nos manuais de critérios diagnósticos. Logo, o termo dismorfia muscular é o nome apropriado para este quadro.

mente, apesar de ainda não terem sido encontrados estudos que analisem tal fator.

Alguns países do mundo, como Estados Unidos, Inglaterra, Austrália e Noruega, desenvolveram guias com recomendações para identificação, prevenção, manejo e tratamento de atletas e praticantes de atividade física.[4] Apesar da existência desses guias, ainda há grande necessidade de maior enfoque na prevenção, uma vez que o tratamento é longo e custoso financeiramente. No Brasil, são poucas as pesquisas sobre o tema e não há evidências de programas de prevenção no esporte. São necessários mais estudos sobre o assunto e a criação de guias de recomendação para que todos os profissionais envolvidos no meio esportivo possam identificar, orientar e evitar comportamentos que gerem danos aos atletas.

ATIVIDADE FÍSICA NO TRATAMENTO E A EXPERIÊNCIA DO AMBULIM

A prática de exercícios supervisionada e bem orientada, quando realizada em conjunto com o tratamento, por profissionais com experiência no manejo, traz muitos benefícios ao indivíduo com TA. Após a regularização de alguns parâmetros clínicos - como cessar purgação, regularização das concentrações de vitaminas e minerais e garantia de estrutura alimentar -, o exercício regular pode garantir a preservação da massa muscular, desacelerar o processo de osteoporose, melhorar o funcionamento do sistema nervoso e da integração de todos os sistemas do corpo humano. Além disso, auxilia nos componentes psicológicos como a autoestima, estimula a autonomia, a consciência e a percepção sobre o corpo, ajusta o humor, atenua sintomas de ansiedade, depressão e previne doenças decorrentes do comportamento sedentário (Ng et al., 2013).

Conforme já explicitado, o exercício disfuncional é um comportamento comum dos TA, por isso a recomendação da prática de exercícios durante o tratamento deve ser cuidadosamente inserida, especialmente se o paciente tiver histórico de prática disfuncional, pois há evidência de

---

4 Disponível em www.nedc.com.au e www.nationaleatingdisorders.org.

que esse comportamento é um forte preditor de recaídas (Carter et al., 2004). Por isso, apenas aplicar protocolos de exercícios não é o suficiente para a saúde dos pacientes com TA. É imprescindível a ressignificação da relação corpo-comida-exercício, a fim de conscientizar o paciente sobre os riscos de desenvolver uma prática disfuncional.

Na experiência de manejo com pacientes de TA em tratamento no AMBULIM-IPq-HCFMUSP, pode-se observar o quão difícil é incorporar uma prática de exercício verdadeiramente saudável. A atuação da Educação Física se inspira nos protocolos desenvolvidos pela Nutrição[5], embasada na teoria cognitivo-comportamental, no aconselhamento e na entrevista motivacional para desenvolver a crítica quanto à motivação para praticar exercícios, com foco na desconstrução do exercício como método compensatório. O objetivo é estimular um estilo de vida mais ativo visando a saúde multidimensional, ou seja, a saúde das dimensões física, mental, emocional, social e espiritual.

As sessões da equipe de Educação Física do AMBULIM-IPq-HCFMUSP são semanais, tanto para pacientes ambulatoriais quanto hospitalizados. Os pacientes participam de exercícios que envolvem capacidades físicas, habilidades motoras, coordenação, equilíbrio, força, flexibilidade, relaxamento e meditação. Durante toda a atividade, o profissional/facilitador da atividade tem como conduta criar oportunidades para que o paciente observe o movimento do seu corpo, reconheça as diferenças de quando a biomecânica articular é respeitada, sinta os sistemas do seu corpo interagindo e se ajustando com o movimento, identifique quais regiões do corpo e/ou músculos estão sendo recrutados, conecte-se com a sua respiração para facilitar a atenção ao momento presente e, principalmente, não julgar quando houver uma compreensão de que fazia errado ou de que até então seu corpo era maltratado.

A condução da atividade envolve a criação de um ambiente lúdico, descontraído e livre de julgamentos que favoreça a expressão de pensamentos e sentimentos dos pacientes. Por isso, o profissional/facilita-

5 Sobre os protocolos de nutrição, ver os Capítulos 11 a 15.

dor precisa de treinamento específico para lidar com os TA, uma vez que qualquer má orientação pode gerar mais pensamentos e crenças disfuncionais, além de recaídas. Eles também são levados a reflexões e questionamentos sobre o cuidado com o corpo, a fim de desenvolver uma atitude gentil perante o corpo que se exercita. Incentiva-se a prática de um exercício intuitivo e com atenção plena – *mindful exercise* (Reel, 2012; Dobinson et al., 2019; Teixeira, 2019) – norteada por razões como autocuidado, saúde, aptidão física, respeito, amorosidade, gentileza, compaixão, satisfação, prazer, alegria, fluidez, harmonia e aprendizado de novas experiências motoras.

Outro ponto relevante, que aparece muito nos relatos dos pacientes atendidos no AMBULIM-IPq-HCFMUSP, é o quanto a comparação e os comentários sobre o corpo são determinantes na escolha da modalidade. Fora do tratamento, a escolha do exercício é pautada em qual promove maior queima calórica, logo, ter prazer, satisfação, descontração e lazer durante o momento do exercício é totalmente secundário, ou nem é considerado pelos pacientes. Durante o tratamento, os pacientes são conduzidos a uma reflexão sobre o quanto o exercício tem um caráter punitivo em suas vidas. E também sobre o quanto o ambiente no qual o exercício é praticado pode suscitar vulnerabilidade, provocar mais comparação (por exemplo, academias), abrir margem para comentários sobre o corpo e, consequentemente, promover recaídas.

No tratamento dos pacientes hospitalizados, na Enfermaria do Comportamento Alimentar (ECAL-AMBULIM-IPq-HCFMUSP), o diagnóstico de AN é o mais prevalente. O repouso é orientado, por ser uma fase de restabelecimento do funcionamento dos sistemas corporais e recuperação e/ou prevenção de complicações clínicas. Porém, o paciente pode participar do programa de exercícios oferecido pelo Grupo CORPO[6], que tem como foco prevenir a prática individual, inadequada, sem supervisão qualificada, além de diminuir a ansiedade, promo-

---

6 O Grupo CORPO é uma equipe interdisciplinar, composta por profissionais de Educação Física, Fisioterapia e Psicologia, que atua no tratamento multidisciplinar oferecido pelo Programa de Transtornos Alimentares – AMBULIM-IPq-HCFMUSP. Também há informações sobre o trabalho corporal deste grupo no Capítulo 7.

ver a consciência corporal, auxiliar na imagem corporal positiva (Beumont et al., 1994) e orientar sobre a importância de cuidar da saúde do corpo como um todo.

No tratamento ambulatorial dos diagnósticos de AN, BN e TCA, o Grupo CORPO desenvolve um protocolo de atendimento semiestruturado, integrado a uma rotina semanal, que complementa o acompanhamento das equipes de Medicina, Nutrição e Psicologia. Discussões multidisciplinares são feitas regularmente, a fim de alinhar os combinados entre os profissionais e os pacientes, inclusive sobre a prática de exercícios fora do tratamento. Se, porventura, o médico e/ou nutricionista julgarem que o exercício praticado fora do tratamento está, de alguma maneira, impactando negativamente ou impedindo o progresso da melhora do paciente, o exercício não é recomendado e pode ser proibido (Beumont et al., 1994). A equipe de Educação Física acolhe e orienta o paciente, visando ajudá-lo na aceitação e compreensão da importância de respeitar essa fase para que o exercício possa, tão logo, voltar a fazer parte da vida dele, motivado por razões diferentes de queima calórica ou insatisfação corporal.

Após anos de experiência e observação de relatos dos pacientes, nota-se um receio, por parte dos pacientes, em retomar um programa de exercícios. Uma das explicações possíveis para isso é a falta de ambientes adequados e de profissionais de Educação Física com um olhar ampliado sobre o exercício, isto é, desfocado de compensação de calorias, parâmetros de composição corporal (peso e medidas antropométricas), estéticos e que visem à saúde multidimensional dos seus alunos (Teixeira, 2019). Um resumo sobre os efeitos terapêuticos de um programa com enfoque no exercício intuitivo, voltado para a saúde multidimensional, *versus* as consequências de uma prática de exercícios disfuncional é apresentado no Quadro 2. Soma-se a essa questão o fato de o paciente, ao retomar sua prática de exercícios, reviver algumas memórias da fase doente e sentimentos como culpa, frustração, alívio e vulnerabilidade. Por isso, os TA necessitam de uma atuação multidisciplinar na qual a Psicologia poderá contribuir na construção de recursos internos e estratégias para lidar com todos esses aspectos psicológicos relacionados a corpo, comida e exercício.

QUADRO 2 – Características e efeitos terapêuticos de um programa com enfoque no exercício intuitivo e as consequências de uma prática de exercícios disfuncional

Exercício intuitivo	Exercício disfuncional
• Conquistar saúde e bem-estar • Aprimorar a aptidão física • Zelo pelas estruturas do corpo (biomecânica) • Regular o humor • Relaxar as tensões • Disposição e vitalidade • Sensação de prazer e satisfação • Obter qualidade de vida • Exercício para revigorar • Ter um compromisso com você • Autocuidado e compaixão • Percepção plena • Alegria, diversão e lazer • Dissociar exercício de peso corporal • Estilo ativo como disciplina natural • Resultado como consequência • Imagem corporal positiva • Engajamento sustentável • Visão ampliada sobre comida, considerando não só os nutrientes, mas também seu papel sociocultural • Alimentar-se o suficiente para a quantidade de treino • Cultivar amizades • Respeitar os sinais do corpo e reconhecer quando o exercício deve ser interrompido • Sabedoria para solicitar ajustes de quantidade e intensidade de exercício • Cumprir os intervalos recomendados entre os treinos • Hidratação adequada • Flora intestinal regulada • Avaliação constante das suas motivações para se exercitar • Foco na mudança de comportamento • Valorização do processo de mudança	• Lesões por excesso de treino • Diminuição do desempenho • Distúrbios gastrointestinais • Fadiga muscular • Distúrbios de humor • Desânimo • Depressão e/ou ansiedade • Exaustão • Desidratação • Como punição • Anemia • Náuseas e/ou desmaio • Distúrbios do sono • Problemas cardíacos • Distúrbios eletrolíticos • Disfunções hormonais • Rabdomiólise • Engajamento obrigatório • Pensamentos e comportamentos obsessivo-compulsivos • Dificuldades de concentração • Comer transtornado • Crenças disfuncionais • Insatisfação corporal • Mentalidade de dieta • Baixa ingestão e preocupação exagerada com nutrientes como carboidrato e gordura • Isolamento social • Ignorar os sinais do corpo, da mente e do coração de que basta de se exercitar • Desrespeitar as recomendações de repouso • Treinar mesmo se lesionado • Motivação extrínseca • Foco apenas no resultado

No caso dos pacientes sem histórico de prática de exercício disfuncional, ou seja, sedentários, o exercício intuitivo com elementos de atenção plena (*mindful exercise*) também é recomendado. No Grupo CORPO, o relato comum nesse perfil de pacientes é a falta de interesse em se exercitar somada ao sentimento de frustração (pela dificuldade de engajamento após várias tentativas fracassadas), à culpa (por se sentir obrigado a se exercitar, não gostar e/ou não conseguir praticar de fato), a vergonha, a sensação de ser incapaz de coordenar o movimento e não se sentir habilidoso o suficiente (crenças disfuncionais por acreditar em um estereótipo de pessoa que se exercita).

Para os pacientes com TA com comportamento sedentário, a experiência clínica no AMBULIM-IPq-HCFMUSP aponta que o caminho mais interessante para o engajamento é promover pequenas mudanças com foco no estilo de vida ativo, ou seja, nas atividades físicas da vida diária, antes mesmo de estimular a adesão a programas de exercícios. Há evidências de que 10 minutos de atividade física regular, de intensidade moderada a vigorosa, já promovem benefícios para a saúde, portanto, incentiva-se a valorização de práticas como meio de transporte, tarefas domésticas, postura ativa, a fim de valorizar e enfatizar a importância de "pequenas doses" de movimento todos os dias (King et al., 2019). No protocolo dos pacientes com TCA, por exemplo, eles participam de oficinas com diversas práticas corporais que têm o intuito de ajudá-los na descoberta da modalidade que mais de adequa ao seu gosto, interesse e prazer (Teixeira, 2019).

A avaliação da prática de AF desses pacientes é feita por meio de questionários abertos sobre as razões que norteiam a prática de exercícios e escalas para auxiliar na quantificação do nível de AF e na qualidade da prática. O Questionário Internacional de Atividade Física – IPAQ, apesar de não ser um instrumento validado para TA, contribui com dados sobre a quantidade de AF nos domínios do lar, trabalho, meio de transporte, tarefas domésticas e no lazer. E a escala de nível de compromisso com o exercício de Davis (1993), traduzida por Teixeira et al. (2011), é utilizada para averiguar o nível de compromisso com a rotina de exercícios e assim identificar sinais de prática compulsiva.

Seguem as orientações gerais para orientação de AF, com base na literatura (Cook et al., 2016; Reel, 2012) e na experiência do AMBULIM--IPq-HCFMUSP:

- A permissão para a prática corporal deve ser um consenso entre a equipe multidisciplinar.
- O exercício pode ser integrado ao tratamento desde que garantidas uma estrutura alimentar e a disponibilidade energética nutricional suficiente.
- Identificar se existe prática de exercício disfuncional e orientar que a prática não supervisionada por profissional qualificado pode exacerbar a doença.
- O exercício deve ser estimulado totalmente desfocado de peso ou composição corporal e atributos estéticos.
- A atividade deve ser segura e a equipe precisa ter garantias de que não será prejudicial ao tratamento do paciente.
- Durante as sessões, investigue quanto às sensações, emoções e pensamentos que são evocados pelo exercício.
- Um componente de psicoeducação, a fim de ressignificar a prática corporal e torná-la um exercício intuitivo, deve ser parte dos programas de exercício para TA.
- Os exercícios que compõem as sessões devem progredir de baixa para moderada intensidade, ao longo do tratamento, com exercícios de força e aeróbicos e sempre norteados por aspectos psicológicos para construção de uma relação harmoniosa entre o comportamento alimentar e a imagem corporal.

Por fim, vale ressaltar que, para atuar em um programa de exercícios para pacientes com TA, o profissional necessita saber trabalhar em equipe e fazer uso de virtudes como paciência, perseverança, respeito, compaixão e, sobretudo, estudar as especificidades dessa síndrome tão complexa, sem julgamentos. Antes de orientar o exercício, é necessário compreender o manejo do TA, discernir as facetas que fazem o desejo de queimar calorias e o medo de engordar coexistirem com o discurso de "saudável" (fatores mantenedores da doença) para assim construir, com confiança e suavidade, o caminho necessário para fortalecer a saúde dos pacientes.

ATIVIDADE FÍSICA NA PREVENÇÃO

Conforme explicitado nos Capítulos 16 e 17, os programas de prevenção incluem a atividade física. Porém, o enfoque nesses programas é estimular comportamentos mais ativos e combater problemas de saúde pública como a obesidade. Daí a importância de integrar obesidade e os TA, uma vez que estimular a atividade física com foco no peso corporal e no gasto calórico pode contribuir com uma prática de exercício exclusivamente compensatória, disfuncional, norteada por pensamentos obsessivos sobre corpo e comida, gerar crenças disfuncionais, além de ser gatilho para atitudes e comportamentos transtornados.

Para pessoas que possuem histórico de dietas, orientar a praticar exercícios para balancear o gasto energético a fim de promover o déficit calórico estimula o exercício como método compensatório, e isso não promove saúde mental. Incentivar um estilo de vida ativo com foco na prevenção de doença, informando sobre os riscos à saúde de manter um comportamento sedentário (obesidade) ou de um exercício disfuncional (TA), também não gera mudança de comportamento duradoura. O paradoxo quantidade de informação sobre o que faz bem e o que faz mal *versus* o aumento da prevalência da obesidade e de comportamentos/atitudes transtornados em relação à comida e ao corpo é prova de que essa abordagem não traz saúde integral.

Diante de um contexto com muitas crenças disfuncionais e comportamentos transtornados, muitas vezes socialmente aceitos, a prevenção integrada é uma estratégia necessária. E uma adequada abordagem para AF pode contribuir com a construção e a promoção de uma relação equilibrada e harmoniosa entre o corpo, a comida e a imagem corporal (Reel, 2015). Alguns exemplos de programas de prevenção integrada estão apresentados no Capítulo 16.

Mudar comportamento é algo complexo, por isso a AF como prevenção deve ser totalmente desfocada do gasto energético, e ir além do movimento em si, mas também abranger sessões educacionais para orientar a respeito do funcionamento do corpo, escutar as dificuldades enfrentadas pela realidade dos envolvidos para possibilitar a criação de estratégias viáveis e estimular a crítica sobre a mídia ("*media literacy*").

Para elaborar programas de AF para prevenção integrada, Reel et al. (2015) sugerem considerar seis componentes: 1) estimular a atenção plena ao momento presente (*mindfulness*); 2) auxiliar na identificação da experiência corporal durante o exercício; 3) promover a capacidade de estar atento aos sinais do corpo; 4) buscar razões prazerosas e intencioná-las no momento de se exercitar e se alimentar; 5) apreciar e validar a diversidade corporal; 6) e ampliar a visão de saúde (sem dicotomizar entre "faz bem" e "faz mal") e validar que qualquer movimento corporal conta, ao invés de uma agenda rígida com uma rotina compulsiva.

A abordagem do exercício intuitivo (Reel et al., 2016; Teixeira, 2019) é recomendada para os programas de prevenção, uma vez que o foco da AF deve ser a satisfação, o bem-estar e o prazer que são sentidos durante e após a prática corporal. É interessante conscientizar sobre os sinais que o corpo emite, ou seja, se existe dor, discernir os tipos de dores – para respeitar e cessar o movimento; ao mesmo tempo reconhecer atentamente o que acontece no entorno (meio ambiente), desde a infância e a adolescência. Quando os pensamentos estão voltados para atenção de acompanhar tudo o que está acontecendo no momento presente, aumentam as chances de transformar a experiência do movimento em um exercício intuitivo. Assim, a prática corporal ou uma modalidade esportiva podem ser praticadas pela simples alegria e curiosidade de conhecer os limites do seu corpo, aprender sobre as regulações naturais que o corpo é capaz de fazer, melhorar a aptidão física e até manejar sentimentos e emoções (p. ex., o ganhar e o perder do esporte, ou o desafio de experimentar um movimento, um jogo ou brincadeira nova).

Logo, é necessário que o espaço da AF nesses programas seja livre de julgamentos, para que aqueles que possuem baixa autoestima ou com alguma dificuldade motora possam se experimentar sem vergonha, medo ou qualquer sentimento que impeça a vivência. Por isso, o profissional deve esclarecer, norteado pela visão ampliada de saúde, que considera a saúde mental tão importante quanto a física (biológica, fisiológica e/ou motora). As aulas de educação física escolar são oportunidades excelentes para trabalhar esses aspectos. Clubes, escolas e academias com programas de iniciação esportiva, atividades extracurriculares, também são locais que podem se beneficiar muito dessa abordagem.

Dentre os exemplos de programa de prevenção na literatura, o *New Moves* (Neumark-Sztainer et al., 2003) teve como premissa incentivar um estilo de vida fisicamente ativo livre de comparações, independentemente de tamanho, forma ou habilidade corporais (veja mais no Capítulo 17). Com base neste modelo, alguns dos objetivos da AF são: trazer mudanças positivas na relação da atividade física e dos comportamentos alimentares para melhorar a saúde em geral; dar suporte e promover o sentir-se bem consigo mesmo; reduzir os comportamentos de controle de peso e de checagem corporais; reduzir longos períodos de tempo sedentário, especialmente o tempo dedicado às mídias sociais, celulares e computadores; propiciar momentos de atividades físicas moderadas a vigorosas, com exercícios (brincadeiras) que envolvam o sistema cardiovascular, a força muscular e flexibilidade; expor o corpo a uma variedade motora, isto é, experimentar diferentes modalidades para investigar qual desperta maior interesse; estabelecer uma relação de diversão e lazer com a AF; conscientizar para que a AF seja um jeito de se cuidar.

Contudo, a AF em programas de prevenção integrada deve ser uma experiência positiva para os participantes, que leve em consideração a continuidade de um engajamento em longo prazo, favoreça a sensação de ter sido bem-sucedido e assim minimizar os fatores que predispõem ao TA e à obesidade. Estimular um estilo de vida ativo, para desenvolver um compromisso equilibrado com o exercício físico, norteado por pensamentos e sentimentos que valorizam as virtudes do ser humano, o diálogo e o respeito com o corpo, é a abordagem mais apropriada e sustentável para prevenir quaisquer sintomas dos transtornos alimentares.

REFERÊNCIAS BIBLIOGRÁFICAS

ACSM. Diretrizes do ACSM para os testes de esforço e sua prescrição. 7. ed. Rio de Janeiro: Guanabara Koogan, 2007.

ADKINS, E.C.; KEEL, P.K. Does "excessive" or "compulsive" best describe exercise as a symptom of bulimia nervosa? *Int J Eat Disord*, v.38, n.1, p.24-9, 2005.

ALVARENGA, M.; PHILIPPI, S.T.; LOURENÇO, B.; SATO, P.; SCAGLIUSI, F.B. Insatisfação com a imagem corporal em universitárias brasileiras. *J Bras Psiquiatr*, v.59, p.44-51, 2010.

AMERICAN PSYCHIATRIC ASSOCIATION [APA]. *Diagnostic and statistical manual of mental disorders*. Fifth Edition. 2013.

ARTIOLI, G.G.; SCAGLIUSI, F.B.; POLACOW, V.O.; GUALANO, B.; LANCHA, JUNIOR, A.H. Magnitude e métodos de perda rápida de peso em judocas de elite. *Rev Nutr*, v.20, p.307-15, 2007.

ARTIOLI, G.G.; GUALANO, B.; FRANCHINI, E.; SCAGLIUSI, F.B.; TAKESIAN, M.; et al. Prevalence, magnitude, and methods of rapid weight loss among judo competitors. *Med Sci Sports Exerc*, v.42, p.436-42, 2010.

ARTIOLI, G.G.; IGLESIAS, R.T.; FRANCHINI, E.; GUALANO, B.; KASHIWAGURA, D.B.; SOLIS, M.Y.; et al. Rapid weight loss followed by recovery time does not affect judo-related performance. *J Sports Sci*, v.28, p.21-32, 2010.

BEUMONT, P.J.V.; ARTHUR, B.; RUSSEL, J.D.; TOUYZ, S.W. Excessive physical activity in dieting disorder patients: proposal for a supervised exercise program. *Int J Eat Disord*, v.15, p.21-36, 1994.

BRATLAND-SANDA, S.; SUNDGOT-BORGEN, J.; RØ, O.; ROSENVINGE, J.H.; HOFFART, A.; MARTINSEN, E.W. "I'm not physically active – I only go for walks": physical activity in patients with longstanding eating disorder. *Int J Eat Disord*, v.43, p.88-92, 2010.

BRATLAND-SANDA, S.; SUNDGOT-BORGEN, J. Eating disorders in athletes: overview of prevalence, risk factors and recommendations for prevention and treatment. *Eur J Sport Sci*, v.13, p.499-508, 2013.

CARTER, J.C.; BLACKMORE, E.; SUTANDAR-PINNOCK, K.; WOODSIDE, D.B. Relapse in anorexia nervosa: a survival analysis. *Psychol Med*, v.34, p.671-9, 2004.

CHATTERTON, J.M.; PETRIE, T.A. Prevalence of disordered eating and pathogenic weight control behaviors among male collegiate athletes. *Eat Disord*, v.21, p.328-41, 2013.

COOK, B.; WONDERLICH, S.A.; MITCHELL, J.; THOMPSON, R.; SHERMAN, R.; MCCALLUM, K. Exercise in eating disorders treatment: systematic review and proposal of guidelines. *Med Sci Sports Exerc*, v.48, p.1408-14, 2016.

DALLE GRAVE, R.; CALUGI, S.; MARCHESINI, G. Compulsive exercise to control shape or weight in eating disorders: prevalence, associated features, and treatment outcome. *Comprehensive Psychiatry*, v.49, n.4, p.346-52, 2008.

DAVIS, C. Eating disorders and hyperactivity: a psychobiological perspective. *Can J Psychiatry*, v.42, p.168-75, 1997.

DE COVERLEY VEALE, D.M.W. Exercise dependence. *Addiction*, v.82, p.735-40, 1987.

DOBINSON, A.; COOPER, M.; QUESNEL, D. *The Safe Exercise at Every Stage (SEES) guideline*. Clinical guideline for treating and managing dysfunctional exercise in eating disorders. Presented in International Conference on Eating Disorders. 2019.

FORTES, L.S.; FERREIRA, M.E.C. Comportamentos de risco para transtornos alimentares em atletas: associação com diversas características. *Aval Psicol*, v.13, p.11-8, 2014.

GLAZER, J.L. Eating disorders among male athletes. *Curr Sports Med Rep*, v.7, p.332-7, 2008.

GRUBER, A.J.; POPE JR, H.G. Psychiatric and medical effects of anabolic-androgenic steroid use in women. *Psychother Psychosom*, v.69, p.19-26, 2000.

HAUSENBLAS, H.A.; DOWNS, D.S. How much is too much? The development and validation of the exercise dependence scale. *Psychology & Health*, v.17, p.387-404, 2002.

HUBBARD, S.T.; GRAY, J.J.; PARKER, S. Differences among women who exercise for 'food related' and 'non-food related' reasons. *European Eating Disorder Review*, v.6, p. 255-65, 1998.

JOY, E.; KUSSMAN, A.; NATTIV, A. 2016 update on eating disorders in athletes: A comprehensive narrative review with a focus on clinical assessment and management. *Br J Sports Med*, v.50, p.154-62, 2016.

KING, A.C.; WHITT-GLOVER, M.C.; MARQUEZ, D.X.; BUMAN, M.P.; NAPOLITANO, M.A.; JAKICIC, J.; et al. 2018 PHYSICAL ACTIVITY GUIDELINES ADVISORY COMMITTEE. Physical activity promotion: Highlights from the 2018 Physical Activity Guidelines Advisory Committee Systematic Review. *Medicine & Science in Sports & Exercise*, v.51, n.6, p.1340-53, 2019.

KONG, P.; HARRIS, L.M. The sporting body: body image and eating disorder symptomatology among female athletes from leanness focused and non leanness focused sports. *J Psychol*, v.149, p.141-60, 2015.

MARTINSEN, M.B-S.S.; ERIKSSON, A.K.; SUNDGOT-BORGEN, J. Dieting to win or to be thin? A study of dieting and disordered eating among adolescent elite athletes and non-athlete controls. *Br J Sports Med*, p.70-6, 2010.

MELIN P, A.A.; MALHEIROS, L.R. *Transtornos alimentares em homens. Transtornos alimentares e obesidade*. Porto Alegre: Artmed, 2006, p.209-19.

MIRANDA, V.P.N.; MORAIS, N.S.; FARIA, E.R.; AMORIM, P.R.S.; MARINS, J.C.B.; FRANCESCHINI, S.C.C.; et al. Body dissatisfaction, physical activity, and sedentary behavior in female adolescents. *Rev Paul Pediatr*, v.36, p.1-9, 2018.

MOND, J.M.; HAY, P.J.; RODGERS, B.; OWEN, C. An update on the definition of "excessive exercise" in eating disorders research. *Int J Eat Disord*, v.39, p.147-53, 2006.

MOOLA, F., GAIRDNER, S., AMARA, C. Exercise in the care of patients with anorexia nervosa: A systematic review of the literature. *Mental Health and Physical Activity*, 2013.

MOUNTJOY, M; SUNDGOT-BORGEN, J. K., BURKE, L. M., ACKERMAN, K.E., BLAUWET, C., BUDGETT, R. IOC consensus statement on relative energy deficiency in sport (RED-S): 2018 update. *British Journal of Sports Medicine*, v.52, n.11, 687-97, 2018.

MOUNTJOY, M., SUNDGOT-BORGEN, J., BURKE, L., CARTER, S., CONSTANTINI, N., LEBRUN, C., et al. The IOC consensus statement: Beyond the female athlete triad –Relative Energy Deficiency in Sport (RED-S). *British Journal of Sports Medicine*, v.48, n.7, p.491-7, 2014.

NABUCO, H.C.G.; RODRIGUES, V.B.; FERNANDES, V.L.S.; RAVAGNANI, F.C.P.; FETT, C.A.; ESPINOSA, M.M.; et al. Factors associated with dietary supplementation among Brazilian athletes. *Nutr Hosp*, v.33, p.278, 2016.

NATTIV, A.; LOUCKS, A.B.; MANORE, M.M.; SANBORN, C.F.; SUNDGOT-BORGEN, J.; WARREN, M.P. American College of Sports Medicine position stand. The female athlete triad. *Med Sci Sports Exerc*, v.39, p.1867-82, 2007.

NEUMARK-SZTAINER, D.; STORY, M.; HANNAN, P.J.; REX, J. New Moves: a school--based obesity prevention program for adolescent girls. *Prev Med*, v.37, p.41-51, 2003.

NG, L.W.C.; NG, D.P.; WONG, W.P. Is supervised exercise training safe in patients with anorexia nervosa? A meta-analysis. *Physioterapy*, v.99, p.1-11, 2013.

PEÑAS-LLÉDO, E.; LEAL, F.J.V.; WALLER, G. Excessive exercise in anorexia nervosa and bulimia nervosa. *Int J Eat Disord*, v.31, p.370-5, 2002.

POPE JR, H.G.; GRUBER, A.J.; CHOI, P.; OLIVARDIA, R.; PHILLIPS, K.A. Muscle dysmorphia. An underrecognized form of body dysmorphic disorder. *Psychosomatics*, v.38, p.548-57, 1997.

REEL, J.J. The right 'dose' of activity: health educators should promote mindful and intuitive exercise. *J Community Med Health Educ*, v.2, p.9, 2012.

REEL, J.J.; LEE, J.J.; BELLOWS, A. Integrating exercise and mindfulness for an emerging conceptual framework: The intuitive approach to prevention and health promotion (IAPHP). *Eat Disord*, v.24, p.90-7, 2016.

REEL, J.J.; VOELKER D. Exercise to the extreme? Identifying and addressing unhealthy exercise behaviors. In: SCHINKE, R. (Ed.). *Athletic Insight's writings of 2012*. Hauppauge, NY: Nova Science, 2012, p. 301-15.

REEL, J.J. The relationship between exercise and eating disorders: A double-edged sword. In: ANDERSEN, M.B.; HANRAHAN, S.J (Eds.). *Doing exercise psychology*. Champaign, IL: Human Kinetics, 2015.

SCHAAL, K.; TAFFLET, M.; NASSIF, H.; THIBAULT, V.; PICHARD, C.; ALCOTTE, M.; et al. Psychological balance un high level athletes: gender-based differences and sport-specific patterns. *PLoS One*, v.6, p.1-9, 2011.

SHERMAN, R.T.; THOMPSON, R.A.; DEHASS, D.; WILFERT, M. NCAA coaches survey: the role of the coach in identifying and managing athletes with disordered eating. *Eat Disord*, v.13, p.447-66, 2005.

SUNDGOT-BORGEN, J.; GARTHE, I. Eating disorders and athletes. *Sport and exercise nutrition* (The Nutrition Society textbook series). 8. Oxford, UK: Wiley-Blackwell, 2011, p. 233-43.

SUNDGOT-BORGEN, J. Prevalence of eating disorders in elite female athletes. *Int J Sport Nutrition*, v.3, p.29-40, 1993.

SUNDGOT-BORGEN, J.; TORSTVEIT, M. Prevalence of eating disorders in elite athletes is higher than in the general population. *Clin J Sport Med*, v.14, p.25-32, 2004.

TARANIS, L.; MEYER, C. Associations between specific components of compulsive exercise and eating-disordered cognitions and behaviors among young women. *Int J Eat Disord*, v.44, p.452-8, 2011.

TEIXEIRA, P.C.; HEARST, N.; MATSUDO, S.M.M.; CORDÁS, TA.; CONTI, M.A. Adaptação transcultural: tradução e validação de conteúdo da versão brasileira do Commitment Exercise Scale. *Rev Psiquiatr Clín*, v.38, p.24-8, 2011.

TEIXEIRA, P.C. Exercício intuitivo integrativo. In: ALVARENGA M.; TIMERMAN F.; FIGUEIREDO, M.; ANTONACCIO, C (Orgs.). *Nutrição comportamental*. 2. ed. Barueri: Manole, 2019, p.479-98.

TEIXEIRA, P.C. *Nível de atividade física em pacientes com transtornos alimentares*. Tese de doutorado. São Paulo: Universidade de São Paulo; 2014.

TEIXEIRA, P.C.; KACHANI, A.T.; CORDÁS, T.A. A relação atividade física-nutrição no tratamento psiquiátrico. In: CORDÁS, T.A.; KACHANI, AT (Orgs.). *Nutrição em Psiquiatria*. 1. ed. Porto Alegre: Artmed, 2010, p.119-31.

THOMPSON, R.A.; SHERMAN, R.T. Athletes, athletic performance and eating disorders: healthier alternatives. *Journal of Social Issues*, v.55, p.317-37, 1999.

THOMPSON, R.A.; SHERMAN, R.T. *Eating disorders: clinical and subclinical conditions. Eating disorders in sport*. London: Routledge, 2010a, p.7-28.

THOMPSON, R.A.; SHERMAN, R.T. *Risk factors for the development of problem eating. Eating disorders in sport*. New York: Routledge, 2010b, p.57-80.

TIMERMAN, F.; TEIXEIRA, P.C.; POLACOW, V.O. Nutrição e exercício nos transtornos alimentares. In: MERCADENTI, A.; BOSCO, S.D.; TAVARES, A. (Orgs.). *Nutrição e atividade física – do adulto saudável às doenças crônicas*. 1. ed. São Paulo: Atheneu; 2015, p.505-20.

TORSTVEIT, M.K.; ROSENVINGE, J.H.; SUNDGOT-BORGEN, J. Prevalence of eating disorders and the predictive power of risk models in female elite athletes: a controlled study. *Scand J Med Sci Sports*, v.18, p.108-18, 2008.

WORLD HEALTH ORGANIZATION [WHO]. *International Classification of Diseases 11th Revision – ICD-11. The global standard for diagnostic health information*. 2018. Disponível em: https://icd.who.int.

10

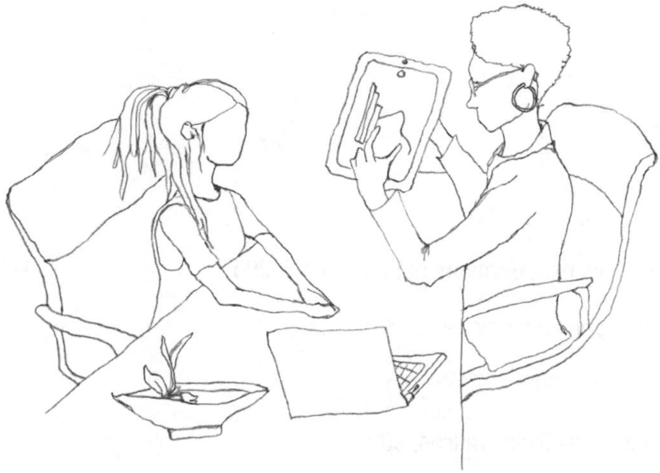

ABORDAGENS DIFERENCIAIS NO TRATAMENTO NUTRICIONAL DOS TRANSTORNOS ALIMENTARES

Marle Alvarenga
Manoela Figueiredo
Fernanda Timerman

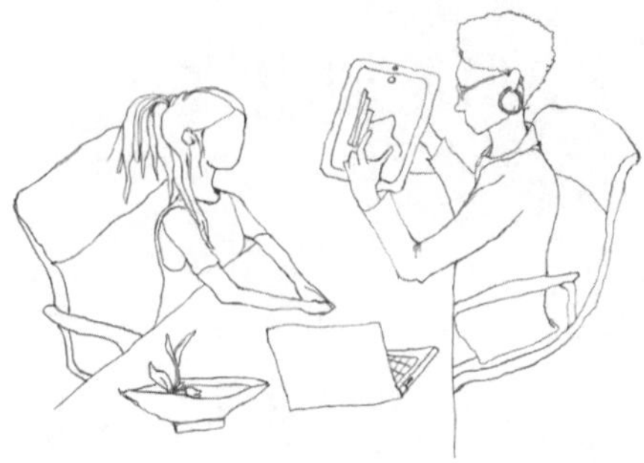

▶ SUMÁRIO

Transtornos alimentares (TA), por suas características próprias, são quadros que pedem um tratamento nutricional diferente, no sentido de que a prescrição tradicional surtirá efeito limitado e outras estratégias e intervenções são necessárias para o trabalho de recuperação integral dos pacientes.

Além das características gerais já destacadas no Capítulo 1, e outras especificidades que serão discutidas nos capítulos a seguir, os TA são caracterizados por disfunções importantes no consumo, atitudes e comportamentos alimentares.

A adequação do consumo alimentar será fundamental para ajuste do estado nutricional (especialmente no quadro de anorexia nervosa), e também para corrigir complicações clínicas e colaborar para o estado de saúde geral. No entanto, as escolhas e o consumo alimentar dos pacientes dependem de suas atitudes (crenças, cognições, sentimentos, comportamento e relacionamento com a comida), todas muito impactadas pelo TA. Desta forma, simplesmente apontar inadequações, riscos nutricionais e oferecer uma "dieta" balanceada não significa de forma alguma aderência a ela, pois será preciso trabalhar com todas essas atitudes, visando à mudança de comportamento (Alvarenga; Philippi, 2011).

DIRETRIZES PARA O TRATAMENTO NUTRICIONAL

A Associação Dietética Americana (ADA) publica periodicamente diretrizes para o tratamento nutricional dos TA, destacando o papel do nutricionista como profissional habilitado e fundamental em todas as fases de tratamento, seja em internação ou ambulatorial.

Na realidade do Brasil, com ainda poucos centros de referência para o tratamento dos TA, o tratamento é eminentemente ambulatorial, reservando-se a internação para quadros com graves alterações clínicas – para os quais uma internação, inclusive, pode ser necessária, mesmo que não especializada; ou quando há falha de tratamento ambulatorial ou graves comorbidades psiquiátricas (Polacow et al., 2011).

A abordagem nutricional envolve avaliação, intervenção, monitoramento, evolução e coordenação do cuidado nutricional, conforme o Quadro 1.

QUADRO 1 – Papéis do nutricionista na abordagem nutricional dos transtornos alimentares

Avaliação nutricional:

- Identificar problemas nutricionais relacionados a condições clínicas ou físicas, incluindo sintomas e comportamentos de transtornos alimentares
- Realizar medidas antropométricas, incluir histórico de peso e altura, gráficos de crescimento e padrões de crescimento e maturação sexual em pacientes com até 20 anos
- Interpretar dados bioquímicos, especialmente para identificar riscos de síndrome de realimentação
- Avaliar consumo e padrão alimentar, atitudes relacionadas ao corpo, peso e ao comer
- Identificar comportamentos: restrição alimentar, compulsão, preocupação, rituais alimentares, controle e impulsos para comer, vômitos e outras purgações, excesso de exercícios
- Fazer diagnóstico nutricional e criar plano para tratar os problemas alimentares e coordenar esse plano com os outros profissionais da equipe de tratamento

Intervenção nutricional:

- Calcular e monitorar as necessidades energéticas e de macronutrientes para estabelecer a meta de ganho de peso e para atender aos objetivos de composição corporal e saúde. Guiar o processo de estabelecer metas para normalizar o comportamento alimentar e recuperar estado nutricional e peso adequados ou sua manutenção quando indicado
- Garantir qualidade nutricional e regular padrão alimentar, aumento de quantidade e variedade de alimentos consumidos, normalizar percepções de fome e saciedade e orientar o consumo de suplementos, quando indicado
- Oferecer suporte emocional e reforço positivo e um plano estruturado de realimentação
- Aconselhar paciente e cuidadores quanto à seleção de alimentos e preparações considerando as preferências alimentares, histórico de saúde, fatores físicos e emocionais e disponibilidade de recursos

Monitoramento e evolução nutricional:

- Monitorar ingestão de nutrientes e realizar ajustes necessários
- Monitorar evolução de ganho de peso e ajustar alimentação para manutenção dele, quando atingido
- Comunicar progresso do paciente para outros profissionais da equipe e fazer ajustes necessários à boa evolução do tratamento

Coordenação do cuidado nutricional:

- Aconselhar e orientar o time de tratamento sobre os protocolos da realimentação, das recomendações nutricionais e uso de suplementos para garantir melhor absorção, minimizar interação droga-nutrientes e orientar quanto à continuação dos cuidados nutricionais
- Trabalhar de forma colaborativa com equipe de profissionais, delinear papéis e tarefas de forma específica, comunicar as necessidades nutricionais nos diferentes momentos (p. ex., internação, hospital-dia e ambulatorial)
- Agir como fonte de informações e educação para outros profissionais e família
- Defender o uso de tratamento baseado em evidências e o acesso a tratamento especializado

Fonte: adaptado de ADA, 2011.

Como objetivos gerais do tratamento nutricional, além do que está no Quadro 1, pode-se listar: a adequação do peso/estado nutricional; cessação das práticas de restrição, compulsão e compensação; melhora da estrutura, consumo e atitudes alimentares; normalização da percepção de fome e saciedade; correção das complicações clínicas; e diminuir ou eliminar os distúrbios de imagem corporal (APA, 2006; ADA, 2011).

Os quadros de anorexia e bulimia nervosa, transtorno da compulsão alimentar, TA em adolescentes e em homens, com os objetivos mais específicos, discussão sobre abordagem das principais complicações clínicas, bem como abordagem do AMBULIM-IPq-FMUSP serão destacados nos capítulos seguintes. Imagem corporal e suas possíveis abordagens estão descritas no Capítulo 7. Espera-se que o nutricionista colabore com relação às dificuldades relacionadas com a imagem corporal junto à equipe multiprofissional.

Para cumprir esses objetivos, o profissional obviamente precisa estar atualizado em nutrição e nas diretrizes de tratamento para TA. Estas são publicadas também pela Associação Americana de Psiquiatria (APA, 2006). As diretrizes publicadas em 2006 priorizam a necessidade de educação sobre consumo e comportamentos alimentares saudáveis, pontos fundamentais para reabilitação nutricional dos pacientes e aconselhamento nutricional com foco no relacionamento com a alimentação. Destaca-se a necessidade de conhecimento sobre síndrome da realimentação (ver mais no Capítulo 11), estratégias para manutenção do peso corporal, abordagem da imagem corporal e prevenção de recaídas.

No entanto, dadas as particularidades dos TA, aspectos psiquiátricos e psicológicos precisam também ser conhecidos pelos nutricionistas que atuam na área (Morgan et al., 2002; Sassi e Sassi, 2011). Portanto, supervisão e contato periódico com a equipe que atende o paciente são essenciais.

Além disso, os nutricionistas precisam desenvolver melhores habilidades interpessoais e de comunicação, para atuarem como terapeutas nutricionais, compreendendo toda a interface da alimentação com a história de vida, questões psicológicas, familiares e socioculturais de seus pacientes (Alvarenga; Scagliusi, 2011; Alvarenga et al., 2019a). Tal atuação segue o paradigma do aconselhamento nutricional, no qual o profissional é um apoiador do processo, que precisa envolver a participação ativa do paciente (Alvarenga; Albuquerque, 2019). Tal abordagem justifica o uso do termo terapeuta nutricional (TN).

Além dessas habilidades, treinamento avançado em algumas abordagens se faz necessário, conforme destacado pela ADA (2011), como em técnicas de aconselhamento, terapia cognitivo-comportamental (TCC) e entrevista motivacional (EM). Outras abordagens, no entanto, podem ser também úteis, como *mindfulness* (atenção plena), *mindful eating* (comer com atenção plena) e comer intuitivo (Timerman et al., 2019).

ABORDAGENS DIFERENCIAIS

Como lidar com pacientes que negam o problema e são resistentes e ambivalentes sobre o tratamento

Muitos pacientes com TA infelizmente desconhecem ou até negam seu problema. A cultura atual que "normaliza" as dietas restritivas e a busca pela magreza colabora neste sentido, no qual comportamentos disfuncionais ou transtornados (Dunker et al., 2019a) são vistos como normais ou padrão, em mulheres jovens especialmente. Dessa forma, é comum que adolescentes cheguem ao tratamento levados por suas famílias - muitas vezes contra a sua vontade. E jovens adultos chegam a demorar anos para buscar ajuda, às vezes já pelo sofrimento com relação às consequências físicas e sociais - e depois de concluírem que não conseguem "resolver sozinhos" e que não se trata de "uma fase". Mas mesmo buscando tratamento de forma voluntária podem se apresentar resistentes, ambivalentes e com muito medo de mudarem seus hábitos - independentemente do sofrimento que causam.

O acolhimento do profissional será fundamental para não aumentar ainda mais a resistência do paciente. É importante não ter uma postura de confronto e sim de apoio, compaixão, parceria - o que novamente traz à tona a importância de habilidades interpessoais para o nutricionista.

A empatia é uma das mais importantes destas habilidades, que significa tentar se colocar no lugar do outro. De forma mais realista, significa perceber o que sentiria o outro caso estivesse na mesma situação, tentando compreender seus sentimentos e emoções. Para tanto, não é preciso concordar com a negação do problema, nem com os "objetivos" disfuncionais do paciente, mas sim acolher seu sofrimento e ajudá-lo a pensar sobre outras perspectivas.

Por exemplo, quando um paciente com anorexia nervosa diz ser insuportável a ideia de ganhar 1 quilo que seja, mesmo quando se encontra desnutrido, em risco clínico e com consequências sociais e familiares negativas, será totalmente contraprodutivo dizer que tal afirmação é um "absurdo", e ficar repetindo o estado nutricional e riscos associados simplesmente; ou ainda ficar dizendo o que ele DEVE fazer ou DEVE pensar. Um acolhimento empático permitiria dizer por exemplo: "*Imagino que você esteja sofrendo muito, e o quanto é difícil pensar em ganhar 1 quilo. Mesmo sem ter sofrido o que você sofre, já atendi muitos pacientes que me disseram a mesma coisa. No entanto, temos a seguinte situação: sua equipe clínica colocou um prazo para este ganho ou vai interná-lo. Diante dessa demanda, como eu posso ajudá-lo com esta meta da maneira menos difícil possível*"?

Desta forma pode-se trabalhar com a realidade, mas acolher, respeitar e ser compassivo com o paciente. Para tanto deve-se sempre trabalhar com a motivação do paciente – que em muitos casos pode apenas não ser internado, estar no atendimento porque os pais obrigaram – e procurar evocar outras motivações mais intrínsecas. A entrevista motivacional (EM) é uma estratégia que vem da Psicologia e ajuda sobremaneira com esses pacientes (Dunker et al., 2019b).

A EM é definida como um método de comunicação e de aconselhamento focado no indivíduo que ajuda a resolver a ambivalência em relação à mudança de comportamento, usando sua própria motivação. Ela se comunica com a teoria dos estágios de mudança, mas se trata de um método para lidar com os diferentes estágios (Dunker et al., 2019b).

Assim, para pacientes resistentes e no estágio nomeado pré-contemplação, encontramos aqueles que não estão prontos para mudar, negam a necessidade de mudar, são defensivos para reconhecer ou modificar comportamentos, e ainda podem minimizar o problema. Esse perfil é muito comum, especialmente em adolescentes com anorexia nervosa. Neste caso devemos, portanto, estabelecer vínculo, envolver e acolher o paciente e buscar aumentar sua conscientização sobre o problema. Vários contatos podem ser necessários para isso, a fim de ampliar o foco e descobrir uma motivação intrínseca ou extrínseca (Dunker et al., 2019b).

Mas, dada a gravidade e a coexistência com outros quadros psiquiátricos, obviamente será preciso colocar metas mesmo contra a vontade do paciente, por isso o tratamento da anorexia nervosa é tão desafiador (veja mais no Capítulo 11). No caso dos adolescentes com TA, a família tem papel fundamental (veja mais no Capítulo 14) e funciona como uma motivação extrínseca. É importante evitar o confronto e trabalhar com empatia sempre que possível, porém quando há risco de morte e negação do problema por parte do paciente, é necessária uma confrontação como um objetivo e não como um estilo terapêutico, para que o paciente minimamente reconheça o problema e, a partir disso, possa colaborar com o tratamento (Timerman et al., 2019).

Outro perfil bastante comum é o do paciente ambivalente, aquele que sabe que precisa fazer mudanças, mas tem sentimentos ambivalentes sobre mudar – nomeado estágio de contemplação, comum a pacientes com bulimia nervosa (BN) e transtorno da compulsão alimentar (TCA). Com esses pacientes devemos também localizar a sua motivação para o tratamento, mesmo que em um primeiro momento extrínseca; e trabalhar com empoderamento e encorajamento.

Como estratégias de tratamento para lidar com a ambivalência podemos trabalhar primeiro com a identificação do problema e das barreiras para mudança e, a partir disso, desenvolver juntamente com o paciente estratégias ou experimentos comportamentais para transpor cada uma, mantendo em foco os benefícios de mudar. Muitos pacientes com BN e TCA, mesmo reconhecendo seu diagnóstico, não entendem de forma mais ampla seu quadro, os fatores desencadeadores e a relação entre dados de sua história com relação a dietas, imagem corporal e aspectos psicológicos com o início de seu quadro. Essas explicações são importantes para fundamentar a necessidade de tratamento de todas essas questões.

Além disso, mesmo reconhecendo a necessidade de tratamento, eles têm dificuldade de enxergar a vida sem os comportamentos do TA – pois em muitos casos já os têm há muitos anos e de certa forma exercem um papel de "conforto" em momentos que não sabem lidar com sentimentos ou situações. Dessa forma, existem muitos medos: da mudança em si; de não saber lidar com essas questões de outra forma; da comida; do corpo; e especialmente do ganho de peso. Explorar o passado e pensar no futuro – ou olhar para a frente e para trás – pode ser útil aqui. Questionando como era a vida antes do TA com relação a todas essas questões e medos, e também como o paciente imagina que vai ser sua vida daqui a 2, 5 e 10 anos com o TA, ou sem o TA. É preciso ajudá-lo a encontrar sua própria motivação e confiança na mudança. Para isso, pedir que liste prós e contras para mudar é também bastante produtivo, ou "o que ganho ao tratar o TA" e "o que perco se não tratar o TA", comparado a "o que ganho saindo do TA" e "o que perco saindo do TA". Ao fazer esse exercício, muitos pacientes não conseguem listar ganhos para ficar na doença, ou o ganho é "irreal" (como "ficar magro", mas à custa de muitas perdas); e percebem uma lista enorme de contras ficando no TA.

Portanto, mesmo com pacientes resistentes e ambivalentes é possível encontrar um caminho, utilizando abordagens diferenciadas como a EM. A EM oferece ainda uma estrutura para as consultas e ferramentas para a elaboração de um plano de ação e metas para pacientes em todos os estágios de mudança e com diferentes motivações. Obviamente, é preciso que o nutricionista estude e idealmente tenha treinamento na técnica (Dunker et al., 2019b).

Como trabalhar com automonitoramento do consumo, comportamentos e atitudes alimentares

O automonitoramento tem papel essencial no acompanhamento nutricional dos TA, e é uma parte importante da terapia cognitivo-comportamental (TCC), uma das terapias mais estudadas e utilizadas no tratamento de TA, que envolve recordar pensamentos, sentimentos ou comportamentos no momento em que eles estão latentes. A técnica que embasa essa identificação de contexto geral relacionado ao comer é o *Cognitive Behavioral Therapy-Enhanced* (CBT-E), ou TCC reforçada (Timerman et al., 2019), que utiliza especificamente o diário alimentar. O objetivo principal é desenvolver a capacidade de entender quais pensamentos são gatilhos para os comportamentos próprios dos TA (como restrição, compulsão e compensação) e criar tolerância e possibilidade de recorrer a outros recursos.

O diário alimentar, como instrumento de inquérito que o nutricionista aprende na graduação, tem como objetivo avaliar prioritariamente O QUE e QUANTO se come com investigação do consumo alimentar (ingestão de alimentos); consumo nutricional (ingestão de energia e de macro e micronutrientes); padrão alimentar (análise quantitativa e de combinações); e estrutura alimentar (horários, tipo e regularidade das refeições), objetivo similar a outros inquéritos alimentares como recordatório de 24 horas ou questionário de frequência alimentar que, em geral, são usados para que o nutricionista aponte os problemas e proponha um cardápio.

A proposta do diário alimentar dentro de um contexto de terapia nutricional tem como objetivo ampliar essa avaliação para COM QUEM, ONDE e POR QUE se come. Portanto, além do consumo nutricional e consumo, padrão e estrutura alimentar, esse diário também vai contar com avaliação de questões comportamentais (como e de que forma se come) e atitudinais da alimentação (crenças, pensamentos, sentimentos, comportamentos e relacionamento com a comida) (Alvarenga et al., 2019b).

Ele é um dos instrumentos mais utilizados por nutricionistas que trabalham com TA, pois funciona ao mesmo tempo como uma forma de estimular o paciente a fazer uma automonitoração com o intuito de despertar sua consciência em relação aos pensamentos, sentimentos e ações voltados ao corpo e à comida – e também exerce o papel de um elo entre o TN e o paciente fora do consultório. Dependendo do caso, pode ser feito por alguns meses. Para ser eficaz, a importância do diário deve ser explicada com muito cuidado para que o paciente entenda que o objetivo do TN não é, de forma nenhuma, o julgamento e apontamento de que está "certo ou errado", e sim uma forma de ambos identificarem o contexto geral para então criarem em conjunto estratégias e metas de mudança (Polacow et al., 2011).

Esse trabalho é interdisciplinar e o diário alimentar pode ser de grande valia para o tratamento terapêutico também, pois, uma vez identificado o pensamento disfuncional, quem efetivamente pode trabalhar outros recursos é o psicólogo, por isso a importância e necessidade de ter uma equipe interdisciplinar que se comunica e trabalha em conjunto.

Um exemplo de diário alimentar usado para o tratamento de TA está na Figura 1.

Data Hora	Fome (0-10)	O que comeu e quanto	Saciedade (0-10)	Compulsão (S–N)	Compensação (qual)	Duração	Onde e com quem	Sentimentos

FIGURA 1 – Exemplo de diário alimentar usado pelo terapeuta nutricional no tratamento de transtornos alimentares.

É importante adaptar esse modelo de acordo com o tipo de TA. Por exemplo, se é um paciente com anorexia nervosa restritiva, as colunas "compulsão" e "compensação" não seriam colocadas; se for um paciente com transtorno da compulsão alimentar, a coluna "compensação" não entraria.

Ao explicar o preenchimento do diário alimentar, o TN deve ressaltar que é fundamental que o paciente o faça logo após as refeições – para que as informações sejam mais precisas. Deve também desencorajar a contagem de calorias ou pesagem de alimentos, o que muitas vezes é o foco em diários alimentares voltados para dietas restritivas. O foco deve ser a descrição a partir de medidas caseiras – e é importante dar exemplos claros, levando inclusive os utensílios de cozinha ou fotos para mostrar e alinhar com os pacientes.

Os pacientes que apresentam compulsão devem ser orientados a anotar se acham que tiveram um episódio de compulsão e se fizeram alguma compensação.

Na coluna "duração" deve-se anotar quanto tempo levou para comer e não quanto tempo ficou sentado, por exemplo. Outra questão importante é colocar onde realizou a refeição e com quem, pois são dados que podem ter um impacto muito grande no comportamento e na atitude alimentar e que, eventualmente, pedirão um olhar e uma intervenção do TN e até da equipe. Um exemplo é quando se nota que em determinado ambiente ou com determinada pessoa o paciente tem algum comportamento disfuncional – como, por exemplo, com a família, fazendo-se necessário incluí-los no tratamento com instruções de como lidar e agir com aquele paciente na hora da refeição. A coluna de sentimentos também é muito importante para entender quais pensamentos, crenças, emoções e sentimentos estão envolvidos com o comer e, como colocado anteriormente, fazem parte das habilidades do TN e podem ser usados em conjunto com o tratamento psicológico.

Outra questão importante é verificar com o paciente qual forma terá uma adesão e um comprometimento maior para preencher o diário da maneira mais realista possível (p. ex., em um caderno; folhas impressas; planilhas pelo computador; bloco de notas de celular, aplicativos etc.).

Se o TN pedir que o paciente faça o diário com todas essas informações, ele deve ter segurança para trabalhar com cada uma delas, lembrando que o objetivo desse instrumento é criar metas e traçar estratégias em função das dificuldades e questões trazidas pelo paciente, estimulando que ele as reconheça – perguntando o que ele achou, como foi e o que ele percebeu antes de dar sua visão ou opinião e já trazer "respostas" prontas ou apontar os erros.

Como trabalhar as disfunções na fome, apetite, saciedade e satisfação

Nos TA o comportamento e as atitudes alimentares estão comprometidos e por isso também vários aspectos que envolvem o comer – os horários, tipos, regularidade das refeições, assim como a seleção e consumo de alimentos e bebidas que são feitos de acordo com os pensamentos e regras do TA. Como consequência, os mecanismos de fome, saciedade – fundamentais na fisiologia do comportamento alimentar – e o apetite e a satisfação também são afetados.

A fome é a necessidade fisiológica de comer e não está relacionada a um alimento específico e sim à necessidade da ingestão de comida; e também não é emocional. Temos sinais internos que reconhecem a necessidade da ingestão de energia e nos "avisam" que deveríamos comer. Pacientes com AN, BN e TCA em geral desrespeitam esses sinais, ignorando-os e deixando de comer – mais comum na AN – ou comendo mesmo na ausência da fome, mais frequente na BN e TCA.

Quando a fome não é atendida, a saciedade que corresponde à sensação de plenitude gástrica (e assim como a fome é fisiológica) também é afetada; ou seja, se a pessoa come menos do que seu corpo precisaria para atender a sua fome, não atinge a saciedade e, por outro lado, quando há um excesso ou uma compulsão alimentar, a saciedade, quando ocorre, é ignorada e a pessoa continua a comer.

O desejo específico de comer um alimento pode ser chamado de apetite ou vontade de comer e, apesar de não ser um mecanismo fisiológico, faz parte de outros componentes essenciais do comportamento alimentar. A vontade de comer é hoje bastante recriminada e tolhida pelas regras e modismos alimentares e muitas vezes confundida com gula ou falta de força de vontade – como se uma pessoa que tivesse acabado de almoçar em um restaurante não pudesse sentir vontade de comer um pudim, quando o garçom lhe conta as opções de sobremesa, pois o "certo" na cabeça dela é sempre evitar comer doces. O ideal é quando podemos atender à fome com algo que desperta o nosso apetite e temos prazer em comer, pois assim teremos mais satisfação com nossa alimentação.

Nos TA esses mecanismos aparecem bastante desconectados, pois há uma negação ou um desrespeito às necessidades fisiológicas de fome e saciedade e também uma negação e desrespeito às vontades (p. ex., não pode comer pudim), prevalecendo as regras dicotômicas de tudo ou nada, engorda ou não engorda, posso ou não posso, que impedem que as pessoas conectem a fome, a vontade, a saciedade e a satisfação.

Um dos grandes desafios do tratamento dos TA é ajudar os pacientes a se reconectarem com seus sinais internos de fome, a atendê-los sem culpa e diminuir as resistências e regras alimentares. Na AN, o tratamento deve priorizar o grau de comprometimento clínico do paciente, pois a baixa e insuficiente ingestão de energia e nutrientes deve ser corrigida mesmo quando o paciente refere que não tem fome e já se diz saciado com uma pequena quantidade de comida. O nutricionista tem o desafio de ajudá-lo a perceber que seus mecanismos fisiológicos estão alterados, portanto é preciso "desrespeitar" os pensamentos da AN, que mandam parar de comer.

Na BN e no TCA, o desafio é quase o oposto, e o TN deve ajudar seus pacientes a aprenderem a parar de comer quando já tiverem consumido uma quantidade de comida suficiente – orientada pelo nutricionista – mesmo que ainda sintam a vontade ou a urgência para continuar comendo. Como é bastante difícil atender a esses sinais de fome e saciedade, faz-se necessária em diversas situações a parceria com cuidadores (familiares ou outros profissionais) para que consigam garantir que o paciente coma de forma atenta e cuidadosa. À medida que refeições mais estruturadas e uma rotina alimentar vão se estabelecendo, o TN pode começar a trabalhar com o paciente uma maior autonomia para comer, pois ele vai ficando mais preparado para perceber e honrar a fome.

Inicia-se uma outra etapa, o paciente passa a ser responsável por sua alimentação e deve aprender a se preparar para identificar a graduação de sua fome. Para isso o diário alimentar é muito útil e o TN pode usar as colunas conforme descrito anteriormente, com notas para a fome, a vontade e a saciedade e explorar que essas notas mudam a cada dia e a cada refeição e que não há uma fórmula certa a ser atingida. Exercícios do Comer Intuitivo que acessam a saciedade são interessantes, já que ajudam os pacientes a perceberem diferentes graus de saciedade, pois muitas pessoas consideram o que seria um sentimento agradável de saciedade como algo anormal; e o percebem como sendo um exagero (Alvarenga; Figueiredo, 2019). Além disso, o desejo de controle de peso que acontece no TA impede as pessoas de se permitirem se sentir satisfeitas.

Aprender a sentir a saciedade e os outros sinais internos do corpo é um processo que pode precisar de treino. Utilizar-se de instrumentos de automonitoração pode ajudar no reconhecimento da fome e da saciedade e a prática de atender à fome antes que ela atinja um nível muito alto garante também que se atinja a saciedade (Alvarenga; Figueiredo, 2019). Aprender a respeitar a vontade de comer, ter prazer em comer e livrar-se da culpa é possível quando o paciente faz as pazes com a comida e com o comer, um dos princípios do Comer Intuitivo que é um grande desafio no tratamento de pacientes com TA, que justamente rompem com o sentido biopsicossocial do comer e apresentam um comportamento alimentar alterado.

Colaborando com essa discussão, estudo de Richards et al. (2017) mostrou que pacientes com AN, BN e outros transtornos especificados em tratamento, e após se recuperarem clinicamente, conseguiram desenvolver habilidades do Comer Intuitivo e que essas habilidades foram associadas positivamente com a melhora do TA.

Como lidar com o "comer emocional"

A etiologia dos TA, conforme colocado no Capítulo 1, é multifatorial. Os aspectos psicológicos têm peso importante como fatores de predisposição e predisponentes. Questões emocionais anteriores ou atuais usualmente têm forte papel na relação que o paciente estabelece com a comida e o corpo e nas suas escolhas e dificuldades alimentares. Por conta disso, muitos nutricionistas não se sentem aptos a falar de alimentação com esses pacientes, acreditando que é tudo muito "psicológico".

Reforçando, realmente é preciso um profissional especializado, que atuará como terapeuta nutricional, que deverá ter habilidades terapêuticas ampliadas para saber lidar com estas questões – claro, sempre mantendo os limites éticos de sua atuação como nutricionista (Alvarenga; Scagliusi, 2011).

Justamente por todos os aspectos psicológicos e psiquiátricos é que o tratamento é sempre multiprofissional, e não caberá ao nutricionista o trabalho específico com as angústias, depressão, ansiedade, traumas e problemas diversos em suas origens e problematizações. Faz parte da abordagem nutricional especializada ajudar o paciente a perceber a relação entre as emoções e seu jeito de comer, para ajudá-lo a tratar as emoções justamente em sua terapia e comer por razões físicas e não emocionais.

Aqui cabe ressaltar que todos nós comemos influenciados por emoções, justamente por sermos seres biopsicossocioculturais. Já o chamado "comer emocional" é caracterizado por um comer na tentativa de mudar um estado emocional ou para regular emoções – porque não se percebe a emoção verdadeira, ou porque não se consegue lidar com ela (Alvarenga; Figueiredo, 2019).

Há exercícios interessantes do Comer Intuitivo que podem ser utilizados com os pacientes para nomear o seu sentimento ou emoção – o que muitas vezes eles não conseguem fazer, e apenas não comem, ou comem demais. Também atividades alternativas para lidar com esses sentimentos e emoções, que podem ser discutidas e experimentadas em novos momentos de busca da comida para "resolver" questões emocionais (Alvarenga; Figueiredo, 2019).

Assim, mesmo para lidar com as emoções do paciente que afetam e interferem em sua relação com a comida, há uma atuação específica do terapeuta nutricional, desde que ele conheça ferramentas e se mantenha dentro do seu limite de atuação.

CONCLUSÃO

Essas abordagens diferenciais são fundamentais para o trabalho com pacientes com TA, para os quais se exige um atendimento nutricional diferenciado e especializado. Conforme colocado por Stellefson (1999), "em TA qualquer tratamento é pior do que nenhum".

Isso se coloca porque, infelizmente, a Nutrição se caracteriza por ser uma profissão muito prescritora – no sentido de dizer o que fazer ou não –, o que não resolve os problemas com a comida, especialmente para pacientes com TA. Mais ainda do que isso, nos dias atuais, a Nutrição é uma ciência superatacada e influenciada por modismos e mitos, e há profissionais que trabalham se "aproveitando" disso e sem pauta na ciência.

Ao longo de nossa carreira como nutricionistas, trabalhar com TA nos exigiu conhecer outras ferramentas e estratégias para praticar uma nutrição diferenciada. Neste sentido escreveram Reiff e Reiff (1992) que "os nutricionistas que trabalham com transtornos alimentares necessitam, de alguma forma, desenvolver habilidades psicoterapêuticas e, em alguma extensão, "*ignorar a filosofia tradicional da profissão...*".

A abordagem tem uma série de diferenciais com relação a tratamentos "tradicionais": aqui não apenas se faz educação nutricional, mas é preciso desmistificar o medo que os pacientes têm de alguns alimentos e nutrientes; e ensinamos alimentação adequada sem foco perfeccionista, ou "ortoréxico"; e sem dividir alimentos em bons e ruins; nunca trabalhamos com foco em calorias (o cálculo energético é aplicado apenas nos casos em que a correção do peso e ingestão de energia e nutrientes é essencial para tratar a condição clínica aguda e minimizar riscos de saúde e até vida) ou pontos para falar de comida com os pacientes; há um foco importante na educação da ineficiência e consequências das dietas restritivas – que são gatilho e mantenedores dos quadros. Além disso, o foco não é apenas nos aspectos fisiológicos da alimentação – mas também nos psicológicos e sociais, incluindo a promoção do prazer em comer e orientações para habilidades para comer em qualquer local e situação.

Como já publicamos antes (Alvarenga; Scagliusi, 2011; Ulian et al., 2015), diferentemente da abordagem tradicional em nutrição, e alinhado ao aconselhamento, o foco do tratamento nutricional para os TA requer atenção ao comportamento e atitude (por quê, como, o que sente...), e não apenas ao consumo alimentar (o que come); as intervenções são de longo prazo, e a educação é apenas um componente – daí a necessidade de novas abordagens; o plano de ação é muito individualizado, e evolui com o tempo; e o relacionamento significativo por si só já é parte do tratamento – por isso a importância das habilidades interpessoais.

Fica evidente, portanto, a necessidade de um nutricionista especializado para essa abordagem. Como há o objetivo ideal de mudar a relação dos pacientes com a comida, além de treinamento, estudo e prática, o profissional deve ter uma visão ampla sobre a alimentação e o corpo, e rever suas questões pessoais sobre estes temas. Por isso, supervisão de equipe e individuais com profissionais mais experientes são de grande valia.

REFERÊNCIAS BIBLIOGRÁFICAS

AMERICAN DIETETIC ASSOCIATION. Position of the American Dietetic Association: nutrition intervention in the treatment of eating disorders. *J Am Diet Assoc*, v.111, p.1236-41, 2011.

ALVARENGA, M.S.; ALBUQUERQUE, N. Aconselhamento. In: CUPPARI, L. *Nutrição clínica no adulto*. 4. ed. Barueri: Manole, 2019.

ALVARENGA, M.S.; ANTONACCIO, C.M.A.; MACEDO, S.; VICENTE JR, C. Habilidades interpessoais e de comunicação para o nutricionista. In: ALVARENGA, M.S.; FIGUEIREDO, M.; TIMERMAN, F.; ANTONACCIO, C. (Org.). *Nutrição comportamental*. 2. ed. Barueri: Manole, 2019a, p.173-200.

ALVARENGA, M.S.; FIGUEIREDO, M. Comer intuitivo. In: ALVARENGA, M.S.; FIGUEIREDO, M.; TIMERMAN, F.; ANTONACCIO, C. (Org.). *Nutrição comportamental*. 2. ed. Barueri: Manole, 2019, p.227-56.

ALVARENGA, M.S.; KORITAR, P.; MORAES, J. Atitude e comportamento alimentar – determinantes de escolhas e consumo. In: ALVARENGA, M.S.; FIGUEIREDO, M.; TIMERMAN, F.; ANTONACCIO, C. (Org.). *Nutrição comportamental*. 2. ed. Barueri: Manole, 2019b, p.25-56.

ALVARENGA, M.S.; PHILIPPI, S.T. Estrutura, padrão, consumo e atitude alimentar – conceitos e aplicações nos transtornos alimentares. In: ALVARENGA, M.S.; SCAGLIUSI, F.B.; PHILIPPI, S.T. *Nutrição e transtornos alimentares: avaliação e tratamento*. Barueri: Manole, 2011, p.17-35.

ALVARENGA, M.S.; SCAGLIUSI, F.B. Reflexões e orientações sobre a atuação do terapeuta nutricional em transtornos alimentares. In: ALVARENGA, M.S.; SCAGLIUSI, F.B.; PHILIPPI, S.T.s*Nutrição e transtornos alimentares: avaliação e tratamento*. Barueri: Manole, 2011, p.447-74.

AMERICAN PSYCHIATRIC ASSOCIATION (APA). *Practice guideline for the treatment of patients with eating disorders*. 3. ed. Washington: APA, 2006.

DUNKER, K.L.L.; ALVARENGA, M.S.; ROMANO, E.C.B.; TIMERMAN, F. Nutrição Comportamental na prevenção conjunta de obesidade e comer transtornado. In: ALVARENGA, M.S.; FIGUEIREDO, M.; TIMERMAN, F.; ANTONACCIO, C. (Org.). *Nutrição comportamental*. 2. ed. Barueri: Manole, 2019a, p.465-84.

DUNKER, K.; ALVARENGA, M.; TIMERMAN, F.; VICENTE JR, C.; TEIXEIRA, P. Fundamentos e técnica da entrevista motivacional para nutrição. In: ALVARENGA, M.S.; FIGUEIREDO, M.; TIMERMAN, F.; ANTONACCIO, C. (Org.). *Nutrição comportamental*. 2. ed. Barueri: Manole, 2019b, p.201-26.

MORGAN, C.M.; VECCHIATTI, I.R.; NEGRÃO, A.B. Etiologia dos transtornos alimentares: aspectos biológicos, psicológicos e socioculturais. *Rev Bras Psiquiatr*, v.24, p.18-23, 2002.

POLACOW, V.O.; AQUINO, R.C.; SCAGLIUSI, F.B. Aspectos gerais da terapia nutricional para os transtornos alimentares: avaliação nutricional, objetivos, modalidades e alta. In: ALVARENGA, M.S.; SCAGLIUSI, F.B.; PHILIPPI, S.T. *Nutrição e transtornos alimentares: avaliação e tratamento*. Barueri: Manole, 2011, p.237-56.

RICHARDS, P.S.; CROWTON, S.; BERRETT, M.E.; SMITH, M.H.; PASSMORE, K. Can patients with eating disorders learn to eat intuitively? A 2-year pilot study. *Eating Disorders*, v. 25, n.2, p.99-113, 2017.

REIFF, D.W.; REIFF, K.K.L. The recovery process. In: REIFF, D.W.; REIFF, K.K.L. *Eating disorders – nutrition therapy in the recovery process*. Maryland: Aspen Publishers, 1992, p.12-29.

SASSI, E.; SASSI, F. Comorbidades psiquiátricas nos transtornos alimentares. In: ALVARENGA, M.S.; SCAGLIUSI, F.B.; PHILIPPI, S.T. Nutrição e transtornos alimentares: avaliação e tratamento. Barueri: Manole, 2011, p.197-208.

STELLEFSON, E.J. *Winning the war within: nutrition therapy for clients with anorexia or bulimia nervosa*. Helm Publishing, 1999.

TIMERMAN, F.; ALVARENGA, M.S.; FABBRI, A.; COSTA, A.C.; OISCIOLARO, F.; FIGUEIREDO, M.; et al. Nutrição comportamental no tratamento dos transtornos alimentares. In: ALVARENGA, M.S.; FIGUEIREDO, M.; TIMERMAN, F.; ANTONACCIO, C. (Org.). *Nutrição comportamental*. 2. ed. Barueri: Manole, 2019, p.401-32.

ULIAN, M.; SATO, P.; ALVARENGA, M.S.; SCAGLIUSI, F.B. Aconselhamento nutricional versus prescrição. In: ALVARENGA, M.S.; FIGUEIREDO, M.; TIMERMAN, F.; ANTONACCIO, C. (Org.). *Nutrição comportamental*. 2. ed. Barueri: Manole, 2019, p.161-90.

11

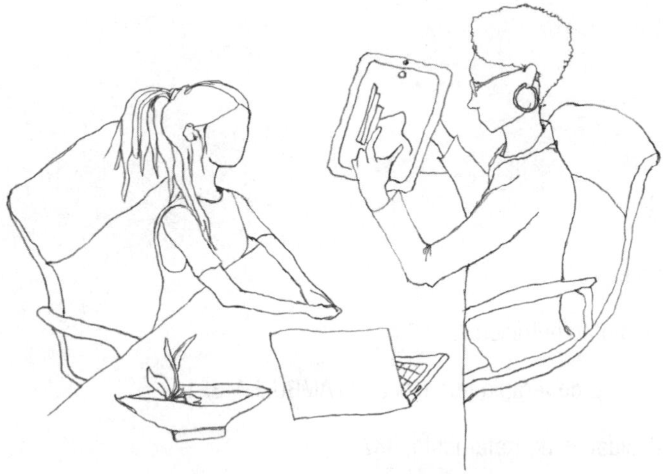

ATENDIMENTO NUTRICIONAL PARA PACIENTES COM ANOREXIA NERVOSA

Marcela Kotait
Fernanda Pereira

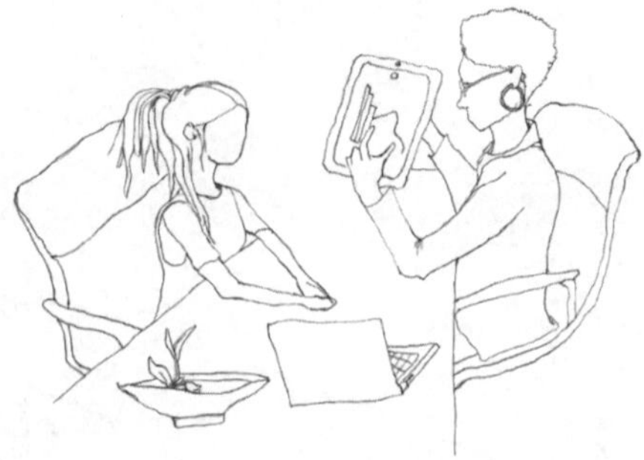

▸ SUMÁRIO

INTRODUÇÃO

A anorexia nervosa (AN), conforme descrito no Capítulo 1, é caracterizada por perda excessiva e intencional de peso corporal, na qual o indivíduo apresenta-se emagrecido, abaixo do peso ideal para altura, idade, sexo e estágio de desenvolvimento; é frequentemente acompanhada de distorção da imagem corporal, além de complicações clínicas – distúrbios na maioria dos sistemas do organismo, incluindo complicações cardiovasculares e gastrointestinais, distúrbios endócrinos (p. ex., osteopenia e amenorreia) e outras alterações metabólicas e hormonais (Mehler et al., 2003; APA, 2006; APA, 2014).

A recuperação do peso corporal e o restabelecimento de uma relação saudável com a comida e o corpo são essenciais no tratamento, a fim de evitar complicações físicas graves e melhorar a função cognitiva para tornar as intervenções psicológicas úteis e eficazes (Marzola et al., 2013; Cockfield; Philpot, 2009). O terapeuta nutricional, conforme descrito no Capítulo 10, deve estar inserido na equipe interdisciplinar necessária para o tratamento da AN; ele atua e tem papel fundamental para a remissão dos sintomas.

Os objetivos principais do tratamento nutricional para AN podem ser resumidos em: restabelecer um peso corporal saudável, associado à normalização dos níveis hormonais; melhorar a estrutura, o consumo e as atitudes alimentares; melhorar a relação com os alimentos e o ato de se alimentar; normalizar a percepção dos sinais de fome e saciedade; cessar práticas para perda de peso e comportamentos compensatórios – caso haja; corrigir sequelas físicas e psicológicas decorrentes da desnutrição; e diminuir ou eliminar distúrbios de imagem corporal (Cockfield; Philpot, 2009; Mittnacht et al., 2015).

A terapia nutricional para AN deve ser feita por nutricionista capacitado e especializado, devido à alta complexidade e cronicidade do quadro. Espera-se do terapeuta nutricional amplo conhecimento da Ciência da Nutrição, habilidade no aconselhamento educacional e comportamental e uma atitude empática e de não julgamento. O domínio de técnicas e conceitos auxiliares como aconselhamento nutricional, entrevista motivacional, psicodinâmica e *mindful eating*, entre outras, pode potencializar um melhor prognóstico para o tratamento (Ozier et al., 2011).

TRATAMENTO NUTRICIONAL

Embora a recuperação do peso seja central no tratamento da AN, somente o restabelecimento ponderal não deve ser indicador isolado de recuperação. O reganho de peso deve ser feito de maneira gradual e as necessidades de energia e nutrientes ideais devem ser atingidas aos poucos. O ganho de peso forçado, sem suporte e aconselhamento psicológico é contraindicado (Wilson; Shafran, 2005; Ozier et al., 2011).

Como o desenvolvimento da doença geralmente surge após uma dieta restritiva, alavancada por insatisfação corporal devido ao peso ou à forma física, a reintrodução alimentar deve ser feita idealmente com alimentos, auxiliando a normalização da estrutura da alimentação e a promoção de mudanças comportamentais na recuperação a longo prazo; a suplementação e/ou uso de suporte enteral são indicados apenas em casos específicos (Ozier et al., 2011; Rocks et al., 2014).

O padrão e a frequência alimentares também sofrem alterações importantes, com irregularidade de refeições, exclusões amplas e variadas e devem ser trabalhados pelo terapeuta nutricional com planejamento alimentar individualizado. As refeições devem ser estruturadas, as restrições de grupos ou alimentos específicos devem ser desencorajadas – mas trabalhadas em um passo que o paciente possa alcançar. Deve-se ainda valorizar a recuperação do prazer em comer, o comer social e o respeito aos sinais de fome. No entanto, em um primeiro momento, não se pode respeitar a "fome" do paciente, que classicamente está "ausente", por todas as disfunções da doença (Cockfield; Philpot, 2009; Timerman et al., 2019).

O tratamento também deve envolver a mudança de crenças e percepções inadequadas sobre alimentação e nutrição – mas deve-se considerar que apenas a educação nutricional tradicional não muda cognições (ver Capítulo 10); daí a necessidade de estratégias diferenciadas (Ozier et al., 2011; Hart et al., 2011; Redgrave et al., 2015).

A promoção do ganho de peso

O conceito de peso ideal na AN deve ser entendido de forma ampla, considerando a heterogeneidade dos indivíduos, a cronicidade e o subtipo da doença (restritivo ou purgativo – ver Capítulo 1). Entende-se que o peso mínimo será atingido quando as necessidades nutricionais básicas forem alcançadas (Rocks et al., 2014; Garber et al., 2015); não há um cálculo para peso final ou saudável, que não possui fórmula predefinida, deve manter-se dentro da eutrofia, com um estilo de vida saudável e práticas alimentares adequadas (Redgrave et al., 2015). De qualquer forma, o peso saudável é aquele associado ao restabelecimento do ciclo menstrual no caso das mulheres, dos níveis hormonais normais no caso dos homens e do desenvolvimento físico e sexual normal em crianças e adolescentes.

Os pacientes costumam se sentir bastante inseguros com a recuperação do peso. Neste momento cabe ao terapeuta nutricional reconhecer os sintomas e as crenças do indivíduo, os medos associados à doença ("não parar de engordar nunca mais") e avaliar os aspectos alimentares – e de imagem corporal – para promover adequado apoio e esclarecimentos enquanto criam-se novas atitudes alimentares.

Além da diferença de ganho de peso dependendo do subtipo da AN (restritivas precisam de mais energia por kg/peso), o total de peso perdido, o estado nutricional anterior e outros fatores podem fazer diferença. Sabe-se que durante a restauração alimentar pode haver maior ganho inicial de massa magra em pacientes com índice de massa corpórea (IMC) entre 13-14 kg/m^2 em comparação com aqueles com IMC maior que 14 kg/m^2 (Yamashita et al., 2010; Marzola et al., 2013). A importância da síntese e restauração do tecido adiposo é devida ao fato de que pacientes com o IMC menor do que 13 kg/m^2 (que têm aproximadamente 4 kg ou menos de massa adiposa) apresentam maior resistência ao tratamento, pior prognóstico e maiores taxas de óbito (Mayer et al., 2007; Huas et al., 2011; Marzola et al., 2013).

A recuperação do peso é dividida em fases, de acordo com o momento do paciente. O ganho deve ser controlado e planejado. Em ambulatório, o objetivo é de se atingir entre 200 a 450 gramas por semana; em internação parcial, 500 a 900 gramas por semana; em enfermaria, 900 a 1.300 gramas por semana. Embora haja o planejamento, não é possível assegurar o incremento do peso sem levar em consideração eventualidades e oscilações, pois o metabolismo basal e a resposta individual ao tratamento, por exemplo, podem interferir no curso desta recuperação (APA, 2007; Marzola et al., 2013). Para pacientes em enfermaria, quanto maior o período de tempo em que há manutenção do peso recuperado antes da alta, menor a taxa de readmissão. Entretanto, um menor IMC de admissão se relaciona a um prognóstico negativo – assim como menos anos de acompanhamento e mais idade (Fichter et al., 2017).

Com a recuperação de um peso minimamente saudável, o paciente recupera a capacidade cognitiva que antes estava afetada pela desnutrição, portanto, depois deste momento fica facilitada a discussão sobre um peso realmente adequado e possível de se manter, estimado de maneira extremamente individual, levando-se em conta variáveis como biotipo, genética, estilo de vida e idade, entre outras, e não metas pautadas em parâmetros pessoais.

A síndrome da realimentação

A síndrome da realimentação foi descrita inicialmente após a II Guerra Mundial em prisioneiros orientais (Helweg-Larsen et al., 1952). Quando realimentados após longos períodos em jejum, desenvolviam falência da função cardíaca e alterações respiratórias, além de arritmias cardíacas poucos dias após a alimentação (Tresley; Sheean, 2008).

Ela deve ser cuidadosamente evitada em pacientes com AN, já que atualmente é considerada o quadro com maiores chances de desenvolver a síndrome (Tresley; Sheean, 2008). No momento do restabelecimento da alimentação, os pacientes podem apresentar hipofosfatemia, hipomagnesemia, hipocalemia, intolerância à glicose, sobrecarga de fluidos, deficiência de tiamina, hipotensão, complicações neurológicas, pulmonares, cardíacas, neuromusculares, hematológicas e coma dias após a reintrodução alimentar (Attia; Walsh, 2009). Isso pode ocorrer devido à repentina sobrecarga na ingestão calórica, principalmente advinda de carboidratos e pode ser tanto evitada quanto tratada pela redução da taxa de realimentação (Panteli; Crook, 2009). O anabolismo consequente do consumo intracelular de eletrólitos e minerais pode resultar em uma queda abrupta dos níveis séricos de potássio, magnésio e fósforo (Panteli; Crook, 2009; Redgrave et al., 2015).

A realimentação na AN grave deve seguir rigorosamente a correção das deficiências de eletrólitos e vitaminas no aporte nutricional ofertado, entretanto é necessário evitar a "subalimentação" por uma conduta demasiadamente cauteolsa (Hearing, 2004). Diversos protocolos de renutrição descrevem maneiras de se evitar a síndrome de realimentação, mas não existe consenso protocolar em como atender aos requisitos nutricionais para a restauração do estado nutricional. Todas as recomendações nutricionais visam a segurança e eficiência do processo de realimentação, e todas ressaltam a preocupação em prevenir a síndrome de realimentação (Sunday; Halmi, 2003; Hearing, 2004; Mehler et al., 2010; Gentile, 2012; Marzola et al., 2013; Rocks et al., 2014). Embora inconsistentes quanto às calorias fornecidas, programas iniciando entre 1.000-1.200 kcal com aumento progressivo na ingestão de calorias demonstram eficaz aumento no ganho de peso, atingindo o peso eutrófico e evitando a síndrome de realimentação (Rocks et al., 2014; Redgrave et al., 2015).

Madden et al. (2015) polemizaram sobre a possibilidade de ganhos de peso mais intensos tanto na enfermaria como no ambulatório, defendendo que se poderia evitar a síndrome de realimentação desde que se limitem os carboidratos até no máximo 40% do valor energético total; que se suplemente fosfato preventivamente; e que no caso do uso de dietas enterais, que se previna a hipoglicemia com uma administração contínua. Segundo Hearing (2004), quando ocorre hipofosfatemia, esta deve ser corrigida em adição a outras anormalidades eletrolíticas, como hipocalemia e hipomagnesemia.

De qualquer forma, a revisão sistemática de Garber et al. (2015) coloca que as evidências apoiam oito conclusões:

1. Para pacientes com desnutrição média ou moderada, a realimentação com baixas calorias é muito conservadora.
2. Pode-se administrar mais calorias tanto por via oral, como por combinações de dieta nasogástrica e refeições.
3. Realimentação de altas calorias não tem sido associada com risco aumentado de síndrome da realimentação se sob monitoramento médico e correção de eletrólitos.

4. Para pacientes gravemente desnutridos, há evidência insuficiente para se mudar o protocolo de cuidado.
5. Dieta parenteral não é recomendada.
6. A composição nutricional dos macronutrientes dentro dos valores recomendados é apropriada.
7. Há necessidade de mais pesquisa nos settings hospitalares.
8. O impacto de diferentes protocolos no longo prazo é desconhecido.

Conforme colocado anteriormente, deve-se ter também como objetivos centrais do tratamento nutricional da AN trabalhar com o paciente para melhorar todos os aspectos alimentares – do consumo à relação com a comida, bem como para melhorar a imagem corporal. Desta forma, ademais das questões fisiológicas ligadas à recuperação do peso e correção de complicações clínicas, o programa de tratamento deve abranger questões amplas sobre a própria doença, a alimentação e o corpo.

O tratamento nutricional – assim como multiprofissional – deve acontecer em diferentes regimes (ambulatorial, de internação/enfermaria ou hospital-dia), dependendo da gravidade e das complicações clínicas e comportamentais da doença. Pelos riscos clínicos, dentre os TA, os pacientes com AN são encaminhados à internação com mais frequência do que outros casos.

As orientações nutricionais aos pacientes devem ser individualizadas – dadas todas as particularidades de cada um, que devem ser avaliadas com cuidado no momento atual e pregresso; mas os relacionados à educação nutricional, psicoeducação sobre a doença, questões de imagem corporal e relacionamento com a comida podem ser abordados por meio de dinâmicas em grupo.

Na sequência, será apresentado o protocolo de tratamento nutricional para AN do Programa de Transtornos Alimentares (AMBULIM) do Instituto de Psiquiatria (IPq) do Hospital das Clínicas da Faculdade de Medicina da Universidade de São Paulo. O AMBULIM é um serviço pioneiro no atendimento e na pesquisa de TA no Brasil, oferecendo atendimento desde 1992. Atualmente considerado o maior centro especializado do Brasil e da América Latina, oferece tratamento ambulatorial e enfermaria. O serviço divide-se entre atendimento e pesquisa, formando profissionais capacitados para o manejo dos TA. A equipe de especialistas conta com médicos psiquiatras, psicólogos, nutricionistas, assistentes sociais, educadores físicos, fisioterapeutas, enfermeiros e terapeutas ocupacionais.

PROTOCOLO DE TERAPIA NUTRICIONAL DO AMBULIM

Enfermaria

O atendimento hospitalar segue critérios próprios protocolados e padronizados pela Enfermaria do Comportamento Alimentar do Instituto de Psiquiatria da Faculdade de Medicina da Universidade de São Paulo – ECAL. Os critérios de internação englobam, além do baixo peso característico da doença (IMC menor ou igual a 15 kg/m^2), práticas purgativas, desbalanço hidroeletrolítico e questões relacionadas às comorbidades psiquiátricas, como auto e heteroagressividade e tentativas de suicídio.

Na internação são admitidos pacientes severamente desnutridos, sendo difícil monitorar o estado de saúde do paciente e garantir que não ocorra desequilíbrio hidroeletrolítico.

Como critérios de alta, as complicações clínicas advindas do baixo peso e/ou das práticas purgativas devem estar tratadas, as comorbidades psiquiátricas controladas, deve haver restabelecimento do estado nutricional e o IMC deve estar entre 19,0 e 20,0 kg/m^2.

As refeições, desde o momento da hospitalização, seguem a recomendação de 30 a 40 kcal/kg. E todas as alterações são discutidas nos atendimentos individuais semanais que acontecem. Além do atendimento individual, há também atendimentos semanais em grupo e oficinas culinárias mensais ou refeições feitas, sob acompanhamento de um nutricionista do serviço, em restaurantes do tipo *self-service*. Nestas últimas experiências, os pacientes têm a oportunidade de reintroduzir e experimentar novos alimentos.

Ambulatório

O tratamento ambulatorial para AN do AMBULIM é dividido em duas fases: educacional e experimental; em que alternam-se consultas individuais e em grupo. O protocolo de atendimento é revisado pela equipe de Nutrição sistematicamente, com o objetivo de oferecer aos pacientes um modelo de tratamento nutricional completo e atualizado, visando a bons prognósticos e baixas chances de recaídas.

A fase educacional é focada em explanar conteúdo básico sobre nutrição e alimentação; e a fase experimental, por sua vez, tem conteúdos e objetivos que focam em melhorar as atitudes alimentares dos pacientes, ou seja, seus sentimentos, pensamentos, crenças e ações em relação ao seu peso corporal, alimentação e forma física.

O cronograma das atividades se desenvolve ao longo de 32 semanas. As atividades são divididas em duas modalidades: dinâmicas em grupo e consultas individuais. Na primeira fase – educacional – acontecem 12 grupos (ver na sequência) alternados com consultas individuais, com atendimentos semanais. Na segunda fase – experimental – são mais 5 grupos (ver na sequência) também alternados com encontros individuais; neste momento as pacientes comparecem ao ambulatório quinzenalmente para consultas individuais e uma vez ao mês para essas dinâmicas em grupo.

Nas dinâmicas em grupo se utilizam linguagem simples e boa didática para que a mensagem sensibilize os pacientes, atingindo o objetivo proposto. As metas orientadas ao final de cada grupo são revistas na consulta nutricional individual, discutindo dificuldades e parabenizando pelas conquistas alcançadas.

Fase educacional

Grupo 1 – Apresentação do tratamento e explicação sobre a anorexia nervosa

O que se espera: Este encontro inicial tem como objetivo apresentar as características da AN e o tratamento nutricional.

Conteúdo: Deve-se explicar o que caracteriza a AN, frisando as atitudes alimentares da doença (crenças, pensamentos, sentimentos, comportamentos para com os alimentos). São explorados os objetivos do tratamento nutricional pela promoção de atitudes alimentares saudáveis, consequente cessação de comportamentos inadequados e melhora na relação com os alimentos e com o corpo.

O modelo de recuperação (Figura 1) é apresentado para orientar sobre a progressão esperada no tratamento.

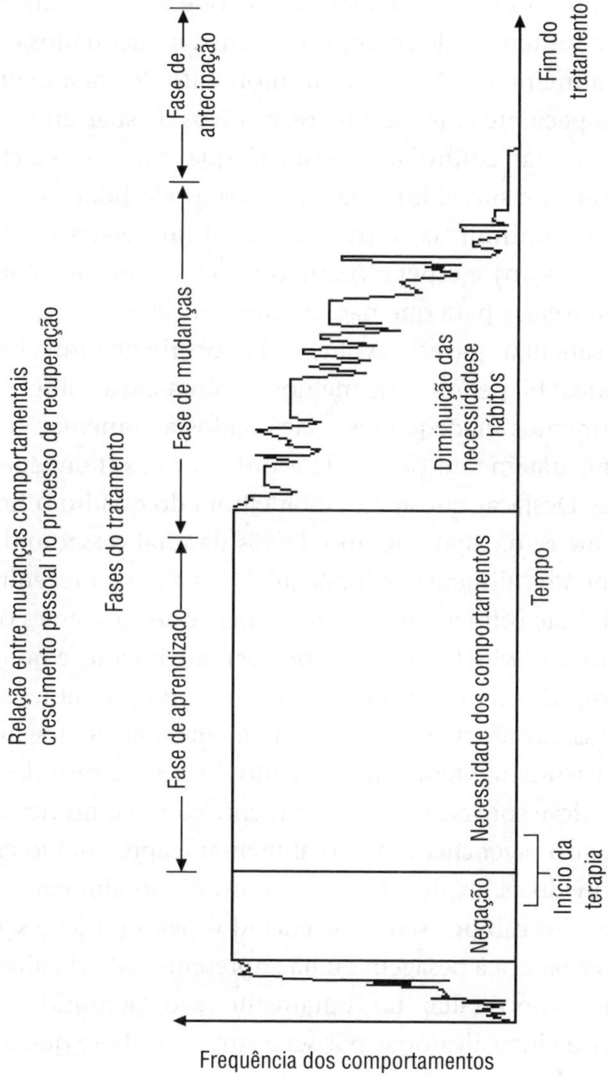

FIGURA 1 – Modelo de recuperação.
Fonte: adaptada de Reiff, Reiff, 1992.

Com base na Figura 1 é explicado que no primeiro momento do tratamento (fase de aprendizado) o paciente obtém informações importantes sobre a doença, mas ainda não consegue muitas vezes alterar seu comportamento. Ao longo do tratamento pode ocorrer a diminuição do desejo pela manutenção dos comportamentos inadequados e a melhora dos hábitos alimentares. No segundo momento do tratamento (fase de mudanças) o paciente compreende os motivos de suas atitudes alimentares (p. ex., tentar controlar o peso, já que não consegue controlar outras situações de sua vida) e, aos poucos, pode lidar melhor com as dificuldades e diminuir as restrições. Na última etapa do tratamento (fase de antecipação) é esperado que o paciente antecipe como reagirá às situações adversas para que não existam recaídas.

Deve-se salientar que essa evolução não ocorre de forma linear e nem igual para todos: há períodos de melhora e piora até a completa cessação de comportamentos inadequados relacionados à alimentação e ao peso. A evolução no tratamento ocorre de acordo com as individualidades de cada paciente. Destacar que apesar da melhora do quadro o fim do tratamento somente se dá algum tempo depois da total cessação das atitudes e comportamentos alimentares inadequados, a fim de prevenir recaídas.

No final deste primeiro grupo, apresenta-se aos pacientes o programa do tratamento do AMBULIM, que ocorre semanalmente, e no qual os pacientes se comprometem a comparecer, justificando previamente eventuais faltas. É necessário aferir o peso semanalmente, apenas trajando roupas íntimas; o paciente não tem conhecimento do peso e, caso deseje saber o valor aferido, deve conversar individualmente com seu nutricionista. Também é necessário preencher o diário alimentar e apresentá-lo em todas as consultas individuais. Explica-se a função do diário alimentar e a importância de todos os campos serem preenchidos pelos pacientes. Caso o paciente não compareça à pesagem ou não apresente o diário alimentar, será contabilizado como falta; no tratamento são permitidas três faltas consecutivas ou cinco aleatórias por semestre. Ressalta-se que os pacientes não serão julgados ou punidos em momento algum do tratamento.

Meta: Preencher o diário alimentar anotando os comportamentos compensatórios e purgativos que foram identificados durante a semana – caso estejam presentes.

Grupo 2 – O que é restrição e seus efeitos

O que se espera: Este encontro tem como objetivo elucidar os efeitos da restrição alimentar, ressaltando o papel da restrição como iniciadora e perpetuadora da AN. Espera-se que o paciente possa compreender e reconhecer as características da restrição alimentar e identificar os sintomas relacionados à restrição em seu histórico.

Conteúdo: Inicia-se o grupo com uma dinâmica, e portanto o ideal é que os pacientes não saibam o tema inicialmente.

Dinâmica: Jogo da forca

1. Desenhar em uma cartolina uma forca com os espaços para completar a palavra "restrição alimentar".
2. Separar papéis com os sinais e sintomas da restrição alimentar. Pedir que cada paciente escolha um dos papéis para ler em voz alta e escolher uma letra para adivinhar a palavra da forca.
3. Anexar na parte inferior da cartolina os sinais e sintomas que foram lidos pelos pacientes até que eles adivinhem ou a palavra seja completada.

Em seguida, explica-se que a restrição pode ser qualitativa e/ou quantitativa e que ocorre prejuízo do funcionamento do organismo como consequência (e essas consequências à saúde decorrentes da restrição alimentar são expostas em detalhes). O ciclo da restrição alimentar na AN (Figura 2) é apresentado e discutido.

Durante o grupo, ressalta-se que o ato de comer, além de suprir as necessidades físicas, também tem papel social e cultural.

Meta: Realizar, no mínimo, de 3 a 5 refeições por dia na próxima semana.

Grupo 3 – Metabolismo e gasto energético

O que se espera: Elucidar os prejuízos e a ineficácia das dietas restritivas como forma de emagrecimento, informando como se determina o gasto energético basal e total, e questões do metabolismo.

Conteúdo: Após definir e explicar aos pacientes o conceito de metabolismo, metabolismo basal e gasto energético, deve-se explicar a im-

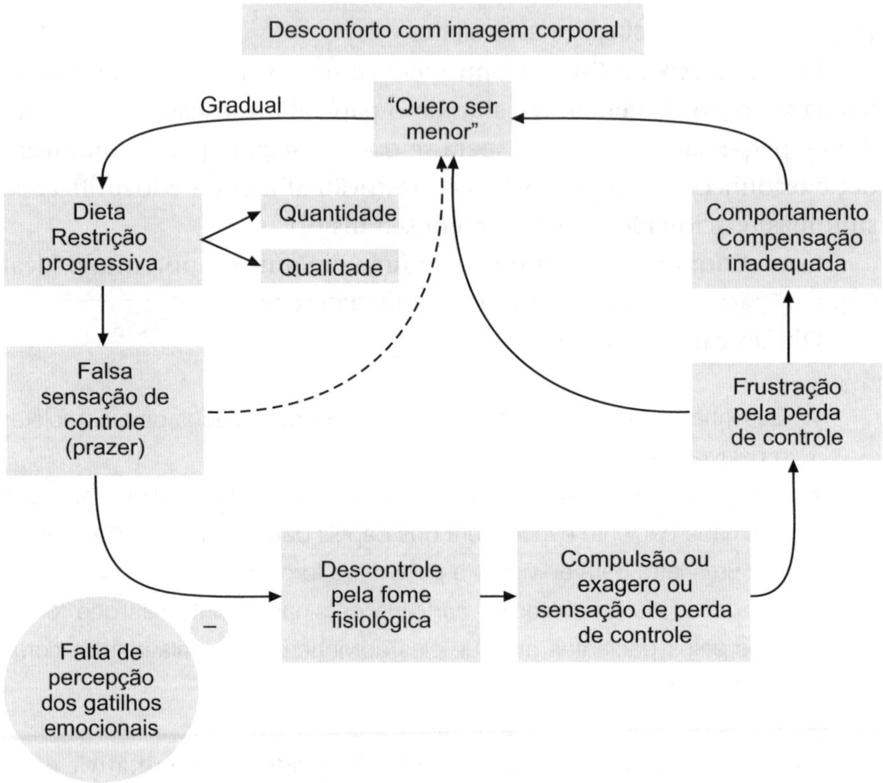

FIGURA 2 – Ciclo da restrição na anorexia nervosa.

portância de atender às necessidades básicas de energia do organismo, sendo o cálculo para definição da necessidade energética totalmente individualizado.

Expor que devido à restrição alimentar praticada na AN ocorre uma adaptação metabólica com consequente diminuição na taxa metabólica basal e gasto energético, e como consequência, por mais que se mantenha baixa ingestão energética, muitas vezes não há mais perda de peso da mesma forma e o organismo permanece debilitado. Em função dessa alteração metabólica também poderá haver a necessidade de uma ingestão energética aumentada para garantir a recuperação do peso.

Meta: Consumir diariamente, no mínimo, as três refeições principais (café da manhã, almoço e jantar), de forma a evitar restrições.

Grupo 4 – Os grupos de alimentos

O que se espera: Apresentar aos pacientes os grupos alimentares básicos, com as funções dos nutrientes de forma simplificada; ressaltar a necessidade de consumir alimentos de todos os grupos.

Conteúdo: Deve-se explicar que uma boa alimentação é pautada no equilíbrio entre qualidade e quantidade de alimentos. Apresentar e explicar os grupos de alimentos. Inicia-se com um básico da classificação ainda antiga de "construtores", "reguladores" e "energéticos" porque é de entendimento simples para os pacientes.

Meta: Inclusão de, no mínimo, um alimento de cada grupo nas três principais refeições (café da manhã, almoço e jantar).

Dinâmica: Apresentar para os pacientes um círculo dividido em três partes iguais (simbolizando uma roda) e alimentos diversos (industrializados, *in natura*, preparações etc.). Após o grupo, pedir que os pacientes categorizem os alimentos apresentados segundo o grupo do círculo. Discutir as classificações e ideias.

Grupo 5 – Os nutrientes

O que se espera: Apresentar a importância e necessidade de cada um dos nutrientes: carboidratos, lipídeos, proteínas, vitaminas e minerais.

Conteúdo: Retomam-se as divisões dos grupos de alimentos apresentados no encontro anterior, expondo mais detalhadamente quais nutrientes integram cada grupo e quais as principais funções de cada um.

Meta: Incluir nas refeições principais (café da manhã, almoço e jantar) alimentos que sejam fonte de todos os nutrientes. Fazer uma lista de crenças e medos relacionados aos alimentos.

Grupo 6 – Digestão e absorção dos nutrientes

O que se espera: Visa-se apresentar os conceitos e mecanismos do processo de digestão e absorção de nutrientes, com enfoque na desmistificação de crenças disfuncionais, especialmente relacionadas ao ganho de peso.

Conteúdo: Deve-se iniciar com uma definição simplificada de digestão, detalhando posteriormente como ocorre o seu processo, e também a absorção em cada parte do sistema digestório, e da eliminação.

Destacar a importância da água e da ingestão de alimentos (principalmente alimentos sólidos) para auxiliar na formação do bolo fecal e diminuir a constipação intestinal.

Caso o grupo seja formado por pacientes com comportamentos purgativos, desmistificar a crença de que os comportamentos purgativos levem a perda de peso e explicitar minuciosamente todos os malefícios dos métodos compensatórios purgativos, como laxantes, diuréticos e vômitos.

Meta: Monitorar e registrar a frequência de evacuações e o consumo de água diário.

Dinâmica: Utilizar material ilustrativo do sistema digestório para mostrar todos os órgãos e as etapas da digestão, absorção e eliminação.

Grupo 7 – Águas, fibras e funcionamento intestinal

O que se espera: Reforçar aos pacientes a importância das fibras e da água para o bom funcionamento intestinal.

Conteúdo: Ressaltar a importância e função da água no organismo, destacando as formas em que é eliminada pelo organismo e a individualidade para recomendação de sua ingestão.

Salientar que na AN pode haver desequilíbrio hídrico por falta do consumo diário recomendado de água decorrente de jejum, restrição alimentar e da prática excessiva de atividade física.

Explicar o conceito, a função e em quais alimentos as fibras são encontradas, diferenciar fibras solúveis e insolúveis. Informar aos pacientes a importância das fibras e da água para normalizar o funcionamento intestinal. Ressaltar para pacientes do subtipo purgativo que ocorre grande perda de água por meio dos vômitos autoinduzidos e uso de diuréticos ou laxantes.

Meta: Adequar o consumo de água diário, fracionando o consumo ao longo do dia, atingindo um mínimo diário.

Grupo 8 – Fome, apetite e saciedade

O que se espera: Definir e diferenciar fome, apetite e saciedade, esclarecendo como ocorre o controle fisiológico destas sensações. Após o grupo espera-se que o paciente consiga sentir e diferenciar as sensações, bem como se conscientizar de que a fome e a saciedade são sensações fisiológicas naturais e incontroláveis.

Conteúdo: Instigar os pacientes a formular os conceitos de fome e saciedade a partir de suas próprias vivências. Explica-se posteriormente, de modo sucinto, quais são os mecanismos fisiológicos responsáveis pelo controle da fome e saciedade nas diferentes regiões do corpo. Salientar que em decorrência de algumas causas físicas (quando ocorre a tentativa de controlar o consumo alimentar, existe a desconexão com essas sensações), psíquicas (como ansiedade e depressão) e medicamentosas, essas sensações podem estar estimuladas ou inibidas.

São apresentadas algumas situações para que eles identifiquem o que são a fome e a saciedade, incluindo exemplos de apetite ao final para introduzir esses conceitos.

Exemplos:

- Sensação de tonturas, minha barriga começou a roncar e sinto dor de cabeça (fome).
- Após uma refeição me sinto satisfeita, já que a minha fome passou, e naturalmente vou parando de me alimentar (saciedade).
- Após o almoço sinto vontade de comer o bolo de chocolate que minha avó prepara (apetite).

Para discutir apetite e diferenciar de fome, usa-se o termo "vontade de comer", de mais fácil compreensão; explicando que existem situações em que existe o desejo em comer sem a sensação de fome física. Ressaltar que sentir vontade de comer é algo natural, que pode ser estimulado pela hora do dia, visão, olfato, momentos de sociabilização etc.

Três tipos de vontades são discutidas e ilustradas:

- **Vontade:** é bem específica, mas não urgente. Relacionada ao prazer, a sentir o sabor, degustar, apreciar, preferências alimentares etc. Envolve comer devagar. Pode ter um contexto de lembrança ou memória alimentar, vontade de reviver um sabor, experimentação de algo novo etc.
- **Vontadezinha:** pode ser também chamada de fome social. Ocorre quando o alimento está disponível, no raio de visão, sente-se o cheiro

ou escuta-se sobre o alimento. Pode ocorrer a ingestão de forma desatenta. É como aquele amendoim que está em cima da mesa e acabamos pegando, mesmo que sem fome.

- **Vontadezona:** pode ser chamada de fome emocional, urgente, não é específica, mas envolve a necessidade de comer algo saboroso. Não satisfaz com pequena quantidade, há a necessidade de grande volume e urgência; a ingestão pode ser feita de forma impulsiva. Ao mesmo tempo que se come, podem vir pensamentos como "não era bem isso que eu queria" ou "nada me satisfaz".

No caso dos pacientes com AN esses sinais podem estar muito comprometidos, sendo que cabe ao nutricionista propor a meta de regular o padrão alimentar para resgatar esses sinais.

Meta: Atentar aos sinais de fome, saciedade e vontades, regularizando os horários das refeições, evitando longos períodos de restrição. Identificar no diário os diferentes tipos de vontade.

Grupo 9 – Escalas de fome e saciedade

O que se espera: Apresentar uma escala quantitativa para identificação dos níveis de fome e saciedade, possibilitando ao paciente maior objetividade em definir essas sensações e trabalhar na identificação desses sinais por meio de notas.

Conteúdo: Ressaltar que na AN ocorre a negação da fome, acarretando na diminuição da percepção das sensações de fome e saciedade. Rediscutir as consequências de não honrar a sensação de fome e saciedade (exemplo: compulsão alimentar).

Apresentar o odômetro da fome e saciedade (Alvarenga et al., 2019a) e indagar aos pacientes quais seriam os momentos ideais para iniciar e cessar as refeições; ajudá-los a identificar seu próprio nível de fome e saciedade em uma escala de 0 a 10.

Meta: Preencher no diário alimentar, na coluna designada para fome e saciedade, uma nota de 0-10 de acordo com o conteúdo discutido no grupo, em todas as refeições. Quantificar no diário alimentar as notas para fome e saciedade em todas as refeições da próxima semana.

Grupo 10 – Saúde e qualidade de vida

O que se espera: Identificar os benefícios da adequação da alimentação e das atitudes alimentares (crenças, pensamentos, sentimentos e comportamentos alimentares), exaltando a diminuição dos sintomas do transtorno alimentar e os benefícios à saúde.

Conteúdo: Questionar o que os pacientes entendem por saúde; apresentar o conceito abrangendo diversos fatores relacionados à qualidade de vida, que não apenas físicos. Ressaltar que a alimentação se insere nas diversas esferas atreladas à saúde (física, social, cultural e psicológica).

Deve-se explicitar que a adequação do padrão e consumo alimentar proporciona diminuição dos sintomas da doença e ganhos em saúde. Por fim, deve-se debater sobre os ganhos em saúde percebidos pelos pacientes ao longo do tratamento.

Meta: Registrar os ganhos em saúde conquistados ao longo do tratamento. Avaliar e descrever possibilidades de melhoras no padrão e atitudes alimentares.

Dinâmica: Mostrar diferentes imagens de alimentos separadamente (arroz, maçã, carne, sorvete, limão, azeite, salada, pizza, iogurte, batata frita etc.) e perguntar aos pacientes:

- Qual é o primeiro pensamento que estas imagens provocam?
- Quais são os pensamentos ou crenças sobre este alimento?
- Quais sensações ou sentimentos que esse alimento gera?
- O que eu faço diante deste alimento?

Sugestão: apresentar imagem de salada e brigadeiro e perguntar aos pacientes qual alimento é o mais saudável; após as respostas, contextualizar os alimentos no ambiente de uma festa de aniversário. O objetivo é mostrar que o conceito de "alimento saudável" é um conceito relativo dependente do contexto. Não se pode considerar uma alimentação adequada sem contextualizar para quem, quando e onde; e destacar que para uma atitude alimentar ser considerada adequada deve-se compreender o papel da comida sob o ponto de vista fisiológico, emocional e social (Alvarenga et al., 2019b).

Grupo 11 – Necessidade de energia e atividade física

O que se espera: Explicar como são estimadas as necessidades corporais de energia e como a atividade física influencia essa necessidade. Espera-se desmistificar o conceito, muito comum entre os pacientes, de que a menor ingestão calórica é mais benéfica à saúde; e também de que a atividade física tem como principal objetivo "queimar calorias".

Conteúdo: Retomam-se os conceitos de metabolismo discutidos anteriormente.

Ressaltar que a maior parte da necessidade energética está relacionada às funções vitais (metabolismo basal) e que no gasto energético durante a atividade física há variação conforme as atividades realizadas (tipo, frequência, intensidade e duração) e características do indivíduo.

Explicar os tipos de atividade física:

- Ocupacional: feita no trabalho, como por exemplo o carteiro que anda a pé, a pessoa que lava a roupa da casa, a faxineira que limpa o chão etc.
- Não programada: feita espontaneamente, como por exemplo andar até a esquina, carregar uma pasta, subir uma escada etc.
- Programada: destina-se um momento do dia para praticar uma atividade específica (esporte).

No encerramento do grupo deve ser colocado que para ocorrer a execução das atividades diárias há a necessidade de ingestão de determinada quantidade de energia – que somente é obtida de forma adequada quando não há restrição alimentar; e que atividades físicas programadas não podem ser feitas enquanto há restrição e baixo peso.

Meta: Cessar atividades físicas não orientadas e/ou com características de compensação.

Grupo 12 – Como comer em datas festivas

O que se espera: Este encontro deve ser ministrado no período próximo às festas de final de ano, elucidando dúvidas e auxiliando na melhora das atitudes alimentares relacionadas às celebrações.

Conteúdo: Após encorajar os pacientes a expor seus eventuais medos, apreensões e angústias com relação às comemorações festivas, discute-se cada questão apresentada possibilitando reflexão e que eles possam elaborar alternativas de comportamento para as situações apresentadas. É importante encorajar os pacientes a evitar restrições e aumentar a permissão alimentar nas festas, reforçando a importância do valor simbólico, afetivo, social e cultural do alimento.

Elucidar que são épocas atípicas, sendo natural consumir alimentos diferentes ou em maior quantidade que o habitual. Deve-se ressaltar que é possível, de qualquer forma, seguir as orientações básicas de consumir alimentos de todos os grupos.

Meta: Manter os comportamentos consolidados ao longo do tratamento.

De acordo com o protocolo, os pacientes que cumprirem os requisitos básicos de presença nos atendimentos (75% de frequência) e que cumprirem e mantiverem as metas das exposições feitas pelo nutricionista, ao longo das semanas, são considerados aptos para continuar o protocolo e seguir para a próxima fase. Aquele paciente cuja frequência nos atendimentos individuais e em grupo for inferior à desejada, ou que não cumprir as metas planejadas, deve repetir o protocolo da fase educacional para que tenha o conteúdo básico revisto e só assim seguir para a fase experimental. Acredita-se que a fase experimental necessita dos conhecimentos oferecidos na fase educacional para que se solidifique o tratamento completo.

Fase experimental

Grupo 1 – O que é de verdade alimentação saudável?

O que se espera: Discutir e ampliar os conhecimentos dos pacientes sobre o tema alimentação saudável. Retomar conceitos de qualidade de vida, para discutir o conceito de atitudes alimentares, que vão além de consumo, e englobam as crenças, sentimentos, relacionamento com a comida e comportamentos alimentares (Alvarenga et al., 2019b).

Conteúdo: Inicia-se o grupo discutindo e apresentando uma definição ampliada de alimentação saudável – que inclui as atitudes alimentares, engloba questões sociais, culturais e emocionais.

Explicar de forma abrangente e contextualizada à AN os conceitos relativos ao *Guia Alimentar para a População Brasileira* (Brasil, 2014), que contempla outros aspectos relativos à alimentação que influenciam a saúde, o bem-estar e afetam diretamente as atitudes alimentares dos pacientes.

Finalizar o grupo apresentando a definição de alimentação saudável de Satter (1987), que está disponível no livro *Nutrição comportamental* (Vicente Jr et al., 2019).

Meta: Incluir um alimento que não é consumido há muito tempo.

Grupo 2 – Comer intuitivo

O que se espera: Objetiva-se explicar o conceito e os princípios do comer intuitivo e suas aplicações (Tribole, 2012). A proposta é que os pacientes aprendam a reconhecer e confiar em suas habilidades de distinguir sensações físicas e emocionais para atender a suas várias necessidades alimentares.

Conteúdo: Iniciar discussão sobre o conceito do comer intuitivo, ressaltando que é um modelo que foca na permissão incondicional para comer, comer por razões físicas e não emocionais e atender às sensações de fome e saciedade. O objetivo é auxiliar na melhor relação com a comida e com o corpo. Em seguida, apresentam-se os princípios do comer intuitivo (Alvarenga; Figueiredo, 2019), explicando brevemente cada um deles.

Deve-se ter o cuidado de falar sobre atender a sinais de fome, com pacientes que realmente estão em outra fase de tratamento, pois com a AN ativa não é possível sequer ter os sinais de fome normalizados. Como discutido por Timerman et al. (2019), na fase inicial de reabilitação nutricional do TA o comer intuitivo é contraindicado, e apenas após recuperação física e garantia das necessidades nutricionais básicas é possível trabalhar para a reconexão com o corpo.

Meta: Escolher um dos princípios apresentados no grupo para colocar em prática na próxima semana, e definir estratégias para isto.

Dinâmica: Incluir cada princípio do comer intuitivo em uma carta, dispor as dez cartas com os princípios no chão conforme a explicação de cada um, construindo um "caminho" até o cartão maior de "honrar a saúde". Discutir a importância de percorrer esse "caminho" até o objetivo final e o quanto isso significa na evolução do quadro de AN.

Grupo 3 – Dietas da moda e nutricionismo

O que se espera: Discutir as "dietas da moda" e suas consequências; relacionar também o conceito da mentalidade de dieta (Menucci et al., 2019) e o conceito de nutricionismo (Scrinis, 2008), desmistificando as crenças relacionadas.

Conteúdo: Apresentar imagens relativas às "dietas da moda" e destacar que a valorização das dietas e do emagrecimento na mídia acontece em grande parte pelo atual conceito sociocultural de beleza.

Destacar que as dietas restritivas geralmente excluem parcial ou totalmente alguns alimentos ou até grupos alimentares inteiros. Ressaltar a falta de embasamento científico dessas dietas e indicar de forma minuciosa os possíveis riscos à saúde.

Destacar que o "pensamento de dieta" (mentalidade de dieta) pode estar presente através de diversos comportamentos inadequados, como a contagem de calorias, pular refeições etc. Elencar que muitas "dietas da moda" têm ainda em comum o fato de apresentarem visão reducionista sobre alimentação saudável, estritamente biológica – nomeada de nutricionismo.

Meta: Descartar revistas, livros, perfis em redes sociais e sites que estimulam o pensamento de dieta.

Dinâmica: Verdadeiro ou falso com mitos relativos à alimentação. Exemplos: "comer carboidratos à noite engorda?"; "fazer restrição emagrece?" etc. Os pacientes respondem às perguntas levantando placas de verdadeiro ou falso e são realizadas discussão e desmistificação da informação.

Grupo 4 – Ditadura da beleza

O que se espera: Discutir sobre o padrão de beleza atual, contextualizando-o a partir das mudanças dos padrões de beleza, desde os primeiros referenciais estéticos até os dias atuais. Espera-se que os pacientes compreendam a mutabilidade dos padrões de beleza.

Conteúdo: Inicia-se o grupo explicando sobre padrões estéticos e suas construções socioculturais, apresentando a evolução dos padrões de beleza até os dias atuais, destacando o que os padrões representavam em cada período histórico.

Discorrer sobre os tratamentos dados às imagens e vídeos, tornando-os de fato inatingíveis; bem como elencar os lucros gerados pela indústria da beleza.

Discutir e trazer ao grupo a reflexão sobre as diferenças de formas corporais e o respeito às diferenças.

Meta: Anotar e levar para a próxima consulta individual algo em seu corpo que considere belo.

Grupo 5 – Flexibilidade para evitar recaídas

O que se espera: Auxiliar os pacientes a atingir uma postura flexível para auxiliá-los nas vivências do dia a dia, evitando recaídas e aumentando habilidades sociais.

Conteúdo: Iniciar o grupo instigando os pacientes a relatar momentos conflituosos em que considerem terem tido postura rígida e inadequada e que no atual momento do tratamento consideraram agir de forma diferente. O nutricionista pode contribuir com alguns exemplos de pensamentos e comportamentos rígidos e dicotômicos relatados ao longo dos demais grupos.

Explicar que devem utilizar o conhecimento adquirido para apresentar comportamentos adequados tanto nas escolhas alimentares como em vivências sociais nas quais houver o envolvimento de alimentos, adquirindo assim um maior controle sobre recaídas.

Meta: listar situações em que acredite haver necessidade de flexibilização de pensamentos e propor estratégias para isso.

Pacientes com a doença cronificada que não obtiveram alta durante o processo do tratamento são atendidos de forma espaçada de acordo com a gravidade da doença.

É necessário explicitar que, seguindo o protocolo, a discussão do diário alimentar é feita semanalmente, independentemente da modalidade de atendimento – individual ou em grupo. Esse atendimento individual é feito sempre pelo mesmo nutricionista, que assim conhece as metas programadas com cada paciente e pode discutir sua evolução e tirar dúvidas dos conteúdos discutidos nos grupos, ou outras que sejam trazidas.

DIFICULDADES DO TRATAMENTO

O tratamento de pacientes com AN é desafiador, e necessita, como descrito anteriormente, que o profissional seja capacitado e habilidoso. O paciente na maioria das vezes apresenta-se ambivalente em relação ao tratamento, e a criação e a manutenção do vínculo nutricionista-paciente devem ser priorizadas para uma melhora global do indivíduo.

O protocolo apresentado é, na maioria das vezes, bem recebido pelos pacientes, que participam do programa de maneira integrada e interativa. Muitas vezes a presença de comorbidades psiquiátricas pode interferir na participação e aceitação das metas e atividades oferecidas. Os pacientes com transtornos de personalidade, em sua maioria, apresentam comportamento mais resistente e impermeável, porém com a evolução dos encontros e do sentimento de unidade com os outros pacientes o engajamento tende a melhorar.

A adoção do protocolo para atendimento em consultório pode resultar em diferentes experiências se comparada à utilização em serviços de saúde, pois a idealização do conteúdo foi realizada com a intenção de haver troca de experiências entre os pacientes participantes e, também, impulsionada pelos nutricionistas da equipe, presentes durante as exposições dos temas. De qualquer maneira, quanto à prática em consultório, o manual pode ser usado como referência para os temas que podem ser trabalhados com os pacientes ao longo do tratamento nutricional, adequado ao momento individual do paciente.

O foco único e exclusivo no peso corporal não é sustentável no longo prazo; o tratamento nutricional é sim peça fundamental para a melhora e para a ressignificação da relação com a comida. Trabalhar de maneira acolhedora e empática é fundamental, para tanto a expectativa do terapeuta nutricional em relação à remissão completa dos sintomas deve ser adequada.

Os diferentes momentos, gravidade e experiências influenciam o tratamento de cada paciente, por isso, muitas vezes, o tratamento nutricional acompanha o paciente, podendo retroceder ou intensificar-se de acordo com o momento. E, claro, é de considerável importância que o terapeuta nutricional mantenha-se atualizado cientificamente.

REFERÊNCIAS BIBLIOGRÁFICAS

ALVARENGA, M.; FIGUEIREDO, M. Comer intuitivo. In: ALVARENGA, M.; FIGUEIREDO, M.; TIMERMAN, F.; ANTONACCIO, C. (Orgs.). *Nutrição comportamental.* 2ª ed. Barueri: Manole, 2019, p.227-56.

ALVARENGA, M.; FIGUEIREDO, M.; TIMERMAN, F.; DUNKER, K. Atividades e exercícios baseados nas técnicas da nutrição comportamental. In: ALVARENGA, M.; FIGUEIREDO, M.; TIMERMAN, F.; ANTONACCIO, C. (Orgs.). *Nutrição comportamental.* 2ª ed. Barueri: Manole, 2019a. p.547-92.

ALVARENGA, M.; KORITAR, P.; MORAES, J. Atitude e comportamento alimentar – determinantes de escolhas e consumo. In: ALVARENGA, M.; FIGUEIREDO, M.; TIMERMAN, F.; ANTONACCIO, C. (Orgs.). *Nutrição comportamental.* 2ª ed. Barueri: Manole, 2019b, p.25-56.

AMERICAN PSYCHIATRIC ASSOCIATION (APA). Practice guideline for the treatment of patients with eating disorders. 3. ed. *Am J Psychiatry*, v.163, p.4-54, 2006.

AMERICAN PSYCHIATRIC ASSOCIATION (APA). *Manual diagnóstico e estatístico de transtornos mentais: DSM-5.* 5ª ed. Porto Alegre: Artmed, 2014.

ATTIA, E.; WALSCH, B. Behavioral management for anorexia nervosa. *N Engl J Med*, v.360, p.500-6, 2009.

BRASIL. MINISTÉRIO DA SAÚDE. *Guia alimentar para a população brasileira.* 2ª ed. Brasília: Ministério da Saúde, 2014.

COCKFIELD, A.; PHILPOT, U. Feeding size 0: the challenges of anorexia nervosa. Managing anorexia from a dietitian's perspective. *Proc Nutr Soc*, v.68, p.281-8, 2009.

FICHTER, M.M.; QUADFLIEG, N.; CROSBY, R.D.; KOCH, S. Long-term outcome of anorexia nervosa: Results from a large clinical longitudinal study. *Int J Eat Disord*, v.50, p.1018-30, 2017.

GARBER, A.K.; SAWYER, S.M.; GOLDEN, N.H.; GUARDA, A.S.; KATZMAN, D.K.; KOHN, M.R.; et al. A systematic review of approaches to refeeding in patients with anorexia nervosa. *Int J Eat Disord*, v.49, p.293-310, 2015.

GENTILE, M. Enteral nutrition for feeding severely underfed patients with anorexia nervosa. *Nutrients*, v.4, p.1293-303, 2012.

HART, S.; ABRAHAM, S.; RUSSEL, J. Nutrition and dietetic practice in eating disorder management. *J Hum Nutr Diet*, v.24, p.144-53, 2011.

HEARING, S.D. Refeeding syndrome. *BMJ*, v.328, p.908, 2004.

HELWEG-LARSEN, P.; HOFFMEYER, H.; KIELER, J.; HESS THAYSEN, E.; HESS THAYSEN, J.; THYGESEN, P., et al. Famine disease in German concentration camps: complications and sequels. *Acta Psychiatr Neurolog Scand Suppl*, v.83, p.1-460, 1952.

SATTER, E. *How to get your kid to eat: but not too much*. Boulder, Colorado: Bull Publishing Company; 1987.

SCRINIS, G. On the ideology of nutritionism. *Gastronomica: J Critical Food Studies*, v.8, p.39-48, 2008.

SUNDAY, S.; HALMI, K. Energy intake and body composition in anorexia and bulimia nervosa. *Physiol Behav*, v.78, p.11-7, 2003.

TIMERMAN, F.; ALVARENGA, M.; FABBRI, A.; COSTA, A.; PISCIOLARO, F.; FIGUEIREDO, M., et al. Nutrição comportamental no tratamento dos transtornos alimentares. In: ALVARENGA, M.; FIGUEIREDO, M.; TIMERMAN, F.; ANTONACCIO, C. (Orgs.). *Nutrição comportamental*. 2ª ed. Barueri: Manole, 2019, p.401-32.

TRESLEY, J.; SHEEAN, P.M. Refeeding syndrome: recognition is the key to prevention and management. *J Am Diet Assoc*, v.108, p.2105-8, 2008.

TRIBOLE, E.; RESCH, E. *Intuitive eating – A revolutionary program that works*. New York: St. Martin's Griffin, 2012.

VICENTE JR, C.; ALVARENGA, M.; COSTA, A.; FABBRI, A. Competências alimentares. In: ALVARENGA, M.; FIGUEIREDO, M.; TIMERMAN, F.; ANTONACCIO, C. (Orgs.). *Nutrição comportamental*. 2ª ed. Barueri: Manole, 2019, p.279-98.

WILSON, G.T.; SHAFRAN, R. Eating disorders guidelines from NICE. *Lancet*, v.365, p.79-81, 2005.

YAMASHITA, S.; KAWAI, K.; YAMANAKA, T.; INOO, T.; YOKOYAMA, H.; MORITA, C., et al. BMI, body composition, and the energy requirement for body weight gain in patients with anorexia nervosa. *Int J Eat Disord*, v.43, p.365-71, 2010.

12

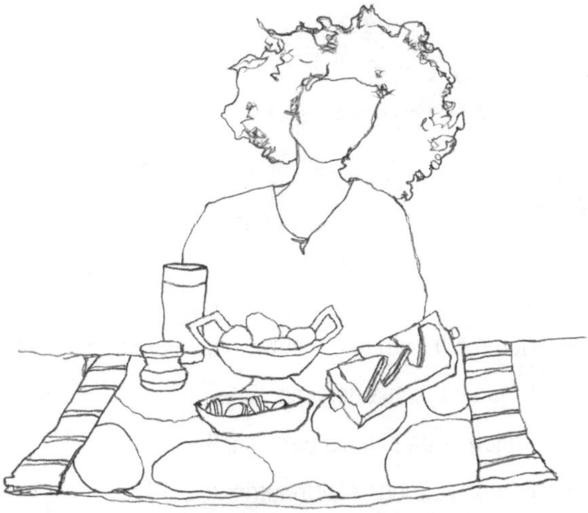

ATENDIMENTO NUTRICIONAL PARA PACIENTES COM BULIMIA NERVOSA

Fernanda Pisciolaro
Alessandra Fabbri
Maria Luiza Petty
Manuela Capezzuto

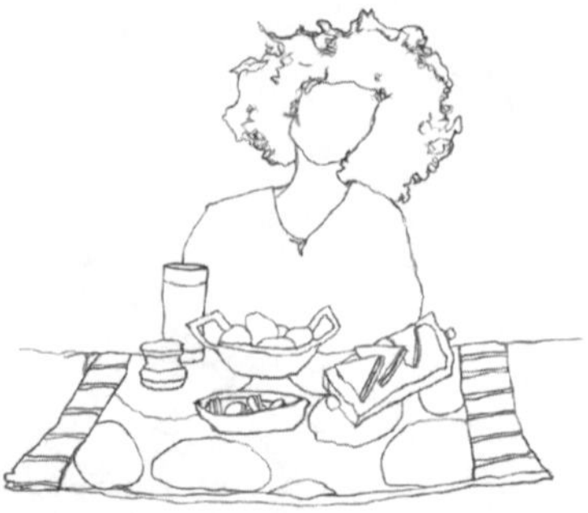

▸ SUMÁRIO

INTRODUÇÃO

O termo "bulimia" aparece desde os séculos XV e XVIII com diferentes variantes, como os derivados do latim "*bulimus*" e "bolismos" ou do francês "*bolisme*", empregados na literatura médica na Inglaterra, França, Alemanha e Polônia. Mas somente na década de 1940 recebeu importância e reconhecimento na literatura, sendo descrita com nomenclaturas diferentes: hiperorexia, disorexia, bilimarexia e síndrome do caos dietético, entre outros (Cordás; Claudino, 2002).

Gerald Russell publicou em 1979 sua proposta para uma nova síndrome, denominada bulimia nervosa (BN), já com as principais características da patologia como a conhecemos hoje e expressando sua preocupação em relação ao prognóstico pouco favorável, com complicações físicas severas, resistência ao tratamento e alto risco de suicídio. Em 1980 a BN entrou para a terceira versão do *Manual Diagnóstico e Estatístico de Transtornos Mentais* (DSM-III) e a partir de então começaram a ser propostos modelos de tratamento (APA, 1980; Cordás; Claudino, 2002).

As duas abordagens terapêuticas com maiores evidências científicas para o tratamento da BN são a terapia cognitivo-comportamental (TCC) e o uso de antidepressivos, sendo a primeira clinicamente mais eficaz e de maior aceitação. Como a BN é um transtorno grave e com baixa taxa de remissão espontânea, o tratamento associado, com abordagem multidimensional e multidisciplinar, é indicado (Linardon et al., 2017; Bacaltchuk; Hay, 1999).

Em 1992, foi criado o Ambulatório de Bulimia (AMBULIM) no Instituto de Psiquiatria do Hospital das Clínicas da Faculdade de Medicina da Universidade de São Paulo, considerado um dos pioneiros no tratamento de transtornos alimentares (TA) no Brasil. Seu formato de atendimento é baseado nos modelos criados por Russell em Londres, Freeman da Universidade de Edinburgo e Crisp do Hospital St. George. Atualmente é o maior centro especializado em TA do Brasil e da América Latina, incorporando tratamento de outros TA e agora denominado Programa de Transtornos Alimentares (AMBULIM-IPq-HCFMUSP). A equipe é multidisciplinar, composta por médicos psiquiatras, psicólogos, nutricionistas, educadores físicos, fisioterapeutas, enfermeiros e terapeutas ocupacionais especializados em TA. Mantém também a única enfermaria exclusiva especializada em TA (Enfermaria do Comportamento Alimentar – ECAL).

Desde o início de sua criação o AMBULIM contou com a dedicação dos profissionais na adaptação dos modelos de tratamento internacionais à assistência nutricional, inexistentes até então, e às condições e necessidades do Brasil. Após a publicação do manual de tratamento para BN com base na terapia cognitivo-comportamental de Christopher Fairburn em 1993, do DSM-IV em 1994 e subsequentes publicações que direcionavam o atendimento nutricional nos TA (Fairburn et al., 1993; ADA, 1994; APA, 2002;), o tratamento nutricional do Ambulatório de Bulimia Nervosa foi sendo estruturado, com a criação de protocolos de atendimento em grupo. O atendimento nutricional foi sendo adaptado ao longo do tempo com a publicação de um primeiro protocolo por Scagliusi et al. (2010).

Publicações nacionais e internacionais dão suporte de evidências ao tratamento nutricional e norteiam o terapeuta nutricional (TN) em relação à conduta e abordagem, embora não esteja ainda bem definido e com poucas publicações avaliando a eficácia dele (Rock; Yager, 1987; Salvy; Mccargar, 2002; ADA, 2006; Alvarenga et al., 2010; Alvarenga; Scagliusi, 2010; Hart et al., 2011; Ozier; Henry, 2011; Gómez et al., 2018). Recentemente uma publicação propôs o uso de uma pirâmide alimentar específica para orientação nutricional de pessoas com TA, fornecendo informações básicas sobre as necessidades energéticas e nutricionais e mensagens de educação nutricional, adaptadas às crenças e preocupações dos indivíduos com TA (Hart et al., 2018).

O tratamento nutricional enfrenta o desafio de superar algumas características da BN, descritas no Quadro 1 e muito frequentemente também compartilhadas por outras pessoas sem BN, mas com características alimentares transtornadas e com distúrbios de imagem corporal.

Para lidar com esses padrões alterados de comportamentos e pensamentos, o principal foco do tratamento é orientar o paciente para que aprenda a lidar com as complicações nutricionais e os sintomas da BN. Portanto, os principais objetivos do tratamento nutricional para a BN são: ajudar o paciente a realizar refeições estruturadas e planejadas, estabele-

QUADRO 1 – Características comuns em pacientes com bulimia nervosa

***"Dieter"* profissional**	• Grande engajamento em fazer dietas restritivas • Acreditam saber "tudo" sobre alimentação e dietas • Crença de que não é possível comer saudável e/ou ter peso estável sem prática de uma dieta extremamente restrita • Muitas crenças e mitos alimentares e nutricionais
Mente dicotômica	• Separam os alimentos em: "bons" vs. "ruins", "proibidos" vs. "permitidos", "saudáveis" vs. "não saudáveis"... • Rotulam alimentos: "pecado", "veneno", "bomba calórica", "gordice"... • Sensação de culpa permanente • Não se permitem comer alimentos em função de prazer e convívio social fora do contexto compulsivo
Dificuldade de controle alimentar	• Ambivalência na escolha alimentar ("não devia comer nenhum, mas já que vou comer, comerei até passar mal") • Sensação de incapacidade para lidar com os alimentos: relação de amor e ódio com a comida • Raiva de sentir fome • Estrutura alimentar caótica • Manutenção do ciclo de restrição–compulsão–purgação • Grande variação na ingestão alimentar e nutricional • Busca do alimento para lidar com problemas e emoções
Supervalorização do corpo	• Preocupação obsessiva e permanente com o peso e a forma corporal • Medo de ganhar peso • Estigma corporal • Insatisfação corporal constante: desejo de emagrecer ou mudar determinada parte do corpo • Depreciação corporal ("feia", "nojenta", "suja", "podre", "monstruosa" etc.) • Crença de que não terá mais problemas na vida se tiver o corpo perfeito

cendo uma estrutura regular de alimentação; reduzir a restrição alimentar autoimposta; reduzir e cessar os episódios bulímicos e o uso de métodos compensatórios inadequados; aumentar a variedade de alimentos consumidos; melhorar a estrutura, consumo e atitudes alimentares; normalizar as funções do trato gastrintestinal (esvaziamento gástrico lento, distensão gástrica, obstipação); e diminuir ou eliminar os distúrbios de imagem corporal.

Neste capítulo, abordaremos as atualizações do programa de tratamento nutricional oferecido pelo AMBULIM, considerando as mudanças no perfil nutricional, na evolução das pesquisas e lançamento da 5ª edição do *Manual Diagnóstico e Estatístico dos Transtornos Mentais* (DSM-5), em 2013, e a publicação da última versão da *Classificação Estatística Internacional de Doenças e Problemas Relacionados com a Saúde* (CID-11), em junho de 2018 (APA, 2013; WHO, 2018).

No ambulatório de BN são atendidas somente mulheres; os homens com esse diagnóstico são atendidos separadamente em outro ambulatório (ver Capítulo 15). Atualmente, quando abertas novas vagas de tratamento, os candidatos que aguardavam em lista de espera são convocados para uma triagem psiquiátrica e início de uma anamnese conjunta entre psicólogos e nutricionistas, que discutem diagnóstico, participação nos grupos e/ou atendimento individual. Os pacientes selecionados passam inicialmente por quatro sessões de um grupo baseado em entrevista motivacional, chamado *Grupo de Preparação e Reflexão*, preenchem inventários para caracterização inicial e realizam avaliação antropométrica.

Após esse período, são encaminhados para a fase 1 de tratamento, com atendimentos semanais pela equipe de educadores físicos, fisioterapeutas e psicólogos no *Grupo do Corpo*, onde são discutidos temas relacionados à atividade física (AF): consequências do sedentarismo e da prática inadequada de AF (excesso e compulsão); desmistificação de crenças; quantidade adequada para adquirir os reais benefícios da prática regular de AF; metabolismo, exercício de força e aeróbico; orientação e auxílio para que a paciente encontre uma atividade física prazerosa; conscientização que AF deve ser praticada para a saúde; noção sobre as alterações corporais fisiológicas decorrentes do envelhecimento; promoção de exercícios selecionados (respiração e relaxamento, equilíbrio, coluna, articulações, ossos, músculos, movimento etc.); e temas relacionados à percepção corporal: avaliação da percepção da dimensão corporal; estímulo para o reconhecimento das partes que compõem o corpo e sua integração com a dimensão real, a partir de práticas corporais; avaliação dos efeitos dessas práticas.

São atendidos também semanalmente pelo *Grupo Psicoterapêutico*, em que os psicólogos trabalham de forma estruturada temáticas predefinidas, mas variando o número de sessões dedicadas a cada tema dependendo da demanda do grupo; e pelo *Grupo de Educação Nutricional*, com sessões estruturadas, com duração de 30 a 60 minutos, adaptadas dos modelos de tratamento de TCC e proposta da American Dietetic Association (1994), atualmente Academy of Nutrition and Dietetics (ADA, 1994).

O foco da educação nutricional é adaptado às crenças e necessidades do TA, com ênfase no conhecimento da patologia; ciclo de manutenção da BN composto pela tríade restrição-compulsão-compensação; em guias alimentares que auxiliem na orientação sobre como comer bem; na percepção dos sinais internos de fome, saciedade e vontade; no desenvolvimento de crítica em relação às dietas da moda e mídias, entre outros que serão descritos mais adiante. A equipe de Nutrição também mantém semanalmente controle de faltas, peso e estado nutricional (que geralmente não são compartilhados com os pacientes), compulsões, restrições e métodos compensatórios inadequados. Há também um atendimento individual breve focado em aconselhamento nutricional com uso do diário alimentar e proposta de metas graduais, buscando melhora das atitudes alimentares e redução dos comportamentos bulímicos. A pesagem ocorre semanalmente com roupas leves e sem sapato com o paciente virado de costas para a balança. Frequentemente, pelo ciclo de restrição alimentar, episódios de compulsão alimentar e purgação, observa-se grande oscilação de peso em pacientes com BN; por isso a importância de monitoração do peso do paciente sem o conhecimento do número da balança, mantendo o foco das consultas nos comportamentos alimentares e métodos compensatórios.

As pacientes são atendidas regularmente pela equipe de médicos psiquiatras conforme a demanda, com frequência variada e individualmente, e os familiares, parceiros e amigos são assistidos em um grupo psicoeducativo de apoio conduzido por terapeutas familiares, que tem por objetivo trazer entendimento da doença, troca de experiências e conhecimentos e ressignificação dos sentimentos e comportamentos relacionados aos familiares e acompanhantes das pacientes.

O programa da fase 1 tem duração de um ano. Ao final desse período os pacientes refazem os inventários e são avaliados interdisciplinarmente quanto à evolução e, quando atingem metas de remissão iniciais, são encaminhados ao grupo de fase 2 de tratamento, no qual mantêm atividades mais avançadas no *Grupo do Corpo*, participam de *Grupos Específicos da Psicologia*, em que são abordados temas como Habilidades Sociais, Autoestima, Vivências Sensoriais e Imagem Corporal e Experiências Afetivas e passam ao *Grupo Experimental de Nutrição*, que tem mais sessões de atendimento individual com foco na mudança das atitudes alimentares e comportamentos compensatórios inadequados ainda remanescentes da primeira fase, além de percepção da conexão entre emoções e escolhas alimentares, e na busca por uma alimentação adequada e livre de crenças disfuncionais. Podem ser feitas sessões de discussão em grupo sobre temas específicos que surjam de forma comum entre as pacientes, sessões de *mindful eating* e oficinas culinárias, entre outras. O atendimento psiquiátrico é mantido regularmente durante todo o período.

Após esse segundo ano de tratamento, as pacientes que ainda não estiverem em remissão completa dos sintomas se mantêm em atendimento individual de Psiquiatria, Psicologia e/ou Nutrição, conforme a necessidade, até que possam ser orientadas quanto à manutenção da remissão e alta.

A seguir, portanto, será apresentada a descrição das sessões em grupo do protocolo atual de terapia nutricional na bulimia nervosa na fase 1. Nessa fase o programa tem duração de 18 semanas, com encontros semanais, e conta com momentos em grupo, em formato de aulas expositivas, dinâmicas e discussões de temas específicos de nutrição, corpo e comida (descritos a seguir) e atendimento individual, feito por uma dupla fixa de terapeutas nutricionais.

SESSÃO 1 – COMO É O TRATAMENTO NUTRICIONAL NO AMBULIM

O que se espera: Esse primeiro encontro tem o intuito de apresentar os profissionais e o tratamento nutricional e seus objetivos.

Conteúdo: As pacientes são orientadas quanto ao método de tratamento nutricional, sem fornecimento de dietas padronizadas ou cardápios e com base na construção de metas graduais de mudança de comportamento alimentar. O diário alimentar, ferramenta de automonitoração utilizada no cuidado de TA, também é explicado, destacando sua importância para o êxito do tratamento, uso sem julgamento e ampliação da relação entre TN e paciente.

Uma vez que as pacientes muitas vezes chegam inseguras ao tratamento, é importante que as boas-vindas sejam feitas de maneira bastante acolhedora, evidenciando que buscar ajuda é um passo importante.

As regras em relação à estrutura de atendimento, contrato de falta, horários e pesagem são apresentadas, seguidas de assinatura de um contrato de ciência quanto às responsabilidades e direitos.

Cada coluna do diário alimentar deve ser detalhadamente explicada aos pacientes. O TN deve deixar bastante claro que os pacientes não serão julgados ou penalizados em nenhum momento pelo que escreverem e que quanto mais verdadeiros forem no preenchimento do diário, mais os nutricionistas poderão ajudá-lo.

Meta: Apenas o início do registro no diário alimentar, sem orientações de modificação em relação ao consumo e comportamento habitual.

SESSÃO 2 – O QUE É BULIMIA NERVOSA

O que se espera: Esta sessão tem por objetivo definir BN como um transtorno psiquiátrico grave, caracterizado por profundas alterações no comportamento alimentar e disfunções no controle de peso e forma corporal, que levam a sérios prejuízos clínicos, psicológicos e sociais. O intuito é deixar claro que se trata de uma doença e não de uma escolha, estilo de vida ou falta de força de vontade.

Conteúdo: Propõe-se a explicar a etiologia multifatorial da doença, apresentando os principais fatores predisponentes, precipitantes (principalmente as dietas restritivas) e mantenedores da doença e a necessidade de tratamento com equipe multidisciplinar.

O ciclo da BN, representado na Figura 1, é detalhadamente apresentado aos pacientes e demonstra pensamentos, sentimentos e comportamentos que mantêm os pacientes adoecidos.

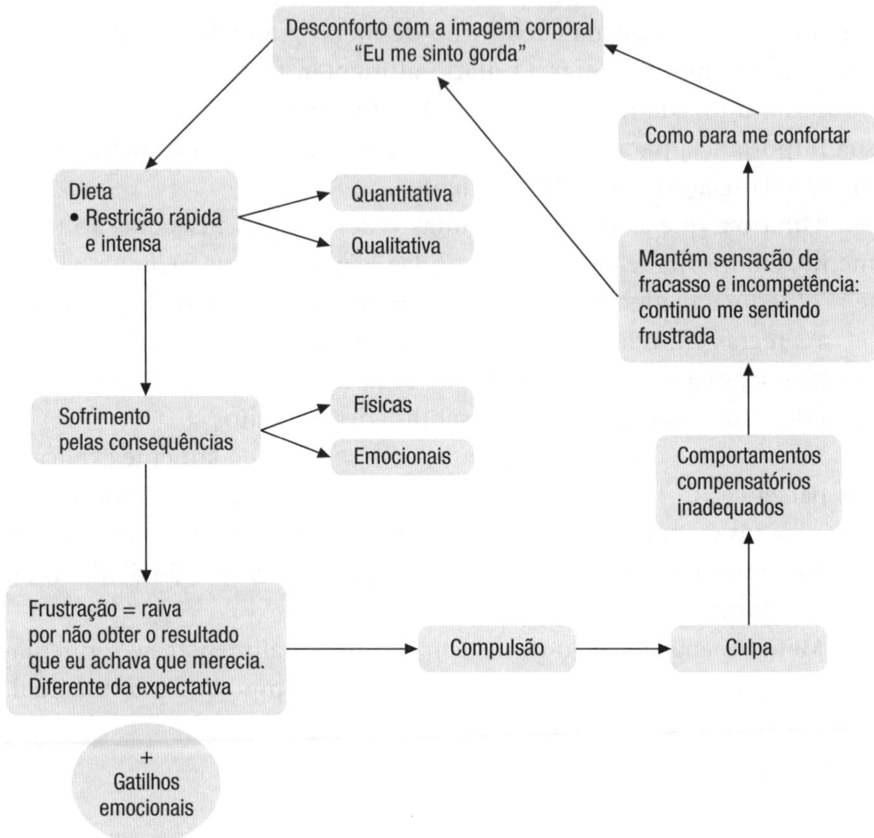

FIGURA 1 – Ciclo típico da bulimia nervosa.

É interessante iniciar a discussão por "eu me sinto gorda" e a partir daí propõe-se ir seguindo as flechas. Na BN, a restrição alimentar se dá de forma rápida e intensa, tanto quali como quantitativamente, isto é, os indivíduos restringem a quantidade de comida e os tipos de alimentos consumidos. Essa privação traz em geral consequências físicas, como indisposição, cefaleia e letargia, e prejuízos psicossociais, como irritação, isolamento e pensamento obsessivo por comida.

Nesse contexto, aliado a gatilhos emocionais e à fome física, o paciente pode vivenciar um sentimento de raiva e frustração por não obter o resultado esperado, gerando um episódio de compulsão alimentar, com grande sensação de perda de controle e culpa.

Comportamentos compensatórios inadequados como vômito autoinduzido, uso indevido de laxantes, diuréticos ou outros medicamentos, jejum e/ou exercício em excesso são observados em seguida, na tentativa de retirada da sensação de culpa e tentando evitar o ganho de peso.

A sensação de fracasso, incompetência e derrota se mantém, sustentando ainda mais a sensação de "se sentir gorda" e/ou muitas vezes levando o paciente a comer sem cuidado/atenção.

É válido questionar como é possível interromper tal ciclo, evidenciando, após discussão, que a restrição é um gatilho muito importante para a compulsão e que será muito difícil não buscar comida após gatilhos emocionais nessa condição. Dessa forma, é importante mostrar que grande parte dos episódios de descontrole alimentar acontecem depois de longos períodos de jejum ou de consumo qualitativo e/ou quantitativamente insuficiente.

Muitos pacientes chegam ao tratamento se perguntando: "Por que eu tenho bulimia nervosa?". No tratamento, ainda, os pais podem se apresentar extremamente culpados pela atual condição dos filhos ou "abandoná-los" por não saber mais como ajudar. É importante que o TN deixe claro que não existe um culpado ou um único motivo para o adoecimento, e sim um conjunto de fatores. A ideia é apontar que ninguém escolhe ter tal doença e reforçar a incapacidade de se tratar sozinho.

Meta: Uma vez que a restrição foi apontada como principal desencadeante de um episódio de compulsão alimentar, deve-se propor que na semana seguinte as pacientes tentem estruturar um dia alimentar sem longos períodos de restrição.

SESSÃO 3 – PREJUÍZOS DA BULIMIA NERVOSA

O que se espera: O objetivo desta atividade é esclarecer e enfatizar as possíveis consequências clínicas decorrentes das alterações alimentares e dos comportamentos compensatórios. Espera-se que o paciente compreenda que a manutenção dos comportamentos bulímicos terá consequências para diversos sistemas, como gastrintestinal, cardiovascular etc.

Conteúdo: O TN explica, em tom sério, o quão prejudiciais para a saúde são os comportamentos da BN. Vale ressaltar, entretanto, que é importante o profissional ter empatia pelo paciente, lembrando-se de que suas ações não são escolhas, e sim resultado da doença. Além de alertá-los para as consequências, é fundamental que o profissional enfatize, em tom otimista, que o tratamento irá contribuir para evitar ou até reverter muitas das complicações decorrentes da BN.

Em relação aos assuntos abordados, destacam-se:

- Consequências da restrição alimentar: considerar prejuízos da desnutrição, como pele escamosa, unhas e cabelos quebradiços, efeitos de hipoglicemia, como falta de concentração, hálito cetônico, fraqueza, tontura, desmaios etc. As consequências sobre o metabolismo e a composição corporal serão abordadas em outras sessões.
- Consequências dos vômitos autoinduzidos: ressaltar os perigos da indução frequente de vômitos, principalmente a perda de eletrólitos que pode levar a fraqueza, tontura e até parada cardíaca. Alertar que a prática de atividade física, que naturalmente eleva a demanda cardíaca, associada à perda de eletrólitos pelos vômitos é uma combinação extremamente perigosa que pode levar à morte. Destacar também os efeitos dos vômitos na boca, como lesões na mucosa, inflamação nas gengivas, aumento das glândulas parótidas e desgaste e prejuízos dentários. Abordar o efeito sobre o esfíncter esofágico, destacando a ocorrência de refluxo, azia e a possibilidade de vômitos espontâneos. Apresentar as possíveis consequências para a mucosa do esôfago de estar frequentemente exposta a um conteúdo ácido.
- Consequências do uso de laxantes: apresentar efeitos que podem ocorrer em curto prazo, como a constipação e dependência do uso e explicar efeitos de médio e longo prazo, como lesões na mucosa e desenvolvimento de tumores malignos.
- Consequências do uso de diuréticos: destacar o efeito rebote de retenção hídrica após a interrupção do medicamento, podendo fazer o paciente sentir-se inchado e criar dependência do medicamento. Ressaltar impactos para os rins.

- Consequências do uso de remédios sem prescrição médica adequada para emagrecer.

Meta: Sensibilização para a diminuição dos métodos compensatórios/purgativos. Investigar com cada paciente a frequência do uso do método e negociar em conjunto com ela uma meta de redução possível para a semana. Considerar uma meta que seja próxima à realidade atual da paciente e discutir como ela poderá ser implementada. Por exemplo: se a paciente está vomitando todos os dias, pelo menos uma vez, propor e discutir estratégias para que ela evite vomitar, por exemplo, em dois dias da semana. Estimular a paciente a pensar em possibilidades de atividades não compensatórias para realizar no momento em que iria vomitar para ajudá-la a se distrair ou se acalmar.

SESSÃO 4 – IMPORTÂNCIA DOS MACRONUTRIENTES

O que se espera: O objetivo desta sessão é apresentar e caracterizar os carboidratos, proteínas e lipídios e ainda desmistificar crenças disfuncionais em relação aos macronutrientes.

Conteúdo: É importante ressaltar a função e importância de cada nutriente, desmistificando os julgamentos que podem ser formados em torno deles e apresentar opções de alimentos-fonte desses nutrientes, ajudando a paciente a escolher alimentos acessíveis e palatáveis, mas que também possam ser consumidos regularmente, sem necessidade de serem "compensados".

- Carboidratos: uma das principais crenças dos pacientes com BN é que o consumo de carboidrato é prejudicial à saúde e tem por consequência o ganho de peso. O TN deve enfatizar que uma alimentação saudável é composta por aproximadamente 50 a 55% de carboidrato e suas funções. Não há necessidade de enaltecer os carboidratos integrais colocando-os como superiores, uma vez que os pacientes já carregam regras muito rígidas e dicotômicas em relação à alimentação.
- Proteínas: visto que a proteína já é geralmente supervalorizada e apontada como um macronutriente nobre e saudável, é interessante que o

TN reforce que se a ingestão de carboidratos e gordura é insuficiente, uma parte considerável da proteína consumida será convertida em glicose, uma vez que alguns órgãos como o cérebro, por exemplo, priorizam essa fonte de combustível. Como resultado, pode-se ter perda de massa muscular, com consequente redução da taxa metabólica basal. Pode-se enfatizar também as funções de construção e reparação de unhas, cabelos, tecidos e órgãos, já que muitas vezes, por consequência da doença, as pacientes chegam ao tratamento com unhas e cabelos muito quebradiços e fracos; além do papel na produção de hormônios e enzimas e como esse grupo auxilia na perpetuação da saciedade.

- Lipídios: são comumente vistos como maléficos e inúteis à saúde; portanto, é essencial apresentar suas funções e importância – incluindo sabor aos alimentos e também para manter a saciedade por mais tempo. Uma questão muitas vezes comprometida nos pacientes com BN é o funcionamento intestinal, e o consumo adequado de gorduras pode ajudar na lubrificação do intestino.

Meta: Após a discussão é esperado que a paciente seja capaz de flexibilizar crenças em relação aos macronutrientes. Por exemplo: evitar o consumo de alimentos-fonte de carboidratos depois das 18 h; nunca consumir mais de um alimento-fonte de carboidrato na mesma refeição; achar que consumir gordura (em qualquer quantidade) é prejudicial à saúde; pensar que quanto mais proteína consumir, mais saudável será sua alimentação.

SESSÃO 5 – MICRONUTRIENTES OU VITAMINAS E MINERAIS

O que se espera: Esta atividade tem como objetivo evidenciar a importância dos micronutrientes, destacando aqueles que normalmente são consumidos de maneira insuficiente pelos pacientes ou são depletados pelos métodos purgativos.

Conteúdo: São apresentadas as principais funções das vitaminas e minerais e é desmistificada a crença de que o uso de suplementos destes micronutrientes (que podem ser indicados a alguns pacientes) leva ao ganho de peso. Também é importante destacar que os alimentos são fontes de vários nutrientes com funções muito além de dar energia e que para conseguir obtê-los é fundamental o consumo de alimentos variados.

Em relação ao conteúdo, consideram-se:

- Minerais: destacar a importância do ferro e apresentar alimentos-fonte, uma vez que o vegetarianismo e o veganismo são comuns entre os pacientes com TA. Outro mineral que merece destaque é o cálcio, visto que muitos pacientes param ou têm um consumo baixo de leite e derivados (inclusive considerando o modismo do medo de lactose).
- Vitaminas hidrossolúveis: apresentar a gama de funções desses micronutrientes, destacar a necessidade do consumo diário por não termos capacidade de estocá-los e apresentar os alimentos-fonte.
- Vitaminas lipossolúveis: apresentar suas funções e alimentos-fonte e destacar a importância de consumirmos lipídios para absorvê-las e de termos reserva de gordura corporal para estocá-las.
- Os métodos purgativos reduzem a absorção dos nutrientes e podem levar a carências nutricionais, desidratação e reduções perigosas dos eletrólitos.

Meta: Identificar com cada paciente qual micronutriente pode estar sendo consumido de maneira insuficiente e escolher um alimento-fonte para reintroduzir ou melhorar sua ingestão. Reforço das estratégias para redução dos métodos purgativos.

SESSÃO 6 – NUTRIENTES COMBINADOS NA REFEIÇÃO

O que se espera: Nesta sessão, o TN explicará aos pacientes como montar uma refeição equilibrada, com alimentos que forneçam ao menos um alimento-fonte de vitaminas, sais minerais e fibras, um alimento-fonte de proteínas e um alimento-fonte de carboidratos e gorduras.

Conteúdo: Além de reforçar a importância nutricional de cada grupo alimentar, o TN deve ajudar os pacientes a perceberem que quando evitam algum desses grupos de alimentos, aumentam o risco de episódios de compulsão alimentar. É importante ressaltar a importância da harmonia e do equilíbrio de proporção entre os grupos alimentares para uma boa nutrição e controle dos episódios de compulsão alimentar.

Meta: Incluir ao menos um alimento de cada grupo no café da manhã, almoço e jantar. Exemplificar refeições simples e montagem de pratos que contemplem todos os grupos e estejam em harmonia com o tipo de refeição (café da manhã, almoço, jantar); combinações culinárias (usando alimentos que combinem entre si, fornecendo uma alimentação nutricionalmente balanceada, gostosa e culturalmente apropriada), disponibilidade e preferências.

SESSÃO 7 – PROPORÇÃO DOS ALIMENTOS: UM MODELO PARA UM DIA ALIMENTAR COMPLETO E EQUILIBRADO

O que se espera: O objetivo desta sessão é ensinar às pacientes que uma alimentação adequada deve conter, ao longo de um dia, alimentos de diferentes grupos, em diferentes proporções, distribuídos em refeições principais e lanches intermediários. Espera-se que elas compreendam que todos os grupos de alimentos podem ser consumidos, em proporções diferentes entre eles.

Conteúdo: O TN enfatizará que todos os grupos de alimentos apresentados em guias alimentares, como no modelo da pirâmide alimentar, devem fazer parte da nossa alimentação diária. Em relação aos açúcares e doces, mostrar aos pacientes que é totalmente possível garantir uma alimentação adequada com seu consumo diário. Explicar que o possível consumo exagerado de qualquer grupo de alimentos, em situações de descontrole, pode ser resultado da restrição autoimposta a esses alimentos e tranquilizá-los de que com o tratamento e o consumo regular de alimentos de todos os grupos, nas proporções adequadas, os episódios de descontrole tendem a diminuir e a ingestão alimentar tende a se normalizar.

É interessante apresentar um exemplo de alimentação de um dia que contemple todos os grupos de alimentos, consumidos ao longo das refeições diárias, em diferentes proporções. Incluir opções de alimentos considerados "perigosos" ou "errados" pelas pacientes, de modo a normalizar seu consumo. Determinados alimentos só são consumidos pelas pacientes no contexto da compulsão alimentar; portanto, incluir esses alimentos no dia a dia de forma equilibrada ajuda a paciente a criar uma nova perspectiva de consumo normalizado para esses alimentos que parecem "proibidos".

Uma vez que determinados alimentos podem causar medo e culpa, as referências do que representa uma porção de cada grupo alimentar são importantes para os pacientes entenderem que não basta o alimento de determinado grupo "aparecer" na refeição, existe uma quantidade mínima para considerar que ele foi consumido. Por outro lado, é importante que o tamanho das porções seja apresentado de maneira não rígida, para evitar que o paciente tente controlar o quanto come ou seguir referências inflexíveis e muito rígidas (querendo, por exemplo, pesar ou medir os alimentos, contar calorias ou controlar o consumo em aplicativos). Algumas sugestões para trabalhar a questão do tamanho das porções são sugerir que o paciente pense nas quantidades que são servidas em restaurantes à *la carte*, padarias, hospitais ou na casa de alguém que se está visitando. Também é válido o uso de réplicas de alimentos que exemplificam em tamanho real e podem servir como referência para que o paciente monte seus pratos reais.

Meta: Elaborar, junto com a paciente, um esquema alimentar procurando distribuir ao longo das refeições alimentos de todos os grupos, de acordo com as proporções propostas, considerando o medo e a culpa, negociando a inclusão de alimentos que antes evitava, desmistificando crenças disfuncionais. É importante ressaltar que o esquema alimentar é uma referência de consumo e que a flexibilidade, principalmente em situações sociais, é necessária e positiva.

SESSÃO 8 – FOME

O que se espera: Esta sessão apresenta os seguintes objetivos:

- Levar as pacientes a entenderem que a fome é um sinal natural que indica quando e o quanto nossos níveis de energia estão baixos.
- Ensinar a reconhecerem os sinais de fome nas diferentes intensidades e conhecer a escala de notas de fome.

- Esclarecer que respeitar os sinais de fome é fundamental para evitar episódios de compulsão alimentar.

Conteúdo: Após incontáveis tentativas de seguir uma dieta ou controlar a alimentação, é comum que pacientes com BN não saibam identificar ou não respondam adequadamente aos sinais fisiológicos de fome. O desejo contínuo de emagrecer faz com que esses indivíduos ignorem os sinais de fome para restringir a alimentação e, com o decorrer do tempo, comecem a perder a habilidade de saber quando deveriam comer. Outro efeito comum é a paciente sentir medo da sua fome, já que, em algumas situações em que a fome é extrema, pode ser interpretada como um gatilho para compulsões alimentares. É comum que neguem a fome, chamando-a de "gula", "vontade", "falta de vergonha", "falta de controle", "saco sem fundo" etc.

Diante deste cenário, é fundamental o TN explicar que a fome é um sinal natural que funciona como uma "mensagem" do corpo para avisar que precisamos repor nossos estoques de energia que estão acabando e devemos responder a esse sinal comendo. Pode-se reforçar essa ideia exemplificando outras necessidades fisiológicas, como a vontade de urinar: ignorar tal sinal não diminui a sua necessidade, pelo contrário, aumenta sua urgência, e o pensamento torna-se fixo nesse assunto. Assim como ir ao banheiro interrompe a necessidade de urinar, comer adequadamente descontinua a fome.

A fome fisiológica não é específica, ou seja, qualquer alimento de que se goste e esteja disponível é capaz de matar a fome. Perguntar-se nesse momento se comeria um alimento básico (como uma maçã, um bife, um ovo cozido) pode ajudar a identificar se é fome fisiológica ou não.

Assim, é importante destacar que não há nada de errado em sentir fome e que um corpo que nunca é alimentado adequadamente estará sempre enviando esta mensagem. Por essa razão algumas pacientes podem ter a sensação de que sempre estão com fome. Para aquelas que referem não "sentir fome", vale usar a seguinte analogia: dizer que a fome é um sinal doloroso que tem como objetivo informar a queda na oferta de energia. Uma vez que esse sinal não é atendido, o corpo passa a poupar o indivíduo desse incômodo e não usar mais esse sinal, mas a sensação de urgência e pensamento fixo em comida tende a se manter. Ao retomar uma alimentação adequada, respondendo às necessidades do corpo, é possível "reativar" os sinais de fome.

Outro aspecto importante nesta sessão é ensinar a paciente a perceber os diferentes sinais de fome, de acordo com sua intensidade. Ou seja, é importante que ele perceba que "barriga roncando", fraqueza e tontura são sinais de fome acentuada, mas que antes de ter essas sensações, outras evidências, como começar a pensar em comida, ter vontade de comer, sentir alteração no hálito (que se torna mais cetônico) ou sentir um leve desconforto de vazio, também significam que o corpo está precisando de energia. A partir daí, é muito importante enfatizar que responder a esses sinais iniciais é fundamental para evitar compulsões alimentares. Explicar também que em um estado de fome mais leve, em que não há necessidade urgente de energia, as escolhas alimentares podem ser mais equilibradas e a velocidade para comer pode ser mais tranquila.

Para este trabalho de identificação e resposta adequada aos níveis de intensidade de fome, utilizamos uma escala de notas que servem como referência para o monitoramento no diário alimentar. Para tanto, são propostos valores de 0 a 10 que correspondem a certos sinais físicos de acordo com a intensidade da fome e figuras representando a ocupação do estômago, como mostrado na Tabela 1.

A classificação descrita na Tabela 1 inclui várias possibilidades de associação com a fome, através de números, descrição da percepção do estômago, imagens representando a ocupação do estômago e sensações que podem estar associadas a esses níveis de fome e saciedade, para ampliar e facilitar a compreensão. Assim sendo, incentiva-se a identificação do nível de fome por meio de uma dessas referências, e a discussão e aprendizado sobre em quais momentos devem iniciar a refeição e terminá-la. De modo geral, as pacientes são orientadas a comer quando com sensações entre 6 e 4 e a parar de comer entre 5 e 7.

TABELA 1 – Classificação da fome física

10 Absolutamente estufado	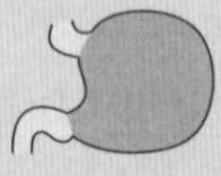 Absolutamente estufado	Não cabe uma gota d'água. Sensação ruim. Passando mal. Muitas vezes há náusea.
9 Muito cheio	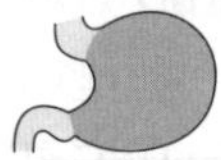 Muito cheio	Não há posição para ficar, sensação muito desconfortável.
8 Cheio	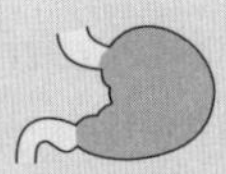 Cheio	Sensação desagradável. Dor, incômodo. Às vezes precisa abrir um botão da calça ou da camisa.
7 Um pouco desconfortável	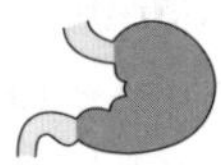 Desconfortável	Satisfeita, a comida básica não chama atenção.
6 Confortavelmente satisfeito	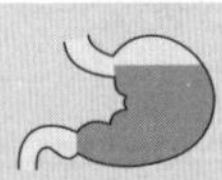 Confortável	Sem fome, mas caberia um docinho.
5 Sem fome	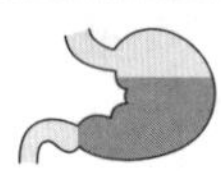 Sem fome	Sensação no estômago ok. Não sente fome. Dependendo da situação, poderia comer mais.
4 Ficando com fome	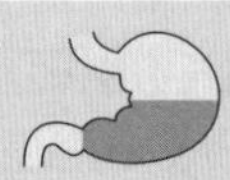 Ficando com fome	Já começa a olhar no relógio e a pensar em comida.
3 Com sinais de fome	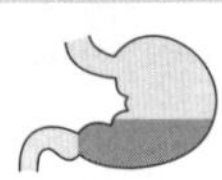 Fortes sinais de fome	Sensação de vazio. Estômago roncando discretamente. Água na boca ao pensar em comida.
2 Muita fome	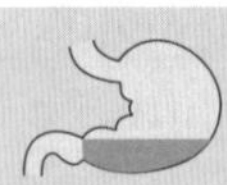 Muita fome	Estômago roncando alto. Fraqueza, tontura, dor de cabeça, sono, irritação, dor de estômago, azia.

(continua)

TABELA 1 – Classificação da fome física *(continuação)*

1 Faminto	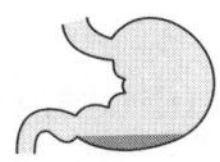 Faminto	Tanta fome que parece que passou. Mau humor, muita irritação, dor de cabeça, sono. Certo "nojo" de comida básica.
0 Fome de leão	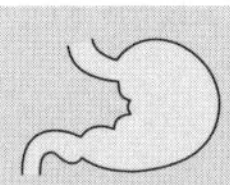 Fome de leão	Capaz de comer qualquer coisa que aparecer pela frente. Difícil escolher ou planejar.

Frequentemente, será questionado nesta sessão se a fome é a única razão pela qual devemos buscar o alimento, ou seja, se deveríamos comer apenas quando com fome (notas de 0 a 4) e nunca quando sem ela (notas de 5 a 10). As pacientes são orientadas sobre outros fatores que também podem ser motivadores positivos para comer, mas estes serão discutidos em outra sessão.

Ao trabalhar com pacientes com BN, que muitas vezes se privam de comer quantidades de comida suficientes ou alimentos de que gostam, é importante enfatizar que enquanto houver qualquer tipo de restrição alimentar os sinais de fome ficarão comprometidos, podendo levá-los a acreditar que têm uma fome e/ou vontade de comer incontroláveis, quando na verdade estão em estado de privação.

Meta: Prestar atenção aos níveis de fome logo antes de comer e, no diário alimentar, atribuir notas de 0 a 10, considerando as novas informações. Buscar estratégias para se alimentar com níveis mais moderados de fome.

SESSÃO 9 – VONTADES

O que se espera: Esse encontro tem por objetivo discutir diferentes tipos de vontades (termo usado para discutir o conceito de apetite), uma vez que o conceito de fome já foi trabalhado – e precisa ter ficado claro. Deve-se ainda tranquilizar os pacientes, demonstrando que é normal e saudável sentir vontade de comer alimentos gostosos.

Conteúdo: Inicialmente sugere-se instigar as pacientes a pensarem por que comem o que comem, normalizando o fato de as pessoas comerem por diversos outros motivos além da fome física. É importante deixar claro que é natural que o ser humano eventualmente se reúna em volta de uma mesa e coma como parte da cultura, como uma celebração, mesmo na ausência de fome.

Em seguida, três tipos de vontades podem ser apresentados aos pacientes, discutindo um a um:

- Vontade social: relacionada a um estímulo sensorial. Aparece quando o alimento está disponível, vemos, sentimos o cheiro, ouvimos falar sobre ele. Pode ser que comamos de maneira automática, sem perceber. Orientar a paciente a seguir as seguintes perguntas e respostas: O que estou sentindo é vontade social? Se SIM: avalie se precisa realmente comer, verifique se os alimentos disponíveis são realmente de sua preferência e se estão gostosos. Se não forem alimentos do seu agrado, não coma, mas caso eles sejam gostosos, tente comer de forma consciente, registrando mentalmente o que e quanto está comendo. Se NÃO: pule para o próximo item.
- Vontade específica: é bastante específica e não é urgente. Relacionada ao prazer, a sentir o gosto, degustar, apreciar, saborear. Envolve comer devagar, com prazer e quantidades não exageradas. Pode ter um contexto de lembrança ou memória alimentar ou de experimentar algo novo e que não promove culpa. Orientar a paciente a seguir as seguintes perguntas e respostas: O que estou sentindo é vontade específica? Se SIM: planeje e coma com atenção e prazer! Se NÃO: pule para o próximo item.
- Vontade emocional: não é específica, mas envolve a necessidade urgente de comer algo gostoso. Não satisfaz com pequena quantidade e comer parece ser a única solução para esse desconforto. Pode, às vezes, se originar de um acúmulo de vontades que não foram respeitadas e aceitas, por conta de pensamentos restritivos. Dessa forma, frequentemente acaba-se comendo de forma impulsiva, sem pensar no gosto, ocorrendo até misturas de sabores que "não combinam". Quando se está comendo, podem ocorrer pensamentos como "não era bem isso que eu queria" ou "nada me satisfaz". A procura por algo gostoso continua mesmo depois de comer. Orientar a paciente a seguir

as seguintes perguntas e respostas: o que estou sentindo é vontade emocional? Se SIM: cuidado! Provavelmente o que você precisa não é de comida e deve estar relacionado a um componente emocional. Pare, sinta, reflita. Emoção assumida não vira comida.

Por fim, é interessante que o TN aponte as principais diferenças entre fome física e vontade emocional, uma vez que os pacientes com BN comumente apresentam dificuldades em identificar cada uma delas. A Tabela 2 pode ser utilizada.

Meta: Preencher no diário quando identificar que sentiu vontade social, específica e emocional.

TABELA 2 – Diferenças entre "fome física" e "vontade emocional"

Fome física	Vontade emocional
Aumenta aos poucos, gradativamente	Surge de repente, parece urgente
Apresenta algum sinal físico (estômago roncando, hálito cetônico, dor de cabeça, diminuição da concentração etc.)	Não apresenta muitos sinais físicos
Promove saciedade	Não satisfaz e promove culpa
Acontece longe da última refeição	Acontece em qualquer momento, até mesmo pouco tempo após a última refeição

SESSÃO 10 – SACIEDADE E SATISFAÇÃO

O que se espera: Por meio desta atividade espera-se que os pacientes aprendam a reconhecer e responder adequadamente aos sinais de saciedade e satisfação.

Conteúdo: Perceber a saciedade e conseguir responder adequadamente a ela, parando de comer, quando satisfeito, também é um desafio para pacientes com BN, que frequentemente fazem restrição alimentar e apresentam episódios de compulsão.

O TN precisa explicar que a saciedade é uma sensação que tem a ver com o preenchimento do estômago e também com o tipo de alimento que se come. Pode-se falar também dos efeitos da ingestão dos diferentes nutrientes sobre a saciedade e a saciação, reiterando a importância de fazer refeições equilibradas para a promoção da saciedade.

Deve-se também deixar claro que os seres humanos nascem com uma habilidade acurada de saber a hora de começar e parar de comer. Para isso, pode-se utilizar como exemplo os bebês, que quando estão mamando, em dado momento, naturalmente param de sugar o peito da mãe. A partir desse exemplo, tranquilizar os pacientes de que assim que o ciclo restrição/compulsão/purgação for sendo minimizado, será possível reconhecer e responder ao momento certo de parar de comer.

Assim como a fome, a saciedade também apresenta níveis de intensidade, que variam abaixo e acima do ponto ideal de conforto. Ou seja, é possível que, ao comer, alguém não fique saciado, pois ainda resta um pouco de fome ou, em outras situações, sinta-se cheio, pois comeu mais do que seu corpo precisava naquele momento. Para identificação e resposta adequadas aos níveis de intensidade de saciedade, recomenda-se utilizar uma escala de notas que serão monitoradas no diário alimentar. Para tanto, são propostos valores de 0 a 10 que correspondem a certos sinais físicos, de acordo com as intensidades de saciedade.

Recomenda-se falar também sobre a questão da satisfação ao comer, pois alguns pacientes conseguem ficar saciados comendo a quantidade de comida necessária, mas não ficam satisfeitos, pois fazem escolhas alimentares diferentes do que realmente gostariam, pelo medo de comer certos alimentos. É importante que o TN os alerte sobre o impacto da falta de satisfação no risco de ocorrência de compulsão e também discuta o quanto uma alimentação, mesmo que nutricionalmente balanceada, deixa de ser saudável quando as preferências da pessoa não são atendidas. Para abordar esse assunto, o TN pode explicar que possuímos um mecanismo, chamado de saciedade sensorial específica, responsável por nos fazer sentir "cansados" de determinado sabor e querer parar de comer. E deve-se enfatizar que para esse mecanismo funcionar adequadamente precisamos estar mentalmente presentes ao comer. Isto é, devemos comer sem distrações, com tranquilidade e com a mente livre de julgamentos e sentimentos sobre o alimento e/ou o corpo.

Por fim, as pacientes precisam estar conscientes de que responder adequadamente aos sinais de saciedade e satisfação, além de prevenir episódios de compulsão, é fundamental para a manutenção do peso corporal.

Meta: Prestar atenção aos níveis de saciedade logo após terminar de comer e atribuir notas de 0 a 10 para eles.

SESSÃO 11 – POR QUE AS DIETAS NÃO FUNCIONAM?

O que se espera: Esta atividade tem como objetivo reforçar a ideia de que dietas restritivas contribuem para o desenvolvimento de episódios de exageros e compulsões alimentares, além de: prejudicar a capacidade de se autorregular, ao atrapalhar a percepção e resposta dos sinais de fome e saciedade; promover perda de massa magra, o que resulta em diminuição do metabolismo basal; e favorecer o posterior reganho de peso na forma de gordura corporal.

Conteúdo: De maneira geral, todo paciente com BN já realizou algum tipo de dieta. É interessante discutir a eficácia destas estratégias, mostrando que se alguma delas funcionasse não surgiriam novas o tempo todo. Vale dar destaque especial às dietas com restrição de carboidratos. Mostrar que existem várias propostas, repaginadas com um nome diferente, mas que todas têm a mesma característica e os mesmos efeitos. Enfatizar que essas dietas promovem inicialmente diminuição nos números da balança, mas que isso é resultado, principalmente, de perda de água e músculo e não significa diminuição da gordura corporal. Complementar, explicando que a diminuição da musculatura contribui para a redução da taxa metabólica basal, favorecendo o efeito sanfona. Explicar também que dietas pobres em carboidrato naturalmente aumentam a vontade por doces e alimentos-fonte do nutriente e favorecem episódios de compulsão.

Explicar também que qualquer tipo de regra alimentar externa sobre "o quê", "quanto" e "quando" comer faz com que nossos sinais internos de fome e saciedade sejam ignorados e assim prejudiquemos nossa valiosa capacidade de autorregulação energética. Em outras palavras, promove a sensação de ser incapaz de saber comer se não estiver seguindo alguma recomendação e, como resultado, estar mais suscetível a comer em excesso e ganhar peso.

Meta: Interromper qualquer dieta que possa estar seguindo, deixar de seguir perfis de dieta nas redes sociais e retirar de casa livros ou revistas de dietas.

SESSÃO 12 – DIGESTÃO, ABSORÇÃO E FUNCIONAMENTO DO INTESTINO

O que se espera: O objetivo desta atividade é explicar o funcionamento dos processos de digestão e absorção dos nutrientes, tendo como foco a diminuição dos vômitos autoinduzidos e a prevenção ou interrupção do uso de laxantes.

Conteúdo: Ao explicar o processo de digestão, é interessante dar destaque ao papel dos esfíncteres para esclarecer que a prática de induzir o vômito pode levar ao relaxamento desses músculos, promovendo os indesejáveis refluxos e azia e, em casos mais graves, a ocorrência de vômitos espontâneos. Também apontar para o fato de a mucosa do esôfago não ter proteção contra o ácido estomacal, lesionando esse tecido e, em longo prazo, favorecendo o desenvolvimento de tumores.

Ao explicar o processo de digestão e absorção, esclarecer sobre uso de laxantes: que na região do intestino onde eles atuam não há mais absorção de nutrientes calóricos e que, portanto, os laxantes não têm capacidade de impedir o ganho de peso, quando há consumo energético excessivo. Em muitos casos, o uso desses medicamentos começa como tentativa de eliminar excessos, mas com o tempo passam a ser protagonistas no funcionamento do intestino, deixando os pacientes "dependentes" dessas substâncias. Por isso, é importante mostrar os possíveis efeitos deletérios do uso excessivo e explicar quais fatores contribuem para o funcionamento normal do intestino.

Além de estimular o consumo de fibras e água, é fundamental ressaltar a importância do consumo de gorduras para melhora do quadro de constipação, uma vez que é comum pacientes com BN excluírem alimentos com esse nutriente.

Meta: Para os pacientes que fizerem uso de laxantes, diminuir ou interromper o uso, bem como cessar ou diminuir episódios de vômitos autoinduzidos.

SESSÃO 13 – INFLUÊNCIA DAS MÍDIAS

O que se espera: O principal objetivo desta atividade é o de instigar as pacientes a serem críticas em relação às mídias, principalmente as sociais, que são amplamente utilizadas atualmente, como Facebook e Instagram (ver Capítulo 19).

Conteúdo: Com o uso exponencial da internet, a sociedade é diariamente exposta a imagens editadas e tratadas, mostrando corpos muito magros, musculosos e pouco possíveis de se alcançar.

Especialmente os aplicativos que focam apenas na imagem (como Instagram e Snapchat) tendem a ser mais nocivos à imagem corporal, pois, na grande maioria das vezes, possuem imagens irreais, editadas e mostram uma realidade perfeita e utópica.

De início, propõe-se questionar quais páginas e perfis as pacientes seguem e se eles, de fato, fazem bem à autoestima e à saúde.

Com o uso de fotos (originais e editadas) retiradas da internet, deve-se mostrar ao grupo como, muitas vezes, as modificações são sutis e como estamos acostumados com tais tratamentos, parecendo-nos até normais. Sugere-se abordar o grande número de aplicativos de edição de imagens disponíveis no mercado e como eles conseguem, inclusive, desenhar músculos e afinar corpos, comprovando que muitos dos mostrados não são reais. Revelar ainda que o principal conceito de muitas páginas e perfis é o de vender produtos, alimentos ou suplementos. Isso pode ser bastante útil para aumentar a capacidade crítica das pacientes.

Meta: Parar de seguir perfis e páginas das redes sociais que estimulem um padrão de beleza muito magro e/ou musculoso e sugerir aqueles que promovam autoestima positiva e discutam comportamento alimentar. Para essa meta, é importante que o TN se certifique antes do conteúdo exato das páginas que serão sugeridas.

SESSÃO 14 – COMO COMER FORA E EM FESTAS

O que se espera: Discutir com as pacientes estratégias de como comer em restaurantes e eventos sociais que envolvem comida, como

Natal, ano novo, Páscoa, casamentos etc. Como os pacientes com BN tendem a ter comportamentos dicotômicos com a alimentação, não é raro que, em tais eventos, comam exageradamente ou não comam absolutamente nada.

Conteúdo: O ideal é que essa atividade ocorra próximo a comemorações que envolvam comida. O Natal e o ano novo, por exemplo, representam momentos desafiadores para os pacientes com TA, uma vez que além de enfrentar abundância de comida eles muitas vezes precisam lidar com familiares que desconhecem o funcionamento e os comportamentos da doença.

Tomando como exemplo as festas de fim de ano, sugere-se indagar o que cada paciente planeja fazer nesse período, se será acompanhado de familiares, amigos ou estará sozinho e como ele está se sentindo com a chegada de tais eventos. Comumente observa-se uma ansiedade importante e primeiramente sugere-se acolhê-lo mostrando que é de se esperar que eles se sintam assim, visto que muitas comidas diferentes e, às vezes, assustadoras estarão presentes.

Todos os conceitos até então trabalhados serão colocados em prática, como fome, saciedade, grupos alimentares e restrição, podendo gerar compulsão e permissão alimentar. Observa-se que habitualmente os pacientes se planejam para pular refeições (o lanche da tarde, por exemplo) para compensar o que irão comer à noite, ou no dia seguinte fazem períodos longos de jejum. Essa prática deve ser desencorajada e espera-se que nessa etapa do tratamento eles já tenham crítica de que tal comportamento aumenta muito a chance de um episódio de compulsão alimentar acontecer, e que, portanto, devem se alimentar normalmente no dia da festa e no seguinte.

Em relação à saciedade, é normal e esperado que as pessoas comam um pouco a mais do que usualmente comem e isso também deve ser debatido com as pacientes. Algumas estratégias de como lidar com a mesa abundante também devem ser trabalhadas. Nessas situações é interessante que primeiro se olhe tudo que tem disponível e pense no que vai comer. Depois de montar seu prato, sugere-se que se sente mais afastada de onde as comidas são oferecidas. Reforçar que comer devagar, prestando atenção à saciedade, pode auxiliar a não exagerar e sugerir que depois de ter comido metade do prato se pergunte como está se sentindo, se ainda está com fome ou já ficando saciada.

Se a paciente tiver algum ente que conheça sua condição, é importante que peça ajuda caso necessite. A permissão ao comer é um ponto importantíssimo. Se a paciente já chegar na festa com pensamentos restritivos de dieta, terá maior chance de exagerar e ter culpa. O trabalho de reforçar que em uma festa há muito mais do que comidas diferentes é essencial. Discutir a importância social, emotiva e do próprio encontro é encorajado.

Meta: Traçar um plano de como irá comer nas festas ou eventos.

SESSÃO 15 – METABOLISMO

O que se espera: Explicar os conceitos de metabolismo, taxa metabólica basal e necessidade energética total, conscientizando as pacientes sobre os riscos de dietas com aporte calórico abaixo das necessidades basais, esclarecendo o mito de que à noite o corpo não gasta energia e reforçando a importância do consumo calórico adequado.

Conteúdo: É interessante esclarecer, portanto, que a maior parte da energia de que precisamos é para atividades que nem somos capazes de ver que estão acontecendo dentro do nosso corpo. É importante deixar isso claro porque frequentemente pacientes com BN acreditam que se não se exercitam ou se estão dormindo não estão gastando energia. A partir disso, deve-se mostrar que dietas com aporte calórico muito baixo não garantirão energia para o funcionamento mínimo do organismo e podem contribuir para que o corpo faça adaptações para poder sobreviver em escassez energética e, em longo prazo, possa necessitar de menos energia, favorecendo o ganho de peso.

Meta: Diminuir a restrição alimentar quantitativa para evitar que o consumo calórico esteja abaixo das necessidades basais.

SESSÃO 16 – ALIMENTOS MILAGROSOS

O que se espera: Levar as pacientes a uma reflexão sobre alimentos tidos como panaceias, capazes de emagrecer e curar todos os males.

Conteúdo: Seduzidos pelo desejo patológico de perder peso, pacientes com BN são muito suscetíveis a acreditar que certos alimentos têm poderes, como o de emagrecer, eliminar celulite, curar doenças etc. Também é comum gastarem parte relevante de suas rendas com suplementos, chás e *shakes*.

O TN deve propor uma retrospectiva dos últimos 10 anos, apresentando os alimentos que estavam em voga entre os mais saudáveis e mais "poderosos" de cada ano. A partir dessa retrospectiva, promover uma reflexão sobre os motivos pelos quais um alimento é ora "endeusado" e ora "esquecido". Mostrar que pode haver interesses comerciais em promovê-lo e reforçar a ideia de que, além de não existir alimento capaz de emagrecer ou curar alguma doença, não existe um alimento sozinho que promova nutrição adequada e saúde.

Meta: Deixar de consumir alimentos supostamente milagrosos que estão fora do contexto alimentar ou que não agradam o paladar do paciente.

SESSÃO 17 – ALIMENTAÇÃO SAUDÁVEL MUITO ALÉM DOS NUTRIENTES

O que se espera: O objetivo principal desta atividade é apresentar uma versão adaptada dos "Passos para uma alimentação adequada e saudável" propostos pelo *Guia Alimentar para a População Brasileira* de 2014 (Quadro 2). Propõe-se ainda mostrar as imagens de pratos de comida das principais refeições também propostos pelo *Guia*.

Conteúdo: Alguns termos propostos pelo *Guia* devem ser modificados, como "evitar", que pode ser entendido como "proibido" pelos pacientes com BN, o que reforçaria crenças e medos alimentares. Deve-se tomar cuidado, também, com o uso da palavra "saudável", visto que todos os alimentos podem estar em uma alimentação saudável, se em contexto e quantidade adequadas.

Depois de discutidos os "Passos para uma alimentação adequada e saudável", propõe-se mostrar as imagens de pratos do *Guia*, enfatizando que todos os grupos alimentares estão ali presentes, o que é uma quantidade normal de comida (que para os pacientes muitas vezes parece ser excessiva) e como o Brasil é um país diverso em suas preparações de acordo com a região do país.

QUADRO 2 – Passos para uma alimentação adequada e saudável

1. Fazer de alimentos *in natura* ou minimamente processados a base da alimentação, deixando os ultraprocessados para ocasiões especiais
2. Utilizar óleos, gorduras, sal e açúcar moderadamente ao temperar e cozinhar alimentos e criar preparações culinárias
3. Comer com regularidade e atenção, em ambientes apropriados e, sempre que possível, com companhia
4. Fazer compras em locais que ofertem variedades de alimentos *in natura* ou minimamente processados
5. Desenvolver, exercitar e partilhar habilidades culinárias
6. Planejar o uso do tempo para dar à alimentação o espaço que ela merece
7. Dar preferência, quando fora de casa, a locais que servem refeições feitas na hora
8. Ser crítico quanto a informações, orientações e mensagens sobre alimentação veiculadas em propagandas comerciais

Fonte: adaptado do *Guia Alimentar para a População Brasileira* (Ministério da Saúde, 2014).

Meta: Escolher um dos "Passos para uma alimentação adequada e saudável" que seja possível nesse momento e colocar em prática.

SESSÃO 18 – REVISÃO

O que se espera: Esta última atividade tem por objetivo retomar conceitos que foram abordados ao longo do tratamento, levantar as principais dúvidas restantes e traçar o que ainda precisa ser melhorado.

Conteúdo: Com caráter de finalização, propõe-se um fechamento das 18 semanas até então trabalhadas. De maneira mais descontraída, sugere-se uma roda de conversa para que as pacientes relatem os principais comportamentos que foram melhorados ao longo dos encontros.

O esperado é que, para algumas pacientes, parte dos comportamentos da doença tenham sido interrompidos. Entretanto, algumas ainda terão bastante dificuldade e resistência para melhorar, dependendo da gravidade do caso, sendo necessário, inclusive, refazer o programa de tratamento.

É encorajado que as pacientes sejam parabenizadas por terem chegado até o fim dessa etapa do tratamento e estimuladas a continuarem no percurso da melhora. Por fim, ao refletir o que ainda falta melhorar, é interessante que as pacientes escrevam e guardem esse material para que na segunda etapa do tratamento isso seja revisado.

Meta: Escrever individualmente o que ainda falta melhorar.

CONCLUSÃO

Ao longo destes anos, por meio de nossa experiência podemos afirmar que ao final deste programa a paciente consegue compreender muito melhor seu quadro alimentar e diminuir significativamente os episódios de restrição, compulsão e purgação. A questão da imagem corporal ainda permanece disfuncional, precisando de um grupo específico ou um tratamento mais individualizado para algumas pacientes. Geralmente no começo do tratamento a resposta dos pacientes às atividades é mais difícil, não preenchem corretamente o diário alimentar e costumam faltar bastante; mas conforme a compreensão sobre o quadro melhora, acabam se engajando cada vez mais nas atividades propostas. Vale ressaltar que cada paciente tem o seu momento adequado para conseguir se dedicar ao tratamento como um todo e a abordagem nutricional costuma ser especificamente difícil para estas pacientes.

Todos os anos aprendemos com um novo grupo que chega, com novos estudos e adaptamos essas sessões de acordo com as novas necessidades; portanto, em locais diversos de tratamento – hospitais, clínicas e consultórios – recomenda-se estar atento às necessidades do seu grupo ou paciente específico; e acreditamos que este programa possa servir como uma inspiração para os profissionais que quiserem utilizá-lo.

Especificamente no atendimento em consultório o melhor a se fazer é conhecer todo esse conteúdo e ir trabalhando os temas de acordo com a demanda do paciente no momento da consulta. Essa flexibilização é importante e faz com que o paciente se sinta acolhido e respeitado em suas individualidades.

REFERÊNCIAS BIBLIOGRÁFICAS

ALVARENGA, M.S.; SCAGLIUSI, F.B.; PHILIPPI, S.T. *Nutrição e transtornos alimentares – avaliação e tratamento*. Barueri: Manole, 2010.

ALVARENGA, M.S.; SCAGLIUSI, F.B. Tratamento nutricional da bulimia nervosa. *Rev Nutr*, v.23, p.907-18, 2010.

AMERICAN DIETETIC ASSOCIATION (ADA). Position of the American Dietetic Association: nutritional intervention in the treatment of anorexia nervosa, bulimia nervosa and binge eating. *J Am Diet Assoc*, v.94, p.902-7, 1994.

AMERICAN DIETETIC ASSOCIATION (ADA). Position of the American Dietetic Association: nutrition intervention in the treatment of anorexia nervosa, bulimia nervosa and other eating disorders. *J Am Diet Assoc*, v.106, p.2073-82, 2006.

AMERICAN PSYCHIATRIC ASSOCIATION (APA). *Diagnostic and statistical manual of mental disorders*. 3th edition (DSM-III). Washington: American Psychiatric Association, 1980.

AMERICAN PSYCHIATRIC ASSOCIATION (APA). Transtornos alimentares. In: APA. *Manual diagnóstico e estatístico de transtornos mentais (DSM-IV)*. 4. ed. Porto Alegre: Artmed, 2002.

AMERICAN PSYCHIATRIC ASSOCIATION (APA). Feeding and eating disorders. In: *Diagnostic and statistical manual of mental disorders (DSM 5)*. 5th edition. Arlington, VA: American Psychiatric Publishing, 2013.

BACALTCHUK, J.; HAY, P. Treatment of bulimia nervosa: a synthesis of evidence. *Rev Bras Psiquiatr*, v.21, p.184-7, 1999.

CORDÁS, T.A.; CLAUDINO, A.M. Transtornos alimentares: fundamentos históricos. *Rev Bras Psiq*, v.24, p.3-6, 2002.

FAIRBURN, C.G.; MARCUS, M.D.; WILSON, G.T. Cognitive – behavioral therapy for binge eating and bulimia nervosa: A comprehensive treatment manual. In: FAIRBURN, C.G.; WILSON, G.T. *Binge eating: nature, assessment, and treatment*. New York: Guilford Press, 1993. p.361-404.

GÓMEZ, C.C.; PALMA, M.S.; MIJÁN-DE-LA-TORRE, A.; RODRÍGUEZ, O.P.; MATÍA, M.P.; LORIA, C.V.; et al. Consensus document about the nutritional evaluation and management of eating disorders: bulimia nervosa, binge eating disorder, and others. *Nutr Hosp*, v.35, p.49-97, 2018.

HART, S.; RUSSELL, J.; ABRAHAM, S. Nutrition and dietetic practice in eating disorder management. *J Hum Nutr* Diet, v.24, p.144-53, 2011.

HART, S.; MARNANE, C.; MCMASTER, C.; THOMAS, A. Development of the "Recovery from Eating Disorders for Life" Food Guide (REAL Food Guide) – a food pyramid for adults with an eating disorder. *J Eat Disord*, v.6, p.6, 2018.

LINARDON, J.; WADE, T.D.; DE LA PIEDAD GARCIA, X.; BRENNAN, L. The efficacy of cognitive-behavioral therapy for eating disorders: A systematic review and meta-analysis. *J Consult Clin Psychol*, v.85, p.1080-94, 2017.

MINISTÉRIO DA SAÚDE. *Guia alimentar para a população brasileira*. Brasília: Ministério da Saúde, 2014.

OZIER, A.D.; HENRY, B.W. Position of the American Dietetic Association: nutrition intervention in the treatment of eating disorders. *J Am Diet Assoc*, v.111, p.1236-41, 2011.

ROCK, C.L.; YAGER, J. Nutrition and eating disorders: a primer for clinicians. *Int J Eat Disord*, v.6, p.267-80, 1987.

SALVY, S.J.; MCCARGAR, L. Nutritional interventions for individuals with bulimia nervosa. *Eat Weight Disord*, v.7, p.258-67, 2002.

SCAGLIUSI, F.B.; ALVARENGA, M.S.; FABBRI, A.D.; QUEIROZ, A.K.O.; POLACOW, V.O.; LOURENÇO, B.H.; SATO, P.M. Protocolo de terapia nutricional para pacientes com bulimia nervosa. In: ALVARENGA, M.S.; SCAGLIUSI, F.B.; PHILIPPI ST. *Nutrição e transtornos alimentares: Avaliação e tratamento*. Barueri: Manole, 2010. p.257-334.

WORLD HEALTH ORGANIZATION (WHO). *International classification of diseases for mortality and morbidity statistics. Eleventh revision.* Geneva, Switzerland: World Health Organization, 2018.

13

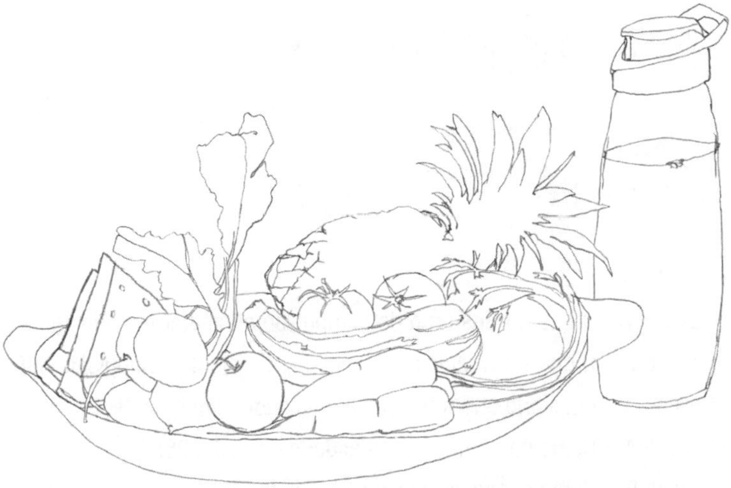

ATENDIMENTO NUTRICIONAL PARA PACIENTES COM TRANSTORNO DE COMPULSÃO ALIMENTAR

Fernanda Pisciolaro
Alessandra Fabbri
Andrea Vargas
Tamiris Gaeta

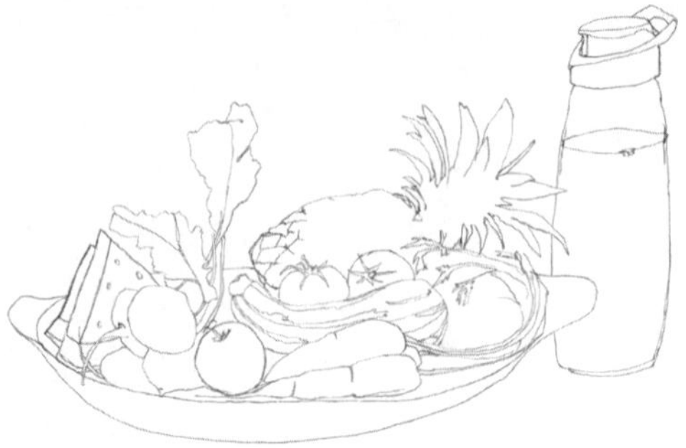

SUMÁRIO

INTRODUÇÃO

O transtorno de compulsão alimentar (TCA), também conhecido como comer compulsivo ou *binge eating disorder*, foi definido pela primeira vez em 1994, na quarta edição do *Manual Diagnóstico e Estatístico de Transtornos Mentais* (DSM-IV), com critérios diagnósticos ainda provisórios. Somente em 2013, com a publicação do DSM-5, o TCA passou a ser reconhecido como categoria diagnóstica, cujos critérios estão descritos no Capítulo 1.

No Brasil, o Programa de Transtornos Alimentares (AMBULIM) do Instituto de Psiquiatria do Hospital das Clínicas da Faculdade de Medicina de São Paulo já atendeu mais de 140 pacientes com compulsão alimentar (CA) e obesidade desde 2004, quando o ambulatório denominado GRECCO (Grupo de Estudo, Assistência e Pesquisa ao Comer Compulsivo e Obesidade) iniciou as suas atividades. Naquela época, pela inexistência de protocolos de terapêutica para TCA, o tratamento foi inicialmente adaptado de programas de obesidade, com o foco em educação nutricional, composto por 12 semanas de intervenção e 12 semanas de manutenção abordando temas como: porções de alimentos, calorias, nutrientes e peso. Como tal abordagem não repercutia em melhora das compulsões alimentares, nos anos seguintes foram acrescentados temas sobre comportamento alimentar (planejamento alimentar, percepção de fome e saciedade, relação dos sentimentos com a busca alimentar, importância do comportamento alimentar – com quem, quando, onde, como e por que se come), passando para 20 sessões totais e sendo incluso um atendimento nutricional individual breve após as intervenções, com orientações a partir do diário alimentar.

De 2008 a 2010, atendendo mulheres com TCA[1] e obesidade graus I e II (IMC entre 30 e 40 kg/m^2), a equipe de Nutrição buscou um trabalho mais integrado com a Psicologia e a Psiquiatria, adaptando o programa de tratamento para bulimia nervosa (BN) de Fairburn (Fairburn,

1 No ambulatório de TCA são atendidas somente mulheres, os homens com este diagnóstico são atendidos separadamente em outro ambulatório (ver Capítulo 15).

2008), baseado em terapia cognitivo-comportamental (TCC), criando um modelo de atendimento semiestruturado, direcionado para problemas e dificuldades com a alimentação e o corpo, centrado primeiramente no presente, focando no reconhecimento e diminuição das compulsões alimentares e seus gatilhos (Duchesne et al., 2007). Ampliou-se o uso do diário alimentar como instrumento para o aconselhamento nutricional, com desenvolvimento de metas progressivas, definidas em colaboração com a paciente e focando no comportamento alimentar, nos afetos e pensamentos associados a ele. O protocolo utilizado foi apresentado anteriormente (Pisciolaro et al., 2010) e como resultado dessa intervenção houve redução de 92,4% dos episódios de compulsão alimentar, ajuste do consumo calórico e adequação de macronutrientes (especialmente lipídios); aumento do consumo de frutas, vegetais e produtos integrais. Foi observada também boa aderência ao tratamento, importante melhora das atitudes alimentares e reduções de peso, IMC e circunferência abdominal de 7,7%, 7,6%, 10,5%, respectivamente (Pisciolaro et al., 2009).

A partir de 2012, pela demanda, passamos a atender mulheres com TCA e obesidade grau III (IMC maior do que 40 kg/m^2). Os temas foram alinhados com a Psicologia, e sua duração estendida. Essas pacientes apresentavam comorbidades clínicas e psiquiátricas mais graves e frequentes, e submetidas aos nossos protocolos de atendimento conseguiam diminuir parte das compulsões, mas que repercutiam em pouca ou nenhuma redução de peso e mantinham as comorbidades clínicas/metabólicas e o desconforto com a imagem corporal. Após o término da intervenção focada no tratamento do TCA, muitas pacientes referiram buscar a cirurgia bariátrica, com sucesso na perda de peso e melhora dos parâmetros metabólicos, sem a retomada dos comportamentos e pensamentos do transtorno alimentar. Assim, de 2015 a 2017, o ambulatório se dedicou a tratar mulheres que haviam realizado a cirurgia bariátrica há pelo menos dois anos, mas mantiveram comportamentos alimentares compulsivos que contribuíram para o reganho ou fracasso na perda de peso. O protocolo de atendimento da Nutrição foi adaptado, mantendo a base da TCC, incluindo novas ferramentas e temas: comer desatento *versus* comer com atenção plena (*mindful eating*), entrevista motivacional, Comer Intuitivo, competências alimentares, estigma da obesidade, novas crenças alimentares e nutricionais etc. – enfatizando mais o TA e as particularidades da cirurgia bariátrica.

Com relação à cirurgia bariátrica, revisão de Novelle e Alvarenga (2016) evidenciou que – mesmo com critérios de avaliação muito heterogêneos – o TCA é o quadro mais presente tanto antes como depois da cirurgia, bem como quadros de compulsão mais inespecíficos.

A adequação e a adaptação das recomendações convencionais para o tratamento da obesidade (que propõem dietas hipocalóricas e orientações nutricionais que excluem alimentos ou grupos alimentares) (ABESO, 2016; Flaso, 1999), conjuntamente com as recomendações dos principais *guidelines* de tratamento para TA – cuja orientação de caráter restritivo é contraindicada (Amianto et al., 2015) –, constituem um desafio no atendimento desses pacientes.

Na nossa prática, as orientações que têm apresentado melhores resultados focam em habilitar as pacientes para que aprendam a fazer sozinhas boas escolhas alimentares (e consequentemente boas escolhas nutricionais), aprendendo a incluir todos os alimentos de forma contextualizada e em quantidades suficientes para suprir seus sinais internos de fome, saciedade e vontade (aprendendo, portanto, também a respeitar os limites do bem-estar e saúde), separando a comida das emoções, sem a utilização de dietas restritivas (Fabbri et al., 2018).

Embora o TCA venha sendo estudado sistematicamente desde os anos 1990, e mais ainda nas últimas décadas, os estudos focados em aspectos alimentares e nutricionais do TCA são raros (Munsch et al., 2008; Raymond et al., 2003). Sabe-se que há grande variabilidade de consumo alimentar durante os episódios de compulsão – que em geral têm menor intensidade do que na BN, cujos critérios de compulsão são os mesmos (ver Capítulo 1). Pacientes com BN também mostram maiores níveis de restrição alimentar comparados aos portadores de TCA – alguns tentam restringir o consumo de calorias, e outros não (Duchesne, 1995). Além disso, no caso do TCA, a prática de dietas pode ser posterior aos episódios de compulsão alimentar (ECA), diferentemente da BN.

Em geral, os pacientes com TCA não submetidos a cirurgia bariátrica têm episódios compulsivos grandes, que podem ser "mascarados", ou dias intercalados com exageros alimentares. Alguns apresentam um perfil mais "beliscador" (do inglês *grazing*), o que torna o ECA menos objetivo, mas quando se observa o dia todo (ou um período) é possível identificar uma quantidade de alimentos maior do que as outras pessoas comeriam em uma situação similar, com perda de controle e arrependimento (Saunders, 2004; Lane; Szabó, 2013).

Especificamente sobre os episódios compulsivos, estes se mantêm muitas vezes até que o indivíduo esteja empanturrado, sinta-se esgotado ou sonolento, ou diante de alguma interrupção externa (p. ex., chegada de alguém). Frequentemente come escondido ou o mais discretamente possível. Em público, é comum que o comportamento alimentar seja controlado, tendendo a ingerir alimentos dietéticos ou com propriedades nutricionais evidenciadas. Um estudo mais específico sobre quantidade e qualidade dos ECA apontou que esses pacientes ingerem aproximadamente 1.000 Kcal a mais do que indivíduos sem TA, e proporcionalmente maior quantidade de sobremesas e *fast-foods*; o consumo de gorduras estava aumentado e o de proteínas reduzido, enquanto o consumo de carboidratos não se apresenta alterado (Fitzgibbon; Blackman, 2000) – mas esse padrão não pode ser generalizado a todos os pacientes e em qualquer lugar.

É importante ressaltar que, embora mais comumente associado ao excesso de peso, o TCA pode ocorrer também em indivíduos eutróficos, e o IMC costuma ser superior ao dos portadores de BN. Além disso, comparados a obesos sem TCA, eles têm hábitos alimentares caóticos, ingerem significativamente mais alimentos, exibem um maior descontrole ao comer em resposta a estados emocionais, além de maior presença de desordens psicopatológicas. A maioria tem uma longa história de repetidas tentativas de fazer dietas e sente-se mais desesperada acerca de sua dificuldade de controle da ingestão de alimentos. Em clínicas para o controle de peso, são em média mais obesos e têm uma história de flutuações de peso mais acentuada do que os indivíduos sem esse padrão (Azevedo et al., 2004).

Em uma exploração de similaridades e diferenças com pacientes com anorexia e BN, bem como obesas sem transtorno alimentar, Alvarenga et al. (2014), utilizando a *Disordered Eating Attitude Scale*, evidenciaram que as mulheres com TCA tinham atitudes realmente mais disfuncionais do que as obesas sem TA, e que a única similaridade com BN (considerando as dimensões da escala utilizada) foi para Relação com a comida e Ideia de alimentação normal – evidenciando o TCA com características realmente diferentes da BN e não apenas do ponto de vista psicológico/psiquiátrico, mas também alimentar.

Estudos explorando abordagens nutricionais no tratamento do TCA são também raros, e apontam aspectos gerais e interprofissionais (Amianto et al., 2015; Brambilla et al., 2009; Fossati et al., 2004).

Assim, além dos critérios diagnósticos, as características individuais de cada paciente devem ser exploradas, com uma boa história de vida e avaliação dos comportamentos e atitudes alimentares via diário alimentar.

Para a identificação durante o atendimento nutricional e construção da orientação, vale a observação de determinadas características frequentes em pessoas com TCA e que também podem estar presentes em pessoas com comer transtornado que apresentam características de compulsão alimentar (Quadro 1).

QUADRO 1 – Características comuns em pacientes com transtorno da compulsão alimentar

Não reconhecem o seu problema central	• Procuram tratamento para perda de peso, melhorar a saúde, prevenir doenças, envelhecer bem etc., mas dificilmente buscam tratamento para as compulsões alimentares • Acreditam que a dificuldade em perder peso e a compulsão alimentar são oriundas de falta de vontade, preguiça, mau caráter, falta de disciplina ou qualquer outra desqualificação pessoal • Diversas tentativas fracassadas de fazer dieta • Pensamento dicotômico: "se eu comer um alimento fora da dieta coloco tudo a perder"
Baixa autoestima	• Não reconhecem seus méritos e conquistas • Dificuldade em cuidar de si, principalmente quando o cuidado afeta o bem-estar de outras pessoas
Mais impulsivos	• Muitas vezes se dão conta do exagero ou compulsão alimentar só depois de comer • Qualquer distração pode prejudicar a escolha alimentar • Dificuldade de controle

(continua)

QUADRO 1 – Características comuns em pacientes com transtorno da compulsão alimentar *(continuação)*

Desorganizados	• Grande dificuldade no planejamento alimentar, estoque de alimentos, gerenciamento dos horários para cozinhar e comer, no registro do diário alimentar, no relato dos acontecimentos etc. • Dificuldade em perceber "gatilhos" alimentares e emocionais
Problemas com a imagem corporal	• Não apresentam distorção de imagem corporal; percebem o tamanho real, mas com grande insatisfação • Depreciam sua imagem (com menos intensidade que pacientes com bulimia nervosa) e muitas vezes limitam exposição ao corpo • Grande esforço em esconder o corpo • Pensamentos constantes sobre o que os outros estão pensando sobre seu corpo e peso • Tentam justificar sua imagem corporal para confortar os outros • Autoavaliação é baseada na forma e peso corporal
Grande sofrimento em relação ao comportamento alimentar	• Percebem os episódios de compulsão alimentar como anormais • Grande desconforto em não conseguir controlar a alimentação, mesmo com grande conhecimento (e geralmente se comportam de forma extremamente controlada e sensata em outras situações)

Fonte: adaptado de Pisciolaro; Azevedo (2010); Pisciolaro (2010); Pisciolaro et al. (2010).

Portanto, os principais objetivos do tratamento nutricional para TCA são: diminuir a frequência de compulsões alimentares; melhorar a percepção e o controle de situações que desencadeiam a compulsão; eliminar práticas alimentares inadequadas; controlar os impulsos do comer desatento; buscar a manutenção de um peso adequado que seja compatível com a realidade e histórico do paciente; melhorar a relação entre alimentação e corpo (Ozier et al., 2011).

É particularmente desafiante para o terapeuta nutricional (TN) trabalhar as questões que envolvem a aceitação corporal – principalmente se considerarmos que estamos falando em sua maioria de pacientes com obesidade – para evitar a depreciação corporal, ajudar no planejamento e organização alimentares, trabalhar a utilização da alimentação como recompensa (p. ex., comer mais em um dia "estressante", comer porque eu mereço etc.). Portanto, conhecimentos avançados de aconselhamento nutricional são desejáveis (ver Capítulo 10), bem como mais conhecimentos sobre as bases teóricas e as estratégias terapêuticas para abordagem da imagem corporal (ver Capítulos 7 e 8).

Neste capítulo, descrevemos o modelo do tratamento nutricional oferecido pelo AMBULIM por meio do GRECCO, considerando as mudanças e atualizações realizadas ao longo destes anos, a atualização nas pesquisas e lançamento do DSM-5 e a publicação da última versão da *Classificação Estatística Internacional de Doenças e Problemas Relacionados com a Saúde* (CID-11) (APA, 2013; OMS, 2018).

O tratamento possui algumas etapas: quando novas vagas são abertas, as candidatas que aguardavam em lista de espera são convocadas para uma triagem psiquiátrica e início de uma anamnese conjunta entre psicólogos e nutricionistas; após esse momento é realizada uma reunião para a discussão do diagnóstico da paciente e se ela se beneficiará ou não do modelo de tratamento oferecido. Na anamnese, são coletadas informações de identificação, histórico de peso e satisfação corporal, preferências e aversões alimentares, informações sobre dietas e comportamentos direcionados para a perda de peso, dados sobre os episódios de CA (idade de início, sentimentos associados, duração, frequência, situações), permitindo o conhecimento das variáveis de peso e comportamento alimentar habitual e pregressas ao atendimento ambulatorial. Passam também por avaliação neuropsicológica. Esses dados auxiliam o TN no estabelecimento de uma aliança terapêutica significativa e no desenvolvimento de um plano de tratamento nutricional específico e individualizado. Após esse processo inicial a paciente começa o tratamento e segue o programa constituído de 18 sessões de intervenção e duas sessões (inicial e final) em que são aplicados inventários de avaliação.

Durante a intervenção nutricional realizada em grupo são abordados temas relacionados ao TA, à alimentação e à mudança de comportamentos inadequados, por meio de aulas expositivas. São trabalhados assuntos pertinentes às atitudes e pensamentos alimentares, como a valorização das relações do indivíduo com o alimento, o prazer com a alimentação, a identificação das sensações de fome, saciedade e apetite, a criação de vínculos pessoais que favoreçam o tratamento, entre outros. É enfatizado às pacientes que participem ativamente e colaborem com o tratamento. Para isso, é solicitado que entreguem semanalmente uma tarefa, que deve ser cumprida em casa, a fim de reforçar o aprendizado de cada sessão.

Após cada aula, as pacientes são atendidas individualmente para que seja feito o acompanhamento do diário alimentar e propostas as metas semanais, que estabeleçam mudanças e melhora gradual de todos os aspectos alimentares. Neste atendimento, são reforçadas as relações do TN com a paciente, para que seja formada uma aliança segura. Ao final do tratamento nutricional a paciente deve estar capacitada a identificar e avaliar seus pensamentos e crenças alimentares disfuncionais e situações que desencadeiam compulsões, assim como saber agir em relação a elas e solucioná-las. A paciente também é estimulada a aprender a lidar com situações especiais, como eventos, viagens e festas e a prevenir recaídas.

A evolução de cada paciente é acompanhada por meio de uma ficha na qual são anotados semanalmente dados importantes do diário alimentar, medidas antropométricas, informações obtidas pela paciente durante o atendimento individual e das discussões com a equipe multiprofissional. A pesagem ocorre semanalmente com roupas leves e sem sapato com a paciente virada de costas para a balança. Geralmente, por conta dos inúmeros episódios compulsivos e restritivos o peso costuma variar, com maior intensidade no início do tratamento; ao longo do tratamento a tendência é este peso ficar mais estabilizado.

Assim como no ambulatório de BN, as pacientes são atendidas regularmente pela equipe de médicos psiquiatras individualmente conforme a necessidade (frequência variada), e os familiares, parceiros e amigos são assistidos em um grupo psicoeducativo de apoio conduzido por terapeutas familiares. O atendimento psicológico é realizado em grupo e as sessões seguem a mesma estrutura temática da nutrição e o mesmo número de sessões. Além disso, contam com atendimento de educadores físicos que trabalham relação com exercício, barreiras, estágio de comportamento e vivências de modalidades de exercício e relaxamento; e de algumas sessões com uma consultora de imagem que discute questões ligadas ao autocuidado, resgate de vaidade e reconhecimento corporal. Ao término do grupo, as pacientes são reavaliadas pela equipe multidisciplinar, novos instrumentos são aplicados e aquelas que não apresentam mais epi-

HUAS, C.; GOSART, N.; FOULON, C.; PHAM-SCOTTEZ, A.; DIVAC, S.; FEDOROWICZ, V.; et al. Predictors of dropout from inpatient treatment for anorexia nervosa: data from a large French sample. *Psychiatry Res*, v.185, p.421-6, 2011.

MADDEN, S.; MISKOVIC-WHEATLEY, J.; WALLIS, A.; KOHN, M.; LOCK, J.; LE GRANGE, D., et al. A randomized controlled trial of in-patient treatment for anorexia nervosa in medically unstable adolescents. *Psychol Med*, v.45, p.415-27, 2015.

MARZOLA, E.; NASSER, J.A.; HASHIM, S.A.; SHIH, P.A.; KAYE, W.H. Nutritional rehabilitation in anorexia nervosa: review of the literature and implications for treatment. *BMC Psychiatry*, v.13, p.290, 2013.

MAYER, L.E.; ROBERTO, C.A.; GLASOFER, D.R.; ETU, S.F.; GALLAGHER, D.; WANG. J., et al. Does percent body fat predict outcome in anorexia nervosa. *Am J Psychiatry*, v.164, p.970-2, 2007.

MEHLER, P.; WINKELMAN, A.; ANDERSON, D.G.; GAUDIANI, J.L. Nutritional rehabilitation: practical guidelines for refeeding the anorectic patient. *J Nutr Metab*, v.2010, p.625782, 2010.

MEHLER, P.S.; KRANTZ, M. Anorexia nervosa medical issues. *J Womens Health*, v.12, p.331-40, 2003.

MENUCCI, L.; TIMERMAN, F.; ALVARENGA, M. Como a subjetividade influencia o comportamento alimentar? In: ALVARENGA, M.; FIGUEIREDO, M.; TIMERMAN, F.; ANTONACCIO, C. (Orgs.). *Nutrição comportamental*. 2ª ed. Barueri: Manole, 2019, p.57-72.

MITTNACHT, A.M.; BULIK, C.M. Best nutrition counseling practices for the treatment of anorexia nervosa: A Delphi study. *Int J Eat Disord*, v.48, p.111-22, 2015.

OZIER, A.D.; HENRY, B.W.; AMERICAN DIETETIC ASSOCIATION. Position of the American Dietetic Association: Nutrition intervention in the treatment of eating disorders. *J Am Diet Assoc*, v.111, p.1236-41, 2011.

PANTELI, J.V.; CROOK, M.A. Refeeding syndrome still needs to be recognized and managed appropriately. *Nutrition*, v.25, p.130-1, 2009.

REDGRAVE, G.W.; COUGHLIN, J.W.; SCHREVER, C.C.; MARTIN, L.M.; LEONPACHER, A.K.; SEIDE, M., et al. Refeeding and weight restoration outcomes in anorexia nervosa: challenging current guidelines. *Int J Eat Disord*, v.48, p.866-73, 2015.

REIFF, D.W.; REIFF, K.K.L. The recovery process. In: REIFF, D.W.; REIFF, K.K.L. *Eating disorders – nutrition therapy in the recovery process*. Maryland: Aspen Publishers, 1992, p. 12-29.

ROCKS, T.; PELLY, F.; WILKINSON, P. Nutrition therapy during initiation of refeeding in underweight children and adolescent inpatients with anorexia nervosa: A systematic review of the evidence. *J Acad Nutr Diet*, v.114, p.897-907, 2014.

sódios de CA recebem alta de todo o tratamento. Já as pacientes que não cessaram as compulsões permanecem em atendimento nutricional individual, e atendimentos psiquiátrico e psicológico individual conforme a necessidade, por tempo indeterminado até que os episódios compulsivos sejam cessados e mantidos "zerados" por um tempo adequado.

A seguir serão descritas as sessões realizadas na intervenção nutricional em grupo, no ambulatório do GRECCO.

SESSÃO 1 – O QUE É TRANSTORNO DE COMPULSÃO ALIMENTAR E DIÁRIO ALIMENTAR

O que se espera: O objetivo desta aula é apresentar os critérios diagnósticos do transtorno de compulsão alimentar (TCA) e explicar como preencher o diário alimentar.

Conteúdo: É explicado para as pacientes que o TCA é uma doença psiquiátrica que precisa ser tratada sem julgamento. Algumas pessoas ainda acreditam que seus comportamentos alimentares são fruto de falta de força de vontade, poucos acreditam que é uma doença e que ninguém a escolhe. É explicada a importância do diário alimentar, sendo um instrumento essencial no tratamento nutricional. Este, preferencialmente, deve ser preenchido após cada refeição, devendo ser entregue todas as semanas com as colunas devidamente preenchidas. Alimentos como cafezinhos, balas e lanchinhos ("beliscadas") devem ser anotados também. Além dos tópicos básicos descritos no Capítulo 10, solicita-se que acrescentem uma coluna para:

- Compulsão: comer dentro de um período (p. ex., 2 horas) uma quantidade de comida maior do que outra pessoa comeria no mesmo período de tempo e nas mesmas circunstâncias com a sensação de perda de controle.
- Fome: colocar uma nota de 0 a 10 para a fome, sendo 0 sem fome nenhuma e 10 muita fome ("poderia comer um boi").
- Saciedade: colocar uma nota de 0 a 10 para a saciedade, sendo 0 "não saciou nada (precisaria comer mais)" e 10 "totalmente satisfeito, empanturrado".

- Local/com quem: onde foi realizada aquela refeição e com quem.
- Tempo: quanto tempo durou aquela refeição.
- Situação/pensamento/sentimentos: o que estava fazendo, sentindo e/ ou pensando durante a refeição.

Meta: Preencher corretamente o diário alimentar, anotando todas as colunas conforme explicado em aula.

SESSÃO 2 – O QUE É COMPULSÃO ALIMENTAR – O CICLO DA COMPULSÃO

O que se espera: Esta aula tem como objetivo explicar o que é uma compulsão alimentar. O TN esclarece a diferença entre: a) compulsão alimentar (quantidades e velocidades maiores do que a maioria das pessoas conseguiria comer em uma situação similar, associada à sensação de perda de controle e seguida por sentimento de culpa); b) exagero alimentar (é o consumo esporádico, bastante aumentado, de um alimento, como: repetir duas vezes uma porção de doce), não sendo um comportamento que caracteriza o TCA e pode ser normal; c) comer normal e comer restritivo e como se forma o ciclo restrição/compulsão e assim diminuir as restrições alimentares.

Conteúdo: A compulsão alimentar, em geral, acontece quando há uma relação emocional envolvida, na qual o alimento é utilizado como forma de conforto, tornando-se assim uma via não funcional para lidar com emoções, representando situações de alto risco para a compulsão - pois em um primeiro momento se sente prazer, depois muita culpa e sofrimento e pelos episódios de compulsão. O ciclo da compulsão alimentar no TCA (Figura 1) geralmente se inicia por um fator externo de cobrança como de padrões de beleza impostos ou de uma pessoa próxima, fazendo com que a paciente busque iniciar uma dieta restritiva ou uma mentalidade de dieta que dura por um curto período de tempo no TCA, seguido de um sentimento de fracasso e incapacidade que gera o gatilho emocional para iniciar a compulsão, fazendo com que a pessoa coma mais para se confortar e voltando ao início do ciclo de se sentir fora do padrão ou emocionalmente instável.

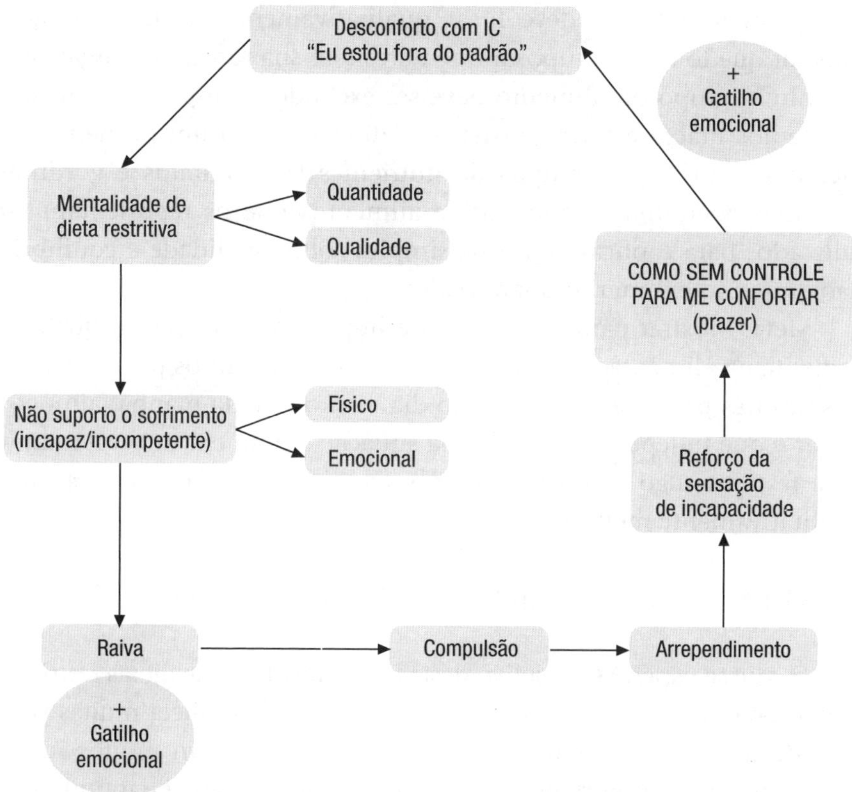

FIGURA 1 – Ciclo da compulsão no transtorno de compulsão alimentar (TCA).

Meta: Introduzir um padrão regular na alimentação, reduzir crenças disfuncionais e pensamentos dicotômicos que levam à restrição alimentar, tanto quantitativos como qualitativos, e consequentemente gerando as compulsões.

SESSÃO 3 – EQUILÍBRIO DAS REFEIÇÕES E QUALIDADE ALIMENTAR

O que se espera: Esta aula tem como objetivo mostrar a importância dos grupos alimentares e promover um equilíbrio e o pensamento mais qualitativo da alimentação, encorajando uma primeira mudança de pensamentos restritivos e criando uma estrutura alimentar.

Conteúdo: O TN deve focar qualitativamente na alimentação e mostrar que todos os grupos alimentares têm sua função no organismo e nenhum grupo ou alimento deve ser excluído. É importante mostrar que temos macro e micronutrientes. Utilizamos em um primeiro momento três principais grupos de nutrientes (carboidratos e gorduras; proteínas; vitaminas e minerais) e alimentos que os representam são utilizados para explicar de forma simples sobre qualidade e equilíbrio, não entrando em mérito quantidades.

Meta: Mostrar para as pacientes a importância de pensar qualitativamente na alimentação e que devemos tentar incluir os principais grupos nas três principais refeições do dia, como café da manhã, almoço e jantar e que independentemente da situação, como em um restaurante, uma festa ou algo como uma hamburgueria, é possível fazer escolhas qualitativamente melhores.

SESSÃO 4 – COMO COMBATER A MENTALIDADE DE DIETA

O que se espera: O objetivo desta aula é mostrar que dietas restritivas e da moda são contraproducentes e a prática de fazer dieta muitas vezes precede o desenvolvimento da compulsão alimentar em muitos indivíduos com TA e a importância do resgate do comer normal e intuitivo.

Conteúdo: Ao iniciar a aula, deve-se fazer uma breve discussão sobre as dietas que as pacientes já fizeram ou que estão na mídia. A mentalidade de dieta geralmente vem com comportamentos e pensamentos do tipo: pesar os alimentos; contar calorias; só comer alimentos após ler minuciosamente os rótulos (Menucci et al., 2019). O comportamento logo após comer algum alimento que julga "perigoso, proibido, culpado" poderá ser de "dane-se" e comer ainda mais ou sem cuidados na escolha. O "pensamento de dieta" é o pensamento dicotômico de tudo ou nada. Fazer dieta não apenas engorda em longo prazo, como também torna as pessoas contrariadas, ansiosas, irritadas, infelizes e deprimidas e ainda não respeita os sinais de fome e saciedade, distanciando cada vez mais o comer normal. Controlar a alimentação com restrições e privações faz com que se pense mais em comida, gerando uma obsessão e como resultado come-se muito mais. Esses comportamentos levam às oscilações de peso e insatisfação corporal. Comer intuitivo é a capacidade de compreender aquilo que não é empírico e ter sabedoria para confiar no corpo para fornecer informações precisas sobre o que, quando e quanto comer, que tem como base os três pilares do comer intuitivo: 1) permissão incondicional para comer; 2) comer para atender às necessidades fisiológicas e não emocionais; 3) reconhecer os sinais internos de fome e saciedade com sintonia (Alvarenga; Figueiredo, 2019).

Meta: Cessar a prática de dietas e identificar os comportamentos e hábitos relacionados ao pensamento da dieta.

SESSÃO 5 – COMO COMER *VERSUS* O QUE COMER

O que se espera: O objetivo é que a paciente desenvolva a capacidade de organizar o dia alimentar, estruturando as refeições (café da manhã, almoço, jantar e lanches intermediários), respeitando as preferências alimentares e culturais da paciente sem imposição.

Conteúdo: É totalmente possível comer de forma saudável sem saber o nome do nutriente ou se aquele alimento é rico em fibras e vitaminas, entre outras coisas. Comer de forma adequada e equilibrada é muito importante, porém "como comemos" é tão ou mais importante do que "o que comer". "O que comer" está diretamente ligado ao conceito de alimentação saudável e não podemos deixar de considerar os aspectos culturais, sociais, ambientais, religiosos, psicológicos e nutricionais e está alinhado a situação, horários das refeições, planejamento, disponibilidade e hábito alimentar.

Meta: Organizar com a paciente a estrutura alimentar com no mínimo três refeições diárias, ressaltando a importância dos grupos alimentares em cada refeição.

SESSÃO 6 – DIFERENÇA ENTRE COMER RESTRITIVO, NORMAL, EXAGERADO E COMPULSIVO E TAMANHO DAS PORÇÕES

O que se espera: O objetivo desta aula é mostrar que comer normal é comer todos os alimentos, sem categorizá-los como bons ou ruins, sem julgamentos do tipo "estou comendo esse brigadeiro, mas não devia, engorda". Assim, se ela comer sem restrições alimentares na próxima refeição irá comer normal, evitando assim exageros alimentares.

Conteúdo: O conceito de comer normal para algumas pessoas é comer apenas frutas, verduras e legumes, sendo como uma "dieta disfarçada". Introduzir a atenção à fome antes de comer, já que é comum colocarmos muita comida no prato quando a fome está grande, o que dificulta o reconhecimento da saciedade. Apresentar também limites – e diferenciá-los de restrição – mostrando que comidas do dia a dia podem ser básicas e as comidas especiais podem ser "guardadas" para os dias especiais; que comemos mais quando a comida é diferente e se todo dia tivermos comidas muito especiais aumentam as chances de exagero; que ampliar as opções de comida e poder comer qualquer alimento é diferente de precisar comer todo alimento que está disponível.

Comer restritivo: A restrição pode ser qualitativa ou quantitativa. O clássico estudo de Minnesota (Keys et al., 1950) verificou as consequências da restrição no comportamento humano de 36 homens eutróficos, no período de 6 meses. Os pesquisadores notaram que os participantes ficaram mais irritados, briguentos, letárgicos, com perda da libido, obcecados com o alimento, chegando a roubar comida. Quando a dieta foi liberada, permitindo que eles comessem o quanto queriam, passaram a ter perda de controle e afirmavam se sentir descontrolados com sua alimentação.

Comer normal: É comer respeitando os sinais internos de fome e saciedade; é comer mais algumas vezes porque está gostoso ou comer menos; escolher comer alguns alimentos, pois você se sente bem com eles; respeitar as vontades de comer sem julgamento e até mesmo comer demais às vezes. Comer normal requer alguns cuidados, porém sem julgamentos ou regras, e o prazer e o equilíbrio são o cerne.

Comer exagerado: O comer exagerado é uma situação que pode ocorrer com todos nós. Algumas situações podem ser observadas, como: não prestar atenção quando for comer; ficar muitas horas em jejum; porque estava gostoso; por hábito; ansiedade; e até mesmo em festas comemorativas.

Comer compulsivo: Comer compulsivamente com perda de controle do quanto e como se come com culpa e com uma angústia muito grande após comer. Geralmente os gatilhos emocionais negativos são o estopim para esse comer, quando a pessoa não reconhece as emoções e acaba comendo para não lidar com isso.

O tamanho das porções é diferente para cada tipo de pessoa. É preciso observar algumas características, como sexo masculino ou feminino, idade, estágio de vida, se é praticante de atividade física – e outros fatores como: disponibilidade do alimento, o contexto da alimentação, se é um lanche ou uma refeição maior, equilíbrio entre outros alimentos. Usar técnicas como pesar ou contar os nutrientes não é necessário. Pode-se fazer perguntas simples, do tipo "A quantidade de comida passa da borda do prato?" ou "Meu prato está com todos os alimentos da mesma cor (p. ex., arroz, batata, farofa, milho)?".

Meta: Fazer as refeições dentro de um contexto adequado, tanto de qualidade como quantidade, percebendo o comer restritivo, normal, exagerado ou compulsivo. Ajudar a paciente a fazer o seu planejamento alimentar diário, colocando em prática no seu dia a dia as orientações, entendendo cada momento que envolve o ato de comer, pensamento e ação, pois essas modificações são de extrema importância no controle da compulsão.

SESSÃO 7 – PLANEJAMENTO ALIMENTAR

O que se espera: Esta aula tem como objetivo habilitar a paciente a planejar sua alimentação de forma adequada e, consequentemente, diminuir e/ou evitar as compulsões.

Conteúdo: O TN deve mostrar que muitas vezes não nos damos conta de que a organização e o planejamento são fatores essenciais para manter uma boa alimentação e consequentemente diminuir e/ou evitar as compulsões. Deve-se então apresentar métodos de planejamento alimentar adequado, que agreguem praticidade e escolhas melhores. Técnicas como elaboração de lista de compras, organização nas despensas de alimentos e geladeira, planejamento de tempo e orientações para o preparo de alimentos. Questionamento de como, quando e por que se planejar e visando também a alterações comportamentais – com orientações práticas sobre forma de agir e pensar em relação aos alimentos, desde o porcionamento até a importância do ambiente, da mastigação correta e horários das refeições, entre outras.

Meta: A paciente deve colocar em prática no seu dia a dia as orientações, passando a entender cada momento que envolve o ato de comer, dando a devida importância para cada pensamento e ação.

SESSÃO 8 – COMO IDENTIFICAR FOME FISIOLÓGICA

O que se espera: Esta aula tem como objetivo mostrar que os sinais de fome existem e que devem ser ouvidos e respeitados.

Conteúdo: Nesta sessão o TN deve inicialmente definir fome e explicar os mecanismos fisiológicos e não fisiológicos que estimulam a ingestão de alimentos. Apresentamos um quadro com definições de fome e classificações possíveis da fome de 0 a 10 para que as pacientes possam identificar e externar sua sensação de fome (Alvarenga et al., 2019a). Inicialmente é importante fazer com que a paciente identifique um alimento que ela considere básico, que comeria apenas em uma situação de fome (exemplos que mais aparecem: iogurte, maçã, ovo cozido) e descartar alimentos que ela poderia comer mesmo sem estar realmente com fome física, que serão trabalhados na sessão sobre vontades.

Meta: Identificar as notas de fome e externar a sensação de fome em notas de 0 a 10 no diário alimentar.

SESSÃO 9 – BALANÇO DO PERÍODO

O que se espera: Esta aula tem como objetivo fazer com que a paciente reveja e identifique o quanto compreendeu e aplicou das aulas e metas realizadas até o momento.

Conteúdo: O TN deve aplicar um *checklist* das aulas realizadas até o momento para que se possa identificar as metas que foram realizadas e as que ainda devem ser trabalhadas. É importante que sejam valorizadas as metas que foram atingidas e pensar em novas estratégias para obtenção das metas ainda em aberto e também criar novas metas. Também é importante mostrar à paciente que ela deve estabelecer suas próprias metas. Essas metas devem ser atingíveis, compatíveis com uma vida saudável e feliz.

Meta: Preencher um quadro de revisão de metas e estabelecer estratégias para as metas ainda não atingidas.

SESSÃO 10 – COMO IDENTIFICAR E DIFERENCIAR SACIEDADE, SACIAÇÃO E SATISFAÇÃO

O que se espera: Esta aula tem como objetivo ensinar as pacientes a perceberem seus sinais de saciedade e a identificação da hora de parar de comer, assim como a determinarem o tamanho das refeições, em função de seus sinais internos de fome e saciedade e não em função de quantidades preestabelecidas.

Conteúdo: O TN deve definir saciedade, saciação e satisfação e explicar os mecanismos fisiológicos e não fisiológicos que estimulam a ingestão de alimentos e sua cessação. A saciedade é o processo inverso da fome e sinaliza quão ocupado está o estômago. Pode-se demonstrar em um grau de 0 a 10, como mostrado na aula de fome, mas com as notas invertidas (Alvarenga et al., 2019a). Saciação tem relação com o tempo de permanência do alimento no estômago e depende principalmente da sua composição e não simplesmente da quantidade. Quanto mais gordura o alimento possui, maior o tempo necessário para o esvaziamento gástrico. Quando comemos apenas alimentos fonte de carboidratos a digestão é mais rápida e com isso sentiremos fome mais rápido do que quando comemos apenas alimentos fonte de proteínas e lipídios, cuja digestão é mais lenta e com isso também reforçamos a importância de manter o equilíbrio dos três grupos alimentares trabalhados anteriormente, e assim nos mantermos sem fome até a próxima refeição. Quando pensamos em satisfação, devemos mostrar a importância de se sentir satisfeito (feliz) pelas escolhas alimentares e que quando não temos satisfação pelo que comemos buscamos essa satisfação em outro momento, aumentando a chance de perda de controle alimentar com outro alimento que possa gerar uma compulsão.

Meta: Identificar as notas de saciedade de 0 a 10, anotar no diário alimentar e prestar atenção na saciação e satisfação nas refeições.

SESSÃO 11 – COMO IDENTIFICAR OS DIFERENTES TIPOS DE VONTADES

O que se espera: Esta aula tem como objetivo fazer com que a paciente comece a se conhecer melhor e identificar e diferenciar quando está com fome e quando é vontade e qual tipo de vontade está sentindo de fato.

Conteúdo: O TN deve mostrar que além da nossa fome física temos relações emocionais e sociais com a alimentação e por isso temos vontade de comer. Sabe-se que a ingestão de alimentos pode ser estimulada pela hora do dia, a visão e o cheiro dos alimentos ou reuniões sociais. Também fatores emocionais, ambiente social e condicionamento (hábito) afetam a ingestão de alimentos. A vontade também pode ser específica, não apenas por comer, mas muitas vezes direcionada a um ou mais alimentos específicos. Três tipos de vontades podem ser apresentados, discutindo como identificá-los. O modelo discutido no capítulo anterior de BN pode ser usado e adaptado à realidade do TCA com exemplos apropriados (ver Capítulo 12). A comida pode ser usada como via de conforto emocional de forma disfuncional; muitas vezes o que realmente buscam e precisam não é comida. É preciso mostrar que a vontade que sentem pode não ser de comida, mas sim de um componente emocional, que deve ser trabalhado em terapia. É papel do TN orientar a disfuncionalidade dessa busca alimentar, a identificação dos gatilhos e, eventualmente, a mudança de comportamentos funcionais que substituam a comida "emocional". Aprender a identificar a vontade emocional já ajuda na modulação das compulsões. Ensinar novos comportamentos para esses momentos pode criar uma nova perspectiva para a paciente. EMOÇÃO ASSUMIDA NÃO VIRA COMIDA!

Meta: Identificar os tipos de vontades e anotar na coluna situações, sentimentos e pensamentos do diário alimentar para serem trabalhados principalmente em atendimento individual.

SESSÃO 12 – COMER DESATENTO, O QUE É ISSO?

O que se espera: O objetivo desta aula é identificar os gatilhos do comer desatento, mostrando o quanto nos desconectamos no momento das refeições.

Conteúdo: Iniciar a aula discutindo como comemos de forma automática e sem fome muitas vezes – como a pipoca no cinema. Quando se trata de comer, primeiro pensamos em comer, logo em seguida vem à cabeça o que comer e só depois decidimos o quanto comer. Comer desatento é o ato de comer sem prestar muita atenção ao que e no quanto se está comendo; comer com pressa; comer rápido; comer distraído e no comer social, pois nessas situações geralmente come-se mais.

Quando falamos em hábitos alimentares, podemos definir como comportamentos que determinada pessoa aprende e repete frequentemente, sem pensar como deve executá-los, geralmente de modo inconsciente, que resultam da repetição frequente de certos atos. Quando pensamos em mudar um hábito alimentar, é muito mais fácil fazer a mudança no ambiente para que a pessoa coma da melhor forma possível do que restringir um alimento, pois o hábito difere do instinto, que é um comportamento inato, não aprendido (Alvarenga et al., 2019b).

Deve-se orientar a observar o ambiente onde realiza as refeições, verificando tamanho das porções; visualizar antes de comer ao invés de pegar aos poucos, principalmente em rodízios e *buffets*; pegar menos/usar pratos menores; comprar pacotes menores; utilizar copos e pratos de tamanho normal; ter variedade alimentar; observar as pessoas que comem mais devagar e tentar acompanhá-las; reaprender o comer intuitivo[2].

Meta: Desfrutar do prato preferido, saboreando e degustando bem devagar. Para facilitar, antes de comer, seguir um pequeno roteiro: respire antes de começar a comer, olhe o prato, coma com os olhos primeiro; antes de colocar a comida na boca, sinta o aroma da comida; com a comida na boca, sinta as diferentes texturas, antes de engolir; quando comer, apenas coma.

SESSÃO 13 – PARCERIA ALIMENTAR – SUPERANDO OBSTÁCULOS E ENVOLVENDO A FAMÍLIA

O que se espera: O objetivo desta aula é mostrar como a parceria com outras pessoas pode ter um impacto positivo no comportamento alimentar.

Conteúdo: Pacientes com TCA muitas vezes se veem sozinhas e incompreendidas com a doença, mas quase nunca pedem ajuda ou por

---

2 Para saber mais sobre comer intuitivo nos TA, ver Capítulo 10.

vergonha de como comem ou por medo de serem julgadas, por não conseguirem seguir uma dieta ou por medo de ter uma doença psiquiátrica. A "parceria alimentar" consiste em treinar pessoas do convívio para ajudar no tratamento, monitorando situações que aumentam a fragilidade para a doença e identificando pessoas que podem ser "nocivas" nesse processo. Para isso, os parceiros devem evitar falar sobre peso, calorias, modismos (sem glúten, sem açúcar, sem gordura), tipos de dietas para emagrecer – e precisam ajudar a silenciar todos esses assuntos, evitando-os principalmente quando estão comendo. A parceria alimentar pode vir de um membro da família, amigo, profissional da saúde ou grupo de pessoas que irão ajudar o paciente. Deve-se discutir a troca do discurso da dieta por um discurso positivo ao alimento de como uma refeição bem-feita é gostosa, sem julgamento sobre o que pode e o que não pode comer. Soluções devem ser encontradas, como propor opções saudáveis para que possam comer juntos, preparar as refeições, surpreender com novos pratos e ter prazer.

Meta: Quem pode ser seu parceiro alimentar e avaliar as mudanças? Escreva uma lista das pessoas que você julga que podem participar do seu tratamento e planeje as refeições com a parceria alimentar.

SESSÃO 14 – REVERSÃO DE HÁBITOS

O que se espera: O objetivo desta aula é mostrar que podemos reverter os hábitos que são prejudiciais por hábitos mais assertivos, explicando que a prática implicará sucesso de mudança.

Conteúdo: Os hábitos são adquiridos de forma automática, tornando-se difícil a mudança. Para mudar é preciso pensar de forma realista e se questionar a respeito do que se ganha em manter o comportamento atual e o que se perde em mudar esse comportamento. Questionamentos úteis para discussão:

1. Qual hábito quer mudar: fazer uma lista dos hábitos que quer mudar e aos poucos definir quais deseja mudar primeiro.
2. Quais consequências viriam da manutenção desses hábitos?
3. O que se ganha abandonando esse hábito?

4. Quais situações expõem a esse hábito?
5. Existe algum comportamento que se possa fazer para substituir esse hábito?

Meta: Testar 10 opções para cada novo hábito, até ele ser inserido, tomando o cuidado de inserir um novo hábito apenas quando o outro hábito for estabelecido.

SESSÃO 15 – ALIMENTOS E SENTIMENTOS – OUTRAS FORMAS DE NUTRIR

O que se espera: O objetivo desta aula é mostrar como as emoções não reconhecidas podem levar ao comer emocional, ajudando na identificação de situações em que estão presentes (e não tentando resolver o problema emocional da paciente).

Conteúdo: A capacidade de perceber e identificar as emoções é uma habilidade que pode ser aprendida de forma funcional ou disfuncional. As emoções fazem parte da vida e desempenham um papel essencial no nosso comportamento. Quando não reconhecemos as emoções, pode-se agir no piloto automático e com isso serem tomadas atitudes impulsivas e precipitadas, e comer pode ser uma delas. Comer em sinal às emoções, uma vez ou outra, até é compreensível, porém se esses comportamentos são constantes é necessário cautela. A pessoa com TCA pode comer porque não sabe o que está sentindo, não identifica emoção e não sabe como responder a ela e os alimentos consumidos geralmente parecem anestesiar esse sentimento. Muitas vezes, as emoções geram reações físicas, como "nó na garganta", "dor de estômago", "aperto no peito" etc. que podem ser mal interpretadas como fome. Há também uma tendência a mudar a emoção (sentimento) para outra com a qual já sabemos lidar. Isso se chama meta-emoção; quando a emoção não é reconhecida, sentimos algo que incomoda e não sabemos como lidar, ou seja, sente-se tristeza... que vira raiva... que vira frustração... daí chega um momento em que não sabe mais o que está sentindo! Um pensamento gera uma emoção que vira comida, e uma coisa puxa a outra e isso vira um círculo vicioso – sente um desconforto, come para se confortar, fica desconfortável por ter comido. Sair dessa situação de desconforto para uma situação de conforto imediato é o que se procura, porém fugir das emoções não é assertivo, pois em médio e longo prazo pode aumentar o mal-estar gerado. O TN deve auxiliar a paciente a identificar o comer emocional e, nesses casos, questionar se é fome ou não. "Quando começar a comer a toda hora, beliscar, com a sensação de que não ficará satisfeito: parar, tentar identificar qual emoção está sentindo e procurar um comportamento alternativo que ajude a lidar com essa emoção, sem a comida, até que o motivo gerador dessa emoção possa ser solucionado ou discutido em terapia". Para ajudar a identificar as emoções, podemos relembrar com a paciente o contexto, pensamento ou situação que provocou essa emoção, e ao invés de focar em como se livrar dos pensamentos ou das emoções, pensar em uma tarefa/comportamento para lidar de forma mais assertiva com o que está acontecendo. Tomar consciência das emoções é uma forma de acolher e sair do automático. Ajude a paciente a observar, sentir as emoções, sejam elas boas ou ruins, e só assim ela saberá do que precisa e qual comportamento deve ser realizado para satisfazer as suas necessidades.

Meta: Listar os sentimentos ou pensamentos ou situações e que alimentos "normalmente" come ou tem vontade de comer quando sente "isso". Quais comportamentos alternativos podem ajudar a tirar o foco da comida. Para **cada** sentimento, pensar e escolher apenas uma alternativa, pois se escolher várias para "um sentimento" acaba sem saber qual usar ou qual funciona melhor naquela situação (Alvarenga et al., 2019a).

SESSÃO 16 – COMER COM ATENÇÃO PLENA SEM JULGAMENTO

O que se espera: O objetivo desta aula é discutir como aproveitar o momento presente, desmistificando os alimentos e buscando neutralizá-los, sem julgamento.

Conteúdo: O conceito de *mindfulness* e *mindful eating* – comer com atenção plena – é abordado (Figueiredo et al., 2019). Tal abordagem tem sido estudada com bons resultados para o TCA (Kristeller; Wolever, 2010). Quando se come com atenção plena, aprende-se a selecionar melhor o quê, quanto e como se come; e a partir dessa melhora da consciência alimentar eventualmente pode-se comer melhor e até menos. Entretanto, a perda de peso não é o objetivo do *mindfulness* ou do *mindful eating*. Trazer a consciência para o momento presente, além de ser prazeroso, ainda proporciona uma sensação maior de controle nos impulsos de comer. É esperada uma reação positiva com essa experiência do tipo "se eu comer desta forma posso comer menos; reconhecer o momento em que colocaria mais do alimento na boca, antes de terminar o que estava lá".

Meta: Treinar comer com atenção plena os alimentos que se considera gatilhos para compulsão.

SESSÃO 17 – COMO SE ALIMENTAR EM SITUAÇÕES ESPECIAIS

O que se espera: Esta aula tem como objetivo ajudar a paciente a fazer escolhas alimentares adequadas em diferentes situações do dia a dia e prepará-las para enfrentar problemas em situações em que a comida for oferecida de forma abundante. Planejar as possíveis situações especiais de alimentação e suas respectivas soluções.

Conteúdo: O TN deve explicar que devemos pensar e planejar a alimentação em situações especiais como finais de semana, festas, eventos e viagens, para aumentar as chances de evitarmos compulsões. Alguns cuidados, como mastigação adequada, tempo de duração da refeição, pensar em fome, saciedade e planejamento podem ser trabalhados para essas situações. Ensinar a paciente a lidar com abusos alimentares, orientando que caso aconteçam em algum dia não devem fazer compensações e manter as refeições seguintes de forma regular, com todos os grupos alimentares presentes e respeitando qualitativamente a refeição. Outros aspectos importantes a serem abordados são a ida a restaurantes, consumo de bebidas alcoólicas e a importância de não deixar de comparecer a eventos sociais com receio de abusar da alimentação ou desconforto com o peso e que devem procurar valorizar a confraternização, o reencontro, a conversa com os amigos etc.

Meta: Pensar em estratégias para lidar da melhor forma em situações especiais para evitar as compulsões.

SESSÃO 18 – PREVENÇÃO DE RECAÍDAS E TREINO EM SOLUÇÃO DE PROBLEMAS ALIMENTARES

O que se espera: O objetivo desta aula é mostrar que recaídas podem acontecer, e não significam que tudo está perdido. Tranquilizar a paciente de que é comum ter recaídas e que é possível retomar sempre.

Conteúdo: O TN deve enfatizar as várias mudanças que ocorreram durante o tratamento. Pode-se pensar no antes e no depois, de forma fácil e clara, mostrando que no processo houve momentos diferentes que foram gradativamente superados. Deve explicar que caso aconteça algum fator estressante que leve a retomar os velhos comportamentos, as reações negativas e os pensamentos disfuncionais de tudo ou nada, típicos dos TA (como a retomada da sensação de "necessidade" de fazer dieta restritiva para ter controle), é possível construir outros caminhos com outras opções e não apenas os extremos, vivendo de forma mais tranquila, com escolhas alimentares que refletem autocuidado, respeito da fome, saciedade e vontade. Esses caminhos são criados a partir dos conhecimentos adquiridos até aqui sobre as escolhas alimentares e comportamentos, identificando os pensamentos dicotômicos e encontrando um comportamento alimentar normal.

Meta: Responder às questões, quando se sentir inseguro em relação às escolhas alimentares:

1. Fazer uma relação dos comportamentos adquiridos e das vantagens em comer normal.
2. Em quais situações acredita que perde o controle e pode ter uma recaída? Pensar em situações problemáticas e tentar responder com o máximo de respostas realistas para resolver.
3. Reforço positivo: escrever frases que reforcem as atitudes positivas e espalhar em pontos onde se consegue ler.

CONCLUSÃO

Durante a aplicação deste programa observa-se que as pacientes com TCA costumam ser aderentes, participativas e ter um bom entendimento do conteúdo ministrado. Geralmente, temos de lidar com pacientes mais desestimuladas, com baixa autoestima, que ouviram durante muitos anos que precisavam fazer dieta restritiva. Reforçamos ao longo de todo o tratamento que ele não é focado na perda de peso e sim nas mudanças dos comportamentos alimentares e cessação das compulsões. Estimulamos a aceitação corporal e saúde em todos os tamanhos, acolhemos o sofrimento da paciente, sem ignorar esse desejo de emagrecer, mas considerando-o como uma consequência dessas mudanças comportamentais.

Este programa pode ser adaptado conforme a demanda e necessidade do grupo específico, sem ser preciso seguir exatamente a ordem proposta neste capítulo. Podem ser necessárias sessões extras que sejam pertinentes a demandas específicas do grupo, como o que aconteceu no grupo de TCA pós-cirurgia bariátrica. Eventualmente pode-se sugerir uma segunda etapa de intervenção, para trabalhar os sintomas do TA que ainda permanecem, como as questões relacionadas à perda de peso e depreciação corporal.

Para os profissionais que atuam no consultório, é importante ressaltar que o paciente com TCA não é apenas obeso, também tem um quadro psiquiátrico importante e que dificulta o seu tratamento (com mais psicopatologias, pior imagem corporal, histórico mais longo de dietas e de oscilação de peso do que obesos sem TCA). É preciso lembrar sempre que dieta restritiva não funciona para este público (nem para outros!) e da necessidade do atendimento multidisciplinar. O foco é buscar conhecer em profundidade o seu paciente e buscar uma capacitação para atendê-lo da melhor maneira possível.

REFERÊNCIAS BIBLIOGRÁFICAS

ALVARENGA, M.S.; KORITAR, P.; PISCIOLARO, F.; MANCINI, M.; CORDÁS, T.A.; SCAGLIUSI F.B. Eating attitudes of anorexia nervosa, bulimia nervosa, binge eating disorder and obesity without eating disorder female patients: differences and similarities. *Physiol Behav*, v.131, p.99-104, 2014.

ALVARENGA, M.S.; FIGUEIREDO, M. Comer intuitivo. In: ALVARENGA, M.; FIGUEIREDO, M.; TIMERMAN, F.; ANTONACCIO, C.M.A. (Orgs.). *Nutrição comportamental*. 2. ed. Barueri: Manole, 2019. p.227-56.

ALVARENGA, M.S.; FIGUEIREDO, M.; TIMERMAN, F.; DUNKER, K.L.L. Atividades e exercícios baseados nas abordagens da Nutrição Comportamental. In: ALVARENGA, M.S.; FIGUEIREDO, M.; TIMERMAN, F.; ANTONACCIO, C.M.A. *Nutrição comportamental*. 2. ed. Barueri: Manole, 2019a. p.547-92.

ALVARENGA, M.S.; KORITAR, P.; MORAES, J. Atitude e comportamento alimentar: determinantes de escolha e consumo. In: ALVARENGA, M.S.; FIGUEIREDO, M.; TIMERMAN F.; ANTONACCIO C.M.A. *Nutrição comportamental*. 2. ed. Barueri: Manole, 2019b. p. 25-57.

AMERICAN PSYCHIATRIC ASSOCIATION (APA). Feeding and eating disorders. In: *Diagnostic and Statistical Manual of Mental Disorders* (*DSM 5*). 5. ed. Arlington, VA: American Psychiatric Publishing, 2013. p.338-54.

AMIANTO, F.; OTTONE, L.; DAGA, G.A.; FASSINO, S. Binge-eating disorder diagnosis and treatment: a recap in front of DSM-5. *BMC Psychiatry*, v.15, p.70, 2015.

ASSOCIAÇÃO BRASILEIRA PARA O ESTUDO DA OBESIDADE E DA SÍNDROME METABÓLICA (ABESO). *Diretrizes brasileiras de obesidade*, 4. ed. São Paulo: ABESO, 2016.

AZEVEDO A.P.; SANTOS C.C.; FONSECA D.C. Transtorno da compulsão alimentar periódica. *Rev Psiq Clín*, v.31, p.170-2, 2004.

BRAMBILLA, F.; SAMEK, L.; LOVO, F.; CIONI, L.; MELLADO, C. Multivariate therapeutic approach to binge-eating disorder: combined nutritional, psychological and pharmacological treatment. *Int Clin Psychopharmacol*, v.24, p.312-7, 2009.

DUCHESNE, M. Tratamento do transtorno do comer compulsivo: abordagem cognitivo-comportamental. *J Bras Psiquiatr*, v.44, p.S50-S55, 1995.

DUCHESNE, M.; APPOLINARIO, J.C.; RANGE, B.P.; FANDIÑO, J.; MOYA, T.; FREITAS, S.R. The use of a manual-driven group cognitive behaviour therapy in a Brazilian sample of obese individuals with binge-eating disorder. *Rev Bras Psiquiatr*, v.29, p.23-5, 2007.

FABBRI, A.; GAETA, T.; PISCIOLARO, F.; AZEVEDO, A.; SALZANO, F.; CORDÁS, T.A. *Nutritional treatment for BED – GRECCO's experience at AMBULIM. International Conference on Eating Disorders*. Chicago: Academy for Eating Disorders, 2018.

FAIRBURN, C.G. *Cognitive behaviour therapy and eating disorders*. New York: Guilford Press, 2008.

FIGUEIREDO, M.; COSTA, A.C.; TIMERMAN, F.; POLACOW, V. Comer com atenção plena (mindful eating). In: ALVARENGA, M.S.; FIGUEIREDO, M.; TIMERMAN, F.; ANTONACCIO, C.M.A. *Nutrição comportamental*. 2. ed. Barueri: Manole, 2019, p. 557-78.

FITZGIBBON, M.L.; BLACKMAN, L.R. Binge eating disorder and bulimia nervosa: Differences in the quality and quantity of binge eating episodes. *Int J Eat Disord*, v.27, p.238-43, 2000.

FEDERAÇÃO LATINO-AMERICANA DE SOCIEDADES DE OBESIDADE (FLASO); COUTINHO, W. Consenso Latino-Americano de Obesidade. *Arq Bras Endocrinol Metab*, v.43, p.21-67, 1999.

FOSSATI, M.; AMATI, F.; PAINOT, D.; REINER, M.; HAENNI, C.; GOLAY, A. Cognitive-behavioral therapy with simultaneous nutritional and physical activity education in obese patients with binge eating disorder. *Eat Weight Disord*, v.9, p.134--8, 2004.

KEYS, A.; BROZEK, J.; HENSCHEL, A.; MICKELSEN, O.; TAYLOR, H.L. *The biology of human starvation*. University of Minnesota Press, 1950.

KRISTELLER, J.L.; WOLEVER, R.Q. Mindfulness-based eating awareness training for treating binge eating disorder: the conceptual foundation. *Eating Disorders*, v.19, p.49-61, 2010.

LANE, B.; SZABÓ, M. Uncontrolled, repetitive eating of small amounts of food or 'grazing': development and evaluation of a new measure of atypical eating. *Behaviour Change*, v.30, p.57-73, 2013.

MENUCCI, L.S.; TIMERMAN, F.; ALVARENGA, M.S. Como a subjetividade influencia o comportamento alimentar? In: ALVARENGA, M.S.; FIGUEIREDO, M.; TIMERMAN, F.; ANTONACCIO, C.M.A. *Nutrição comportamental*. 2. ed. Barueri: Manole, 2019, p. 57-72.

MUNSCH, S.; MICHAEL, T.; BIEDERT, E.; MEYER, A.H.; MARGRAF, J. Negative mood induction and unbalanced nutrition style as possible triggers of binges in binge eating disorder (BED). *Eat Weight Disord*, v.13, p.22-9, 2008.

NOVELLE, J.M.; ALVARENGA, M.S. Cirurgia bariátrica e transtornos alimentares: uma revisão integrativa. *J Bras Psiquiatr*, v.65, p.262-85, 2016.

ORGANIZAÇÃO MUNDIAL DA SAÚDE (OMS). *CID-11. Classificação Internacional de Mortalidade e Morbidade Estatística de Doenças*. Washington: OMS, 2018.

OZIER, A.D.; HENRY, B.W.; ADA. Position of the American Dietetic Association: nutrition intervention in the treatment of eating disorders. *J Am Diet Assoc*, v.111, p.1236-41, 2011.

PISCIOLARO, F.; AZEVEDO, A.P. Transtorno da compulsão alimentar periódica. In: CORDÁS, T.A.; KACHANI, A.T.; et al. *Nutrição em psiquiatria*. Porto Alegre: Artmed, 2010, p. 167-79.

PISCIOLARO, F. Orientação nutricional no transtorno da compulsão alimentar periódica. In: MANCINI, M.C.; GELONEZE, B.; SALLES, J.E.N.; LIMA, J.G.; GARRA, M.K. *Tratado de obesidade*. São Paulo: AC Farmacêutica, 2010, p. 448-53.

PISCIOLARO, F.; SANCHES, C.; COLAÇO, C.; et al. Protocolo de terapia nutricional para pacientes com transtorno da compulsão alimentar periódica. In: ALVARENGA,

M.; SCAGLIUSI, FB.; PHILIPPI, ST. *Nutrição e transtornos alimentares: avaliação e tratamento*. Barueri: Manole, 2010, p. 391-445.

PISCIOLARO, F.; DERAM, S.; JORGE, V.M.; et al. *Resultados da intervenção do GRECCO do ponto de vista nutricional. Anais do VIII Congresso Brasileiro de Transtornos Alimentares e Obesidade*. São Paulo: Conselho Federal de Medicina, 2009.

RAYMOND, N.C.; NEUMEYER, B.; WARREN, C.S.; LEE, S.S.; PETERSON, C.B. Energy intake patterns in obese women with binge eating disorder. *Obes Res*, v.11, p.869-79, 2003.

SAUNDERS, R. "Grazing": a high-risk behavior. *Obesity Surgery*, v.14, p.98-102, 2004.

14

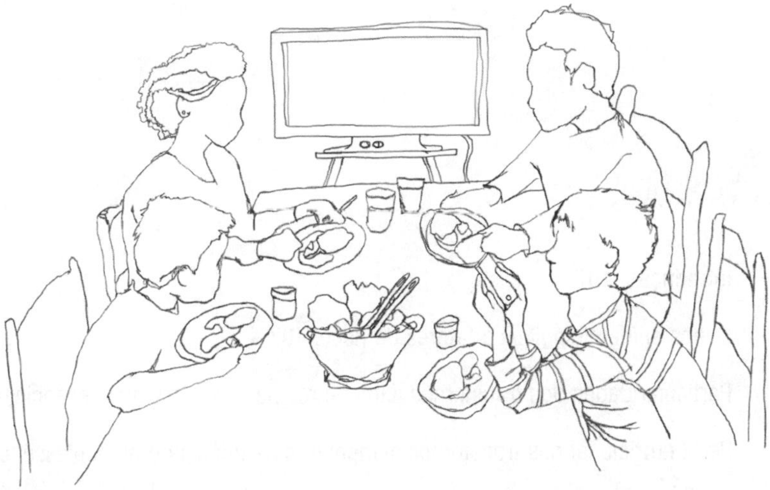

ATENDIMENTO NUTRICIONAL PARA CRIANÇAS E ADOLESCENTES COM TRANSTORNO ALIMENTAR

Alessandra Fabbri
Camila Sesana
Juliana Vega
Alicia Cobelo
Vanessa Pinzon

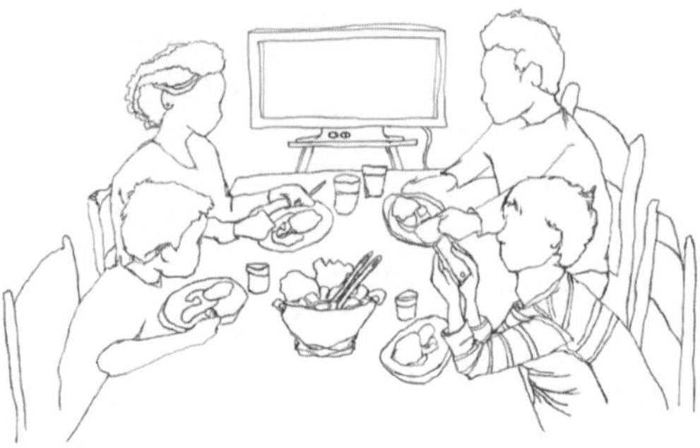

▸ SUMÁRIO

INTRODUÇÃO

A grande maioria dos casos de transtornos alimentares (TA), como a anorexia nervosa (AN) e a bulimia nervosa (BN), tem início na adolescência, sendo considerados a condição clínica mais comum para essa faixa etária, perdendo apenas para a obesidade e para a asma (Golden et al., 2016; Fisher et al., 1995). Os TA são, entre as doenças mentais, as de maior morbimortalidade. Além do risco de morte, eles podem causar sérios prejuízos ao crescimento e ao desenvolvimento dos jovens (Silveira et al., 2007; Golden et al., 2016). Apesar disso, eles continuam não sendo adequadamente diagnosticados e tratados por muitos profissionais da saúde que atendem crianças e adolescentes, aumentando os casos da doença com mau prognóstico (Campbell e Peebles, 2014).

Os TA exigem um manejo interdisciplinar especializado, considerando as particularidades na manifestação dos sintomas e o modelo de abordagem e condutas (Polacow et al., 2011). O diagnóstico precoce e o tratamento especializado ainda na infância ou adolescência podem ser fatores importantes para melhores evolução e prognóstico, diminuindo o risco de cronicidade da doença (Lian et al., 2017).

Apesar de a maioria dos casos de TA ter início durante a infância e adolescência, ainda não há descrito na literatura um tratamento nutricional específico para essa faixa etária (Lian et al., 2017).

Este capítulo tem por objetivo abordar as particularidades dos TA nessa faixa etária e descrever o atendimento nutricional realizado no Programa de Atendimento, Ensino e Pesquisa em Transtornos Alimentares na Infância e Adolescência (PROTAD) do Instituto de Psiquiatria do Hospital das Clínicas da Faculdade de Medicina da Universidade de São Paulo (IPq-HCFMUSP).

DADOS EPIDEMIOLÓGICOS E FATORES DE RISCO

Os TA estão entre os diagnósticos mais frequentes em crianças e adolescentes, sendo mais comuns que o diabetes tipo 2 (Campbell e Peebles, 2014). A maior parte dos casos ocorre em adolescentes e jovens adultos do sexo feminino, caucasianos e de classes econômicas mais altas. Todavia, não é uma doença restrita a essa população. Indivíduos do sexo masculino, de diversas etnias e classes sociais também são acometidos por essas patologias (Keel e Gravener, 2008). Achados de trabalhos conduzidos com populações clínicas de pré-adolescentes da Austrália e do Reino Unido mostraram, respectivamente, cerca de 25% e de 33% de meninos afetados (Madden et al., 2009; Nichols et al., 2011). Estudos mais recentes também indicam um aumento do número de diagnósticos de AN e BN em homens, e em velocidade superior que entre mulheres (Murray et al., 2017)[1].

A idade média de início da AN é de 12,3 anos (Swanson et al., 2011; ADA, 2017), mas há alguns relatos de casos de TA na literatura entre crianças de 5 a 12 anos (Golden et al., 2016; Madden et al., 2009).

Estima-se que entre 0,5% e 2% das meninas adolescentes apresentem diagnósticos para AN, com surgimento dos sintomas entre 13 e 18 anos. A prevalência de BN varia entre 0,9% e 3% e a apresentação é mais tardia, entre 16 e 17 anos (Rosen, 2010; Hudson et al., 2004; Smink et al., 2012; Swanson et al., 2011; Campbell e Peebles, 2014). As síndromes parciais dos TA (quando um dos critérios diagnósticos não é satisfeito), muito frequentes entre os jovens, são os casos mais prevalentes, entre 3 e 5%, e produzem tanto sofrimento e prejuízo quanto os quadros completos (Hudson et al., 2004; Rosen, 2010; Peebles et al., 2009).

Sabe-se ainda que algumas atividades que valorizam determinados biotipos físicos, como as carreiras de modelos, atores, atletas e bailarinos, aumentam o risco para desenvolvimento de TA (Ringham et al., 2006; Preti et al., 2008; Greenleaf et al., 2009)[2]. Entre outros fatores de risco culturais para os TA, destacam-se a valorização da magreza e sua associação com sucesso, beleza e saúde; a insatisfação corporal cada vez mais precoce estimulada por todas as mídias, inclusive as sociais; a exposição a dietas e comportamentos compensatórios legitimados pelo discurso nutricional do "comer saudável", inclusive por parte de adultos e profissionais da saúde (Golden et al., 2016). Muitos jovens apresentam comportamentos transtor-

---

1 Para mais informações sobre TA em homens, ver Capítulo 15.
2 Para mais informações sobre atletas, ver Capítulo 9.

nados[3] em relação à alimentação, notadamente pela prática de dietas (50% das meninas e 25% dos meninos) e comportamentos compensatórios para controle do peso corporal (Neumark-Sztainer et al., 2011).

Um número significativo de crianças e adolescentes que chegam a desenvolver TA tem histórico de excesso de peso na infância (Golden et al., 2016). A Academia Americana de Pediatria (AAP) preconiza que a prevenção de obesidade e de TA deve ser conjunta, uma vez que a prática de dietas e a busca pelo emagrecimento como sinônimos de saúde colocam crianças e adolescentes em risco para a manutenção do excesso de peso, aumento da insatisfação corporal e o desenvolvimento de TA (Golden et al., 2016; Taylor et al., 2018)[4].

A presença de outros transtornos psiquiátricos associados ao TA é muito comum. Estudo brasileiro com amostra de crianças e adolescentes com TA identificou taxas de transtorno depressivo maior entre 67 e 93% e de transtornos ansiosos entre 42,2 e 58,2%, dados semelhantes aos de estudos internacionais (Pinzon et al., 2013). Frequentemente, os transtornos ansiosos precedem o TA, enquanto os transtornos de humor ocorrem concomitantemente ou posteriormente a ele.

PARTICULARIDADES DOS TRANSTORNOS ALIMENTARES NA INFÂNCIA E ADOLESCÊNCIA

O aparecimento dos sintomas de TA na infância e adolescência ocorre de forma específica, de acordo com a maturidade emocional, psicológica e biológica do paciente. Em geral, não há clareza das sensações e medos causados pela doença; é muito comum que pacientes mais jovens atribuam as mudanças e restrições alimentares a sintomas físicos como dor abdominal, náusea, sensação de "estômago cheio" e dificuldade de deglutir, ao invés de queixas claras sobre o tamanho do corpo ou de algumas de suas partes. Comportamentos de tocar ou apertar repetidamente determinadas partes do corpo, como barriga e coxas, durante e após as refeições,

---

3 Para mais informações sobre comer transtornado, ver Capítulo 5.
4 Ver mais sobre prevenção no Capítulo 16.

também podem ser indícios de preocupação excessiva com o peso e o corpo e de distorção da imagem corporal. Jovens com TA tendem a fazer restrições alimentares graves e drásticas. Não é incomum a prática da restrição hídrica e até a recusa de deglutição de saliva entre esses pacientes, aumentando as chances de complicações clínicas (Lask e Bryant-Waugh, 2007). O conhecimento sobre calorias e nutrição, diferentemente do adulto, é mais limitado e não regula tanto as escolhas alimentares, uma vez que pacientes mais jovens elegem alimentos que irão excluir da dieta de forma aleatória: podem tirar arroz e batata, mas continuam a tomar sorvetes e a comer doces com regularidade e sem medo de engordar.

A perda de peso é uma característica da AN e é um fator de risco clínico importante, principalmente em pré-púberes com baixos percentuais de gordura corporal. No entanto, a estagnação do crescimento deve ser considerada um fator de risco equivalente à perda de peso em adultos (Fosson et al., 1987; Bryant-Waugh, 2000; Lask e Bryant-Waugh, 2007). Nesta população, é imprescindível o uso dos percentis ou de escore Z de peso por idade, altura por idade e índice de massa corporal (IMC) por idade como parâmetros de referência do desenvolvimento prévio e das condições atuais do paciente para realização de avaliação física precisa. É importante ressaltar que o uso do IMC de forma isolada não tem valor clínico nenhum nessa faixa etária, por se tratar de um período dinâmico de desenvolvimento (WHO, 2006).

As estratégias mais usadas pelas crianças e adolescentes para controle do peso, além da restrição alimentar, são os exercícios físicos e os vômitos autoinduzidos. O excesso de exercícios físicos pode ocorrer tanto pelo aumento do tempo e de intensidade em atividades físicas formais, como na prática de esportes, quanto pelo incremento de atividades de rotina, como arrumar o quarto, auxiliar nos cuidados da casa, subir e descer escadas, evitar sentar e ficar quieto. Os vômitos não devem ser desconsiderados, mesmo em indivíduos jovens, mas são mais comuns naqueles acima de 15 anos de idade. O uso de laxante é bem menos comum, provavelmente pela dificuldade do acesso (Lask e Bryant-Waugh, 2007).

As complicações clínicas associadas aos TA são, juntamente com o suicídio, as principais causas de mortalidade, e tanto dos efeitos da desnutrição quanto das práticas inadequadas para o controle de peso (Golden et al., 2016). As complicações mais frequentes são prejuízos na formação óssea, alterações importantes no sistema endócrino, que afetam o crescimento, a secreção de hormônios tireoidianos e sexuais, danos à fertilidade, disfunções gastrointestinais, dermatológicas, hematológicas, hemodinâmicas e cardiovasculares (Polacow et al., 2011)[5].

Estudos de neuroimagem por ressonância magnética e tomografia computadorizada realizados em pacientes com AN abaixo do peso indicaram a ocorrência de mudanças estruturais no cérebro, como redução de volume, da massa branca e da massa cinzenta (Travis; Golden, 2016). Comprometimento cognitivo, ansiedade, depressão, alterações do humor, convulsões e neuropatia periférica também podem ser manifestações de danos ao sistema nervoso central promovidas pelo TA (Nicholls et al., 2000; APA, 2006).

Em relação ao suicídio, dados de uma amostra representativa da população adolescente norte-americana demonstraram que a ideação e o planejamento suicida estão associados a todos os diagnósticos de TA, incluindo os quadros parciais (Swanson et al., 2011).

Em razão da gravidade do impacto dos TA em organismos ainda em formação, a intervenção precoce é fundamental para minimizar o risco de mortalidade e os possíveis prejuízos ao crescimento e desenvolvimento, que podem repercutir de maneira grave e persistente na saúde do adolescente.

PERFIL NUTRICIONAL DOS TRANSTORNOS ALIMENTARES NA INFÂNCIA E NA ADOLESCÊNCIA

Há poucos estudos sobre a taxa de perda de peso ou de composição corporal em crianças e adolescentes com TA. Os dados disponíveis sugerem que pacientes mais jovens com TA tendem a estar mais distantes da faixa de peso considerada adequada e a perder peso com maior velocidade que os adolescentes mais velhos, ainda que o percentual de peso

5 Para mais informações, ver Capítulo 1.

perdido não seja significativamente diferente entre os dois grupos (Peebles et al., 2009).

Uma história de sobrepeso ou obesidade, ao contrário de constituir um fator protetor, pode expor crianças e adolescentes a vulnerabilidades específicas. Em primeiro lugar, há maior risco de detecção tardia, menor chance de encaminhamento para especialista e maiores taxas de abandono de tratamento, o que afeta negativamente o prognóstico (Santonastaso et al., 2009). Não raro, o emagrecimento desses pacientes é reforçado positivamente pela família, pelo grupo social e até por profissionais não familiarizados com TA. Além disso, adolescentes que já tiveram excesso de peso tendem a apresentar perdas de peso de maior magnitude e velocidade, mesmo que não cheguem ao baixo peso. Essa menor gravidade do estado nutricional, apenas aparente, resulta em menor probabilidade de receber tratamento em modalidade hospitalar (Kennedy et al., 2017). Uma das implicações clínicas relevantes do cuidado menos intensivo é o maior risco de eventos cardíacos desse grupo, uma vez que há indícios de que o ritmo e a proporção da perda de peso podem resultar em episódios mais graves de bradicardia (Garber et al., 2015).

Os resultados de uma análise recente dos parâmetros antropométricos de 191 pacientes atendidos entre 2001 e 2017 no PROTAD estão apresentados nas Figuras 1 e 2. A amostra era composta majoritariamente por pacientes do sexo feminino (89%), com predomínio de diagnósticos de AN subtipo restritivo em ambos os sexos (42% das meninas e 57,1% dos meninos).

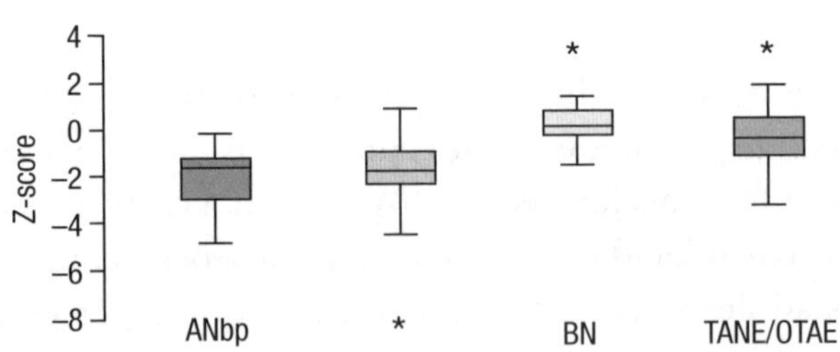

FIGURA 1 – Distribuição de pacientes do sexo feminino segundo Z-scores de índice de massa corpórea por idade e diagnóstico. ANr: anorexia nervosa subtipo restritivo; ANbp: anorexia nervosa subtipo compulsivo purgativo.

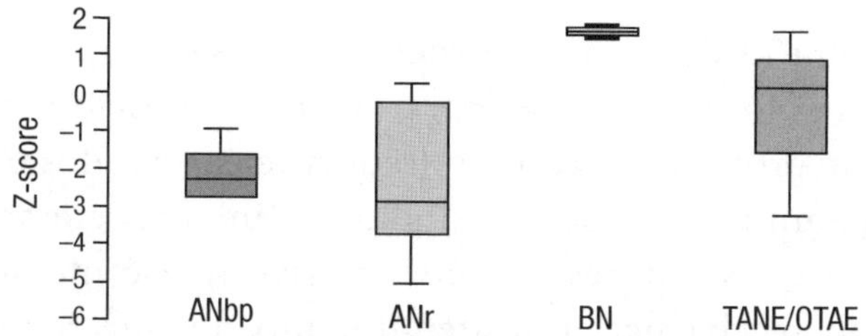

FIGURA 2 – Distribuição de pacientes do sexo masculino segundo Z-scores de índice de massa corpórea por idade e diagnóstico. ANbp: anorexia nervosa subtipo compulsivo purgativo; ANr: anorexia nervosa subtipo restritivo.

Ainda que parciais, os resultados são os primeiros dados brasileiros de estado nutricional por categoria diagnóstica de uma amostra clínica de pacientes com TA nessa faixa etária.

DIFERENCIAIS NO TRATAMENTO DE TRANSTORNOS ALIMENTARES NA ADOLESCÊNCIA

O tratamento padrão da AN, da BN e dos casos subclínicos é multidisciplinar e visa à abordagem de seus aspectos clínicos, nutricionais, psicológicos e relacionais. Os sintomas graves e a complexidade do modelo etiológico criam um desafio enorme no tratamento dos TA, sobretudo em jovens. Métodos terapêuticos que levam em consideração a etapa do desenvolvimento das crianças e adolescentes e a presença ou não de comorbidades psiquiátricas possuem maiores chances de êxito. Os melhores resultados, igualmente, parecem ocorrer naqueles casos de tratamento precoce durante a adolescência, evitando as formas crônicas e imutáveis dos TA (Lask e Bryant-Waugh, 2007).

Diversos autores relatam que nenhuma modalidade de tratamento pode ser indicada como a única ou, isoladamente, a melhor, seja ela comportamental, psicanalítica ou farmacológica. Um bom atendimento requer a conjugação de vários métodos terapêuticos, aplicados por especialistas que atuem de forma conjunta, abrangente e coesa. A formação de uma equipe de atendimento pode variar de acordo com a gravidade, disponibilidade local e recursos financeiros. A Academy for Eating Disorders (AED) ressalta que o profissional especialista em TA deve ser o coordenador dessa equipe, independentemente de sua formação (médico, psicólogo, nutricionista). O coordenador deve promover o contato frequente entre todos os profissionais para garantir a adoção de condutas alinhadas e embasadas em evidências. Alguns autores dizem inclusive que é melhor que um paciente não receba nenhum atendimento do que receber atendimento por não especialistas em TA, dado o enorme risco de iatrogenia[6] (Stellefson, 1999; APA, 2012).

IMPORTÂNCIA DA INCLUSÃO DA FAMÍLIA NO TRATAMENTO DOS ADOLESCENTES

A maioria dos trabalhos publicados sobre o tratamento de TA em crianças e adolescentes concorda que a terapia familiar, assim como o aconselhamento para pais, são os métodos mais efetivos para a recuperação dos pacientes dessa faixa etária. No tratamento dos TA, a participação dos pais ou responsáveis é fundamental, já que em geral o paciente não tem uma compreensão crítica de que está doente, tem muita dificuldade de colaborar no início do processo terapêutico e, inclusive, tende a dificultar a comunicação, o entendimento e a coesão de todos os envolvidos nos seus cuidados. Por essas razões, eles devem ser convocados a participar das consultas com todos os profissionais da equipe, como médicos, nutricionistas e psicólogos (Lock, 2018).

Entre as modalidades de atendimento familiar, destacam-se duas. Uma delas é o modelo Maudsley, que privilegia o conceito multifatorial de etiologia dos TA e intervém especialmente nos fatores mantenedores da doença (Cobelo, 2008). A compreensão do TA como doença, e não escolha da família ou do indivíduo, possibilita a desculpabilização do paciente e dos pais e a diferenciação entre o paciente e sua doença, além de viabilizar a participação e a intervenção dos pais na promoção das mudanças de comportamentos essenciais na recuperação do paciente.

6 Para mais sobre postura iatrogênica, ver http://www.genta.com.br/post-10018.

Um outro modelo muito usado e extensivamente testado de atendimento familiar é aquele baseado no Manual de Tratamento para AN e BN de James Lock et al. (*Family Based Treatment*). Sua premissa básica é que a família, principalmente os pais, deve ser uma das fontes mais importantes de recursos para o tratamento de adolescentes com TA (Lock, 2005; Lock, 2018).

PROGRAMA DE TRATAMENTO PARA ADOLESCENTES DO PROTAD

Atualmente, não há na literatura nenhum manual de tratamento nutricional específico para TA em adolescentes (Lian et al., 2017). No PROTAD, foi utilizada a experiência da equipe no tratamento de adultos do AMBULIM-IPq-HCFMUSP, com adaptações para adequar as condutas à faixa etária dos pacientes.

A seguir, serão apresentados os tratamentos nutricionais atualmente desenvolvidos no ambulatório e na enfermaria. Todas as condutas descritas neste capítulo são baseadas em importantes referências da área e na experiência de 11 anos de atendimento a esses pacientes e suas famílias (Lask e Bryant-Waugh, 2007; Golden et al., 2015).

Enfermaria

O PROTAD oferece um programa específico de atendimento multidisciplinar para pacientes internados na Enfermaria de Psiquiatria da Infância e da Adolescência (EHDI) do IPq-HCFMUSP.

Os critérios de internação para crianças e adolescentes com TA estão resumidos no Quadro 1.

QUADRO 1 – Critérios de internação para adolescentes com transtornos alimentares

Preencher um ou mais dos seguintes critérios:
1. 75% do indice de massa corpórea (IMC) para idade e sexo
2. Desidratação

(continua)

QUADRO 1 – Critérios de internação para adolescentes com transtornos alimentares *(continuação)*

3. Distúrbios hidroeletrolíticos: hipocalemia, hiponatremia e hipofosfatemia
4. ECG alterado: prolongamento do intervalo QTc ou bradicardia grave
5. Instabilidade fisiológica:
• Bradicardia grave: FC < 50 bpm durante o dia ou < 45 bpm durante a noite
• Hipotensão: < 90/45 mmHg
• Hipotermia: temperatura corporal < 35,6°C
• Taquicardia ortostática: > 20 bpm/minuto
• Hipotensão ortostática: > 20 mmHg PA sistólica ou >10 mmHg PA diastólica
6. Atraso no crescimento ou desenvolvimento
7. Falência de tratamento ambulatorial
8. Recusa alimentar aguda
9. Sintomas compulsivos ou purgativos incontroláveis
10. Complicações agudas da desnutrição: síncope, convulsão, falência cardíaca, pancreatite
11. Comorbidade psiquiátrica ou condição médica que limita ou impede tratamento ambulatorial (risco de suicídio, depressão grave, sintomas obsessivo-compulsivos graves...)
12. Problemas familiares que impedem cuidados adequados no tratamento ambulatorial

ECG: eletrocardiograma; FC: frequência cardíaca; PA: pressão arterial.
Fonte: Lask e Bryant-Waugh (2007) e Golden et al. (2015).

Os principais objetivos do tratamento na enfermaria são sanar as instabilidades clínicas, recuperar e/ou estabilizar o peso e controlar os sintomas do TA ou das comorbidades psiquiátricas que podem inviabilizar o atendimento ambulatorial. As metas do tratamento hospitalar são detalhadas no Quadro 2.

QUADRO 2 – Metas do tratamento na enfermaria

a. Correção de alterações físicas que tenham motivado a internação
b. Educação alimentar

(continua)

QUADRO 2 – Metas do tratamento na enfermaria *(continuação)*

c. Se desnutrição ou baixo peso, recuperação de peso: i. na presença de parâmetros da curva de desenvolvimento de IMC/idade prévio, voltar à sua faixa de desenvolvimento; ii. na ausência de parâmetros da curva de desenvolvimento de IMC/idade prévio, chegar até percentil IMC/idade entre 25-50 (Z-score –0,6 a 0), nos casos sem obesidade prévia. No caso de obesidade prévia, chegar até percentil de IMC/idade 50-75 (Z-score 0 a +0,6); iii. recuperação de peso na 1ª semana: 500 g; iv. recuperação de peso a partir da 2ª semana: 1,5 a 2 kg/semana; v. manutenção de peso após alcançar percentil IMC/idade ou Z-score IMC/idade adequado com readequação da alimentação
d. Se percentil de IMC/idade ou Z-score IMC/idade adequado: reorganização da alimentação e manutenção de faixa de peso
e. Eliminação dos comportamentos patológicos típicos de transtorno alimentar: restrição alimentar, atividades físicas excessivas, vômitos, uso de medicações para perder peso
f. Abordagem da psicopatologia específica do transtorno alimentar: medo de engordar, controle do peso ou corpo, distorção da imagem corporal
g. Tratamento da comorbidade psiquiátrica, quando presente
h. Abordagem do distúrbio de imagem corporal
i. Capacitação dos responsáveis para manejar comportamentos inadequados do transtorno alimentar e garantir alimentação necessária
j. Abordagem dos aspectos psicodinâmicos familiares e individuais que estejam envolvidos com a patologia do paciente

IMC: índice de massa corpórea.

Protocolo de fases da enfermaria

O programa de tratamento é constituído por 6 fases (das fases 0 a 5) e as mudanças de fase são decididas em equipe na reunião multidisciplinar, de acordo com critérios específicos. Todo paciente internado inicia o tratamento na fase 0.

Fase 0

O principal objetivo desta fase é a mobilização do paciente e de sua família para o tratamento; explicar aos pais e ao paciente que este tratamento prioriza eliminar as complicações clínicas do TA e deixar o paciente em condições de seguir tratamento ambulatorial. Também esclarecer que ele ocorre em etapas, de acordo com as condições físicas e riscos de morte do paciente e que, na medida em que houver melhora dessas condições e dos sintomas de TA (p. ex., total aceitação da alimentação oferecida, ausência de comportamentos compensatórios e purgativos, participação integral nos atendimentos individuais e familiares), uma nova etapa do tratamento começará e o paciente avançará de fase.

Orientações que deverão ser cumpridas durante a fase 0:

I. Alimentação: as refeições são compulsórias e realizadas com a supervisão de enfermeiros treinados e em companhia do familiar, seguindo o planejamento nutricional definido para o paciente. Não é permitida a ingestão de alimentos trazidos por amigos ou familiares. São previstos encontros semanais com o nutricionista, nos quais as preferências alimentares são discutidas e os grupos alimentares explicados, podendo ser realizadas eventuais substituições. Toda a alimentação oferecida deve ser consumida, sem deixar nenhuma sobra no prato (consumo de 100% da alimentação). Caso o paciente não aceite a comida, receberá alimentação em sua boca com o auxílio da equipe de enfermagem. O uso de sonda nasogástrica ou enteral é evitado ao máximo, mas pode ser uma ferramenta de realimentação em alguns casos, conforme discussão e decisão em equipe.

II. Peso: o paciente é pesado semanalmente, pela equipe de enfermagem, com vestes do hospital ou roupa íntima (para evitar que coloque pesos extras na roupa) e acompanha sua evolução ponderal, exceto em casos em que a equipe determinar o contrário por questões terapêuticas.

III. Supervisão: após comer, o paciente deve permanecer sob observação direta da enfermagem por 1 hora após as refeições, para evitar a utilização de métodos compensatórios. A utilização de banheiro só é permitida depois de 1 hora da última refeição e deve ocorrer sempre sob vigilância da equipe de enfermagem e/ou pelo familiar responsável.

IV. Repouso e atividades: em caso de diagnóstico de AN ou de outra alteração clínica importante, nenhuma atividade física é permitida, nem mesmo caminhadas pelo corredor. Movimentos físicos com o objetivo de controle do peso, tais como balançar repetidamente as pernas ou braços, abdominais na cama, também não são permitidos. O paciente deve permanecer sentado, em repouso a maior parte do tempo. A utilização de cadeiras de rodas para a locomoção dentro da enfermaria é necessária para todos os pacientes desnutridos. No caso de faixa de percentil ou de Z-score de IMC/idade saudáveis e ausência de distúrbios hidroeletrolíticos, o paciente pode participar da rotina geral da enfermaria, exceto atividades que estimulem comportamentos compensatórios ou purgativos.

V. Família: durante as refeições, o paciente deve ser acompanhado pelo familiar responsável, para que a equipe possa observar os comportamentos alimentares inadequados e realizar as intervenções, treinando assim os familiares para a realimentação.

Para avançar de fase, o paciente e sua família deverão cumprir todos os seguintes itens: (a) comer espontaneamente 100% da alimentação oferecida; (b) recuperação de peso ou estabilização do peso, conforme o diagnóstico de TA; (c) adesão às orientações de evitação de comportamentos compensatórios e purgativos; (d) participação do paciente em todas as consultas individuais; (e) participação dos pais em todos os atendimentos familiares e no grupo psicoeducativo multifamiliar; (f) respeitar as normas gerais de funcionamento da enfermaria. Caso algum dos itens não seja cumprido, o paciente não avançará no tratamento e permanecerá nessa fase dele por tempo indeterminado.

Fase 1

Nesta fase do tratamento é importante retirar as principais dúvidas do paciente e sua família, detalhar que as mudanças na rotina só serão possíveis a partir da evolução das condições clínicas e com o comprometimento de todos no tratamento. Os principais objetivos desta fase são o ganho ou a estabilização do peso do paciente.

Orientações que devem ser cumpridas durante a fase 1:

I. Alimentação: manter a conduta da fase 0. São discutidas as alterações na alimentação e os aumentos visando à meta de ganho de peso, de acordo com cada caso. A utilização de "alimentos reais" é priorizada, o uso de suplementos hipercalóricos é evitado nesta fase.

II. Peso: se diagnóstico de AN, o objetivo desta fase é atingir a primeira ou a segunda faixa de percentil de IMC/idade imediatamente acima da faixa em que se encontrava no início da internação. Caso o paciente esteja em uma faixa de percentil ou Z-score de IMC/idade saudável, deve mantê-la.

III. Supervisão: mantém-se a mesma conduta da fase 0.

IV. Repouso e atividades: mantém-se a mesma conduta da fase 0.

V. Família: a família deve estar engajada nos atendimentos familiares e médicos e participando também do grupo psicoeducativo multifamiliar. Espera-se uma conduta mais direta e adequada na realimentação ou readequação alimentar e nos cuidados gerais para evitar comportamentos compensatórios e purgativos do TA.

Para avançar de fase, o paciente e sua família devem cumprir todos os seguintes itens: (a) comer espontaneamente 100% da alimentação; (b) adesão às orientações de evitação de comportamentos compensatórios e purgativos; (c) atingir a faixa de percentil de IMC/idade imediatamente acima da faixa em que se encontrava no início da internação; (d) participação do paciente em todas as consultas individuais; (e) participação dos pais em todos os atendimentos familiares e no grupo psicoeducativo multifamiliar; (f) respeitar as normas de funcionamento geral da enfermaria. Caso não estejam sendo cumpridos quaisquer itens o paciente deverá voltar à fase anterior.

Fase 2

O principal objetivo desta fase continua sendo o ganho ou a estabilização do peso do paciente e dar início à reeducação alimentar.

Orientações que devem ser cumpridas durante a fase 2:

I. Alimentação: manter a conduta da fase 0. A inclusão de suplementos hipercalóricos normalmente se faz necessária, pois em geral nesta fase o organismo do paciente está debilitado, precisando de muita energia para se recuperar da desnutrição; esta introdução facilita a ingestão de mais calorias em um volume menor. O nutricionista inicia também a introdução de alimentos considerados "perigosos" ou "engordativos" pelo paciente, expondo-o lentamente a situações alimentares desafiadoras em um ambiente seguro.

II. Peso: se diagnóstico de AN, o objetivo desta fase é alcançar a faixa imediatamente acima daquela atingida na fase anterior em direção à faixa saudável de percentil de IMC/idade para o paciente. Caso ele esteja em uma faixa de percentil de IMC/idade saudável, o objetivo anterior deve se manter.

III. Supervisão: manter a mesma conduta da fase 0.

IV. Repouso e atividades: se diagnóstico de AN, de acordo com a faixa de recuperação de peso e o risco de perda de peso, as atividades de rotina da enfermaria começam a ser liberadas, tais como frequentar classe hospitalar, liberação da cadeira de rodas e/ou participação na terapia ocupacional, entre outras. No caso de faixa de percentil de IMC/idade saudáveis e ausência de distúrbios hidroeletrolíticos, o objetivo da fase 0 é mantido.

V. Família: manter a mesma conduta da fase 1.

Para avançar de fase, o paciente e sua família devem cumprir todos os itens a seguir: (a) comer espontaneamente 100% da alimentação; (b) adesão às orientações de evitação de comportamentos compensatórios e purgativos; (c) se diagnóstico de AN, atingir faixa de percentil de IMC/idade estipulada no início desta fase; (d) participação do paciente em todas as consultas individuais; (e) participação dos pais em todos os atendimentos familiares e no grupo psicoeducativo multifamiliar; (f) respeitar as normas de funcionamento da enfermaria. Caso o paciente não esteja cumprindo quaisquer itens, deverá voltar à fase anterior.

Fase 3

O principal objetivo desta fase é alcançar 100% do ganho de peso determinado no início da internação. Se o paciente estiver em uma faixa de percentil de IMC/idade saudável, deverá mantê-la e dar continuidade ao processo de reeducação alimentar.

I. Alimentação: manter a conduta da fase 0. Nesta fase, a refeição do paciente deve ser servida em prato (não mais em bandeja) pela enfermagem e/ou familiar responsável. A introdução de diferentes tipos de preparações é mantida, somente o aumento da alimentação é realizado de maneira mais gradual.

II. Peso: no caso de AN, o objetivo é que o paciente atinja a faixa de percentil ou Z-score de IMC/idade saudável nesta fase, estipulada no início da internação. Caso o paciente esteja em uma faixa de percentil de IMC/idade saudável, deve mantê-la.

III. Supervisão: manter a mesma conduta da fase 0.

IV. Repouso e atividades: manter a conduta da fase 2. O paciente já pode fazer todas as atividades contidas na rotina geral da enfermaria. Nesta fase iniciam-se os passeios. Durante cada final de semana, um passeio é definido pela equipe em conjunto com o paciente e seus familiares. Nessas ocasiões, os familiares ficam totalmente responsáveis pelos cuidados gerais e alimentares do paciente de acordo com as orientações da equipe.

V. Família: nesta fase, ela fica responsável por organizar os passeios, fazendo relatórios por escrito do comportamento do paciente e da sua alimentação nestes períodos.

Para avançar de fase, o paciente e sua família devem cumprir todos os itens a seguir: (a) comer espontaneamente 100% da alimentação; (b) atingir a faixa de percentil de IMC/idade saudável nesta fase, estipulada no início da internação; (c) adesão às orientações de evitação de comportamentos compensatórios e purgativos; (d) participação do paciente em todas as consultas individuais; (e) participação dos pais em todos os atendimentos familiares e no grupo psicoeducativo multifamiliar; (f) adesão do paciente e da família às condutas e cuidados orientados pela equipe durante os passeios; (g) respeitar as normas de funcionamento da enfermaria. Caso o paciente não consiga seguir quaisquer itens, deverá voltar à fase anterior.

Fase 4

O objetivo principal desta fase é manter a faixa de peso e a educação alimentar realizada durante a internação nos períodos de licença e preparação para a alta hospitalar.

I. Alimentação: manter a conduta da fase 3. O paciente faz treinamento de porcionamento de alimentos com o nutricionista e responsáveis para preparar-se para as licenças. O paciente será incentivado a escolher seus próprios alimentos em alguns momentos durante o tratamento. Orienta-se o preenchimento do diário alimentar durante as licenças.

II. Peso: manutenção de uma faixa de peso adequado considerando o percentil de IMC/idade saudável ou Z-score (estabelecidos ou já previamente mantidos no início da internação).

III. Supervisão: manter a mesma conduta da fase 0.

IV. Repouso e atividades: manter as condutas da fase 3. O paciente recebe licenças por períodos maiores, definidas pela equipe.

V. Família: ela fica responsável por: levar o paciente para casa nas licenças; seguir as orientações da equipe em relação às refeições do paciente, à atividade física, aos comportamentos compensatórios ou purgativos, às compulsões e às medicações, e deverá fazer um relatório por escrito.

Para avançar de fase, o paciente e sua família devem cumprir todos os itens a seguir: (a) comer espontaneamente 100% da alimentação; (b) adesão às orientações de evitação de comportamentos compensatórios e purgativos; (c) manutenção do percentil de IMC/idade saudável durante as licenças prolongadas; (d) adesão do paciente e da família às condutas e cuidados orientados pela equipe durante as licenças; (e) participação do paciente em todas as consultas individuais; (f) participação dos pais em todos os atendimentos familiares e no grupo psicoeducativo multifamiliar; (g) respeitar as normas de funcionamento da enfermaria. Caso o paciente não consiga seguir quaisquer itens, deverá voltar à fase anterior.

A equipe multidisciplinar discutirá se o paciente deverá ter alta ou manter-se na fase 5 do programa. A permanência do paciente na enfermaria por mais uma fase é orientada pelo local de procedência dele e, portanto, se ele poderá frequentar tratamento ambulatorial especializado em TA semanalmente; a organização familiar, se haverá possibilidade de acompanhamento das refeições do paciente pelos familiares, no primeiro mês após a alta; outros elementos que influenciem na boa evolução do paciente depois da hospitalização deverão ser considerados.

Fase 5

O objetivo desta fase é consolidar as conquistas já obtidas na fase 4 para diminuir risco de recaída após a alta hospitalar.

I. Alimentação: manter a conduta da fase 4. O paciente pode fazer algumas visitas à cozinha com o nutricionista e preparar cardápios que serão avaliados e discutidos com a equipe.

II. Peso: manter a mesma conduta da fase 4.

III. Supervisão: manter a mesma conduta da fase 0.

IV. Repouso e atividades: manter as condutas da fase 4. O paciente receberá licenças por períodos ainda maiores definidos pela equipe.

V. Família: manter a mesma conduta da fase 4.

Critérios para alta hospitalar: (a) comer espontaneamente 100% da alimentação; (b) adesão às orientações de evitação de comportamentos compensatórios e purgativos; (c) manutenção do percentil de IMC/idade saudável durante as licenças prolongadas; (d) adesão do paciente e da família às condutas e cuidados orientados pela equipe durante os passeios; (e) participação do paciente em todas as consultas individuais; (f) participação dos pais em todos os atendimentos familiares e no grupo psicoeducativo multifamiliar; (g) respeitar as normas de funcionamento da enfermaria. Caso o paciente não consiga seguir quaisquer itens, deverá manter-se nesta fase.

Para a alta da enfermaria, o paciente deverá ter avançado até pelo menos a fase 4 do tratamento. Os critérios para a alta da internação estão descritos no Quadro 3.

QUADRO 3 – Critérios de alta hospitalar

a) Estabilidade clínica: exame físico e laboratorial sem alterações
b) Retorno e/ou manutenção de percentil de IMC/idade ou Z-score adequado para o paciente
c) Ausência de risco de suicídio
d) Capacidade de manter alimentação e peso após licenças prolongadas
e) Capacidade de selecionar alimentos dentro das características familiares
f) Ausência de comportamentos compensatórios ou purgativos de TA (restrição alimentar, vômitos, exercícios físicos excessivos e uso de medicações para emagrecer) por, pelo menos, uma semana
g) Sem sintomas importantes ou de risco decorrentes de comorbidades psiquiátricas

(continua)

QUADRO 3 – Critérios de alta hospitalar *(continuação)*

h)	Família educada em relação ao TA e preparada para alimentar e cuidar do paciente em casa
i)	Encaminhamento para tratamento ambulatorial da rede de serviços públicos ou para serviços de origem

IMC: índice de massa corpórea; TA: transtorno alimentar.

Ambulatório

O atendimento ambulatorial também é multidisciplinar, realizado por psiquiatras, psicólogos, nutricionistas e demais profissionais que possuem especialização em TA. Os pacientes passam por atendimento nutricional individual e psicológico em grupo (psicodinâmico e terapia cognitivo-comportamental) uma vez por semana, e atendimento psiquiátrico individual em média uma vez por mês. O atendimento ambulatorial também conta com o apoio aos familiares, desenvolvendo atividades como o grupo de mães (de base psicodinâmica) semanalmente e o grupo psicoeducativo familiar realizado mensalmente – este último é feito por todos os profissionais da equipe com o intuito de educar os demais familiares e amigos sobre o tratamento. Há também o grupo de imagem corporal com frequência semanal, realizado por fisioterapeuta especializada. Como os pacientes são menores de idade, a presença da familia é obrigatória no tratamento; portanto, o paciente necessariamente precisa vir acompanhado da mãe ou responsável maior de 18 anos, que será orientado sobre as condutas específicas de cada caso.

As consultas nutricionais são parte essencial do tratamento e integradas às abordagens de outras especialidades. O paciente geralmente inicia a consulta nutricional sozinho, conversa com o nutricionista; eles discutem o diário alimentar e combinam as metas para a próxima semana. Nos últimos 10-15 minutos da consulta os pais e/ou responsáveis são chamados para discutir os combinados com relação à próxima semana. Para atender pacientes na infância e na adolescência, o nutricionista, além de especialista em TA, precisa conhecer os diferenciais de apresentação, sintomas, cognições e implicações clínicas dos TA nessa faixa etária. Além disso, mas não menos importante, é preciso adquirir habilidades de comunicação específicas para lidar com esse grupo, de modo a facilitar o estabelecimento do vínculo terapêutico e evitar ruídos de comunicação com os familiares (ver mais no Capítulo 10).

Por se tratar de pacientes jovens, ainda em formação, é extremamente importante investigar as atitudes alimentares dos pais e familiares. No PROTAD, não são raros os casos em que um dos pais (geralmente a mãe) tem comportamentos bastante transtornados sobre comida e corpo, quando não uma história prévia ou atual de TA. O tratamento, nesses casos, torna-se muito mais desafiador, já que os medos parentais podem interferir concretamente na realimentação (relutância em servir as porções combinadas, complacência quanto a refeições incompletas ou omitidas) e nas cognições (discurso sobre dietas, angústia manifesta diante da recuperação de peso do[a][s] filho[a][s], questionamento das condutas da equipe).

As primeiras consultas nutricionais focam na anamnese nutricional detalhada dos pacientes, na qual os nutricionistas coletam dados de peso, altura e histórico de desenvolvimento e os classificam de acordo com as curvas de crescimento da Organização Mundial da Saúde (De Onis et al., 2007). Os parâmetros antropométricos de acompanhamento são peso, altura e percentis e Z-scores de IMC para idade e de altura para idade.

Durante a mesma sessão, devem ser investigados a história do paciente e de seu adoecimento, seus sintomas atuais (episódios compulsivos e/ou purgativos, uso de laxantes ou diuréticos, atividade física compensatória, jejuns prolongados, sintomas relativos à imagem corporal), restrições, preferências e aversões, alergias ou intolerâncias alimentares, além dos hábitos e rotinas familiares (horário e local das refeições, distrações como TV, celulares ou computadores, pessoas encarregadas das compras e preparo dos alimentos, costumes culturais e religiosos etc.).

Antes de cada atendimento, os pacientes são pesados por um nutricionista da equipe usando apenas roupas íntimas, para evitar burla. Em regra, os pacientes podem conhecer seu peso, a não ser em casos particulares, como quando a recuperação de peso esteja causando angústia excessiva e prejudicando o tratamento. O aferimento da altura acontece uma vez por mês. A estimativa do peso-alvo é feita na faixa entre os percentis 25-50 de IMC para idade para os pacientes eutróficos antes do TA ou entre os percentis 50-75 nos casos de sobrepeso ou obesidade prévios. A literatura considera adequada a recuperação de 0,5 kg por semana (APA, 2006). No PROTAD, a taxa observada é de 0,5 a 1,0 kg por semana.

Assim como ocorre com adultos, o principal instrumento da terapia nutricional é o diário alimentar (ver Capítulo 10), que deve ser adaptado a essa faixa etária, inclusive dando permissão aos pais para preenchê-lo, se necessário. Nos atendimentos com nutricionistas, os diários são sempre revistos para avaliar e discutir os desafios e progressos da semana anterior. Com base na evolução observada, são feitas as combinações das metas para a semana seguinte. Ao final da consulta, os pais ou responsáveis são chamados para serem orientados quanto à implementação das condutas em casa.

Nos casos de desnutrição, o foco principal no início do tratamento é a realimentação e a recuperação do peso do paciente. Um dos pais (em caso de impossibilidade, outro adulto pode ser escolhido pela família) é designado como responsável pela alimentação em casa. Ao responsável caberá:

A. Providenciar os alimentos, preparar e organizar todas as refeições prescritas pelo nutricionista.
B. Fazer o porcionamento da comida em cada refeição, conforme as quantidades combinadas durante a consulta.
C. Supervisionar todas as refeições e garantir o consumo de tudo o que foi servido.
D. Acompanhar o paciente no repouso pós-prandial, pelo tempo indicado pelo nutricionista.

O mais importante é garantir que o paciente não fique grandes intervalos de tempo sem comer e que receba uma quantidade adequada de calorias por dia; é mais do que montar um plano alimentar equilibrado, do ponto de visa nutricional. Assim, a realimentação progride por incrementos semanais nas refeições, combinados entre o nutricionista, o familiar e o paciente, para que este se sinta incluído no processo decisório e seja um participante ativo de sua melhora. Essa estratégia também é útil para evitar barganhas para redução ou substituição de alimentos em casa, já que o paciente tem ciência de que tudo aquilo que foi previamente combinado na consulta precisa ser seguido em casa, como é possível observar no Quadro 4 (Pinzon et al., 2016).

QUADRO 4 – Princípios orientadores da conduta do nutricionista trabalhando em equipe multidisciplinar com pacientes jovens com transtornos alimentares (TA)

Manter o foco dos pais na realimentação
• Informar e treinar os pais para atingir os objetivos da realimentação: recuperação do peso e do estado de desnutrição, estabilização clínica, cessação de comportamentos inadequados, e melhorar a estrutura, o consumo e as atitudes alimentares • Ajustar o cuidado nutricional à estrutura e aos hábitos alimentares da família
Priorizar a recuperação do peso
• Instalar a noção de "comida como remédio", fortalecendo os pais para a implementação das metas do tratamento • Elaborar um plano alimentar que forneça um aporte energético suficiente para cada etapa do tratamento, readequando a frequência de refeições, o tamanho das porções e a variedade, na medida do possível • Ajudar os pais a entender como os sintomas do TA podem afetar a progressão da recuperação do peso, sugerindo ações necessárias para lidar com cada obstáculo que eles podem representar
Externalizar a doença
• Ajudar os pais a identificar crenças irracionais sobre alimentação e nutrição típicas do TA • Modelar o uso da linguagem de forma a separar a parte saudável da parte adoecida do paciente – para evitar reforçar sintomas relativos à comida, ao peso ou à forma corporal. Exemplos: "Estou parecendo uma porca de tão gorda!" (pensamento do TA), "Se eu comer arroz branco, vou engordar!" (pensamento do TA), "Sei que preciso melhorar, estou sofrendo muito" (pensamento saudável do paciente), "Vou tentar comer um pouco de arroz branco e ver o que acontece" (pensamento saudável do paciente) • Investigar a cronologia das preferências alimentares do paciente para distinguir preferências e aversões genuínas de sintomas ("saudável" no contexto do TA ou "saudável" em outros contextos)

(continua)

QUADRO 4 – Princípios orientadores da conduta do nutricionista trabalhando em equipe multidisciplinar com pacientes jovens com transtornos alimentares (TA) *(continuação)*

Manejar os obstáculos ao processo de realimentação
• Adaptar a alimentação do paciente às características sociais e culturais da família, com especial atenção a situações de risco de insegurança alimentar • Auxiliar os pais nas questões de compra, seleção e preparo de alimentos, planejamento de refeições e adaptação das preparações para outros membros da família, se necessário • Ajustar a alimentação para o manejo de comorbidades clínicas (alergias e intolerâncias, diabetes, nefropatias, condições do trato digestório etc.)
Alinhar o discurso familiar ao do tratamento
• Alinhar as crenças alimentares dos pais a conceitos baseados em evidências e buscar solucionar possíveis conflitos nesse sentido, a fim de evitar ruídos na comunicação que possam desautorizar o tratamento • Reforçar positivamente as ações dos pais no processo de realimentação para que eles se sintam capazes e competentes para cuidar do filho e enfrentar futuros desafios
Manter uma postura agnóstica em relação à causa do TA
• Redirecionar conversas voltadas à busca de causas do adoecimento para um discurso direcionado à solução de problemas atuais • Encorajar os pais a manter o foco no momento presente em relação ao estado nutricional do paciente e do tratamento

Fonte: adaptado de Lian et al., 2017.

Quando o paciente atinge uma faixa de peso compatível com seu desenvolvimento pré-mórbido e os sintomas estão menos intensos, sua autonomia para se servir sozinho de comida vai sendo restituída aos poucos – começando das refeições intermediárias ou menos temidas até as refeições principais ou mais difíceis. Nessa fase também já é possível retomar gradualmente as atividades físicas, propor desafios, isto é, o enfrentamento dos alimentos e situações mais amedrontadoras (ir a uma festa, comprar roupas novas, usar roupa de banho etc.) e realização de substituições no plano alimentar.

Em relação aos pacientes que não estão desnutridos e que adotam práticas purgativas e/ou compensatórias, o atendimento nutricional visa que o paciente:

A. Mantenha um peso que esteja em uma faixa adequada e coerente com seu histórico de vida, biótipo e potencial genético. O paciente deverá aprender que "peso saudável" é aquele que não depende de restrição ou de qualquer tipo de controle inadequado para ser mantido.
B. Cesse os comportamentos sintomáticos, como compulsões alimentares, purgações e outros métodos compensatórios inadequados.
C. Desenvolva melhores atitudes alimentares por meio da psicoeducação nutricional, aprendendo sobre o funcionamento do organismo, o que é "alimentação saudável" em uma concepção mais abrangente, abandonando mitos e crenças sobre a comida e o corpo, desenvolvendo um olhar crítico sobre informações vistas na mídia ou advindas de pessoas não especializadas.
D. Melhore a relação com o corpo, diminuindo a depreciação corporal e cultivando valores como a aceitação e o respeito pela diversidade de corpos existentes.

Assim como na alimentação, a redução de comportamentos nocivos para o controle do peso é abordada progressivamente nas consultas e também faz parte dos combinados. Nesses casos, uma das principais estratégias é a modificação ou o controle do ambiente do paciente. Se o adolescente costuma fazer exercícios escondido, a família pode ser orientada a supervisioná-lo, de modo que nunca esteja sozinho; muitas vezes, até fazendo com que durma acompanhado, já que esses comportamentos tendem a acontecer durante a noite, quando a supervisão é naturalmente menor. Se tem compulsões, a família será desencorajada a ter grandes estoques de comida, especialmente de alimentos-gatilho. No caso de vômitos ou de uso de laxantes, a meta semanal pode ser reduzir o número de episódios ou de comprimidos, deixando claro para o paciente que o objetivo final é eliminar completamente tais comportamentos.

Em todos os casos, na fase final do tratamento o paciente já tem completa autonomia sobre sua alimentação, desde que siga os combinados estabelecidos com seu nutricionista. Trabalhar a flexibilidade alimentar em datas especiais, situações sociais e adaptar-se a novas rotinas são condutas características desse momento, assim como a abordagem de temas relativos à prevenção de recaídas (Pinzon et al., 2016).

A alta médica é dada no momento em que não está mais presente nenhum dos critérios diagnósticos estabelecidos no DSM-5 para o TA (APA, 2012).

CONCLUSÃO

O tratamento nutricional especializado para TA na infância e adolescência é essencial para um prognóstico favorável e deve caminhar sinergicamente com as outras intervenções terapêuticas recomendadas. Deve ser dada especial atenção às particularidades da manifestação da doença nessa faixa etária. Ainda são escassos os estudos direcionados ao tratamento nutricional para TA em crianças e adolescentes e ainda não foi desenvolvido um protocolo específico para essa população. A partir da experiência vivida ao longo dos anos no PROTAD, foi possível observar que além do conhecimento técnico, da habilidade no manejo com pacientes com TA e da sintonia com a equipe multiprofissional, o nutricionista deve buscar saberes além da nutrição, que visem instrumentalizá-lo para acolher o paciente de forma empática e não julgadora e envolver a família como parte integrante da equipe em busca de sua recuperação.

REFERÊNCIAS BIBLIOGRÁFICAS

AMERICAN PSYCHIATRIC ASSOCIATION (APA). *Guideline watch (august 2012): practice guideline for the treatment of patients with eating disorders*. 3rd edition. American Psychiatric Association, 2012.

AMERICAN PSYCHIATRIC ASSOCIATION (APA). *Practice guideline for the treatment of patients with eating disorders*. 3rd ed. American Psychiatric Association, 2006.

BRYANT-WAUGH, R. Overview of the eating disorders. In: LASK, B.; BRYANT-WAUGH, R. *Anorexia nervosa and related eating disorders in childhood and adolescence*. 2ª ed. East Sussex: Psychology Press, 2000. p. 27-40.

CAMPBELL, K.; PEEBLES, R. Eating disorders in children and adolescents: state of the art review. *Pediatrics*, v.134, p.582-92, 2014.

COBELO, A.W. A importância da inclusão da família no tratamento multidisciplinar dos transtornos alimentares na infância e adolescência. In: Weinberg C (ed.).

Transtornos alimentares na infância e adolescência: uma visão multidisciplinar. São Paulo: Sá Editora, 2008, p. 115-30.

FISHER, M.; GOLDEN, N.H.; KATZMAN, D.K.; et al. Eating disorders in adolescents: a background paper. *J Adolesc Health*, v.16, p.420-37, 1995.

FOSSON, A.; KNIBBS, J.; BRYANT-WAUGH, R.; LASK, B. Early onset anorexia nervosa. *Arch Dis Child*, v.62, p.114-8, 1987.

GARBER, A.K.; LEE, D.L.; BENEDICT, K.A.; et al. Adolescents with higher historical weights present with greater weight loss and lower heart rate upon hospitalization for anorexia nervosa. *J Adolesc Health*, v.56:2, p.10-1, 2015.

GOLDEN, N.H.; KATZMAN, D.K.; SAWYER, S.M.; ORNSTEIN, R.M.; ROME, E.S.; GARBER, A.K.; et al. Update on the medical management of eating disorders in adolescents. *J Adolesc Health*, v.56, n.4, p.370-5, 2015.

GOLDEN, N.H.; SCHNEIDER, M.; WOOD, C. Preventing obesity and eating disorders in adolescents. *Pediatrics*, v.138, e20161649, 2016.

GREENLEAF, C.; PETRIE, T.A.; CARTER, J.; REEL, J.J. Female collegiate athletes: prevalence of eating disorders and disordered eating behaviors. *J Am Coll Health*, v.57, n.5, p. 489-95, 2009.

HUDSON, J.I.; HIRIPI, E.; POPE, H.G.J.; KESSLER, R.C. The prevalence and correlates of eating disorders. *Biol Psychiatry*, v.130, p.19-65, 2004.

KEEL, P.K.; GRAVENER, J.Á. Sociocultural influences on eating disorders. In: WONDERLICH, S.; MITCHELL, J.E.; ZWAAN, M.; STEIGER, H (Eds.). *Annual review of eating disorders – part 2*. Oxford: Radcliff Puplishing, 2008. p. 43-57.

KENNEDY, G.A.; FORMAN, S.F.; WOODS, E.R.; HERGENROEDER, A.C.; et al. History of overweight/obesity as predictor of care received at 1-year follow-up in adolescents with anorexia nervosa or atypical anorexia nervosa. *J Adolesc Health*, v.60, p.674-9, 2017.

LASK, B.; BRYANT-WAUGH, R. Overview of management. In: LASK B.; BRYANT-WAUGH R (Eds.). *Eating disorders in childhood and adolescence*. 3rd ed. London: Routledge Taylor & Francis Group, 2007.

LIAN, B.; FORSBERG, S.E.; FITZPATRICK, K.K. Adolescent anorexia: guiding principles and skills for the dietetic support of family-based therapy. *J Acad Nutr Diet*, v.119, n. 1, p.17-25, 2017.

LOCK, J.; LEGRANGE, D. Family-based treatment of eating disorders. *Int J Eat Disord*, v.37, p.S64-S7, 2005.

LOCK, J. Family therapy for eating disorders in youth: current confusions, advances, and new directions. *Curr Opin Psychiatry*, Publish ahead of print, 2018.

MADDEN, S.; MORRIS, A.; ZURYNSKI, Y.A.; KOHN, M.; ELLIOT, E.J. Burden of eating disorders in 5-13 year-old children in Australia. *Med J Aust*, v.190, p.410-4, 2009.

MURRAY, S.B.; NAGATA, J.M.; GRIFFITHS, S.; et al. The enigma of male eating disorders: A critical review and synthesis. *Clin Psychol Rev*, v.57, p.1-11, 2017.

NEUMARK-SZTAINER, D.; WALL, M.; LARSON, N.I.; EISENBERG, M.E.; LOTH, K. Dieting and disordered eating behaviors from adolescence to young adulthood: findings from a 10-year longitudinal study. *J Am Diet Assoc*, v.111, p.1004-11, 2011.

NICHOLLS, D.; BRUYN, R.; GORDON, I. Physical assessment and complications. In: LASK, B.; BRYANT-WAUGH, R. *Anorexia nervosa and related eating disorders in childhood and adolescence*. 2. ed. East Sussex: Psychology Press; 2000. p. 127-165.

NICHOLLS, D.; LYNN, R.; VINER, R.M. Childhood eating disorders: British national surveillance study. *Br J Psychiatry*, v.198, p.295-301, 2011.

PEEBLES, R.; WILSON, J.L.; LOCK, J.D. How do children with eating disorders differ from adolescents with eating disorders at initial evaluation? *Journal of Adolescents Health*, v.39, p.800-5, 2009.

PINZON, V.D.; LAFETÁ SESANA, C.; SOUZA, J.A.A.M.; SCOMPARINI, L.B. Intervenção multidisciplinar em crianças e adolescentes com transtornos alimentares. In: BOARATI, M.A.; PANTANO, T.; SCIVOLETTO, S. *Psiquiatria da infância e da adolescência. Cuidado multidisciplinar*. Barueri: Manole, 2016. p.497-519.

PINZON, V.D.; TURKIEWICZ, G.; MONTEIRO, D.O.; KORITAR, P.; FLEITLICH-BILYK, B. Who are the children and adolescent patients of a national referral service of eating disorders in Brazil? A cross-sectional study of a clinical sample. *Trends Psychiatry Psychother*, v.35, n.3, p.221-8, 2013.

POLACOW, V.O.; AQUINO, R.C.; SCAGLIUSI, F.B. Aspectos gerais da terapia nutricional para os transtornos alimentares: avaliação nutricional, objetivos, modalidade alta. In: ALVARENGA, M.; SCAGLIUSI, F.B.; PHILIPPI, S.T. *Nutrição e transtornos alimentares*. Barueri: Manole, 2011, p. 239-58.

PRETI, A.; USAI, A.; MIOTTO, P.; PETRETTO, D.R.; MASALA, C. Eating disorders among professional fashion models. *Psychiatry Res*, v.159, p.86-94, 2008.

RINGHAM, R.; KLUMP, K.; KAYE, W.; et al. Eating disorder symptomatology among ballet dancers. *Int J Eat Disord*, v.39, p.503-8, 2006.

ROSEN, D. Identification and management of eating disorders in children and adolescents. *Pediatrics*, v.126, p.1240-53, 2010.

SANTONASTASO, P.; BOSELLO, R.; SCHIAVONE, P.; TENCONI, E.; et al. Typical and atypical restrictive anorexia nervosa: weight history, body image, psychiatric symptoms, and response to outpatient treatment. *Int J Eat Disord*, v.42, n.5, p.464-70, 2009.

SILVEIRA, P.P.; PORTELLA, A.K.; GOLDANI, M.Z.; BARBIERI, A. Developmental origins of health and disease (DOHaD). *J Pediatr*, v.83, p.494-504, 2007.

SMINK, F.R.E.; HOEKEN, D.V.; HOEK, H.W. Epidemiology of eating disorders: incidence, prevalence and mortality rates. *Curr Psychiatry Rep*, v.14, p.406-14, 2012.

STELLEFSON, E. *Winning the war within: nutrition therapy for clients with anorexia or bulimia nervosa*. Texas: Helm Publishing, 1999.

SWANSON, S.A.; CROW, S.J.; GRANGE, D.L.; SWENDSEN, J.; MERIKANGAS, K.R. Prevalence and correlates of eating disorders in adolescents: results from the national comorbidity survey replication adolescent supplement. *Arch Gen Psychiatry*, v.68, n.7, p.714-23, 2011.

TAYLOR, A.S.; DITCH, S.; HANSEN, S. Identifying and preventing eating disorders in adolescent patients with obesity. *Pediatric Annals*, v.47, n.6, p.e232-e237, 2018.

TRAVIS, K.; GOLDEN, N.H. Adolescent anorexia nervosa abnormal white matter properties. In: *Enciclopedy of feeding and eating disorders*. Singapure: Springer Nature, 2016, p. 1-5.

WORLD HEALTH ORGANIZATION. *WHO child growth standards: length/height-for-age,weight-for-age, weight-for-length, weight-for-height and body mass-index-for-age. Methods and development*. WHO (nonserial publication). Geneva, Switzerland: WHO, 2006.

15

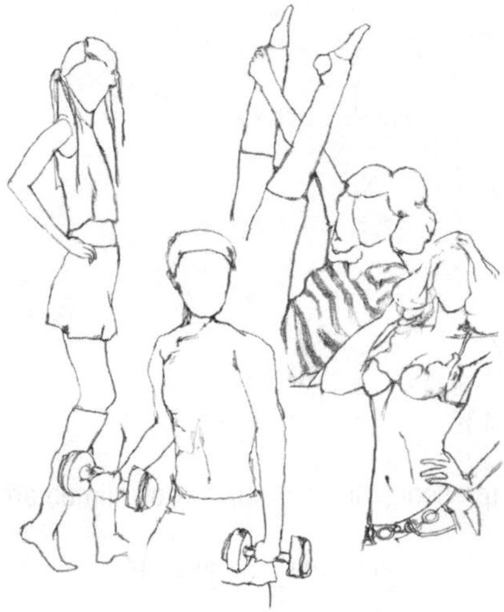

TRANSTORNOS ALIMENTARES EM HOMENS

Ana Carolina Costa
Camila Sesana

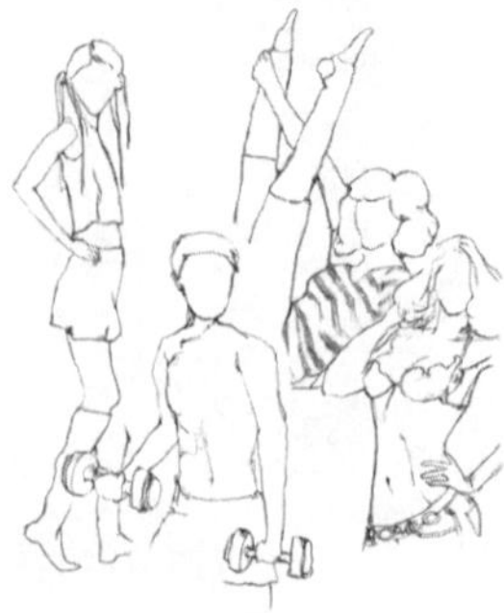

SUMÁRIO

INTRODUÇÃO

Refazer a história da anorexia nervosa (AN), a primeira perturbação alimentar atribuída ao sistema nervoso central a ser descrita na literatura médica, é acompanhar a trajetória de um adoecimento essencialmente feminino – ainda que seu primeiro relato conhecido tenha incluído um rapaz adolescente. A experiência masculina dos transtornos alimentares (TA) é uma incógnita que só começou a receber atenção especial nas últimas duas décadas e, portanto, até hoje não se reflete adequadamente nas categorias diagnósticas modernas (Murray et al., 2010).

Em 1682, o médico inglês Richard Morton descreveu, em seu livro *Phthisiology: or A Treatise of Consumptions*, um conjunto de sintomas que seria causado por "violentas paixões da mente" e "destempero do tônus dos nervos e dos espíritos". A síndrome era marcada por perda de apetite, sintomas gástricos e recusa obstinada de alimentos sólidos. O quadro invariavelmente levava à inanição, mas no início "orgulhava" e enganava o paciente. Os pacientes vistos por Morton eram uma moça de 18 anos e um rapaz de 16, filho de um ministro religioso, que definhou ao longo de dois anos até ser enviado para uma fazenda, para se tratar à base de leite de jumenta (Morton, 1682).

Louis-Victor Marcé, que costuma ser esquecido por autores anglófonos nas narrativas históricas da AN, publicou em 1859 uma comunicação à Sociedade Médico-Psicológica francesa intitulada "*Note sur une forme de délire hypochondriaque consécutive aux dyspepsies et caractérisée principalement par le refus d'aliments*", em que descrevia a "convicção delirante" de meninas adolescentes e moças jovens "de que não podiam ou deviam comer" (Weinberg, 2010).

Quase que simultaneamente, em 1873, Charles Lasègue e William W. Gull também escrevem sobre a "anorexia histérica". A dissertação de Lasègue foca na mulher histérica e descreve várias das características psicopatológicas da AN moderna, como negação da doença, prazer em observar outras pessoas comendo, hiperatividade e perda da sinalização da fome (Lasègue, 1998). Já Gull dá notícia de pacientes do sexo masculino e propõe, assim, que o termo "anorexia histérica" seja substituído por "anorexia nervosa". Presciente, alerta que "a importância de diferenciar tais casos na prática é óbvia: do contrário, o prognóstico será incorreto e o tratamento, mal direcionado" (Gull, 1873).

Cem anos após a publicação desses dois documentos, a noção de que apenas mulheres desenvolviam TA passa a ser questionada, com a demonstração de que sintomas alimentares em homens também poderiam ser primários, não apenas secundários a outros transtornos psiquiátricos (Bruch, 1971; Murray et al., 2017a).

No entanto, apenas 1% de todas as publicações sobre TA tratam exclusivamente de indivíduos do sexo masculino (Murray et al., 2016). Apenas quatro estudos (12,5%) sobre prevenção de TA analisados em uma metanálise incluíam meninos em suas amostras (Stice et al., 2007). Ironicamente, a única publicação dirigida exclusivamente a homens descrevia como eles poderiam ajudar mulheres a não desenvolver TA (Cohn et al., 2016).

Meninos e homens têm menos conhecimento sobre TA e podem não ter consciência de que certos comportamentos estão no espectro do comer transtornado[1], tendendo a naturalizar o comer compulsivo, por exemplo, como "coisa de homem" (Cohn et al., 2016). Em ambientes clínicos, eles também têm menor probabilidade de serem diagnosticados (Currin et al., 2007), de receber tratamento e, quando o recebem, passam menos tempo sob cuidados médicos (Striegel-Moore et al., 2000).

A repercussão da invisibilidade masculina sobre a formulação de critérios diagnósticos, detecção, avaliação, tratamento e prognóstico é profunda. O exemplo mais saliente é o caso da amenorreia, que permaneceu como critério diagnóstico da AN até o lançamento da 5ª edição do *Manual Diagnóstico e Estatístico dos Transtornos Mentais* (DSM-5), em 2013, e a publicação da última versão da Classificação Estatística Internacional de Doenças e Problemas Relacionados com a Saúde (CID-11), em junho de 2018 (APA, 2013; WHO, 2018).

Além da amenorreia, um interesse crescente sobre as singularidades da imagem corporal de homens tem acumulado evidências de que o modelo que melhor reflete a experiência masculina parece ser o da busca dual

---

1 Para mais informações sobre comer transtornado, ver Capítulo 5.

por um corpo mais musculoso e com menos gordura corporal, não a busca pela magreza vivenciada pelas mulheres[2] (Lavender et al., 2010).

O objetivo deste capítulo é revisar a literatura sobre TA em homens e apresentar o tratamento fornecido pelo único ambulatório da América Latina a dedicar-se exclusivamente a pacientes adultos do sexo masculino, o Grupo de Atendimento aos Homens com Transtorno Alimentar (GAHTA) do AMBULIM-IPq-HC-FMUSP.

EPIDEMIOLOGIA

A coleta de dados epidemiológicos na área de TA é permeada por desafios. Em geral, os TA não são incluídos em pesquisas de grande escala sobre saúde mental em países desenvolvidos. Quando o são, limitam-se a analisar os diagnósticos de AN e bulimia nervosa (BN). Alguns fatores limitantes citados na literatura são baixa prevalência, dificuldade de recrutamento, baixa taxa de resposta e heterogeneidade das amostras (Raevuori et al., 2009; Mitchison et al., 2014; Mitchison; Mond, 2015).

No caso dos homens, as estimativas ficam ainda mais prejudicadas por um viés de origem, já que toda a concepção nosológica dos TA foi construída a partir de uma perspectiva feminina (Mitchison; Mond, 2015). Na década de 1980, segundo Cohn et al. (2016), emergiu a conhecida proporção de um homem afetado por TA a cada dez mulheres afetadas, erroneamente estimada a partir de um estudo cujos resultados nunca foram replicados, no qual nem todos os homens (n = 24) preenchiam todos os critérios diagnósticos então vigentes. Entretanto, a frequência de 10% estimada naquela amostra foi tomada como dado de prevalência geral e foi "consagrada" em livros, periódicos e na mídia leiga durante 30 anos – o que, segundo os mesmos autores, acabou reduzindo a motivação pela busca de maior paridade entre os gêneros no campo dos TA.

Nos últimos 10 anos, porém, estudos mostraram que 33% das pessoas diagnosticadas com TA no Reino Unido eram homens. Na Austrá-

---

2 Para mais informações sobre a questão da muscularidade, ver Capítulo 8.

lia, cerca de um terço dos adultos na população geral que relataram comportamentos transtornados (indução de vômitos e restrição alimentar severa) eram homens (Madden et al., 2009; Nicholls et al., 2011). Metade dos casos de comer seletivo em centros clínicos é formada pelo sexo masculino (Bryant-Waugh, 2013), e 67% dos pacientes com transtorno alimentar restritivo evitativo (TARE) em um centro de gastroenterologia pediátrica eram meninos (Eddy et al., 2014).

Os resultados da *National Comorbidity Survey Replication*, representativa da população norte-americana, mostraram que 25% dos indivíduos com AN e BN e 36% dos indivíduos com transtorno da compulsão alimentar (TCA) eram homens (Hudson et al., 2007). Na Austrália, 1 em cada 4 pré-adolescentes com TA é do sexo masculino (Madden et al., 2009). Os números são mais altos ainda se considerados os casos subclínicos, isto é, de homens que adotam alguns dos comportamentos característicos de TA: 42-45% relataram episódios de compulsão alimentar, 28% purgavam com regularidade e 40% faziam jejuns e usavam laxantes para perda de peso (Cohn et al., 2016). As prevalências mais aceitas, por categoria diagnóstica, variam de 0,1% a 0,3% para anorexia nervosa, de 0,1% a 1,6% para bulimia nervosa e de 0,3 a 2% para transtorno de compulsão alimentar (Murray et al., 2017a).

Pesquisadores na Austrália também detectaram uma nova tendência temporal de prevalência de jejuns muito longos, vômitos autoinduzidos e abuso de laxantes entre homens: pela primeira vez, a velocidade de crescimento dessas práticas é maior no sexo masculino e o impacto sobre a qualidade de vida parece ser mais negativo do que para as mulheres (Mitchison et al., 2014).

Apesar de evidências conflitantes (Madden et al., 2009; Darcy et al., 2012), há indícios de que o início da doença tende a ser mais tardio em homens do que em mulheres (Zerwas et al., 2015; Hoek, 2006; Nicdao et al., 2007). Entre os pacientes com AN grave de um centro de tratamento, os homens (n = 23) tiveram seus primeiros sintomas significativamente mais tarde que as mulheres (Gueguen et al., 2012).

Em termos gerais, há mais similaridades que diferenças entre homens e mulheres com TA, mas a literatura registra várias distinções relevantes:

- O índice de massa corpórea (IMC) é geralmente mais alto que o das pacientes do sexo feminino (Murray et al., 2017a).
- Maior frequência pré-mórbida de sobrepeso e obesidade, especialmente a obesidade infantil (Strother et al., 2012).
- Maior probabilidade de haver sofrido vitimização por *bullying* em relação ao peso ou à aparência (Carlat et al., 1997; Haines et al., 2006; Gueguen et al., 2012).
- O exercício compulsivo[3] é o método compensatório mais frequente (Dakanalis et al., 2013; Mitchison; Mond, 2015).
- Maior uso de suplementos ergogênicos e esteroides anabolizantes (Raevuori et al., 2009).
- Maior prevalência de comorbidades psiquiátricas, como abuso de substâncias, transtornos do humor, esquizofrenia e psicoses (Striegel-Moore, 1999; Bramon-Bosch et al., 2000).
- Maior prevalência de ideação suicida e de tentativas de suicídio (Striegel-Moore, 1999).
- Comparados a meninas, meninos tendem a ser levados para tratamento mais cedo. Pacientes adultos, porém, buscam tratamento em estágio mais avançado da doença (Kinazs et al., 2016).

DIFERENÇAS DE APRESENTAÇÃO DOS TRANSTORNOS ALIMENTARES

Para o sexo masculino, as seguintes características já foram relatadas como fatores de mau prognóstico (Gueguen et al., 2012): início tardio dos sintomas; maior duração de doença; ter feito tratamento prévio para TA; maior proporção de perda de peso; inatividade sexual pré-mórbida; baixa interação social; má relação com os pais durante a infância; dificuldade de reconhecer e expressar emoções (alexitimia).

Além das particularidades descritas no item anterior, há diferenças de gênero específicas na apresentação dos TA que vêm sendo documentadas nos últimos anos.

---

3 Para mais informações sobre exercício compulsivo, ver Capítulo 9.

Anorexia nervosa

Além do perfil clássico do paciente de AN, que sente um medo intenso de ganhar peso ou de engordar, indivíduos do sexo masculino também podem restringir sua alimentação com o objetivo de perder gordura, para salientar a aparência de seus músculos. Há menos preocupação com o peso corporal do que nas mulheres, o que talvez explique que homens tenham IMC mais elevados (mínimo e máximo ao longo da vida, IMC de hospitalização e IMC desejado) (Strober et al., 2006; Gueguen et al., 2012).

Os níveis de preocupação com a forma corporal, contudo, são similares (Strober et al., 2006; Murray et al., 2017a), com diferenças pontuais quanto ao padrão masculino: meninos adolescentes preferem ter uma barriga definida (*"six pack"*) a uma barriga reta (Darcy et al., 2012).

A prática de exercício compulsivo também é bem mais comum entre homens e constitui um importante preditor de recaída (Norris et al., 2012). Pacientes com AN do sexo masculino tendem a ser mais rígidos em sua rotina de atividades físicas e a utilizar-se dela para fins fisiológicos e reguladores de humor (Murray et al., 2014).

Bulimia nervosa

Os homens representam cerca de 25% (Hudson et al., 2007) a 30% (Hay et al., 2015) de todos os casos de BN na população geral. Em um estudo com adolescentes australianos que comparou as prevalências segundo o DSM-IV e o DSM-5, os números entre meninos de 14 a 20 anos foram de 0,3% a 1,6%, respectivamente (Allen et al., 2013). Na Noruega, a prevalência entre adolescentes foi de 0,4% (Kjelsas et al., 2004).

Murray et al. (2017a) registram que a experiência masculina da BN ainda conta com pouquíssima base empírica, mas que algumas nuances na apresentação já estão disponíveis na literatura:

- Maior proporção de relatos de hiperfagia (Striegel-Moore et al., 2009).
- Diferenças na percepção do que sejam "grandes quantidades de comida". Homens tendem a relatar maior volume de alimentos e menos

sensação de perda de controle ou de angústia em episódios de comer compulsivo (Lewinsohn et al., 2002; Striegel-Moore et al., 2009; Lavender et al., 2010; Forney et al., 2015).

- Maior tendência a compensar a ingestão alimentar por meio de restrição severa ou prática excessiva de exercícios do que por meio de comportamentos purgativos, como vômitos autoinduzidos e uso de laxantes (Striegel-Moore et al., 2009; Lavender et al., 2010).

Transtorno da compulsão alimentar

O transtorno da compulsão alimentar (TCA) é o TA com a distribuição mais equilibrada entre os gêneros. A prevalência estimada ao longo da vida vai de 0,3% a 2,0% entre homens (Hudson et al., 2007; Smink et al., 2014). Dados coletados em uma amostra de 6.000 adultos australianos mostraram que homens perfaziam 43% dos casos (Striegel-Moore; Franko, 2003).

Homens com TCA, em particular os obesos, podem ser o subgrupo mais marginalizado em termos de cuidados médicos. Em um centro de tratamento especializado nos EUA, 25,6% dos homens que preenchiam os critérios diagnósticos para TA não foram encaminhados para uma consulta, uma diferença estatisticamente significativa em relação às mulheres. Entre os 16 sujeitos que não tiveram consulta, 25,6% eram homens com TCA (MacCaughelty et al., 2016). O estigma associado à obesidade e a falsa presunção de que os TA são um fenômeno estritamente feminino geram um duplo prejuízo sobre essa população. É importante lembrar que o TCA, assim como a AN e a BN, elevam o risco de suicidalidade e essa associação é potencializada por IMC mais elevado (Brown et al., 2018).

Apesar disso, alguns trabalhos sugerem que os episódios de comer compulsivo, isoladamente, parecem provocar menos estresse em homens do que em mulheres (Dakanalis et al., 2013; Blond, 2008). Lavender et al. (2010) discutem se esse fato não se deveria, em parte, à "natureza dual" do ideal de imagem corporal masculino: menor teor de gordura corporal e maior massa muscular. Segundo esses autores, é possível que indivíduos que desejam aumentar o tamanho do corpo não considerem um problema ingerir, esporadicamente, grandes quantidades de comida. Por outro lado, Mitchison et al. (2014) discutem que é possível que esses homens sub-relatem seus níveis de estresse, já que sua análise dos dados *The Health Omnibus Survey* detectou maior associação entre deterioração na qualidade de vida relacionada à saúde mental e comer compulsivo objetivo nos homens.

A distinção entre compulsão alimentar objetiva e subjetiva está detalhada no Capítulo 13. Em termos diagnósticos e clínicos, é relevante saber se e em que medida o volume de alimentos ingeridos por episódio é moderado pelo gênero. A adoção de uma referência feminina de consumo pode patologizar quantidades normais para o sexo masculino, segundo Forney et al. (2015), que publicaram o primeiro estudo que avaliou diferenças entre o que homens e mulheres definem como "grandes quantidades da comida". Em sua amostra, a fronteira entre "quantidade normal" e "quantidade exagerada" foi influenciada pelo tipo de alimento e pelo gênero, com homens relatando limites mais elevados em termos de valor energético e número de porções.

A apresentação do TCA em homens é a área menos estudada no campo dos TA e não há praticamente nenhuma publicação sobre prevenção nesse grupo (Cohn et al., 2016).

Comer transtornado voltado para a muscularidade

As expectativas socioculturais dos corpos feminino e masculino em países ocidentais são opostas: espera-se magreza das mulheres e um corpo forte, com músculos definidos e salientes, dos homens. De atores a super-heróis, é visível que a forma corporal masculina progrediu de contornos mais fisiológicos para proporções biologicamente inviáveis (Pope et al., 2010; Baghurst et al., 2006). Um achado intrigante de um estudo que analisou personagens de jogos de computador revelou que os jogos voltados para o público infantil mostravam corpos hipermusculares, enquanto os personagens de jogos para adultos eram um pouco mais realistas (Martins et al., 2011). As implicações dessa tendência sobre o ideal de corpo masculino consistem em um importante campo de pesquisa a ser explorado (Eisenberg et al., 2012).

O desejo de moldar o corpo em direções divergentes, com maior massa muscular e menor massa adiposa, afeta o comportamento alimentar dos homens de modo singular, além de motivar o uso de substâncias para modificar a aparência e aumentar a performance que representam riscos à saúde (Tylka, 2011; Lavender et al., 2017). Quanto maior for a internalização do ideal muscular, maior a associação com práticas alimentares transtornadas (Eisenberg et al., 2012).

O conceito de comer transtornado voltado para a muscularidade (*muscularity oriented disordered eating*) descreve um padrão cíclico de manipulação da dieta. Na fase de ganho de massa muscular (*"bulk"*), a alimentação é caracterizada por alta densidade energética, com alto consumo de proteínas, preferência por carboidratos de baixo índice glicêmico, rigidez de horários e quantidades e treino de força nas cargas máximas suportadas. Na fase de perda de gordura corporal para aumentar a definição muscular (*"cut"*), há importante redução do valor energético total diário, com predomínio do consumo de proteínas, restrição de carboidratos e gorduras e acréscimo de atividades aeróbicas ao treino (Lavender et al., 2017).

É fácil compreender como esse esquema faz a insatisfação corporal oscilar como um pêndulo. Por um lado, o excesso de calorias aumenta indistintamente músculos e gordura, amplificando a insatisfação com a definição muscular (*"leanness"*). Por outro, o déficit energético reduz igualmente as massas muscular e gordurosa, aumentando a insatisfação quanto à muscularidade (Murray et al., 2017a; Lavender et al., 2017).

Outro comportamento alimentar transtornado observado no padrão *"bulk and cut"*, muitas vezes equiparável a episódios de compulsão alimentar clássicos (volume de alimentos, sensação de perda de controle e posterior compensação), é a prática das *"cheat meals"* ou "dia do lixo". Nessas ocasiões, permite-se a ingestão de grandes volumes de todos os alimentos proibidos, em quantidades que podem ir de 1.000 a 9.000 calorias (Lavender et al., 2017). A justificativa dada para a prática é evitar a adaptação metabólica típica das fases de restrição (Murray et al., 2015), mas a desproporção da permissividade, ainda que pontual, evoca a clássica relação entre restrição e compulsão que marca os TA de forma geral (Polivy; Herman, 2006).

A dismorfia muscular (DM), introduzida pelo DSM-5 e situada dentro da categoria de transtorno dismórfico corporal, representa o extremo patológico desse espectro. Esse transtorno é caracterizado por intensa preocupação quanto à muscularidade e uma percepção distorcida de que o corpo nunca está forte o bastante – apesar de evidências de que seus portadores têm muito mais *insight* quanto a essa distorção que os pacientes de outros transtornos dismórficos (Murray et al., 2010). A dismorfia muscular está descrita em mais detalhes no Capítulo 9.

ORIENTAÇÃO SEXUAL E IDENTIDADE DE GÊNERO

A homossexualidade foi considerada um fator de risco para TA desde as primeiras pesquisas que analisavam a apresentação desses transtornos em homens, em parte por haver uma preponderância de homens não heterossexuais nas populações clínicas estudadas (Carlat et al., 1997; Castellini et al., 2016). A noção prevalente de que TA eram doenças femininas também pode ter reforçado o estereótipo sobre homens com atitudes em menor conformidade a papéis de gênero tipicamente masculinos (Kane, 2010).

O modelo do estresse de minoria é uma das hipóteses aventadas para explicar essa diferença. Pertencer a uma minoria estigmatizada expõe indivíduos de forma crônica a estressores específicos, como internalização de atitudes sociais negativas dirigidas ao grupo e episódios concretos de discriminação e violência, que podem elevar o risco para transtornos psiquiátricos em geral (Meyer, 1995). Além disso, os parâmetros da comunidade gay sobre atratividade física (preferência por corpos mesomórficos, por exemplo) também podem expor homens não heterossexuais a maior risco de patologia alimentar (Brown; Keel, 2015).

De fato, as evidências epidemiológicas acumuladas nas últimas décadas indicam que homens não heterossexuais apresentam níveis mais elevados de preocupação com a imagem corporal, seja em direção à magreza, seja em busca da muscularidade. Além disso, parece haver maior frequência de comportamentos purgativos, comer compulsivo, restrição alimentar, uso de remédios para emagrecer e abuso de esteroides anabolizantes do que em homens heterossexuais (Yelland; Tiggemann, 2003; Murray, 2017b).

Mais recentemente, a introdução de constructos formulados pelos estudos de gênero tem aberto novas perspectivas de pesquisa sobre a manifestação de TA em homens. Mais do que a orientação sexual, a adesão a papéis de gênero mais femininos ou masculinos, mesmo em homens transgêneros, parece moderar a busca por um corpo mais magro ou mais musculoso, desafiando a noção de que a "masculinidade" seria um fator protetor em relação ao risco de TA (Murray et al., 2013a; Murray et al., 2013b; Griffiths et al., 2014; Lavender et al., 2017; Murray, 2017b).

COMPLICAÇÕES CLÍNICAS

As complicações clínicas emergem mais precocemente nos homens, apesar de as taxas de mortalidade serem semelhantes às das mulheres. Porém, alguns trabalhos sugerem que pacientes do sexo masculino têm menor sobrevida após a internação hospitalar. A apresentação mais letal entre homens é a AN subtipo restritivo (Gueguen et al., 2012).

Um estudo recente mostrou que homens com sintomatologia restritiva podem apresentar complicações clínicas graves mesmo se sua desnutrição for apenas moderada (Vo et al., 2016): apesar de o percentil médio de IMC ter sido 88%, a perda de peso média foi de 21,5%. A magnitude e a velocidade da perda de peso podem ter contribuído mais para a deterioração física dos pacientes do que o estado nutricional. Já na admissão, 51,5% dos pacientes precisaram de internação em razão de alterações em sinais vitais, notadamente bradicardia, hipotensão ortostática e hipotermia. Diante desses achados, Goldstein (2016) comenta que a frequência cardíaca pode ser um importante marcador de gravidade para homens que não estejam gravemente desnutridos ou que tenham receio de revelar seus sintomas alimentares.

Apesar da existência de dados demonstrando que homens com AN são mais suscetíveis a desmineralização óssea grave, a amenorreia por um período de seis meses continua sendo o critério de indicação para a densitometria óssea por dupla emissão de raios-X (DEXA), padrão-ouro do diagnóstico de osteoporose (Mehler et al., 2008; Golden et al., 2015). O risco de fratura de vértebra é maior em pacientes do sexo masculino e o risco geral de fraturas é mais pronunciado em homens acima dos 40 anos (Nagata et al., 2017). Complicações ósseas em homens são agravadas por baixos níveis de testosterona e vitamina D, achados comuns em indivíduos de perfil restritivo (Fichtner; Krenn, 2003; Norris et al., 2012; Sabel et al., 2014).

Dois estudos recentes detectaram que a elevação de enzimas hepáticas pode ser mais pronunciada em pacientes do sexo masculino (64% e 30% das amostras, respectivamente) (Sabel et al., 2014; Nagata et al., 2015).

O abuso de esteroides anabolizantes, comum em homens voltados para a busca da muscularidade, está associado a aterosclerose e cardiomiopatia irreversíveis, lesões hepáticas e, possivelmente, risco aumentado para câncer de próstata. Para pacientes com TA, que tendem a apresentar mais comorbidades psiquiátricas, a neurotoxicidade dessas substâncias se mostra ainda mais nociva, pois pode levar a síndromes de dependência e a transtornos de humor (Socas et al., 2005; Kanayama et al., 2008). Homens transgêneros podem estar mais sujeitos a essas complicações, uma vez que tendem a usar mais esteroides anabolizantes sem prescrição médica que homens cisgêneros (Guss et al., 2017).

Por fim, ainda que não haja dados de longo prazo a respeito da segurança de dietas hiperproteicas, já foi demonstrado que o consumo de proteína 2 a 3 vezes acima da RDA (*Recommended Dietary Allowances*) está associado a perdas urinárias de cálcio e, portanto, risco de declínio de massa óssea (Eisenstein et al., 2002).

TRATAMENTO NUTRICIONAL NO GRUPO DE ATENDIMENTO AOS HOMENS COM TRANSTORNO ALIMENTAR DO AMBULIM (GAHTA)

O Grupo de Atendimento aos Homens com Transtorno Alimentar (GAHTA) foi criado no AMBULIM em 2004 e desde então já atendeu mais de 100 pacientes com todos os diagnósticos de TA. Até a presente data, é o único ambulatório especializado nessa população na América Latina. A equipe multiprofissional que compõe o grupo conta com psiquiatras, terapeutas nutricionais, psicólogos e profissional de Educação Física. Os pacientes são atendidos semanalmente pelos psicólogos e pelas terapeutas nutricionais, e as consultas psiquiátricas variam em sua frequência. Toda semana, os acompanhantes dos pacientes – familiares, parceiros, amigos – contam também com um grupo psicoeducativo de apoio, conduzido por uma terapeuta familiar e por uma terapeuta nutricional, que se revezam quinzenalmente, cujo objetivo é conscientizar sobre os TA e seus sintomas e como ajudar os pacientes ao longo do processo do tratamento.

O tratamento nutricional semanal conta com atendimentos individuais e em grupo. Os atendimentos individuais são baseados em aconselhamento nutricional e têm como objetivo ajudar o paciente a melhorar suas atitudes alimentares e sua relação com o corpo, reduzindo e eliminando gradativamente os comportamentos mantenedores da doença – restrição e compulsão alimentar, práticas purgativas, atividade física excessiva/compensatória. Os pacientes são pesados semanalmente pela equipe de Nutrição e são orientados a não verem o peso e não se pesarem fora do serviço, tendo em vista que o controle rígido do peso é um sintoma da doença e pode atrapalhar o progresso do tratamento. Um instrumento de automonitoração muito utilizado nas consultas individuais é o diário alimentar, detalhado no Capítulo 10.

As sessões em grupo com a Nutrição duram cerca de uma hora e acontecem nas primeiras 20 semanas de tratamento. Essa seria a fase educacional, com base no que foi proposto pela antiga American Dietetic Association (1994), hoje Academy of Nutrition and Dietetics. A fase educacional está relacionada com a coleta e transmissão de informações, incluindo temas pertinentes à educação nutricional geral para TA.

Pela experiência acumulada do GAHTA, não há problemas em se misturar nas sessões em grupo pacientes com diagnósticos distintos, diferentemente dos grupos femininos, em que as pacientes podem tentar "competir" para ver quem está mais grave ou para chamar atenção dos profissionais. Os homens com TA usam o momento em grupo para se reforçarem mutuamente, criando um espaço seguro de compartilhamento de experiências e emoções (Greenberg; Schoen, 2008; Weltzin et al., 2012).

A seguir, será apresentada uma descrição das sessões em grupo do protocolo de terapia nutricional do GAHTA.

Fase educacional (20 semanas)

Sessão 1 – Anamnese e apresentação do diário alimentar

Neste primeiro encontro, cada terapeuta nutricional faz a anamnese inicial de seu paciente, coletando dados de sua história, de como chegou até o GAHTA e o que espera do tratamento, como foi o início do quadro de TA, surgimento dos primeiros sintomas, fatores precipitantes/gatilhos, tratamentos já realizados até então, histórico de peso e prática de dietas, uso de medicamentos e suplementos e presença de comorbidades (psiquiátricas ou não). Nesta mesma sessão, o nutricionista vai apresentar o diário alimentar e orientar quanto ao seu preenchimento, bem como aplicar escalas de autorrelato que visam avaliar componentes alimentares e de imagem corporal. Tais instrumentos são aplicados no início e no final do programa de 20 semanas e serão abordados mais adiante neste capítulo. A experiência clínica mais recente do GAHTA tem demonstrado que o uso da tecnologia pode ajudar os pacientes a superar a resistência ao uso do diário alimentar. Aplicativos de celular, como blocos de notas e diários digitais, são mais discretos para uso em ambientes de trabalho e podem trazer facilidades importantes, como o registro fotográfico das refeições. Ainda há poucos aplicativos de diário alimentar disponíveis na língua portuguesa e a maioria traz informações sobre calorias ou linguagem típica de dieta, portanto é preciso ter critério para indicar tais recursos.

Sessão 2 – O que é transtorno alimentar e como funciona o tratamento nutricional no AMBULIM

Inicialmente define-se com os pacientes o que é TA, conforme descrito no *Manual Diagnóstico e Estatístico de Transtornos Mentais*, 5ª edição: *"Os transtornos alimentares são caracterizados por uma perturbação persistente na alimentação ou no comportamento relacionado à alimentação que resulta no consumo ou na absorção alterada de alimentos e que compromete significativamente a saúde física ou o funcionamento psicossocial"*. Desfaz-se então o estigma de que os TA são "frescura" ou um mero incômodo com o corpo apresentado somente por mulheres. Enfatiza-se o prejuízo psicossocial causado por essas doenças, e não só o comprometimento fisiológico. Reforça-se também que nos TA há uma perturbação não somente nos comportamentos alimentares, mas também nas atitudes alimentares, conceito definido por Alvarenga e Koritar (2015). Finalmente, fala-se sobre a duração do tratamento, sobre a possibilidade de cura/remissão e sobre os lapsos e recaídas que podem acontecer ao longo do processo, usando como base o modelo de recuperação (Reiff; Reiff, 1992).

Nota-se que o início do TA é marcado por um aumento gradual na frequência de comportamentos inadequados – restrição, compulsão, purgação, prática excessiva/compensatória de atividade física –, que ao atingir um ponto máximo dá início a um processo de negação: o paciente não se reconhece doente, apesar dos comportamentos, e nega que eles tenham a ver com questões psicológicas e emocionais. Chega um ponto em que o sofrimento causado pela doença faz com que o paciente saia da negação e reconheça a necessidade de ajuda, que é quando ele busca o tratamento. A partir daí, inicia-se o processo terapêutico, que envolve aprendizado, reconhecimento da função de cada comportamento inadequado (p. ex., a compulsão pode aparecer em momentos de maior sofrimento emocional, como tentativa do paciente de evitar sentir emoções desagradáveis etc.), mudanças comportamentais e finalmente remissão e alta. O paciente pode observar, por meio da figura, que o tratamento envolve altos e baixos e que o processo de cura e melhora não é linear.

Sessão 3 – Medidas caseiras

Um dos componentes do diário alimentar é o relato, em tempo real, do que e quanto se está comendo. A quantidade de comida é sempre mensurada por meio das medidas caseiras, e alguns pacientes se confundem por não terem tanta familiaridade com a cozinha. Nesta dinâmica, os nutricionistas do grupo levam diversos utensílios culinários – pratos, copos, colheres, tigelas, canecas, xícaras, pegadores – para que os homens visualizem e reconheçam as medidas caseiras. Fala-se também nesta sessão sobre a influência do tamanho do utensílio no consumo alimentar: quanto maior o porcionamento, maior tende a ser o consumo.

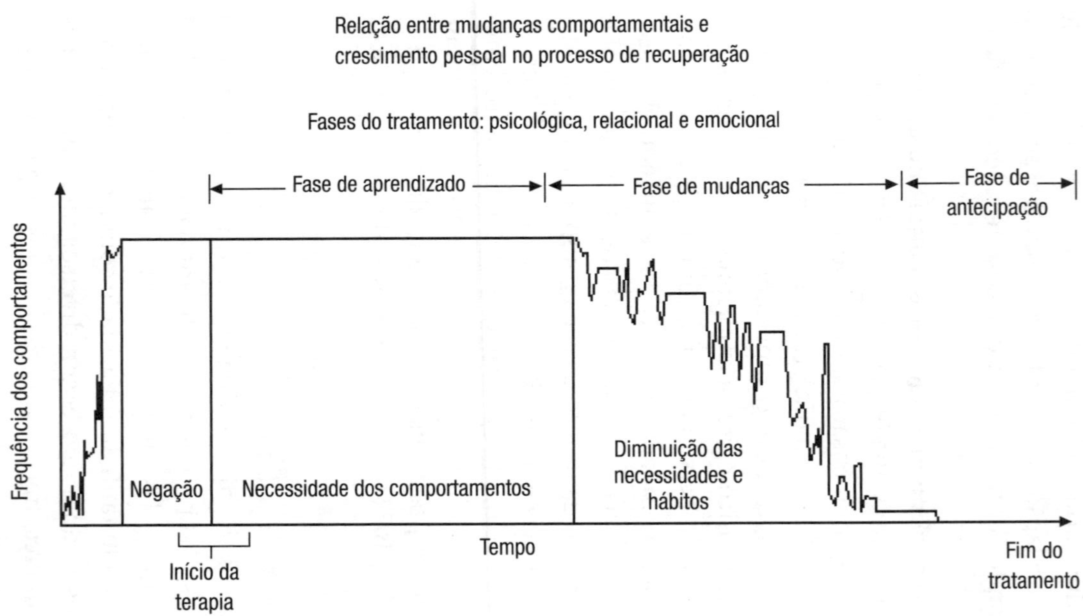

FIGURA 1 – Modelo de recuperação.
Fonte: adaptada de Reiff e Reiff (1992).

Sessão 4 – Conceitos de fome, saciedade e vontade

Nesta sessão, as sensações de fome física e saciedade são explicadas aos pacientes como sendo sinais instintivos do corpo que nos mostram o momento de começar e parar de comer, respectivamente. Todos nós nascemos conseguindo reconhecer e interpretar esses sinais, mas conforme nos tornamos adultos vamos perdendo essa habilidade, por conta da presença de regras externas, prática de dietas, distrações e culpa ao comer, entre outros influenciadores. São abordados alguns fatores que influenciam na manifestação de tais sinais, como volume e tipo de comida que ingerimos, qualidade e quantidade de sono, liberação de hormônios. Finaliza-se a explicação dos conceitos de fome e saciedade dizendo que um dos objetivos do tratamento nutricional dos TA é ajudar os pacientes a se alimentarem de acordo com tais sinais internos.

Outro tema abordado é a definição de vontades, que são desejos alimentares que podem surgir espontaneamente ou por meio de estímulos, especialmente visuais e olfativos (chamados nesta sessão de "vontadezinhas"). Muitas vezes, somos induzidos a querer determinados alimentos simplesmente por estarem em nosso campo de visão, ou por alguém nos ter oferecido. Diferenciam-se tais "vontadezinhas" das vontades mediadas por emoções, ou "*cravings*". Os pacientes então são estimulados a observarem em sua rotina - com ajuda do diário alimentar - seus sinais de fome e saciedade e a presença das diferentes vontades.

Sessão 5 – Efeito das dietas sobre as compulsões e sobre o metabolismo energético

Nesta sessão os pacientes são apresentados à realidade das dietas, que aumentam o risco do desenvolvimento de TA (Patton et al., 1999), reduzem o gasto energético basal, contribuindo com o ganho de peso a médio e longo prazo, e promovem obsessão por comida (Polivy, 1996; Polivy; Herman, 2006). Eles são estimulados a compartilharem suas experiências prévias e frustradas com diferentes dietas. É trabalhado o ciclo de restrição, compulsão e purgação (Kausman, 2000).

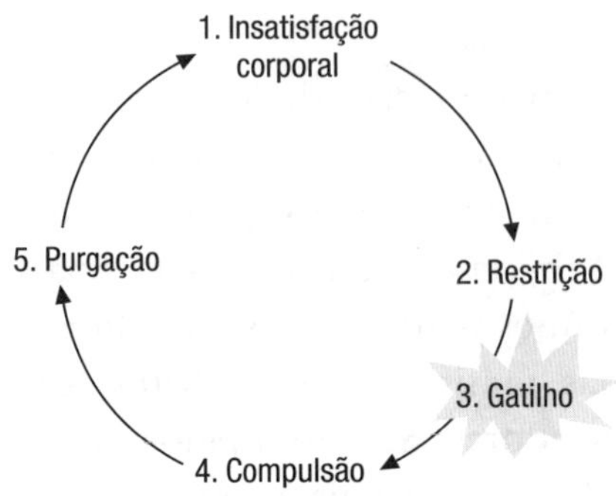

1. Pensamentos e sentimentos de depreciação corporal: "Estou gordo", "Sou fraco", "Não tenho definição muscular"
2. Dieta: privação física e emocional
3. Situação, pensamento ou sentimento: quebra das regras da dieta
4. Lógica do "tudo ou nada": perda do controle; raiva, frustração e vergonha; dor física e emocional
5. Alívio temporário; tristeza, culpa e nojo de si mesmo

FIGURA 2 – Ciclo do transtorno alimentar.
Fonte: adaptada de Kausman (2000).

No caso de haver no grupo pacientes com anorexia restritiva, reforça-se que apesar de eles ainda não terem compulsão, é muito comum que com o passar do tempo o diagnóstico migre para anorexia purgativa ou BN; isto é, o surgimento de compulsões alimentares é quase que inevitável após tanta restrição.

Sessão 6 – Macronutrientes

O foco desta sessão é definir os macronutrientes e apresentar suas principais funções no organismo, desmistificando o medo de que alimentos fontes de carboidratos e lipídios são "engordativos" e "perigosos", provando que possuem alto valor nutritivo e grande importância para a saúde. Reforça-se que não só a proteína tem papel na saciedade, isto é, tanto os carboidratos como as gorduras promovem liberação de hormônios sacietógenos como insulina, CCK e GLP-1.

Sessão 7 – Micronutrientes

O objetivo da sessão é explorar os principais micronutrientes, suas funções no organismo e a importância de uma alimentação variada para a obtenção das diferentes vitaminais e minerais. Enfatiza-se o papel negativo da purgação sobre a absorção desses nutrientes e a importância das vitaminas lipossolúveis, que são encontradas justamente em alimentos fonte de gorduras (muitas vezes temidos pelos pacientes).

Sessão 8 – Roda dos alimentos

Nesta sessão explica-se a roda dos alimentos com seus três grupos: alimentos reguladores (fontes de vitaminas, sais minerais e fibras), construtores (fontes de proteínas) e energéticos (fontes de carboidratos e gorduras). Exemplifica-se a montagem de um prato em uma refeição contendo alimentos dos três grupos, reforçando mais uma vez a importância da variedade e do equilíbrio, abordados na sessão anterior.

Sessão 9 – Pirâmide dos alimentos

Nesta sessão os pacientes aprendem sobre a pirâmide dos alimentos, que além de passar a ideia de proporção/equilíbrio da ingestão diária dos diferentes grupos alimentares mostra que todas as comidas e preparações podem fazer parte de uma alimentação saudável. Os pacientes recebem uma cópia da pirâmide e durante uma semana são convidados a contabilizarem diariamente, de forma aproximada, o número de porções consumidas dos diferentes grupos. O intuito dessa monitorização é mostrar a eles como alguns grupos por vezes acabam não aparecendo com tanta frequência, e de que maneira eles poderiam ser incorporados à rotina alimentar.

Sessão 10 – *Guia Alimentar para a População Brasileira*

Nesta sessão, o foco é abordar dois dos principais pontos do *Guia Alimentar para a População Brasileira* (Ministério da Saúde, 2014): a divisão dos alimentos nas categorias *in natura*, minimamente processados, processados e ultraprocessados; e os dez passos para uma alimentação saudável, que envolvem orientações inclusive sobre o ato de comer ("comer com regularidade e atenção, em ambientes apropriados e, sempre que possível, com companhia"). O intuito não é "demonizar" os alimentos processados ou passar uma visão proibitiva em relação a seu consumo, mas sim esclarecer os pacientes quanto aos diferentes tipos de alimentos e orientá-los sobre como ampliar seu rol de escolha.

Sessão 11 – Retomada de conceitos

Esta sessão, bem como a sessão 19, serve para retomar os conteúdos abordados até então e para os pacientes poderem fazer uma autoavaliação de como tem sido o tratamento até então, das mudanças de comportamento já conquistadas e das dificuldades que ainda existem. É uma sessão importante para que eles reflitam de que maneira o TA ainda está presente em suas vidas e o que fazer para superá-lo.

Sessões 12 e 13 – Conversa sobre atividade física e prática de exercício intuitivo

Ambas as sessões são conduzidas por profissional de educação física e terapeutas nutricionais. Na primeira sessão, é feita uma reflexão sobre o papel terapêutico da atividade física no tratamento dos transtornos alimentares e na melhora dos distúrbios de imagem corporal, bem como uma discussão sobre o momento em que o exercício passa a ser danoso (exercício excessivo ou com finalidade de compensação). Na segunda sessão, é oferecida pelo profissional de educação física uma prática de exercício intuitivo (Teixeira, 2019) em que as terapeutas nutricionais participam junto com os pacientes (para mais detalhes, ver Capítulo 9 sobre atividade física nos TA).

Sessão 14 – Digestão, absorção e efeitos do TA sobre o trato gastrintestinal

Esta sessão aborda as fases da digestão e absorção e visa alertar os pacientes quanto aos inúmeros efeitos deletérios das práticas purgativas (especialmente vômitos e uso de laxantes) sobre o trato gastrintestinal e a microbiota intestinal. A sessão tem como objetivo lembrar aos pacientes de que vomitar e usar laxantes são práticas ineficazes na manutenção ou perda do peso corporal, e que além disso perpetuam o ciclo do transtorno alimentar, como abordado na sessão 5.

Sessão 15 – Padrões de beleza e masculinidade

O diálogo desta sessão gira em torno do atual padrão de beleza masculino - corpo com muscularidade bem definida e pouca gordura corporal - e dos potenciais efeitos deletérios da internalização de tal padrão, como aumento da insatisfação e depreciação corporal e manutenção dos sintomas do TA (Blond, 2008; Diedrichs; Lee, 2010). A ideia é que os pacientes possam observar com mais cuidado e crítica as imagens divulgadas na mídia e criar estratégias para se protegerem da exposição excessiva a tais imagens (p. ex., deixar de seguir perfis nas redes sociais que causem insatisfação e autoavaliação negativa).

Sessão 16 – Cozinhando para si e organizando a rotina alimentar

É comum alguns pacientes no grupo justificarem a restrição ou desorganização alimentar no diário com frases como: "minha mãe/esposa/namorada não comprou ou preparou para mim". Dessa forma, o objetivo da sessão é estimular os pacientes a terem mais autonomia na cozinha e no planejamento diário de suas refeições e lanches, desmistificando a ideia de que cozinhar é "coisa de mulher".

Sessão 17 – Comendo fora e em datas especiais

Nesta sessão são abordadas algumas dificuldades que os pacientes ainda tenham ao comer fora (especialmente em *buffets* à vontade ou rodízios) e em datas especiais, como Páscoa, Natal etc. Em relação às festas, é importante lembrar aos pacientes que a comida é parte importante de tais ocasiões, mas não é a única: há o convívio com a família, o significado simbólico da comemoração etc. Além disso, é estimulado que eles se permitam comer alimentos especiais (p. ex., panetone, ovo de chocolate) também em outros momentos, para que dessa forma a chance de exagerar ou ter compulsão na celebração seja menor.

Sessão 18 – Café da manhã com as terapeutas nutricionais

Nesta semana, as terapeutas nutricionais e os pacientes celebram o final da fase educacional com um café da manhã, em que cada um leva um alimento/bebida. Os pacientes são convidados a levarem algo que ainda seja difícil para eles, uma comida que ainda restrinjam ou tenham medo de ter compulsão. Dessa forma, eles podem tentar se desafiar em um ambiente seguro e controlado.

Sessão 19 – Retomada de conceitos

Ver descrição na sessão 11.

Sessão 20 – Fechamento e aplicação de questionários

Nesta semana os pacientes respondem novamente às escalas de autorrelato determinadas pela equipe de Nutrição: escala de silhuetas brasileiras para avaliar os componentes perceptivos e atitudinais da imagem corporal (Kakeshita et al., 2009); Teste de Investigação Bulímica de Edinburgh (BITE), para avaliar gravidade e sintomas de bulimia nervosa (Cordás; Hochgraf, 1993); *Disordered Eating Attitudes Scale* (DEAS), que avalia as crenças, pensamentos, sentimentos, comportamentos e relacionamento com os alimentos (Alvarenga et al., 2010); *Male Body Dissatisfaction Scale* (MBDS), desenvolvida especialmente para avaliar componentes atitudinais da imagem corporal de homens (Carvalho et al., 2015); *Swansea Muscularity Attitudes Questionnaire* (SMAQ), que avalia o desejo por muscularidade em homens (Campana et al., 2013). Tais instrumentos podem ser vistos em mais detalhes nos Capítulos 6 e 7.

CONCLUSÃO

Apesar de as manifestações dos TA serem quase tão frequentes em homens quanto em mulheres, ainda é notável o estigma que envolve o tema na população do sexo masculino. É importante aumentar a conscientização sobre essa realidade e, para isso, abordar questões de gênero importantes e que podem ser uma barreira à detecção precoce e à busca por tratamento adequado. No ambiente terapêutico, desmistificar as associações com a feminilidade pode melhorar a adesão, por trazer mais identificação com os assuntos abordados, e até evitar o abandono precoce do tratamento.

Além das manifestações clássicas dos TA em homens, com distúrbios de imagem corporal bastante semelhantes àqueles encontrados nas mulheres, é importante atentar para um quadro que tem chamado a atenção dos pesquisadores e profissionais da área: o comer transtornado voltado para a muscularidade (*muscularity oriented disordered eating*), que pode aparecer como característica sintomática dos TA já conhecidos ou mesmo em pacientes que apresentem dismorfia muscular (ver Capítulo 9).

No tratamento nutricional proposto pelo GAHTA, nota-se a importância de incentivar os pacientes a se olharem e se tratarem com mais gentileza e compaixão, criando dessa forma um ambiente interno seguro para que eles possam de fato melhorar sua relação com a comida.

REFERÊNCIAS BIBLIOGRÁFICAS

ALLEN, K.L.; BYRNE, S.M.; ODDY, W.H.; CROSBY, R.D. DSM-4-TR and DSM-5 eating disorder in adolescents: prevalence, stability, and psychosocial correlates in a population-based sample of male and female adolescents. *J Abnorm Psychol*, v.122, p.720-32, 2013.

ALVARENGA, M.; KORITAR, P. Atitude e comportamento alimentar – determinantes de escolhas e consumo. In: ALVARENGA, M.; FIGUEIREDO, M.; TIMERMAN, F.; ANTONACCIO C. *Nutrição comportamental*. Barueri: Manole, 2015. p. 23-50.

ALVARENGA, M.S.; SCAGLIUSI, F.B.; PHILIPPI, S.T. Development and validity of the Disordered Eating Attitude Scale (DEAS). *Percept Mot Skills*, v.110, p.379-95, 2010.

AMERICAN DIETETIC ASSOCIATION (ADA). Position of the American Dietetic Association: nutritional intervention in the treatment of anorexia nervosa, bulimia nervosa and binge eating. *J Am Diet Assoc*, v.94, p.902-7, 1994.

AMERICAN PSYCHIATRIC ASSOCIATION (APA). *Diagnostic and statistical manual of mental disorders, 5th edition*. Washington: American Psychiatric Association, 2013.

BAGHURST, T.; HOLLANDER, D.B.; NARDELLA, B.; HAFF, G.G. Change in sociocultural ideal meal physique. An examination of past and present action figures. *Body Image*, v.3, p.87-91, 2006.

BLOND, A. Impact of exposure to images of ideal bodies on male body dissatisfaction: a review. *Body Image*, v.5, p.244-50, 2008.

BRAMON-BOSCH, E.; TROOP, N.A.; TREASURE, J.L. Eating disorders in males: a comparison with female patients. *Eur Eat Disord Rev*, v.8, p.321-8, 2000.

BROWN, T.A.; KEEL, P.K. Relationship status predict lower restrictive eating pathology of bisexual and gay men across 10-year follow-up. *Int J Eat Disord*, v.48, p.700-7, 2015.

BROWN, K.L.; GOKEE LAROSE, J.; MEZUK, B. The relationship between body mass index, binge eating disorder and suicidality. *BMC Psychiatry*, v.18, p.196-205, 2018.

BRUCH, H. Anorexia nervosa in the male. *Psychosom Med*, v.3, p.31-47, 1971.

BRYANT-WAUGH, R. Feeding and eating disorders in children. *Curr Opin Psychiatry*, v.26, p.537-42, 2013.

CAMPANA, A.N.N.B.; TAVARES, M.C.G.C.; SWAMI, V.; DA SILVA, D. An examination of the psychometric properties of Brazilian Portuguese translations of the Drive for Muscularity Scale, the Swansea Muscularity Attitudes Questionnaire, and the Masculine Body Ideal Distress Scale. *Psychol Men Masc*, v.14, p.376-88, 2013.

CARLAT, D.J.; CAMARGO, C.A.; HERZOG, D.B. Eating disorders in males: A report on 135 patients. *Am J Psychiatry*, v.154, p.1127-32, 1997.

CARVALHO, P.H.B.; CONTI, M.A.; NEVES, C.M.; MEIRELES, J.F.F.; OLIVEIRA, F.C.; FERREIRA, E.C. Psychometric assessment of the Brazilian version of the Male Body Dissatisfaction Scale. *Rev Psiquiatr Clín*, v.42, p.90-4, 2015.

CASTELLINI, G.; LELLI, L.; RICCA, V.; MAGGI, M. Sexuality in eating disorders patients, etiological factors, sexual dysfunction and identity issues. A systematic review. *Horm Mol Biol Clin Invest*, v.25, p.71-90, 2016.

COHEN-KETTENIS, P.T; PFÄFFLIN, F. *Transgenderism and intersexuality in childhood and adolescence*. California: Sage Publications, 2003.

COHN, L.; MURRAY, S.B.; WALEN, A.; WOOLDRIDGE, T. Including the excluded: males and gender minorities in eating disorder prevention. *Eat Disord*, v.1, p.114-20, 2016.

CORDÁS, T.A.; HOCHGRAF, P.B. O "BITE": instrumento para avaliação da bulimia nervosa: versão para o português. *J Bras Psiquiatr*, v.3, p.141-4, 1993.

CURRIN, L.; SCHMIDT, U; WALLER, G. Variables that influence diagnosis and treatment of the eating disorders within primary care settings: a vignette study. *Int J Eat Disord*, v.40, p.257-62, 2007.

DAKANALIS, A.; RIVA, G. Current considerations for eating and body-related disorders among men. In: SAMS, L.B.; KEELS, J.A. *Handbook on body image: gender differences, sociocultural influences and health implications*. Nova Science Pub Inc, 2013.

DARCY, A.M.; DOYLE, A.C.; LOCK, J.; PEEBLES, R.; DOYLE, P.; LE GRANGE, D. The eating disorders examination in adolescent males with anorexia nervosa: How does it compare to adolescent females? *Int J Eat Disord*, v.45, p.110-4, 2012.

DIEDRICHS, P.C.; LEE, C. GI Joe or Average Joe? The impact of average-size and muscular male fashion models on men's and women's body image and advertisement effectiveness. *Body Image*, v.7, p.218-26, 2010.

EDDY, K.T.; THOMAS, J.T.; HASTINGS, E.; EDKINS, K.; LAMONT, E.; NEVINS, C.M.; et al. Prevalence of DSM-5 avoidant/restrictive food intake disorder in a pediatric gastroenterology healthcare network. *Int J Eat Disord*, v.48, p.464-70, 2014.

EISENBERG, M.E.; WALL M.; NEUMARK-SZTAINER D. Muscle-enhancing behaviors among adolescent girls and boys. *Pediatrics*, v.130, n.6, p.1019-26, 2012.

EISENSTEIN, J.; ROBERTS, S.B.; DALLAL, G.; SALTZMAN, E. High-protein weight-loss diets: are they safe and do they work? A review of the experimental and epidemiologic data. *Nutr Rev*, v.60, p.189-200, 2002.

FICHTNER, M.; KRENN, H. Eating disorders in males. In: TREASURE, J.; SCHMIDT, U.; VAN FURTH, E. *Handbook of eating disorders*. West Sussex, England: John Wiley & Sons, 2003. p. 369-83.

FORNEY, K.J.; HOLLAND, L.A.; JOINER, T.E.; KEEL, P.K. Determining empirical thresholds for "definitely large" amounts of food for defining binge-eating episodes. *Eat Disord*, v.23, p.15-30, 2015.

GOLDEN, N.H.; KATZMAN, D.K.; SAWYER, S.M.; ORNSTEIN, R.M.; ROME, E.S.; GARBER, A.; et al. Update on the medical management of eating disorders in adolescents. *J Adolesc Health*, v.56, p.370-5, 2015.

GOLDSTEIN, M.A. Males with restrictive eating disorders: barriers to their care. *J Adolesc Health*, v.59, p.371-2, 2016.

GREENBERG, S.T.; SCHOEN, E.G. Males and eating disorders: gender-based therapy for eating disorder recovery. *Prof Psychol Res Pr*, v.39, p.464-71, 2008.

GRIFFITHS, S.; MOND, J.; MURRAY, S.B.; TOUYZ, S. Young people's stigmatizing attitudes and beliefs about anorexia nervosa and muscle dysmorphia. *Int J Eat Disord*, v.47, p.189-95, 2014.

GUEGUEN, J.; GODART, N.; CHAMBRY, J.; BRUN-EBERENTZ, A.; FOULON, C.; DIVAC, P.S.M.; et al. Severe anorexia nervosa in men: comparison with severe AN in women and analysis of mortality. *Int J Eat Disord*, v.45, p.537-45, 2012.

GULL, W. Anorexia nervosa (Apepsia Hysterica, Anorexia Hysterica). Transactions of the Clinical Society of the London. 1873;7. p.22.

GUSS, C.E.; WILLIAMS, D.N.; REISNER, S.L.; AUSTIN, S.B.; KATZ-WISE, S.L. Disordered weight management behaviors, nonprescription steroid use and weight perception in transgender youth. *J Adolesc Health*, v.60, p.17-22, 2017.

HAINES, J.; NEUMARK-SZTAINER, D. Prevention of obesity and eating disorders; a consideration of shared risk factors. *Health Educ Res*, v.6, p.770-82, 2006.

HAY, P.; GIROSI, F.; MOND, J.M. Prevalence and sociodemographic correlates of DSM-5 eating disorders in the Australian population. *J Eat Disord*, v.3, p.19, 2015.

HOEK, H.W. Incidence, prevalence and mortality of anorexia nervosa and other eating disorders. *Curr Opin Psychiatry*, v.19, p.389-94, 2006.

HUDSON, J.I.; HIRIPI, E.; POPE, H.G.; KESSLER, R. The prevalence and correlates of eating disorders in the national comorbidity survey replication. *Biol Psychiatry*, v.61, p.348-58, 2007.

KAKESHITA, I.S.; SILVA, A.I.P.; ZANATTA, D.P.; ALMEIDA, S.S. Construção e fidedignidade teste-reteste de escalas de silhuetas brasileiras para adultos e crianças. *Psic: Teor e Pesq*, v.25, p.263-70, 2009.

KANAYAMA, G.; HUDSON, J.I.; POPE JR, H.G. Long-term psychiatric and medical consequences of anabolic-androgenic steroid abuse: a looming public health concern? *Drug Alcohol Depend*, v.98, p.1-12, 2008.

KANE, G.D. Revisiting gay men's body image issues: exposing the fault lines. *Rev of Gen Psychol*, v.14, p.311-7, 2010.

KAUSMAN, R. A new perspective to long term weight management. Is there a better way? *Aust Fam Physician*, v.29, p.303-6, 2000.

KJELSAS, E.; BJØRNSTRØM, C.; GÖTESTAM, K.G. Prevalence of eating disorders in female and male adolescents. *Eat Behav*, v.5, p.13-25, 2004.

KINASZ, K.A.; ACCURSO, E.C.; KASS, A.E.; LE GRANGE, D. Does sex matter in the clinical presentation of eating disorders in youth? *J Adolesc Health*, v.58:410e-16e, 2016.

LASÈGUE, C.H. Da anorexia histérica. *Rev Latinoam Psicopatol Fundam*, v.1, n.3, 1998.

LAVENDER, J.M.; DE YOUNG, K.P.; ANDERSON, D.W. Eating Disorder Examination Questionnaire (EDE-Q): norms for undergraduate men. *Eat Behav*, v.11, p.119-21, 201s.

LAVENDER, J.M.; BROWN, T.A.; MURRAY, S.B. Men, muscles, and eating disorders: an overview of traditional and muscularity-oriented disordered eating. *Curr Psychiatry Rep*, v.19, p.32-9, 2017.

LEWINSOHN, P.M.; SEELEY, J.R.; MOERK, K.C.; STRIEGEL-MOORE, R.H. Gender differences in eating disorder symptoms in young adults. *Int J Eat Disord*, v.32, p.426--40, 2002.

MACCAUGHELTY, C.; WAGNER, R.; RUFINO, K. Does being overweight or male increase a patient's risk of not being referred for an eating disorder consult? *Int J Eat Disord*, v.49, p.963-6, 2016.

MADDEN, S.; MORRIS, A.; ZURYNSKI, Y.A.; KOHN, M.; ELLIOT, E.J. Burden of eating disorders in 5-13-year-old children in Australia. *Med J Aust*, v.190, p.410-4, 2009.

MARTINS, N.; WILLIAMS, D.C.; RATAN, R.A.; HARRISON, K. Virtual muscularity: A content analysis of male video game characters. *Body Image*, v.8, p.43-51, 2011.

MEHLER, P.S.; SABEL, A.L.; WATSON, T.; ANDERSEN, A.E. High risk of osteoporosis in male patients with eating disorders. *Int J Eat Disord*, v.41, p.666-72, 2008.

MEYER, I. Minority stress and mental health in gay men. *J Health Soc Behav*, v.36, p.38-56, 1995.

MINISTÉRIO DA SAÚDE. *Guia alimentar para a população brasileira*. Brasília: Ministério da Saúde, 2014.

MITCHISON, D.; HAY, P.; SLEWA-YOUNAN, S.; MOND, J. The changing demographic profile of eating disorder behaviors in the community. *BMC Public Health*, v.14, p.943-52, 2014.

MITCHISON, D.; MOND, J. Epidemiology of eating disorders, eating disordered behaviour, and body image disturbance in males: a narrative review. *J Eat Disord*, v.3, p.20-9, 2015.

MORTON, R. *Phthisiologia, or, A treatise of consumptions*. London, 1682 [citado em 5 jul, v. 2018]. Disponível em: https://archive.org/details/phthisiologiaort00mort.

MURRAY, S.B.; BOON, E.; TOUYZ, S. Diverging eating psychopathology in transgendered eating disorder patients: a report of two cases. *Eat Disord*, v.21, p.70-4, 2013a.

MURRAY, S.B.; GRIFFITHS, S.; MOND, J.M. Evolving eating disorder psychopathology: conceptualizing muscularity-oriented disordered eating. *Br J Psychiatry*, v.208, p.414-5, 2016.

MURRAY, S.B.; GRIFFITHS, S.; RIEGER, E.; TOUYZ, S.W. Compulsive exercise in male and female presentations of anorexia nervosa: what's the difference? *Adv Eat Disord*, v.2, p.65-70, 2014.

MURRAY, S.B.; NAGATA, J.M.; GRIFFITHS, S.; CALZO, J.P.; BROWN, T.A.; MITCHISON, D.; et al. The enigma of male eating disorders: a critical review and synthesis. *Clin Psychol Rev*, v.57, p.1-11, 2017a.

MURRAY, S.B.; RIEGER, E.; KARLOV, L.; TOUYZ, S. Masculinity and femininity in the divergence of male body image concerns. *J Eat Disord*, v.1, p.11-9, 2013b.

MURRAY, S.B.; RIEGER, E.; TOUYZ, S.W.; DE LA GARZA GARCÍA, Y. Muscle dysmorphia and the DSM-V conundrum: where does it belong? A review paper. *Int J Eat Disord*, v.43, p.483-91, 2010.

NAGATA, J.M.; PARK, K.T.; COLDITZ, K.; GOLDEN, N.H. Associations of elevated liver enzymes among hospitalized adolescents with anorexia nervosa. *J Pediatr*, v.166, p.439-43, 2015.

NAGATA, J.M.; GOLDEN, N.H.; LEONARD, M.B.; COPELOVITCH, L.; DENBURG, M.R. Assessment of sex differences in fracture risk among patients with anorexia nervosa: a population-based cohort study using the health improvement network. *J Bone Miner Res*, v.32, p.1082-119, 2017.

NICDAO, E.G.; HONG, S.; TAKEUCHI, D.T. Prevalence and correlates of eating disorders among Asian Americans: results from the national Latino and Asian American study. *Int J Eat Disord*, v.40, p.S22-26, 2007.

NICHOLLS, D.E.; LYNN, R.; VINER, R.M. Childhood eating disorders: British national surveillance study. *Br J Psychiatry*, v.198, p.295-301, 2011.

NORRIS, M.L.; APSIMON, M.; HARRISON, M.; OBEID, N.; BUCHHOLDZ, A.; HENDERSON, K.A.; et al. An examination of medical and psychological morbidity in adolescent males with eating disorders. *Eat Disord*, v.20, p.405-15, 2012.

PATTON, G.C.; SELZER, R.; COFFEY, C.; CARLIN, J.B.; WOLFE, R. Onset of adolescent eating disorders: population based cohort study over 3 years. *BMJ*, v.318, p.765-8, 1999.

POLIVY, J. Psychological consequences of food restriction. *J Am Diet Assoc*, v.96, p.589-92, 1996.

POLIVY, J.; HERMAN, C.P. An evolutionary perspective on dieting. *Appetite*, v.47, p.30-5, 2006.

POPE, HG.; PHILLIPS, K.A.; OLIVARDIA, R. *The Adonis complex: The secret crisis of male body obsession*. New York: The Free Press, 2010.

RAEVUORI, A.; HOEK, H.W.; SUSSER, E.; KAPRIO, J.; KESKI-RAHKONEN, A. Epidemiology of anorexia nervosa in men: a nationwide study of finnish twins. *PLoS One*, v.4, p.e4402-06, 2009.

REIFF, D.W.; REIFF, K.K.L. The recovery process. In: REIFF D.W.; REIFF K.K.L. *Eating disorders – nutrition therapy in the recovery process*. Maryland: Aspen Publishers, 1992. p.12-29.

SABEL, A.L.; ROSEN, E.; MEHLER, P.S. Severe anorexia nervosa in males: clinical presentations and medical treatment. *Eat Disord*, v.22, p.209-20, 2014.

SMINK, F.R.E.; VAN HOEKEN, D.; OLDEHINKEL, A.J.; HOEK, H.W. Prevalence and severity of DSM-5 eating disorders in a community cohort of adolescents. *Int J Eat Disord*, v.47, p.610-9, 2014.

SOCAS, L.; ZUMBADO, M.; PÉREZ-LUZARDO, O.; RAMOS, A.; PÉREZ, C.; HERNÁNDEZ, J.R.; et al. Hepatocellular adenomas associated with anabolic androgenic steroid abuse in bodybuilders: a report of two cases and a review of the literature. *Br J Sports Med*, v.39, p.e27-e31, 2005.

STICE, E.; SHAW, H.; MARTI, C.N. A meta-analytic review of eating disorder prevention programs: encouraging findings. *Annu Rev Clin Psychol*, v.3, p.207-31, 2007.

STRIEGEL-MOORE, R.H.; FRANKO, D.L. Epidemiology of binge eating disorder. *Int J Eat Disord*, v.34, p.S19-S29, 2003.

STRIEGEL-MOORE, R.H.; GARVIN, V.; DOHM, F.A.; ROSENHECK, R.A. Psychiatric comorbidity of eating disorders in men: a national study of hospitalized veterans. *Int J Eat Disord*, v.25, p.399-404, 1999.

STRIEGEL-MOORE, R.H.; LESLIE, D.; PETRILL, S.A.; GARVIN, V.; ROSENHECK, R.A. One-year use and cost of inpatient and outpatient services among female and male patients with an eating disorder: evidence from a national database of health insurance claims. *Int J Eat Disord*, v.27, p.381-9, 2000.

STRIEGEL-MOORE, R.H.; ROSSELLO, F.; PERRIN, N.; DEBAR, L.; WILSON, G.T.; KRAEMER, H.C. Gender differences in the prevalence of eating disorder symptoms. *Int J Eat Disord*, v.42, p.471-4, 2009.

STROBER, M.; FREEMAN, R.; LAMPERT, C.; DIAMOND, J.; TEPLINSKI, C.; DEANTONIO, M. Are there gender differences in core symptoms, temperament, and short-term prospective outcome in anorexia nervosa? *Int J Eat Disord*, v.39, p.570-5, 2006.

STROTHER, E.; LEMBERG, R.; CHARIESE, S.; TURBERVILLE, D. Eating disorders in men: underdiagnosed, undertreated, and misunderstood. *Eat Disord*, v.20, p.346-55.

TEIXEIRA, P. Exercício intuitivo integrativo. In: ALVARENGA, M.; FIGUEIREDO, M.; TIMERMAN, F.; ANTONACCIO, C. *Nutrição comportamental*. 2. ed. Barueri: Manole, 2019. p. 479-98.

TYLKA, T. Refinement of the tripartite influence model for men: Dual body image pathways to body change behaviors. *Body Image*, v.8, p.199-207, 2011.

VO, M.; LAU, J.; RUBINSTEIN M. Eating disorders in adolescent and young adult males: presenting characteristics. *J Adolesc Health*, v.59, p.397-400, 2016.

WEINBERG, C. Do ideal ascético ao ideal estético: a evolução histórica da Anorexia Nervosa. *Rev Latinoam Psicopat Fund*, v.13, p.224-37, 2010.

WELTZIN, T.E.; CORNELLA-CARLSON, T.; FITZPATRICK, M.E.; KENNINGTON, B.; BEAN, P.; JEFFERIES, C. Treatment issues and outcomes for males with eating disorders. *Eat Disord*, v.20, p.444-59, 2012.

WORLD HEALTH ORGANIZATION (WHO). *International classification of diseases for mortality and morbidity statistics. Eleventh revision*. Geneva, Switzerland: World Health Organization, 2018.

YELLAND, C.; TIGGEMANN, M. Muscularity and the gay ideal: body dissatisfaction and disordered eating in homosexual men. *Eat Behaviors*, v.4, p.107-16, 2003.

ZERWAS, S.; LARSEN, J.T.; PETERSEN, L.; THORNTON, L.M.; MORTENSEN, P.B.; BULIK, C.M. The incidence of eating disorders in a Danish register study: associations with suicide risk and mortality. *Psychiatry Res*, v.65, p.16-22, 2015.

ZHANG, C. What can we learn from the history of male anorexia nervosa? *J Eat Disord*, v.2, p.138-42, 201s.

16

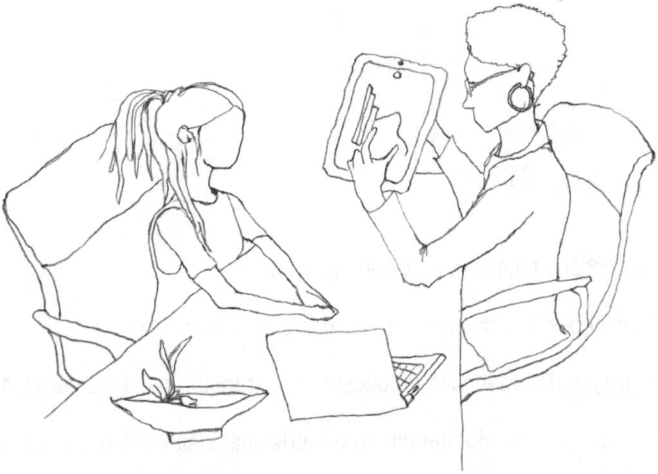

TRANSTORNOS ALIMENTARES E OBESIDADE: EVIDÊNCIAS QUANTO À PREVENÇÃO INTEGRADA

Karin Dunker
Marle Alvarenga
Sonia Tucunduva Philippi

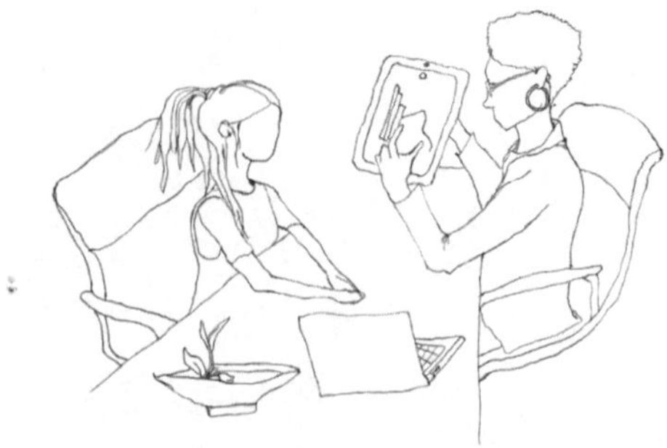

SUMÁRIO

Os transtornos alimentares (TA) e a obesidade são reconhecidamente problemas de saúde pública com implicações no desenvolvimento econômico e produtivo das sociedades em que se manifestam, e exigem tratamentos longos e custosos (e nem sempre eficazes), afetando a qualidade de vida e o bom funcionamento no âmbito pessoal e no coletivo (Neumark-Sztainer et al., 2007).

Embora a prevalência de sobrepeso e obesidade seja elevada tanto em países desenvolvidos quanto nos países em desenvolvimento, a prevalência nos primeiros é cerca de duas vezes maior do que a observada em populações menos favorecidas (Ng et al., 2014). No entanto, em números absolutos, os países em desenvolvimento têm quatro vezes mais crianças com sobrepeso ou obesidade quando comparados às nações desenvolvidas – o que representa grande preocupação em termos de saúde pública no presente e certamente para o futuro. Estima-se que, até 2020, a prevalência de sobrepeso e obesidade na população mundial menor de cinco anos será de 9,1%, variando de 14,1% em países desenvolvidos a 8,6% nos países em desenvolvimento (Onis et al., 2010).

Apesar dos TA terem uma prevalência menor em comparação com a obesidade (Hudson et al., 2007), eles ocupam a posição de terceira doença crônica mais prevalente em adolescentes do sexo feminino, depois da obesidade e da asma, e acham-se associados com as mais altas taxas de mortalidade entre as doenças psiquiátricas (Smink, 2012).

As fortes evidências sobre a necessidade de se encontrar estratégias efetivas de tratamento e prevenção da obesidade e dos TA têm levado os pesquisadores a não mais tratar esses problemas de forma separada, e sim conjuntamente, como problemas relacionados ao peso (Sánchez-Carracedo et al., 2012); ou seja, problemas que têm em comum fatores individuais, comportamentais e socioambientais que podem determinar o uso de métodos de controle de peso inadequados, insatisfação corporal, comer transtornado, compulsões alimentares e prática inadequada de atividade física (Vale, 2011; Scherer et al., 2010). Considerando a visão da integração desses problemas, é importante discorrer sobre a evolução e refletir sobre possíveis ações de prevenção.

INTERVENÇÕES FOCADAS NA OBESIDADE

Apesar da evidente preocupação com o aumento da prevalência de sobrepeso e obesidade se refletir em políticas públicas que visam à redução do peso corporal, um estudo global demonstra que poucos foram os efeitos dessas ações na diminuição dos níveis do problema nas últimas três décadas (Ng et al., 2014).

A maioria dos programas tradicionais que têm como foco a perda do peso não se demonstram efetivos na manutenção da perda em longo prazo, e, portanto, não trazem benefícios na melhoria dos indicadores de morbidade e mortalidade (Stice et al., 2006; Mann et al., 2007).

Afirma-se inclusive que abordagens com foco no peso poderiam ter efeitos negativos, como gerar uma preocupação excessiva com a alimentação e o corpo, e consequentemente promover comportamentos de risco para os TA (Westwood et al., 2007; Bacon, 2011; Sánchez-Carracedo, 2012). Vale ressaltar que poucos estudos consideram na avaliação os sintomas de TA, como atitudes alimentares, imagem corporal e práticas inadequadas de controle de peso e de atividade física (Stice et al., 2006; Carter; Bulik, 2008; Gonzalez-Suarez et al., 2009), e que a maioria das intervenções são focadas no indivíduo e abordam de forma insuficiente fatores socioambientais – como a influência da família e amigos, da mídia com as propagandas e programação de TV, e a internet por meio das mídias sociais (Sichieri; Souza, 2008; Seidell, 2015).

Os resultados de um estudo longitudinal com duração de cinco anos com adolescentes sobre os fatores de risco ou proteção para o ganho de peso indicam que os fatores de risco pessoal mais importantes seriam a insatisfação corporal e as preocupações com o peso, uma vez que poderiam levar à prática de dietas restritivas, com consequente aumento do risco de compulsão alimentar, uso de métodos inadequados de controle de peso e também uma redução da prática de atividade física (Haines et al., 2007). O fator socioambiental mais importante, considerado de risco para o ganho de peso, foi a preocupação dos pais com o peso do filho, indicando que a pressão dos pais pelo controle do peso não ajuda e pode até ser prejudicial. A literatura confirma a importância de intervenções que envolvam a mudança de estilo de vida da família, uma vez que a estrutura familiar pode ser um fator protetor quanto às práticas inadequadas para o controle de peso (Janicke et al., 2014; Balantekin et al., 2018).

Entre todas as variáveis estudadas relacionadas à dieta, tanto o estudo de Haines (2007) quanto a revisão sistemática de Malik et al. (2006) mostraram uma associação positiva do consumo de bebidas açucaradas com o ganho de peso. Nas abordagens dietéticas para o tratamento ou a prevenção da obesidade, limitar o consumo de alimentos ricos em gordura e com poucos nutrientes é percebido como uma restrição dietética, que pode levar ao aumento da preferência por esses alimentos (Loth et al., 2013). Uma abordagem alternativa seria estimular o aumento do consumo de alimentos ricos em nutrientes, tais como frutas e vegetais; no entanto, uma revisão sistemática e metanálise indicaram que promover somente o consumo desses alimentos, sem a modificação de outros componentes da dieta, não teria efeito significativo na perda de peso em curto prazo, e que mais estudos devem ser realizados para avaliar o efeito em longo prazo (Mytton et al., 2014). Outro fator alimentar que esteve associado ao ganho de peso de forma protetora foi o hábito de fazer o café da manhã, em contraste com os efeitos adversos potenciais de pular essa refeição (Haines, 2007; O'Neil, 2014).

Neste contexto atestamos que intervenções de tratamento e prevenção que geram desconforto com o peso e o corpo, focadas simplesmente na perda de peso, e controle excessivo da alimentação, não são efetivas. Há evidências de que abordagens positivas e com maior efetividade para a mudança comportamental e consequente perda ou controle de peso seriam aquelas voltadas à melhora da satisfação corporal, de suporte para o não engajamento em dietas restritivas e o uso de métodos inadequados de controle de peso.

INTERVENÇÕES FOCADAS NOS TRANSTORNOS ALIMENTARES

Os modelos de tratamento para os transtornos alimentares discutidos em vários capítulos demonstram a complexidade e dificuldade de tratamento dessa condição, o quanto é custosa, traz sofrimento para a família e risco de morbimortalidade. Apesar de ser um problema de saúde pública, são raras as pesquisas direcionadas à prevenção do início de novos casos de TA, uma vez que os desenhos metodológicos são complexos e considerados de alto custo – por envolverem amostras representativas e um tempo de seguimento. Por outro lado, existem evidentes progressos de intervenções que têm sido testadas para reduzir os fatores de risco e aumentar os fatores protetores, com a expectativa de que se houver redução do risco também ocorrerá dos TA em seus quadros completos.

Estratégias efetivas de prevenção dos TA com foco nos fatores de risco vêm sendo discutidas na literatura desde a década de 1980 (Watson et al., 2016; Le et al., 2017). Historicamente, os primeiros estudos na área envolviam abordagens psicoeducacionais, com efeitos limitados (Rosenvinge; Borresen, 1999; Pearson et al., 2002), nas quais o foco estava em descrever os TA e informar sobre os malefícios dos comportamentos precedentes aos TA (como uso de laxantes, diuréticos, vômitos autoinduzidos e prática excessiva de atividade física para controlar o peso).

Uma segunda fase de estudos começou a incluir nas intervenções pessoas com preocupações corporais e utilizar abordagens cognitivo-comportamentais, com conteúdo interativo focado na redução dos fatores de risco – que são consideradas promissoras por serem efetivas na redução de sintomas (Jacobi et al., 2012). Surgiram intervenções como os programas que fazem parte do "The Body Project Program", desenvolvido por Stice et al. (2008, 2013). Um deles é baseado na dissonância cognitiva, uma intervenção focada no questionamento do ideal da beleza a partir de práticas como exercícios, elaboração de textos e dramatização. A abordagem do programa se propõe a partir dessas situações a promover um desconforto psicológico e, dessa forma, motivar a redução da internalização da magreza, que tem efeito na redução dos sintomas dos TA. O outro programa seria o Healthy Weight, que incentiva a mudança gradual na alimentação e atividade física para promover um peso saudável e satisfação corporal com uma abordagem psicoeducacional. Observou-se também o surgimento de intervenções para obesidade aplicadas em conjunto com os TA com impacto positivo e custo-efetivas na prevenção do uso de métodos inadequados para o controle de peso (Austin et al., 2005, 2007; Neumark-Sztainer et al., 2010; Wang et al., 2011).

De acordo com a classificação do Institute of Medicine, as intervenções devem ser delineadas e aplicadas de acordo com a presença ou não de fatores de risco de TA (Quadro 1). Fatores de risco mutáveis, como fazer dietas restritivas, a insatisfação corporal, e fatores imutáveis, como o sexo e a idade, devem ser considerados como fatores determinantes no delineamento de ações relevantes e efetivas (Rosenvinge; Pettersen, 2015).

QUADRO 1 – Delineamento das intervenções segundo tipo de população e técnicas utilizadas

		População-alvo	Técnicas
Primária (redução ou eliminação de fatores de risco)	Universal	População geral sem risco	• Educação sobre a mídia[1] • Autoestima[2] • Treinamento de professores e profissionais de saúde[3] • Terapia cognitivo--comportamental (TCC)[4]
	Seletiva	População considerada de risco	• Dissonância cognitiva[5] • *Healthy weight*[6] • TCC[7] • Educação sobre a mídia[6] • Psicoeducação[8]
Secundária (prevenir que sintomas iniciais evoluam para o quadro completo)	Direcionada	População com sintomas iniciais, mas sem diagnóstico	• Educação sobre a mídia[9] • TCC[10]
Terciária	Específica	População com diagnóstico de transtorno alimentar	Ver Capítulos 11 a 15

[1]Wilksch; Wade, 2009. [2]O'Dea; Abraham, 2000. [3]McVey et al., 2009. [4]Dalle Grave et al., 2001. [5]Stice et al., 2008. [6]Wilksch, 2015. [7]Winzelberg et al., 2000. [8]O'Brien e Lebow, 2007. [9]Coughlin e Kalodner, 2006. [10]Jacobi et al., 2012.

Os estudos de revisão sistemática e metanálise de Khanh-Dao Le et al. (2017) e Watson et al. (2016) indicaram que estudos com abordagem universal são menos frequentes e que os baseados na educação sobre a mídia (*"media literacy"*) têm mais resultados significativos principalmente na redução de preocupações com peso e forma – tanto em homens quanto mulheres. Eles observaram também que a maioria dos estudos utiliza uma abordagem seletiva, sendo praticamente direcionados a mulheres, e que a dissonância cognitiva, TCC e o psicoeducacional do *Healthy Weight* tiveram efeito na redução de sintomas de TA e do índice de massa corporal. Em relação à abordagem direcionada, poucos estudos indicaram que ela não foi efetiva na redução de fatores de risco de TA. Em resumo, listamos no Quadro 2 o conteúdo, o perfil dos participantes e o formato de programas que tiveram resultados positivos na redução dos fatores de risco.

QUADRO 2 – Elementos comuns aos programas de sucesso em prevenção de transtorno alimentar (TA)

Conteúdo do programa
Programas que têm como alvo fatores de risco de TA utilizam teorias cognitivas (p. ex., teoria social cognitiva, terapia cognitivo-comportamental [TCC] e dissonância cognitiva), incluem conteúdo de alimentação saudável/nutrição com uma abordagem de não dieta, educação sobre a mídia/pressão sociocultural e aceitação corporal/satisfação corporal, promoção da atividade física saudável e autoestima.
Perfil dos participantes
Programas aplicados em públicos de várias idades (desde o ensino fundamental até jovens adultos) com mais estudos em estudantes de ensino médio e universidades Programas aplicados em pessoas mais novas são os universais que incluem meninos e meninas Programas aplicados em públicos mais velhos tendem a ser os seletivos ou direcionados e somente em mulheres
Formato dos programas
São feitos em grupo, com metodologia interativa, incluem várias sessões, fazem parte do currículo escolar

Fonte: adaptado de Ciao et al., 2014.

INTEGRAÇÃO DA PREVENÇÃO DE OBESIDADE E TRANSTORNOS ALIMENTARES

No contexto desta discussão pode-se entender que é inadequado ver a obesidade e os TA como problemas conceitualmente distintos. Na verdade, eles podem ocorrer ao mesmo tempo, como, por exemplo, obesidade e transtorno da compulsão alimentar e bulimia nervosa. Além disso, os indivíduos podem transitar de um problema alimentar para o outro, ou seja, indivíduos obesos podem desenvolver um transtorno alimentar a partir de dietas muito restritivas ou após intervenções cirúrgicas para perda de peso, e alguns pacientes com anorexia e bulimia nervosa podem se tornar obesos na evolução de um quadro crônico (Rancourt; McCullough, 2015).

Programas considerados de referência, com benefícios na prevenção de fatores de risco associados a obesidade, sem focar na perda do peso em si, como o *Planet Health* (Austin et al., 2005), *New Moves*[1] (Neumark-Sztainer et al., 2010), *Student Bodies* (Doyle et al., 2008), *Very Important Kids* (Haines et al., 2006), também obtiveram resultados positivos na prevenção do uso de métodos extremos de perda de peso, considerados um dos principais comportamentos de risco dos TA. Além disso, muitos programas de sucesso na prevenção de TA, apesar de não apresentarem um conteúdo explícito com foco também na obesidade, contêm informações sobre dieta, nutrição, manejo do peso e prática de atividade física saudável. Portanto, parece sensata a ideia de continuar a trabalhar em uma integração, uma vez que as mensagens sobre saúde e flexibilidade para comer e praticar exercícios podem e devem se comunicar (Stice et al., 2008, 2013; Ciao et al., 2014).

Apesar de esses estudos demonstrarem resultados preliminares positivos, ainda é essencial a identificação dos componentes desses programas que são mais efetivos na redução tanto dos TA quanto da obesidade. Por exemplo, identificar quais partes da intervenção "*midia literacy*" são consideradas fatores de risco comuns que possam ter uma aplicação contínua nos programas de prevenção. O desmembramento dessas intervenções pode aumentar a eficiência e eficácia por meio de evidências que ajudem a tomar decisões sobre quais aspectos devem se manter ou serem excluídos desses programas (Rancourt; McCullough, 2015).

Também é importante entender que ainda são muitos os desafios que envolvem o uso de técnicas psicológicas comportamentais normal-

1 *New Moves* – descrito no Capítulo 17.

mente utilizadas nessas intervenções, que vão além da formação do nutricionista e da educação nutricional psicoeducacional. A implementação de abordagens preventivas transcende a formação tradicional, e deve desafiar as competências do nutricionista, que deve entender a necessidade do conhecimento amplo sobre os problemas relacionados ao peso e das técnicas comportamentais a serem aplicadas em todos os níveis de prevenção.

As diretrizes da American Academy of Pediatrics (Golden et al., 2016) e da Academy of Eating Disorders (Danielsdóttir et al., 2009) indicam que devemos ter atenção às mensagens que passamos a crianças e adolescentes, buscando focar na mudança de comportamentos e não na perda de peso. O Quadro 3 descreve como deve ser o enfoque das ações de prevenção integrada de obesidade e TA.

QUADRO 3 – Diretrizes sobre os temas e sua abordagem na prevenção integrada para crianças e adolescentes

Temas	Abordagem para crianças e adolescentes
Peso	As intervenções devem ser neutras sobre o peso, ou seja, referidas como "promoção de saúde", tendo como objetivo final a saúde e o bem-estar. A pesagem de crianças e adolescentes deve ser realizada somente quando há a necessidade clara e convincente da informação. A avaliação do índice de massa corporal deve ser considerada apenas como uma parte da avaliação global da saúde e não como um único marcador do estado de saúde
Imagem corporal	Promover uma imagem corporal positiva. Não dar enfoque à insatisfação corporal como razão para a restrição alimentar
Estigma	Deve evitar a linguagem "sobrepeso" e "obesidade", uma vez que esses termos podem promover estigma sobre a questão do peso. As intervenções devem proporcionar uma diversidade de orientações aos pais, professores e funcionários de escolas com a finalidade de reconhecer o estigma e as provocações relacionados ao peso, construindo um ambiente amigável dentro e fora da escola
Dieta restritiva	Desencorajar a restrição alimentar, estimulando uma nutrição balanceada, uma alimentação consciente, evitando a dicotomia alimentar (p. ex., tratar alimentos como "bons" e "ruins", "saudáveis" e "não saudáveis")

(continua)

QUADRO 3 – Diretrizes sobre os temas e sua abordagem na prevenção integrada para crianças e adolescentes *(continuação)*

Temas	Abordagem para crianças e adolescentes
Atividade física	Incentivar a prática para todas as crianças e adolescentes. As intervenções nas escolas não devem visar especificamente as crianças mais pesadas com programas que as segregam com a finalidade de reduzir o peso. No contexto das comunidades, incluir a promoção de áreas mais seguras para a prática de atividade física
Ambiente escolar	Criar ambientes saudáveis, o que inclui servir refeições saudáveis, oferecer oportunidades para atividades físicas divertidas, adotar uma política para prevenir provocações, proporcionar aos estudantes e aos funcionários aulas educativas sobre imagem corporal, mídia e preconceito contra o peso
Família	Incentivar os pais a fazer refeições em família em um ambiente sem distrações. Incentivar as famílias a não falar sobre peso e, sim, serem modelos de comportamentos saudáveis em casa, tanto em relação à alimentação como na atividade física
Profissionais da saúde	As abordagens devem ser criadas e conduzidas por profissionais da saúde qualificados, que reconheçam a importância do enfoque na saúde além do peso, quando abordarem o estilo de vida e as preocupações com o peso. O ideal é que a avaliação não seja feita apenas com base nas mudanças na alimentação ou nos níveis de atividade física, mas também na autoestima, funcionamento social, preconceito contra o peso e fatores de risco para os transtornos alimentares e a obesidade, como insatisfação corporal, dietas restritivas e a internalização da magreza

O conhecimento atual sobre a prevenção integrada traz a reflexão sobre a importância da prevenção dos TA na infância e adolescência, alertando pais, educadores e a sociedade em geral para a necessidade da promoção à saúde, da melhor orientação para uma alimentação adequada e prática da atividade física, com atuação e apoio de equipes multidisciplinares. O papel das intervenções nutricionais assume o protagonismo de não só promover a saúde, mas também discutir com a sociedade esse grave problema de saúde pública.

ASPECTOS PRÁTICOS DO ATENDIMENTO NUTRICIONAL VISANDO À PREVENÇÃO DE DANOS

Os conhecimentos teóricos e de pesquisa sobre prevenção conjunta devem ser considerados na prática profissional, uma vez que as ações, condutas e orientações de nutricionistas (e outros profissionais da área da saúde) podem desencadear comportamentos não saudáveis com relação ao controle de peso e um comer transtornado.

As pessoas em geral estão recebendo informações bastante confusas sobre alimentação, nutrição e peso; e há inclusive "dicas de saúde" que podem se caracterizar como orientações para ter comportamento de risco para TA (ver Capítulo 19).

Questões práticas que trouxeram à tona reflexões sobre condutas com relação à prevenção de obesidade e promoção de alimentação saudável são decorrentes do surgimento de casos de TA após programas de "saúde" em escolas e intervenções inadequadas na clínica (Dunker et al., 2010).

É preciso considerar que nossa postura pode ser iatrogênica, ou seja, causar efeitos adversos mesmo inadvertidamente. Na vigência da prevalência de obesidade e com o discurso de saúde pública massivo sobre essa questão, muitos profissionais acreditam que "assustar" sobre os riscos da obesidade, promover perda de peso a qualquer custo, bem como restrição alimentar são soluções justificáveis. É imperativo que nutricionistas e outros profissionais envolvidos na temática obesidade e TA conheçam a realidade dos estudos sobre prevenção e que repensem sua postura ao falar de comida, peso e corpo para não desencadear atitudes disfuncionais (O'Dea, 2005; Ikeda et al., 2006; Pinhas et al., 2013).

Publicamos anteriormente no blog do Grupo Especializado em Nutrição, Transtornos Alimentares e Obesidade – GENTA[2] – e aqui repetimos:

É preciso avaliar o nosso papel na perpetuação da magreza, na estigmatização da gordura, e desafiar as nossas crenças pessoais e culturais sobre alimentação e peso? E pensar em nossa linguagem, postura e valores quando discuti-

2 Disponível em: http://www.genta.com.br/sua-postura-e-iatrogenica/.

mos comida, saúde e corpo com nossos pacientes, tendo em vista que somos formadores de opinião em relação a estes temas.

Mas, antes de tudo, pense no juramento hipocrático, feito pelos médicos, e que deveria constar do juramento de todos profissionais de saúde! "Antes de tudo, que nossas condutas JAMAIS CAUSEM DANO".

REFERÊNCIAS BIBLIOGRÁFICAS

AUSTIN, S.B.; FIELD, A.E.; WIECHA, J.; PETERSON, K.E.; GORTMAKER, S.L. The impact of a school-based obesity prevention trial on disordered weight-control behaviors in early adolescent girls. *Arch Pediatr Adolesc Med*, v.159, p.225-230, 2005.

AUSTIN, S.B.; KIM, J.; WIECHA, J.; TROPED, P.J.; FELDMAN, H.A.; PETERSON, K.E. School-based overweight preventive intervention lowers incidence of disordered weight-control behaviors in early adolescent girls. *Arch Pediatr Adolesc Med*, v.161, p.865-9, 2007.

BACON, L.; APHRAMOR, L. Weight science: evaluating the evidence for paradigm shift. *Nutr J*, v.10, p.9-13, 2011.

BALANTEKIN, K.N.; BIRCH, L.L.; SAVAGE, J.S. Family, friend, and media factors are associated with patterns of weight-control behavior among adolescent girls. *Eat Weight Disord*, v.23, p.215-23, 2018.

CARTER, F.A.; BULIK, C.M. Childhood obesity prevention programs how do they affect eating pathology and other psychological measures. *Psychosom Med*, v.70, p.363-71, 2008.

CIAO, A.C.; LOTH, K.; NEUMARK-SZTAINER, D. Preventing eating disorder pathology: common and unique features of successful eating disorders prevention programs. *Curr Psychiatry Rep*, v.16, p.1-13, 2014.

COUGHLIN, J.W.; KALODNER, C. Media literacy as a prevention intervention for college women at low- and high-risk for eating disorders. *Body Image*, v.3, p.35-43, 2006.

DALLE GRAVE, R.; DE LUCA, L.; CAMPELLO, G. Middle school primary prevention program for eating disorders: A controlled study with a twelve-month follow-up. *Eat Disord*, v.9, p.327-37, 2001.

DANÍELSDÓTTIR, S.; BURGARD, D.; OLIVER-PYATT, W. *Guidelines for childhood obesity prevention programs*. 2009.

DOYLE, A.C.; GOLDSCHMIDT, A.; HUANG, C.; WINZELBERG, A.J.; TAYLOR, C.B.; WILFLEY, D.E. Reduction of overweight and eating disorder symptoms via the

Internet in adolescents: a randomized controlled trial. *J Adolesc Health*, v.43, p.172-9, 2008.

DUNKER, K.L.L.; TIMERMAN, F.; ALVARENGA, M.; SCAGLIUSI, F.B.; PHILIPPI, S.T. Prevenção dos transtornos alimentares e postura do nutricionista. In: ALVARENGA, M.; SCAGLIUSI, F.B.; PHILIPPI, S.T. *Nutrição e transtornos alimentares: avaliação e tratamento*. Barueri: Manole, 2010. p. 497-516.

GOLDEN, N.H.; SCHNEIDER, M.; WOOD, C.; COMMITTEE ON NUTRITION; COMMITTEE ON ADOLESCENCE, SECTION ON OBESITY. Preventing obesity and eating disorders in adolescents. *Pediatrics*, v.138, pii: e20161649, 2016.

GONZALEZ-SUAREZ, C.; WORLEY, A.; GRIMMER-SOMERS, K.; DONES, V. School-based interventions on childhood obesity: a meta-analysis. *Am J Prev Med*, v.37, p.418-27, 2009.

HAINES, J.; NEUMARK-SZTAINER, D.; PERRY, C.K.; HANNAN, P.J.; LEVINE, M.P. V.I.K. (Very Important Kids): a school-based program designed to reduce teasing and unhealthy weight-control behaviors. *Health Educ Res*, v.21, p.884-95, 2006.

HAINES, J.; NEUMARK-SZTAINER, D.; WALL, M.; STORY, M. Personal, behavioral, and environmental risk and protective factors for adolescent overweight. *Obesity*, v.15, p.2748-60, 2007.

HUDSON, J.I.; HIRIPI, E.; POPE, H.G.; KESSLER, R.C. The prevalence and correlates of eating disorders in the national comorbidity survey replication. *Biol Psychiatry*, v.61, p.348-58, 2007.

IKEDA, J.P.; CRAWFORD, P.B.; WOODWARD-LOPEZ, G. BMI screening in schools: helpful or harmful. *Health Educ Res*, v.21, p.761-9, 2006.

JACOBI, C.; VÖLKER, U.; TROCKEL, M.T.; TAYLOR, C.B. Effects of an internet-based intervention for subthreshold eating disorders: A randomized controlled trial. *Behav Res Ther*, v.50, p.93-9, 2012.

JANICKE, D.M.; STEELE, R.G.; GAYES, L.A.; LIM, C.S.; CLIFFORD, L.M.; SCHNEIDER, E.M.; et al. Systematic review and meta-analysis of comprehensive behavioral family lifestyle interventions addressing pediatric obesity. *J Pediatr Psychol*, v.39, p.809-25, 2014.

LE, L.K.; BARENDREGT, J.J.; HAY, P.; MIHALOPOULOS, C. Prevention of eating disorders: A systematic review and meta-analysis. *Clin Psychol Rev*, v.53, p.46-58, 2017.

LOTH, K.A.; MACLEHOSE, R.F.; FULKERSON, J.A.; CROW, S.; NEUMARK-SZTAINER, D. Eat this, not that! Parental demographic correlates of food-related parenting practices. *Appetite*, v.60, p.140-7, 2013.

MCVEY, G.; GUSELLA, J.; TWEED, S.; FERRARI, M. A controlled evaluation of web-based training for teachers and public health practitioners on the prevention of eating disorders. *Eat Disord*, v.17, p.1-26, 2009.

MANN, T.; TOMIYAMA, A.J.; WESTLING, E.; LEW, A.M.; SAMUELS, B.; CHATMAN, J. Medicare's search for effective obesity treatments: diets are not the answer. *Am Psychol*, v.62, p.220-33, 2007.

MALIK, V.S.; SCHULZE, M.B.; HU, F.B. Intake of sugar sweetened beverages and weight gain: a systematic review. *Am J Clin Nutr*, v.84, p.274-88, 2006.

MYTTON, O.T.; NNOAHAM, K.; EYLES, H.; SCARBOROUGH, P.; NI MHURCHU, C. Systematic review and meta-analysis of the effect of increased vegetable and fruit consumption on body weight and energy intake. *BMC Public Health*, v.17, p.886, 2014.

NEUMARK-SZTAINER, D.R.; MELANIE, M.; WALL, M.M.; HAINES, J.I.; STORY, M.T.; SHERWOOD, N.E.; et al. Shared risk and protective factors for overweight and disordered eating in adolescents. *Am J Prev Med*, v.33, p.359-69, 2007.

NEUMARK-SZTAINER, D.R.; FRIEND, S.E.; FLATTUM, C.F.; HANNAN, P.J.; STORY, M.T.; BAUER, K.W.; et al. New moves-preventing weight-related problems in adolescent girls a group-randomized study. *Am J Prev Med*, v.39, p.421-32, 201s.

NG, M.; FLEMING, T.; ROBINSON, M.; THOMSON, B.; GRAETZ, N.; MARGONO, C, et al. Global, regional, and national prevalence of overweight and obesity in children and adults during 1980-2013: a systematic analysis for the Global Burden of Disease Study 2013. *Lancet*, v.384, p.766-81, 2014.

O'BRIEN, K.M.; LEBOW, M.D. Reducing maladaptive weight management practices: Developing a psychoeducational intervention program. *Eat Behav*, v.8, p.195-210, 2007.

O'DEA, J.A.; ABRAHAM, S. Improving the body image, eating attitudes, and behaviors of young male and female adolescents: A new educational approach that focuses on self-esteem. *Int J Eating Disord*, v.28, p.43-57, 2000.

O'DEA, J.A. Prevention of child obesity: 'First, do no harm'. *Health Educ Res*, v.20, p.259-65, 2005.

O'NEIL, C.E.; NICKLAS, T.A.; FULGONI, V.L. Nutrient intake, diet quality, and weight/adiposity parameters in breakfast patterns compared with no breakfast in adults: National Health and Nutrition Examination Survey 2001-2008. *J Acad Nutr Diet*, v.114, p.S27-43, 2014.

ONIS, M.; BLÖSSNER, M.; BORGHI, E. Global prevalence and trends of overweight and obesity among preschool children. *Am J Clin Nutr*, v.92, p.1257-64, 2010.

PEARSON, J.; GOLDKLANG, D.; STRIEGEL-MOORE, R.H. Prevention of eating disorders: Challenges and opportunities. *Int J Eat Disord*, v.31, p.233-9, 2002.

PINHAS, L.; MCVEY, G.; WALKER, K.S.; NORRIS, M.; KATZMAN, D.; COLLIER, S. Trading health for a healthy weight: the uncharted side of healthy weights initiatives. *Eat Disord*, v.21, p.109-16, 2013.

RANCOURT, D.; MCCULLOUGH, M.B. Overlap in eating disorders and obesity in adolescence. *Curr Diab Rep*, v.15, p.78, 2015.

ROSENVINGE, J.H.; BORRESEN, R. Preventing eating disorders – Time to change programmes or paradigms? Current update and further recommendations. *European Eating Disorders Review*, v.7, p.5-16, 1999.

ROSENVINGE, J.H.; PETTERSEN, G. Epidemiology of eating disorders part II: An update with a special reference to the DSM-5. *Advances in Eating Disorders*, v.3, p.198-220, 2015.

SÁNCHEZ-CARRACEDO, D.; NEUMARK-SZTAINER, D.; LÓPEZ-GUIMERA, G. Integrated prevention of obesity and eating disorders: barriers, developments and opportunities. *Public Health Nutr*, v.15, p.2295-309, 2012.

SCHERER F.C.; MARTINS C.R.; PELEGRINI A.; MATHEUS S.C.; PETROSKI E.L. Imagem corporal em adolescentes: associação com a maturação sexual e sintomas de transtornos alimentares. *J Bras Psiquiatr*, v.59, p.198-202, 2010.

SEIDELL, J.C.; HALBERSTADT, J. The global burden of obesity and the challenges of prevention. *Ann Nutr Metab*, v.66, p.7-12, 2015.

SICHIERI, R.; SOUZA, R.A. Estratégias para prevenção da obesidade em crianças e adolescentes. *Cad Saúde Pública*, v.24, p.S209-S234, 2008.

SMINK, F.R.; VAN HOEKEN, D.; HOEK, H.W. Epidemiology of eating disorders: incidence, prevalence and mortality rates. *Curr Psychiatry Rep*, v.14, p.406-14, 2012.

STICE, E.; SHAW, H.; MARTI, C.N. A meta-analytic review of obesity prevention programs for children and adolescents: the skinny on interventions that work. *Psychol Bull*, v.132, p.667-91, 2006.

STICE, E.; MARTI, C.N.; SPOOR, S.; PRESNELL, K.; SHAW, H. Dissonance and healthy weight eating disorder prevention programs: Long-term effects from a randomized efficacy trial. *J Consult Clin Psychol*, v.76, p.329-40, 2008.

STICE, E.; ROHDE, P.; SHAW, H.; MARTI, C.N. Efficacy trial of a selective prevention program targeting both eating disorders and obesity among female college students:1-and 2-year follow-up effects. *J Consult Clin Psychol*, v.81, p.183-9, 2013.

VALE, A.M.O.; KERR, L.R.S.; BOSI, M.L.M. Comportamentos de risco para transtornos do comportamento alimentar entre adolescentes do sexo feminino de diferentes estratos sociais do Nordeste do Brasil. *Ciênc Saúde Coletiva*, v.16, p.121-32, 2011.

WANG, L.Y.; NICHOLS, L.P.; AUSTIN, S.B. The economic effect of planet health on preventing bulimia nervosa. *Arch Pediatr Adolesc Med*, v.165, p.756-62, 2011.

WATSON, H.J.; JOYCE, T.; FRENCH, E.; WILLAN, V.; KANE, R.T.; TANNER-SMITH, E.E.; et al. Prevention of eating disorders: A systematic review of randomized.; controlled trials. *Int J Eat Disord*, v.49, p.833-62, 2016.

WESTWOOD, M.; FAYTER, D.; HARTLEY, S.; RITHALIA, A.; BUTLER, G.; GLASZIOU P.; et al. Childhood obesity: should primary schoolchildren be routinely screened? A systematic review and discussion of the evidence. *Arch Dis Child*, v.92, p.416-22, 2007.

WILKSCH, S.M.; WADE, T.D. Reduction of shape and weight concern in young adolescents: A 30-month controlled evaluation of a media literacy program. *J Am Acad Child Adolesc Psychiatry*, v.48, p.652-61, 2009.

WILKSCH, S.M. School-based eating disorder prevention: A pilot effectiveness trial of teacher-delivered Media Smart. *Early Intervent Psychiatr*, v.9, p.21-8, 2015.

WINZELBERG, A.J.; EPPSTEIN, D.; ELDREDGE, K.L.; WILFLEY, D.; DASMAHAPATRA, R.; DEV, P.; et al. Effectiveness of an Internet-based program for reducing risk factors for eating disorders. *J Consult Clin Psychol*, v.68, p.346-50, 2000.

17

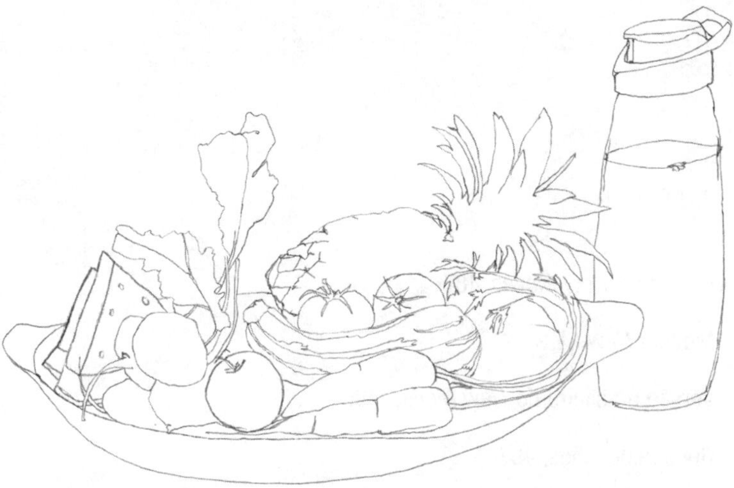

NEW MOVES BRASIL: RELATO DA EXPERIÊNCIA EM NOSSO CONTEXTO

Karin Dunker
Maria Martins Castanheira
Paula Teixeira

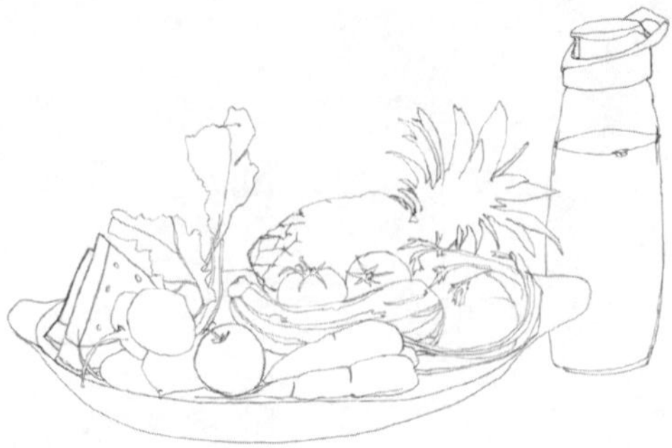

▸ SUMÁRIO

Como já discutido no Capítulo 16, há necessidade de ações globais que ajudem os países a desenvolver estratégias mais efetivas, com programas de prevenção que não estimulem o estigma da obesidade e reduzam o risco do uso de métodos de controle de peso inadequados e dos transtornos alimentares (Carter; Bulik, 2008; Bacon, 2011; Pinhas et al., 2013). É importante entender que a discussão sobre a necessidade dessas novas estratégias surgiu no final da década de 1990, quando as pesquisas começaram a questionar abordagens voltadas somente à perda de peso em indivíduos obesos, introduzindo intervenções que incluíam crianças e adolescentes, independentemente de estado nutricional (Caballero et al., 1998; Gortmaker et al., 1999).

A partir dos anos 2000, as pesquisas incluíram investigações aprofundadas sobre a importância de uma abordagem interdisciplinar e dos fatores que poderiam estar associados ao sobrepeso/obesidade, como o nível de atividade física, alimentação e o tempo de sedentarismo (Gortmaker et al., 1999).

PROGRAMA *NEW MOVES*

Um grupo de pesquisadores da Universidade de Minnesota buscou compreender como esses fatores poderiam ser trabalhados em intervenções escolares, a partir da percepção de adolescentes, professores de educação física e profissionais da área da saúde. Uma barreira importante apontada por adolescentes com sobrepeso foi o desconforto em participar das aulas de educação física, pelo fato de serem oferecidas conjuntamente para meninos e meninas, o que gerava preocupações das meninas em relação à aparência e habilidades para a prática das atividades (Neumark-Sztainer et al., 1999a, 1999b, 2000).

A partir dessas constatações, somadas à maior prevalência de transtornos alimentares (TA) e obesidade no sexo feminino, ficou clara a necessidade de abordar as várias dimensões relacionadas aos problemas com peso em programas de prevenção de obesidade, com enfoque no suporte social e na promoção de uma prática de atividade física prazerosa. Aulas direcionadas somente às meninas possibilitariam um ambiente propício à discussão sobre as barreiras de ser ativo, e seriam mais confortáveis para uma prática de diferentes atividades sem as comparações de sexo.

Assim foi criado o programa *New Moves* (Neumark-Sztainer et al., 2003), uma alternativa de aulas de educação física para meninas do ensino médio que estavam com sobrepeso e/ou baixos níveis de atividade física. Os objetivos principais do programa foram: promover mudanças positivas na atividade física e nos comportamentos alimentares relacionados à perda ou manutenção do peso; reduzir e evitar o uso de métodos inadequados de controle de peso e desenvolver crítica para lidar com a pressão pela magreza imposta pela sociedade. O programa integra conceitos e estratégias de ambas as áreas de prevenção da obesidade e TA, a fim de oferecer um ambiente de suporte que promova a autoaceitação, autoestima, o cuidado com o corpo por meio de uma prática da atividade física prazerosa e uma alimentação saudável.

O programa-piloto foi testado e desenvolvido ao longo de uma série de três anos (1996-1999) em escolas de ensino médio, em meninas de 14 a 16 anos, com sobrepeso, sedentárias, de minorias étnicas/raciais e de baixo nível socioeconômico. Em 2000-2001, um estudo completo foi executado em três escolas-controle e três de intervenção para avaliar a viabilidade do programa (Neumark-Sztainer et al., 2003), e no período de 2007 a 2009 foi implementado nas escolas secundárias de Minnesota em um estudo de ensaio clínico randomizado (Neumark-Sztainer, 2010). Os principais resultados encontrados foram:

1. Redução nos níveis de sedentarismo, melhora no padrão de alimentação, diminuição de comportamentos não saudáveis para controle de peso e melhora na autoimagem corporal.
2. Apoio mútuo de amigos, professores e famílias que auxiliaram na prática de alimentação saudável e atividade física.
3. Satisfação dos participantes, pais e funcionários da escola com o programa.
4. Continuidade em algumas escolas participantes após intervenção.

MODELO *NEW MOVES*

O programa *New Moves* utiliza como base a teoria social cognitiva, que busca entender por que os indivíduos adquirem ou mantêm comportamentos de saúde específicos (Bandura, 2004). A teoria pressupõe que a mudança da autopercepção dos indivíduos propicia mudanças comportamentais e que, principalmente em adolescentes, a melhora na imagem corporal, por meio da promoção da autoimagem e da autoestima, é relevante tanto no tratamento quanto na prevenção de problemas relacionados com o peso e a alimentação (O'Dea; Maloney, 2009).

O programa apresenta uma estrutura com conceitos e dinâmicas que envolvem a discussão de temas comuns à obesidade e aos TA, associados a fatores individuais, socioambientais e comportamentais, por meio de módulos intitulados "Seja Poderosa", "Seja Ativa" e "Seja Bem Nutrida". O modelo teórico dos fatores que são trabalhados ao longo do programa está apresentado no Quadro 1.

QUADRO 1 – Modelo teórico dos fatores trabalhados no *New Moves* (Neumark-Sztainer et al., 2003)

Fatores individuais
• Conhecimento sobre alimentação, atividade física, desenvolvimento corporal. Prazer em praticar atividade física • Autoeficácia para fazer escolhas saudáveis quanto à alimentação e atividade física • Barreiras para a prática da atividade física • Autoestima e imagem corporal • Internalização da magreza
Fatores socioambientais
• Influência da família, amigos e professores na alimentação, atividade física e aparência • Ambiente escolar como suporte para a prática de atividade física e alimentação saudável
Fatores comportamentais
• Atenção ao tamanho das porções das refeições • Atenção aos sinais de fome/saciedade • Estabelecimento de metas • Avaliação dos estágios de mudança: na alimentação e na prática de atividade física • Capacidade de manejar o tempo e o estresse • Competências: alimentação saudável e atividade física

VERSÃO BRASILEIRA DO *NEW MOVES*

O processo de adaptação da versão *New Moves* Brasil (NMB) teve autorização e suporte dos autores originais. Todos os materiais foram traduzidos, adaptados e avaliados por *experts* na área de Nutrição, Psicologia e Educação Física, para que o conteúdo fosse de fácil compreensão pelas adolescentes e pais/responsáveis, em cada um dos módulos ("Seja Bem Nutrida", "Seja Poderosa" e "Seja Ativa").

Um ensaio clínico randomizado foi delineado para o desenvolvimento do NMB, com meninas de 12 a 14 anos, de dez escolas públicas do município de São Paulo (n = 270). Apesar de não terem sido encontradas mudanças de comportamento estatisticamente significativas quanto à satisfação corporal, autoestima, peso e métodos de controle de peso (Dunker; Claudino, 2018), muitas observações e aprendizados foram possíveis com a realização do programa (Dunker et al., 2018a; Dunker et al., 2018b). As principais adaptações do programa estão resumidas no Quadro 2.

QUADRO 2 – Principais adaptações da versão brasileira do *New Moves*

	New Moves original	Versão brasileira
Número de sessões	16 semanas	9 semanas
Aulas "Seja Ativa"	4 vezes/semana	2 vezes/semana
Aulas "Seja Bem Nutrida"	1 vez a cada 15 dias	1 vez/semana
Aulas "Seja Poderosa"	1 vez a cada 15 dias	1 vez/semana
Sessões individuais de entrevista motivacional	5 a 7 sessões	1 a 2 sessões
Incluso no currículo	Sim	Não (após horário escolar)
Condução do programa	Professores de Educação Física e conselheiros educacionais da escola treinados, convidados externos para as aulas de Educação Física, membros como psicólogos e nutricionistas da equipe do programa	Professores de Educação Física convidados, nutricionistas e psicólogos

(continua)

QUADRO 2 – Principais adaptações da versão brasileira do *New Moves (continuação)*

	New Moves original	Versão brasileira
Pesquisa com pais e professores sobre o programa	Sim	Não
Disponibilidade de materiais e espaço para realização das aulas do "Seja Ativa"	Sim	Parcial, dependendo de cada escola

Fonte: Dunker et al., 2018a.

Os materiais da versão brasileira e do programa original estão disponíveis no website www.newmovesonline.com, e incluem manuais para profissionais, para as alunas, ferramentas de apoio, teste para avaliar conhecimentos das alunas, folheto para os pais e atividades. Os conteúdos das sessões das fases do programa adaptado encontram-se nos Quadros 3 e 4.

QUADRO 3 – Conteúdo programático da fase de intervenção do programa *New Moves* Brasil (NMB)

Sessão	Atividades desenvolvidas no módulo "Seja Ativa"
1 a 9	• Oferecer um ambiente em que as alunas se sentissem confortáveis na prática da atividade física • Oferecer atividades físicas de moderadas a vigorosas em pelo menos 50% da aula, e discutir conteúdos relacionados com a importância e motivação para a prática da atividade física. • Aulas realizadas com professor de Educação Física da equipe de pesquisa: danças, alongamento, treino de força, jogos cooperativos e circuito. Aulas realizadas por professores convidados: ioga, pilates, capoeira, aeróbica e muay thai
Sessão	**Atividades desenvolvidas no módulo "Seja Poderosa"**
1	É tudo sobre mim: discutir o conceito de autoimagem e criar uma rede de suporte social no grupo que aceita uma variedade de formas e tamanhos corporais
2	Escolha sua aventura: introduzir o conceito de metas, como determiná-las e monitorar as mudanças

(continua)

QUADRO 3 – Conteúdo programático da fase de intervenção do programa *New Moves* Brasil (NMB) *(continuação)*

3	Determinando metas que duram: discutir os desafios do uso dos pedômetros e como definir metas relacionadas com a nutrição e atividade física
4	Um dia na vida: discutir como administrar melhor o tempo para aumentar o nível de atividade física
5	Mídia: aumentar o conhecimento sobre os fatores que influenciam a imagem corporal e autoimagem. Reconhecer a influência das mensagens irreais apresentadas pela mídia. Avaliar de forma crítica essas mensagens
6	Menos estresse: identificar sinais de estresse e pensamentos negativos e conhecer técnicas de relaxamento
7	Armadilha da comparação: reconhecer os efeitos negativos da comparação e formas de reduzir o hábito de se comparar. Aprender formas de reduzir "a fala sobre peso". Identificar características positivas individuais
8	Finalizando: rever os conteúdos principais apresentados no programa e discutir soluções e estratégias para as barreiras comuns para a mudança da alimentação e atividade física
Sessão	**Atividades desenvolvidas no módulo "Seja Bem Nutrida"**
1	Começando com a Nutrição: identificar os benefícios da alimentação saudável. Trabalhar os conceitos de fome, saciedade e tamanho das porções. Discutir a ineficiência do ciclo da dieta
2	Ahhhh, água refrescante: identificar as razões para beber mais água e limitar o consumo de refrigerantes. Apresentar alternativas para os refrigerantes e bebidas adoçadas
3	O básico do café da manhã: identificar razões para tomar o café da manhã regularmente. Discutir estratégias para facilitar o consumo do café da manhã. Explorar opções de café da manhã
4	Explosão das frutas e vegetais: entender a importância do consumo das frutas, verduras e legumes. Identificar formas de aumentar o consumo
5	Bom para seu lanche: aprender a reconhecer os sinais de fome e saciedade. Identificar lanches saudáveis em situações variadas (p. ex., em casa, fora de casa com os amigos, fazendo compras no shopping etc.). Levantar ideias de lanches saudáveis
6	Vamos almoçar: aprender como realizar um almoço saudável e balanceado. Identificar opções saudáveis de almoço em casa, na escola ou fora de casa

(continua)

QUADRO 3 – Conteúdo programático da fase de intervenção do programa *New Moves* Brasil (NMB) *(continuação)*

7	Verdades e mitos sobre o *fast-food*: aprender a fazer escolhas saudáveis, mesmo comendo fora de casa. Discutir estratégias para comer fora
8	Planejando seu futuro: avaliar o progresso durante o programa. Discutir formas de motivação para se manter nas metas

Fonte: Dunker et al., 2018a.

QUADRO 4 – Conteúdo programático da fase de manutenção do programa *New Moves* Brasil (NMB)

Sessão	Atividades desenvolvidas nos módulos "Seja Ativa", "Seja Poderosa" e "Seja Bem Nutrida"
1	Normas socioculturais e padrões de beleza: discutir a influência da mídia nos padrões de beleza
2	Alimentação e mídia: discutir a influência da mídia sobre as escolhas alimentares
3	Mídia e atividade física: discutir a influência da mídia sobre saúde e corpo
4	Estresse e emoções: discutir como diferentes formas de estresse podem influenciar no corpo
5	Estresse e emoções na alimentação: discutir os efeitos do estresse na alimentação, bem como técnicas que ajudam na percepção da fome e saciedade (comer com atenção plena)
6	Estresse e emoções na atividade física: discutir o uso da prática da atividade física no controle do estresse
7	Influência da família: discutir determinantes genéticos e familiares nas características pessoais
8	Família e alimentação: discutir a influência da família nos comportamentos e escolhas alimentares
9	Família e atividade física: discutir a importância da participação da família no incentivo da prática da atividade física

Fonte: Dunker et al., 2018a.

As dificuldades de implementação do programa em relação ao conteúdo, acesso às escolas, adesão, estrutura/materiais e uso de técnicas inovadoras encontradas ao longo da pesquisa podem ser consideradas muito desafiadoras, o que leva ao questionamento se um programa internacional é "adaptável" e aplicável. Os desafios não se centram somente no conteúdo e no tipo de intervenção *per si*, mas também no que pode acontecer em razão do local, nas questões relacionadas com as escolas (da estrutura à equipe) e no perfil dos participantes (Dunker et al., 2018a).

Além das reflexões sobre as dificuldades de adaptação e implementação do programa e dos resultados não significativos, também é importante apontar alguns dados qualitativos sobre a percepção da experiência dos profissionais que atuaram no programa. A seguir, são apresentados relatos de experiência dos profissionais responsáveis pelos módulos "Seja Bem Nutrida" (Quadro 5), "Seja Poderosa" (Quadro 6) e "Seja Ativa" (Quadro 7) do NMB e também das autoras deste capítulo.

QUADRO 5 – Relato de experiência do nutricionista

Percebi que as alunas foram receptivas ao programa, e que o envolvimento com as práticas foi muito positivo entre as que realmente aderiram. As sessões que envolviam práticas de degustação de novos alimentos foram marcantes e despertaram muito interesse e curiosidade. Foram momentos de diversão, descontração, conexão entre as alunas e com o profissional/facilitador da atividade. Ao mesmo tempo, a descoberta de sabores novos e a vivência de novas situações, a exemplo da sessão em que propusemos realizar uma refeição em conjunto, foram gratificantes e motivadoras tanto para as alunas quanto para os profissionais. No projeto, o alimento foi essencial na criação do vínculo com a proposta, seja pelas vivências ou mesmo o compartilhamento do lanche na hora do almoço. Mas também existiram muitas dificuldades, algumas inerentes à fase da adolescência, como a facilidade de perda de foco. Muitas discussões se perderam no caminho e não puderam ser finalizadas, por conta dessa característica, ou podiam estar associadas a questões de realidade econômica e social. Para muitas a leitura era uma barreira, assim como a interpretação dos textos dos manuais, e desta forma o conhecimento se distanciava da situação de vida em que se encontravam. Por exemplo, quando discutimos a importância do café da manhã, e muitas relatavam não ter condições econômicas para comprar alimentos. Também a discussão sobre as escolhas no cardápio de restaurantes *fast-food*, sendo que uma minoria tinha esse hábito. Concluindo, a experiência me mostrou as reais dificuldades de se realizar intervenções com adolescentes, mas também permitiu reflexões sobre a possibilidade de desenvolver ações que as coloquem em contato direto com os alimentos, que possam gerar reflexões concretas sobre escolhas saudáveis, dentro do contexto social e da sua realidade, que envolvam a atenção e o acolhimento, a fim de atingir resultados significativos no processo de mudança em longo prazo.

QUADRO 6 – Relato de experiência da psicóloga

Identifiquei que algumas alunas foram bem receptivas ao programa e estavam motivadas, com um interesse efetivo pela proposta. Outras se colocavam como observadoras e não participavam ativamente das discussões das sessões, oscilando inclusive quanto à adesão ao programa. Esse é um ponto importante a ser considerado na implementação do programa, já que propõe uma abordagem diferente e desafiadora, com o objetivo de promover reflexões sobre os conteúdos apresentados. As atividades propostas exigiam um envolvimento e foram realizadas em colaboração entre as participantes. Percebi que o vínculo grupal foi fundamental nesse processo, fortaleceu o contrato, propiciou o respeito e a participação entre elas e assim estimulou a cooperação, as trocas de experiências e a promoção da expressão de ideias sem um julgamento crítico. A cada encontro era trabalhada uma temática principal, e as dinâmicas foram intervenções abrangentes, utilizadas para explorar os pensamentos, sentimentos, expectativas e preocupações das adolescentes em relação ao corpo e sua aceitação. Conversamos sobre a expressão e o poder da mídia, que determina o que é um corpo bonito e cultuado como ideal em nossa sociedade, e refletimos sobre essas questões que são imprescindíveis para a construção do conhecimento e participação ativa em tomada de decisões. Elas trocavam informações e compartilhavam as suas experiências, assim aprendiam e ensinavam umas às outras a identificar suas emoções e perceber como estas afetam seus comportamentos. Concluindo, o programa mostrou ser uma intervenção muito importante, que possibilitou um espaço de conversa sobre questões e expressões da adolescência, permitindo às participantes falarem sobre suas experiências passadas, presente e projetos futuros. Essa experiência de diálogos e vivências possibilitou um lugar de mudança, permitindo que descubram suas habilidades e suas limitações, e assim cada uma aprendeu a se sentir bem consigo mesma. Promover uma imagem corporal positiva é uma forma de prevenir e ajudar a se fortalecerem diante das mensagens sobre estética, ideais de beleza e alimentação, disseminadas pela comunicação social e publicidade.

QUADRO 7 – Relato de experiência da profissional de Educação Física

A Educação Física no programa foi uma experiência muito gratificante tanto para os profissionais que conduziram as atividades quanto para as participantes. Nossa intenção foi criar um espaço em que as alunas pudessem experimentar seus corpos em diversas práticas e que permitisse também uma reflexão sobre as razões que nos levam a escolher uma modalidade. Cada sessão era realizada com atividades práticas e os profissionais facilitadores convidados para conduzir cada modalidade tinham alguns anos de experiência no assunto. Isso enriqueceu muito a teoria e prática de cada vivência, o que ajudou na adesão e no interesse das alunas. Foram realizadas dinâmicas com jogos cooperativos, brincadeiras da cultura popular, lutas como capoeira e *muay thai*, aulas de dança com diferentes ritmos, ginástica aeróbica, ioga, relaxamento e alongamento. Nosso empenho foi em favorecer a descoberta

(continua)

QUADRO 7 – Relato de experiência da profissional de Educação Física *(continuação)*

sobre qual prática corporal despertava mais interesse, afinidade com seu próprio corpo, satisfação, diversão e prazer. Além disso, conscientizar sobre a importância de adquirir um estilo de vida mais ativo e reduzir longos períodos de tempo sedentário. Quando incentivadas a buscar um local em que elas pudessem se engajar e praticar regularmente a modalidade de que mais gostaram, algumas das barreiras identificadas foram não ter local apropriado próximo à residência, falta de segurança pública para caminhar em parques ou usar um transporte ativo para ir à escola, e falta de incentivo e suporte por parte dos pais e responsáveis. De acordo com o relato de algumas alunas, a elevada jornada de trabalho dos pais/responsáveis fazia com que a rotina da adolescente se resumisse a casa-escola. A meu ver, também ficou evidente o quanto os pais/responsáveis necessitam de um esclarecimento ampliado sobre os temas abordados no programa, a fim de instrumentalizá-los para auxiliarem suas filhas a transpor as barreiras que limitam a adoção de hábitos e comportamentos funcionais para a saúde. Por isso, programas como o *New Moves* são de extrema importância por permitir uma atividade extracurricular, que visa qualidade de vida, bem-estar, autoconhecimento e consciência crítica e biopsicossocial sobre saúde, alimentação, estilo de vida ativo e imagem corporal.

Ao final do programa, as alunas que tiveram maior adesão ao programa foram selecionadas para responder a um questionário sobre a satisfação com o programa. Um total de 76 meninas preencheram o questionário e cerca de 92% (n = 70) relataram estarem satisfeitas ou muito satisfeitas com o programa, e recomendavam a sua implementação nas escolas. Também fizeram uma autoavaliação sobre as mudanças comportamentais percebidas, e 81,6% disseram sentirem-se melhor consigo mesmas; 59,2% declararam fazer menos dietas; 56,6% declararam aumento do consumo de frutas, verduras e legumes; 55,3% estavam mais atentas ao que comem e sentiam-se mais ativas; 53,9% reconheciam os sinais de fome e saciedade; 53,9% reduziram o consumo de refrigerantes; e 52,6% aumentaram a frequência de café da manhã.

Também foram coletados alguns relatos das alunas (Quadro 8), que demonstraram o impacto em suas vidas e a necessidade de desenvolver programas inovadores em que haja uma participação mais ativa dos adolescentes e uma maior interação com os profissionais ou professores.

QUADRO 8 – Relato das alunas em relação ao programa *New Moves*

"Participei do projeto *New Moves* em 2015, e foi uma das melhores coisas que já me aconteceram. Além de conhecer outras meninas da minha idade, descobri que os padrões de beleza na verdade estão em nossa mente, e somos nós que precisamos ultrapassá-los. Foi um grande momento de mudanças para mim, e essas mudanças só foram possíveis com o suporte fornecido pela equipe do projeto e pelo apoio das meninas participantes. Adorei, e se pudesse participaria novamente!" (B.L.)
"O *New Moves* nos mostra que devemos nos alimentar bem, que há várias receitas saudáveis, nos mostra que todas as refeições são muito importantes, e que a prática de exercícios é essencial, e pode ser feita de uma forma divertida." (F.F.)
"Eu adorei o programa *New Moves*, aprendi a me nutrir melhor, me sinto mais poderosa. Amei as aulas de Educação Física, com elas aprendi vários passos de dança." (E.M.)
"Gostei das aulas de dança, dos exercícios físicos e das professoras. Pena que acabou muito rápido, gostaria que durasse mais tempo." (G.O.)
"Eu gostei quando fizemos um lanchinho com suco sem açúcar. Nesse dia eu percebi que eu devia comer menos açúcar." (L.A.)
"Gostei muito da aula de dança do ventre e da capoeira, gostei também dos lanches e das dicas de ficar feliz comigo mesma." (J.S.)
"O que mais gostei no programa foi da Educação fFísica, me fez aumentar o interesse pela prática de exercícios." (E.A.)
"Aprendi que nós não precisamos ser iguais a ninguém, somos todas lindas do nosso jeito." (A.P.)
"Achei as aulas de Educação Física e Nutrição interessantes. Senti que posso ser eu mesma sem ter vergonha de quem eu sou." (B.F.)
"O programa me estimulou a praticar mais exercícios, e as aulas da psicóloga me ajudaram a mudar meus pensamentos ruins em relação ao meu corpo." (L.S.)
"Gostei do modo como os professores ensinaram a gente a ver e se sentir bem nas aulas de Educação Física. Também ensinaram para a gente coisas novas e que são difíceis de praticar." (I.G.)

Fonte: www.newmovesonline.com.

RECOMENDAÇÕES

A partir das observações e dos resultados do programa, acreditamos que seja possível traçar diretrizes para o desenvolvimento de intervenções futuras de prevenção de obesidade e TA a partir da experiência com o modelo do *New Moves* Brasil. Devemos pensar em envolver não somente os adolescentes, mas também os professores, coordenadores e diretores das escolas, bem como os pais/responsáveis dos participantes. No Quadro 9 apresentamos algumas ideias de como trabalhar os conteúdos de forma integrada.

QUADRO 9 – Recomendações para trabalhar o conteúdo integrado

Suporte social
• Compreensão dos fatores que afetam o desenvolvimento do corpo na adolescência, implicando a aparência física e o emocional • Discussão sobre a influência da mídia na imagem corporal e sua correlação na sociedade • Conscientização sobre as situações de estresse no ambiente familiar e escolar, como *bullying* e estigma do peso • Reflexão sobre a diversidade de corpos e aceitação do seu próprio corpo • Promoção do diálogo entre escola, pais e filhos quanto à aceitação e valorização de características positivas
Nutrição
• Conscientização sobre os riscos das dietas • Reflexão sobre os próprios hábitos, crenças e comportamentos alimentares com desmistificação do conceito de alimentos "saudáveis" e "não saudáveis" • Benefícios das escolhas saudáveis nas refeições (p. ex., consumo de frutas, verduras e legumes; consumo de água; redução de bebidas açucaradas; tamanho das porções; consumo de café da manhã) • Importância do comer com atenção, com identificação dos sinais de fome e saciedade • Comer em família e situações sociais • Incentivo ao envolvimento dos filhos no planejamento de compra e preparo de alimentos
Atividade física
• Enaltecer e conscientizar sobre os efeitos e sensações corporais promovidos pelo movimento corporal • Focar no estilo de vida ativo pelo prazer, saúde, satisfação, descontração e alegria • Auxiliar na construção de estratégias para transpor as barreiras que impedem e/ou dificultam o engajamento • Conscientizar sobre a importância de cuidar das capacidades físicas força, flexibilidade e sistema cardiovascular • Identificar meios para obter mais opções de lazer ativo na comunidade (ver Capítulo 9 para saber mais)

REFERÊNCIAS BIBLIOGRÁFICAS

BACON, L.; APHRAMOR, L. Weight science: evaluating the evidence for paradigm shift. *Nutr J*, v.10, p.9-13, 2011.

BANDURA, A. Health promotion by social cognitive means. *Health Educ Behav*, v.31, p.143-64, 2004.

CABALLERO, B.; DAVIS, S.; DAVIS, C.E.; ETHELBAH, B.; EVANS, M.; LOHMAN, T.; et al. Pathways: a school-based program for the primary prevention of obesity in American Indian children. *J Nutr Biochem*, v.9, p.535-43, 1998.

CARTER, F.A.; BULIK, C.M. Childhood obesity prevention programs how do they affect eating pathology and other psychological measures. *Psychosom Med*, v.70, p.363-71, 2008.

DUNKER, K.L.L.; CLAUDINO, A.M. Preventing weight-related problems among adolescent girls: A cluster randomized trial comparing the Brazilian New Moves program versus observation. *Obes Res Clin Prac*, v.12, p.102-15, 2018.

DUNKER, K.L.L.; ALVARENGA, M.S.; CLAUDINO, A.M. Prevenção de transtornos alimentares e obesidade: relato de experiência da implementação do programa New Moves. *Saúde em Debate*, v.331-42, 2018a.

DUNKER, K.L.L.; ALVARENGA, M.S.; CLAUDINO, A.M. Does adherence impact disordered eating and dietary intake behaviors in the Brazilian Version of the New Moves intervention? In: *International Conference of Eating Disorders, 2018, Chicago. ICED 2018*. New York: Academy of Eating Disorders, 2018b, p. 202.

GORTMAKER, S.L.; PETERSON, K.E.; WIECHA, J.; SOBOL, A.M.; DIXIT, S.; FOX, M.K.; et al. Reducing obesity via a school based interdisciplinary intervention among youth: Planet Health. *Arch Pediatr Adolesc Med*, v.153, p.409-18, 1999.

NEUMARK-SZTAINER, D.; HARRIS, T.; STORY, M. Beliefs and attitudes about obesity among teachers and school health care providers working with adolescents. *J Nutr Educ*, v.31, p.3-9, 1999a.

NEUMARK-SZTAINER, D.; STORY, M.; COLLER, T. Perceptions of secondary school staff toward the implementation of school-based activities to prevent weight-related disorders: a needs assessment. *Am J Health Promot*, v.13, p.153-6, 1999b.

NEUMARK-SZTAINER, D.; MARTIN, S.L.; STORY, M. School-based programs for obesity prevention: what do adolescents recommend? *Am J Health Promot*, v.14, p.232-5, 2000.

NEUMARK-SZTAINER, D.; STORY, M.; HANNAN, P.J.; REX, J. New Moves: a school--based obesity prevention program for adolescent girls. *Prev Med*, v.37, p.41-51, 2003.

NEUMARK-SZTAINER, D.; FRIEND, S.E.; FLATTUM, C.F.; HANNAN, P.J.; STORY, M.T.; BAUER, K.W.; et al. New moves – preventing weight-related problems in adolescent girls a group-randomized study. *Am J Prev Med*, v.39, p.421-32, 2010.

O'DEA, J.; MALONEY, D. Preventing eating and body image problems in children and adolescents using the Health Promoting Schools Framework. *J School Heath*, v.70, p.18-21, 2009.

PINHAS, L.; MCVEY, G.; WALKER, K.S.; NORRIS, M.; KATZMAN, D.; COLLIER, S. Trading health for a healthy weight: the uncharted side of healthy weights initiatives. *Eat Disord*, v.21, p.109-16, 2013.

18

Se Dê Conta

SE DÊ CONTA – SEMANA DE CONSCIENTIZAÇÃO SOBRE TRANSTORNOS ALIMENTARES E OBESIDADE

Fernanda Timerman
Erika Romano
Paula Teixeira
Manoela Figueiredo
Karin Dunker
Marle Alvarenga

Se Dê Conta

SUMÁRIO

INTRODUÇÃO

Transtornos alimentares (TA) e obesidade são condições que demandam tratamentos longos, custosos, e muitas vezes de difícil prognóstico. Portanto, como discutido no Capítulo 16, intervenções focadas na prevenção desses problemas são fundamentais tanto em âmbito individual quanto coletivo, e devem ser voltadas para mudanças comportamentais em relação à alimentação, atividade física e imagem corporal.

No entanto, não é raro que programas de prevenção passem mensagens contraditórias, especialmente se focarem na prevenção da obesidade sem o cuidado de não estimular o desenvolvimento de pensamentos obsessivos em relação ao corpo e à comida que podem levar aos TA. Dessa forma, vários estudos apresentam reflexões sobre a necessidade da prevenção conjunta de obesidade e TA (Dunker et al., 2010, 2015; Neumark-Sztainer, 2012; Haines et al., 2010; Sánchez-Carracedo et al., 2012; Irving; Neumark-Sztainer, 2012; Rancourt; McCullough, 2015; Ferrari, 2015), assim como a *Academy for Eating Disorders*, que publicou diretrizes para que essas ações sejam mais cuidadosas e efetivas (Daníelsdóttir et al., 2009).

Uma das formas mais desafiadoras de prevenção é trabalhar de forma abrangente mensagens que atinjam toda a população, com foco na prevenção primária universal (ver Capítulo 16). Isso envolve promover mensagens que levem a discussões e reflexões sobre a ditadura da beleza e prática de dietas restritivas com o objetivo de promover mudanças na obsessão cultural pela magreza e colaborar com o processo de transformação dos padrões atuais; contribuir para uma visão crítica sobre saúde, beleza e bem-estar; promover reflexão sobre autoaceitação e autoestima, influência da mídia e da cultura da beleza e emagrecimento em famílias, escolas, associações comunitárias e para a sociedade em geral.

Em vista da necessidade de divulgar esses conceitos, instituições como a norte-americana National Eating Disorders Association (NEDA) e a canadense National Eating Disorder Information Centre (NEDIC), desde o início dos anos 2000, desenvolvem semanas de conscientização sobre os TA – assim como outros países que contam com grandes organizações sem fins lucrativos dedicadas a programas de prevenção e tratamento dos TA, como Inglaterra e Austrália[1].

HISTÓRICO

A Se Dê Conta (SDC) – Semana de Conscientização sobre Transtornos Alimentares e Obesidade – foi a primeira manifestação no Brasil, inspirada nas campanhas dessas instituições, realizada pelo Grupo Especializado em Nutrição, Transtornos Alimentares e Obesidade – GENTA[2].

O GENTA nasceu em 1998 com um grupo de nutricionistas de São Paulo que, a partir de suas práticas de atendimento de pacientes com TA em um centro de referência, identificaram o quanto o foco na prescrição de dietas reforçava seu desenvolvimento e manutenção. Começou como um grupo de estudos que ampliou sua atuação para avaliar e discutir formas de tratar e prevenir os transtornos alimentares. Ao longo dos anos os profissionais do grupo, especialistas em TA, foram se aprimorando com trabalhos e práticas individuais, por meio de publicações e compartilhamentos na área e atualizações em simpósios, congressos e cursos nacionais e internacionais mais relevantes da área. A experiência de membros do grupo permitiu contato com novos conteúdos e abordagens realizadas por associações e centros de pesquisa que trabalham com prevenção de TA na Austrália e nos Estados Unidos, principalmente. O tamanho da projeção e o alcance dessas instituições estimularam o grupo com novas ideias e projetos que foram implementados no GENTA.

O GENTA produz materiais em seu site com o objetivo de oferecer um conteúdo acessível para o público em geral, sobre as idiossincrasias que permeiam o contexto da nutrição, imagem corporal e obesidade, baseado em ciência. Atualmente o grupo é composto também por uma profissional de Educação Física, e conta com parcerias de profissionais de outras áreas como psicólogos, psiquiatras e jornalistas, que contribuem com seus textos agregando uma visão interdisciplinar ao tema.

1 No Anexo I no final do capítulo estão listadas as principais e mais conhecidas associações internacionais de prevenção de TA.
2 Conheça o GENTA em www.genta.com.br.

A primeira vez que uma semana de conscientização foi realizada no Brasil foi em 2004, por meio do Núcleo de Transtornos Alimentares e Obesidade (NUTTRA, na época ativo no Rio de Janeiro). Desde então a SDC se consolidou e acontece anualmente com a coordenação do GENTA e apoio de diferentes profissionais e instituições como o Grupo de Obesidade de Transtornos Alimentares (GOTA) do Rio de Janeiro; Grupo de Apoio e Tratamento dos Distúrbios Alimentares e da Ansiedade (GATDA); Programa de Transtornos Alimentares do Instituto de Psiquiatria do Hospital das Clínicas da USP (AMBULIM); Grupo Corpo e Cultura (*Endangered Bodies*); e Clínica de Estudos e Pesquisas em Psicanálise da Anorexia e Bulimia (CEPPAN) – todos os últimos de São Paulo.

A SDC é uma semana de mobilização para alertar o público leigo e profissionais da área da saúde sobre a seriedade e importância dos TA e obesidade. A missão é atuar na prevenção, educação e conscientização sobre essas condições, esclarecer sobre os fatores que contribuem para o surgimento dos quadros, a fim de promover discussões e reflexões de assuntos como: ditadura da beleza e prática de dietas; obsessão cultural pelo corpo "perfeito"; estigma da obesidade; alimentação, saúde, beleza, bem-estar; influência da mídia e da cultura na insatisfação corporal, autoaceitação e autoestima.

Como descrito no Capítulo 16, a linha entre prevenir obesidade e predispor a pensamentos e crenças disfuncionais relacionados aos TA é muito tênue, por isso evidências científicas embasam teoricamente as ações do GENTA que, aliadas à experiência clínica dos profissionais, fazem com que as campanhas da SDC sigam padrões e ações internacionais, especialmente dos países citados que mais investem em pesquisas e programas de prevenção, como o apoio da NEDA, ao doar para o grupo seus materiais educativos e guia para projetos de prevenção.

Esse cenário é delineado pelo GENTA desde a primeira SDC, e a cada ano o tema norteador muda, mas a essência é mantida: prevenir para conscientizar sem prejudicar. Outra peculiaridade das ações da SDC é informar de maneira adequada e suficiente sobre os comportamentos disfuncionais encontrados nos quadros de TA – uma premissa dos programas de prevenção e uma preocupação dos organizadores da SDC. Por vezes, algumas informações, quando não bem colocadas, podem ter um efeito negativo e prejudicial à saúde e despertar o interesse por práticas inadequadas – como a explicação e o detalhamento de comportamentos disfuncionais usados para perder peso rápido característicos dos TA. Logo, a SDC não escrutina sobre as doenças, enfatiza os comportamentos saudáveis e questiona os disfuncionais que são, por vezes, aceitos e normalizados pela sociedade.

AÇÕES

Dentre as ações da SDC são realizados palestras, workshops, cursos e campanhas, presenciais (os locais variaram de acordo com o objetivo da campanha e abrangeram desde escolas e universidades públicas e privadas a centros de convivência e lugares de grande circulação de pessoas) e em redes sociais. O histórico de ações da SDC realizadas pelo GENTA no período entre 2005 e 2018 está descrito nas Figuras 1 e 2.

Entre os principais objetivos das campanhas presenciais da SDC, se destacaram: questionar os padrões de beleza; informar sobre os problemas das dietas e seus mitos; discutir preocupações exageradas com peso; forma corporal e suas consequências na alimentação; e promover a aceitação corporal.

Uma das ações de 2006 foi voltada para estudantes de moda (um grupo de risco para TA), com a promoção de um concurso chamado "Fashion Real", promovida em conjunto pelo GENTA, GATDA e CEPPAN em parceria com o curso de moda da Faculdade Belas Artes em São Paulo, inspirado em um desfile que ganhou a atenção da mídia no mundo por contar com a participação de modelos de peso acima do padrão (hoje chamadas de *plus size*). O objetivo do concurso foi estimular os estudantes de moda a fugirem dos estereótipos da ditadura da beleza, elaborando criações para uma mulher real, que não se parecesse com as modelos profissionais. As peças deviam trabalhar e valorizar a beleza das diferentes formas, ao invés de escondê-las.

Outras ações presenciais foram elaboradas para tornar acessíveis conceitos sobre reconhecimento de características de TA e estigma da obesidade para estudantes de Nutrição, nutricionistas e profissionais da área de saúde – com palestras para esses profissionais e de outras áreas como Medicina, Psicologia e Enfermagem. Também foram realizadas

2005	2006	2007	2008	2009	2010	2011
"A PARTE QUE IMPORTA É A DE DENTRO"	FASHION REAL. "POR UM MUNDO IDEAL SEM BELEZAS IDEAIS"	"PORQUE BONITO É SER FELIZ"	Jornada SDC FSP/USP "VOCÊ ESTÁ SATISFEITO COM VOCÊ?"	"TOPOGRAFIAS DO CORPO"	II Jornada SDC PREVENÇÃO EM TRANSTORNOS ALIMENTARES: O QUE OS PROFISSIONAIS DE SAÚDE PODEM FAZER?	CORPO E DIETA
Palestras, aulas e informativos sobre os transtornos alimentares para: • *Estudantes de Nutrição e nutricionistas:* Faculdade de Saúde Pública (USP); Unicsul; Unasp; faculdade de Nutrição em Vitória (ES); APAN e SINESP • *Pais e professores* (St. Francis College e Lourenço Castanho): com entrega de folder com sinais de transtornos alimentares e os locais de tratamento **Palestras e debates "Questões sobre peso e dieta"** • *Alunos/adolescentes:* CONSA, Escola Fundamental Modelo do Centro Universitário Adventista • *Frequentadores* da Academia Cia. Atlética • *Público geral:* distribuição de folders e adesivos no Parque da Aclimação	**Palestras, aulas e informativos sobre os transtornos alimentares para:** • *Estudantes de Nutrição e outras áreas da saúde*: Universidade Metodista e UNIP • *Pais e professores*: colégio Projeto Vida • Carta com posicionamento sobre a morte de uma modelo com anorexia **Palestras sobre ditadura da beleza** • Concurso "Fashion Real" para estudantes de moda da Belas Artes • Distribuição de folder e adesivos no Parque Buenos Aires • *Alunos/adolescentes*: Colégio do Bosque	• Início Blog SDC • Entrevista para rádio divulgando a SDC • Ação na Avenida Paulista com distribuição de informativos e panfletos **Palestras, aulas e informativos sobre os transtornos alimentares para:** • *Estudantes de Nutrição e nutricionistas*: SIMPONUTRI, JENUT, JONUTRI, FAINC, Unicsul – curso técnico de Nutrição – Carlos de Campos • *Pais e professores*: encontro no CEPPAN • Sessão e debate do documentário *THIN* **Palestras sobre peso e dieta** • *Alunos/adolescentes*: Colégio Horizontes; Augusto Laranja; Santo, Ivo; Sidarta	**Palestras e vivências sobre:** Aspectos psiquiátricos dos TA; TA na infância e adolescência; técnicas de aconselhamento nutricional; imagem corporal com sessão de vídeos; publicidade e padrões de beleza e Saúde em qualquer tamanho (*Health At Every Size*)	Evento no Sesc Paulista com debate sobre o corpo em seus aspectos biológico, antropológico e artístico. Além de uma das coordenadoras do Genta e outras nutricionistas, falaram também fotógrafo, psiquiatra, psicoterapeutas, pesquisadores de moda e antropóloga que fez o filme *Tem um vidro sob minha pele*	• Dia de palestras no Instituto de Psiquiatria (HCFMUSP) sobre melhorar detecção e tratamento de TA no Brasil; prevenção de TA integrada com obesidade; internet e possibilidades preventivas; iniciativas internacionais de prevenção e o que nós podemos fazer? • Palestras na UNIFESP em Santos e São Paulo (PROATA) sobre prevenção	• Aula na Câmara Municipal de São Paulo (evento aberto e gratuito GENTA/CORPO E CULTURA) • Cinema CEPPAN/ GENTA: discussão sobre o filme *Maus hábitos* • Aula para alunos da escola Alcina Dantas Feijão: "Aspectos atuais sobre corpo e dieta" • Aula em órgão público: "Não estou feliz com meu corpo. Quais as consequências?"

FIGURA 1 – Ações presenciais da Se Dê Conta (SDC). TA: transtornos alimentares.

2012	2013	2015	2017	2018	2019
CAMPANHA "PARE DE FALAR SOBRE GORDURA"	"COM QUE CORPO EU VOU?" e CAMPANHA "QUESTIONE"	CAMPANHA "LIVRE-SE DAS NEURAS" (#SEDECONTASEMNEURAS)	"VIVER EM UM MUNDO SEM NEURAS EM RELAÇÃO AO CORPO E ALIMENTAÇÃO"	DISPONIBILIZAÇÃO DE MATERIAIS EDUCATIVOS	DIA MUNDIAL DE CONSCIENTIZAÇÃO DOS TRANSTORNOS ALIMENTARES (TA)
A SDC ocorreu concomitante a uma ação internacional chamada "*End Fat Talk*", cuja tradução livre é "Pare de falar sobre gordura", com criação de folders sobre o impacto do "*fat talk*" na insatisfação corporal e autoestima. Proposta de ficar 1 semana sem comentar sobre o próprio corpo ou de outras pessoas	• Membros do GENTA e leitores enviaram fotos e mensagens questionadoras sobre corpo, dieta e mídia • O público foi convidado a participar da reflexão e do questionamento sobre os padrões de corpo, de imagem corporal e de alimentação saudável • Frases intercaladas com as fotos foram postadas, "explicando" por que é importante questionar os padrões de corpo, de imagem corporal, como isso se relaciona aos TA e à obesidade	Por meio das redes sociais, estimular a reflexão sobre: • O que você faz por um mundo sem neuras? • Como seria o seu mundo sem neuras? • Parceria com a artista Negahamburger, que autorizou o uso de suas ilustrações sobre esses temas	A SDC mudou a data de realização, para acontecer na sequência da semana de conscientização liderada pela Associação Nacional de Transtornos Alimentares, a NEDA (USA) (www.nedaawareness.org). Divulgação de folders com chamadas para (Anexo 2): • Não fazer dietas, aprender a comer conectado com a fome e saciedade • Não proibir alimentos • Entender que alimentação saudável é muito mais que seguir regras, calorias e fazer dieta • Retomar o prazer de comer com atenção plena e sem culpa • Não classificar o alimento em bom ou ruim ou certo ou errado contribui para uma alimentação mais saudável • Todo alimento pode fazer parte de uma alimentação balanceada	Elaboração de material didático para impressão por meio do site. Cinco folders foram disponibilizados com os seguintes temas: 1. O que é imagem corporal? 2. Você já fez dieta? Como uma pessoa se sente quando faz uma dieta? 3. Você tem uma relação saudável com a comida e com o seu corpo? 4. Homens também têm transtornos alimentares? 5. O que significa praticar atividade física para você?	As maiores instituições de prevenção, tratamento e pesquisa dos TA se uniram no Parque Villa-Lobos (SP) para realizar fóruns e diversas rodas de conversa com o público para quebrar o estigma em torno dos TA. A jornalista Daiana Garbin (autora do canal www.euvejo.vc e do livro *Fazendo as pazes com o corpo*) foi a moderadora e porta-voz, elaborando uma série de vídeos com diferentes profissionais da área da saúde. A SDC foi dedicada à divulgação e ao *clipping* dessa ação, além da elaboração de uma série de posts pelas redes sociais

FIGURA 2 – Campanhas virtuais da Se Dê Conta de 2012 a 2018.

aulas para professores, educadores, pais e representantes de órgãos públicos que exerciam influência em medidas populacionais.

Um dos desafios para manter as atividades da SDC é a falta de recursos e investimento na área de prevenção no Brasil. Por essas dificuldades e limitações e com o intuito de ampliar ações que pudessem atingir maior público, as mídias sociais têm sido uma estratégia eficaz para propagação da SDC a partir de 2012.

A quantidade de informações que circulam nas redes sociais gera muitas dúvidas e as pessoas se sentem cada vez mais perdidas e inseguras sobre temas como nutrição, corpo, obesidade e atividade física e não sabem mais discernir o que é confiável e científico dos modismos e crenças sobre alimentação e corpo. Além disso, a busca por um corpo ideal e a comparação de corpos, seja no convívio social ou nas redes digitais, levanta uma insatisfação recorrente nas pessoas, incitando a busca por "milagres".

Dessa forma, as campanhas virtuais tiveram como foco desmitificar crenças disfuncionais sobre peso, alimentação e saúde. Essas campanhas virtuais foram divulgadas pelas redes sociais do GENTA: Facebook, blog e Instagram e tiveram o intuito de aumentar o alcance e interagir com o público de outras cidades do Brasil (Figura 2 e Anexo 2).

Uma das campanhas de rede social com maior impacto foi a "Questione", na qual seguidores do GENTA e demais engajados enviaram suas fotos questionando os rígidos padrões de beleza que imperam em nossa sociedade e as recomendações de alimentação saudável que desconsideram completamente os aspectos sensoriais, socioculturais e emocionais envolvidos no comer. Fotos de nutricionistas cultivando o prazer de comer um pastel ou brigadeiro, por exemplo, rasgando revistas de moda, dizendo que a balança e a fita métrica não nos representam como classe (pois são as imagens que normalmente estão atreladas aos nutricionistas) são alguns dos exemplos que foram usados para desconstruir a imagem dicotômica do "certo e o errado" na alimentação. Muitas pessoas enviaram fotos para a campanha contestando a magreza como um ideal de beleza.

Para a SDC, o GENTA também desenvolve e disponibiliza materiais educativos como os da campanha de 2018 que podem ser baixados gratuitamente e utilizados em ações escolares e de orientação para pacientes (veja no site www.genta.com.br). Os folders elaborados em 2018 estão disponíveis no site e seu conteúdo se encontra no Anexo 3.

Em junho de 2019 a SDC foi dedicada a divulgar o Dia Mundial de Conscientização dos TA, uma ação inédita liderada pela Associação Brasileira de Transtornos Alimentares (ASTRAL) que aconteceu no Parque Villa-Lobos em São Paulo e uniu as principais organizações de prevenção e tratamento de TA da cidade – GENTA, AMBULIM, PROATA, CEPPAN e Programa de Atendimento, Ensino e Pesquisa em Transtornos Alimentares na Infância e Adolescência (PROTAD-IPq-HCFMUSP) – com o objetivo de quebrar o silêncio e os estigmas que acompanham as pessoas com TA e contou com fóruns conduzidos por profissionais e rodas de conversa para atender ao público. Essa ação em São Paulo inspirou outras iniciativas espalhadas pelo Brasil, como em Curitiba (PR), Rio de Janeiro (RJ), Natal (RN), Alegrete (RS) e Belo Horizonte (MG).[3]

Por fim, a SDC é uma ação que tem conseguido se manter viva, mesmo com a falta de recursos financeiros. O grupo de profissionais envolvidos nessas ações anuais é engajado e se mantém em prol de um propósito maior, com a intenção de impactar a sociedade, e com um propósito audacioso, porém possível de contribuir, para a construção de um novo paradigma, no qual a saúde física seja de igual importância para a saúde mental, emocional e social; e que o convívio entre os seres humanos possa ter mais respeito, empatia, alteridade, compaixão e equanimidade.

Acreditamos que, por ser pioneira no Brasil, a SDC é um exemplo de ações a serem realizadas em nossa sociedade, seguindo modelos internacionais e diretrizes para ações de prevenção conjunta de TA e obesidade.

---

3 Para saber mais acesse: http://www.astralbr.org/2019/06/26/dia-mundial-de-conscientizacao-de-transtorno-alimentar-acao-sao-paulo/.

ANEXO 1 – Principais associações internacionais de prevenção de transtornos alimentares e obesidade

Mundial:
World Eating Disorder Action Day: http://www.worldeatingdisordersday.org/
Canadá:
National Eating Disorder Information Centre (NEDIC): http://www.nedic.ca/
EUA:
The Body Project: http://www.bodyprojectsupport.org/resources/publications
The New Moves: http://www.newmovesonline.com
The Body Positive: https://www.thebodypositive.org/
About Face: www.about-face.org
National Eating Disorders Association: http://www.nationaleatingdisorders.org
National Association of Anorexia Nervosa and Associated Disorders (ANAD): http://www.anad.org/
Eating Disorder Referral and Information Center: https://www.edreferral.com/
National Association for Males with Eating Disorders, Inc. (N.A.M.E.D.): https://namedinc.org/
Alliance for Eating Disorders Awareness: https://www.allianceforeatingdisorders.com/
The Dressing Room Project: https://www.dressingroomproject.com/about/
Austrália:
Eating Disorders Association Resource Centre: http://eda.org.au/
Butterfly Foundation – support for eating disorders & body image issues: https://thebutterflyfoundation.org.au/
Europa:
Somerset & Wessex Eating Disorders Association: https://www.swedauk.org/
The National Eating Disorders Association of UK: https://eating-disorders.org.uk/

ANEXO 2 – Folders desenvolvidos para a campanha virtual de 2017

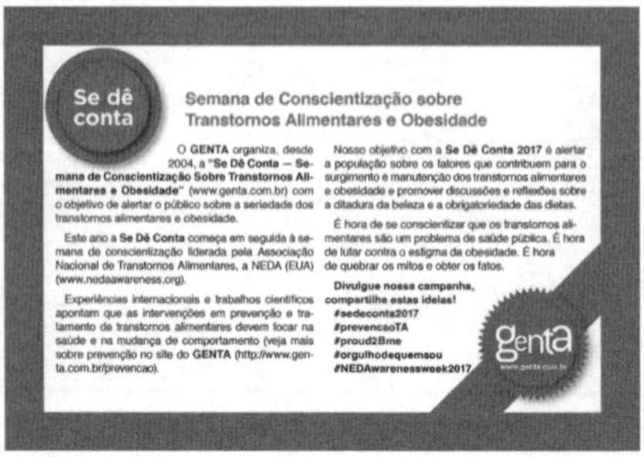

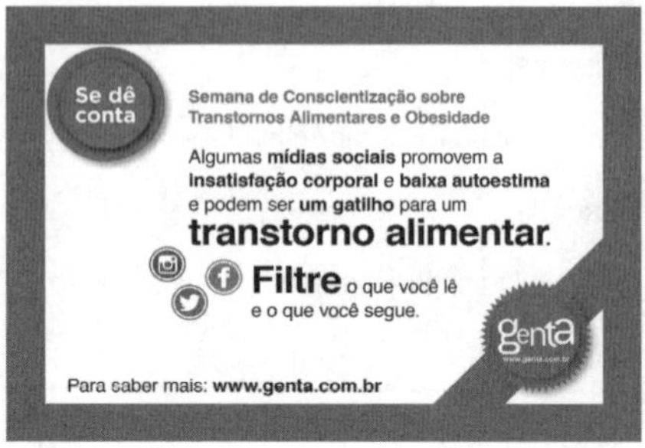

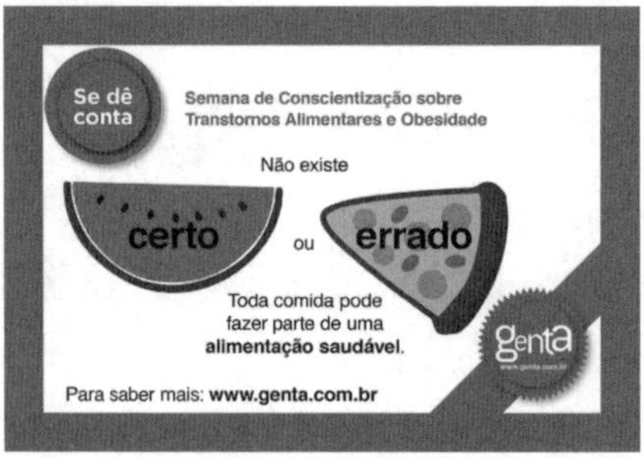

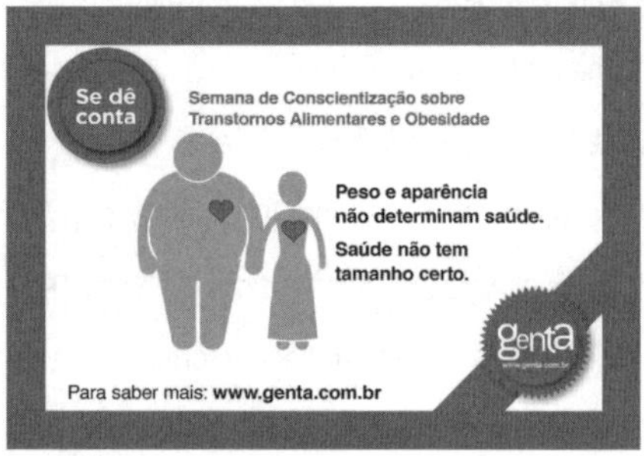

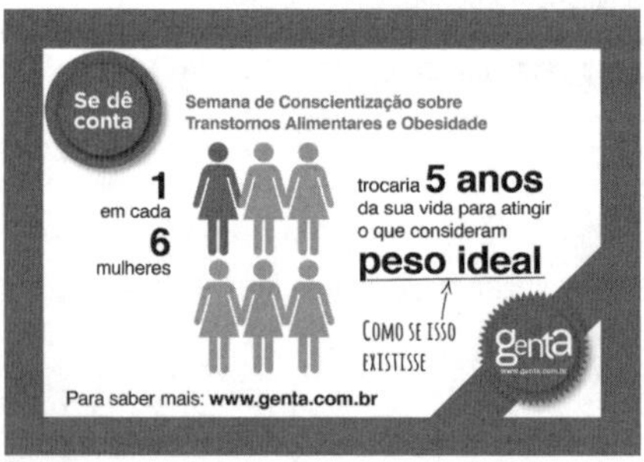

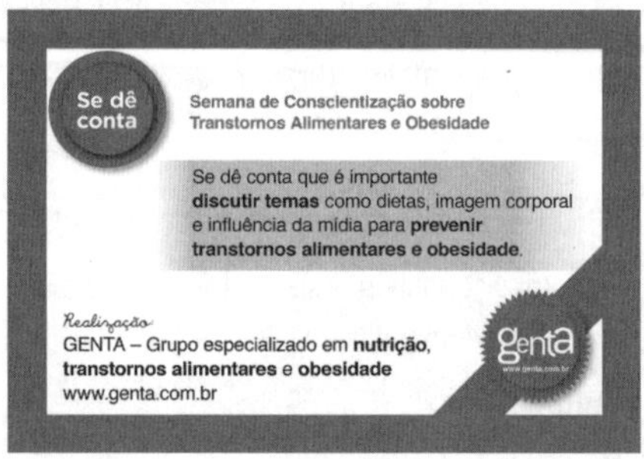

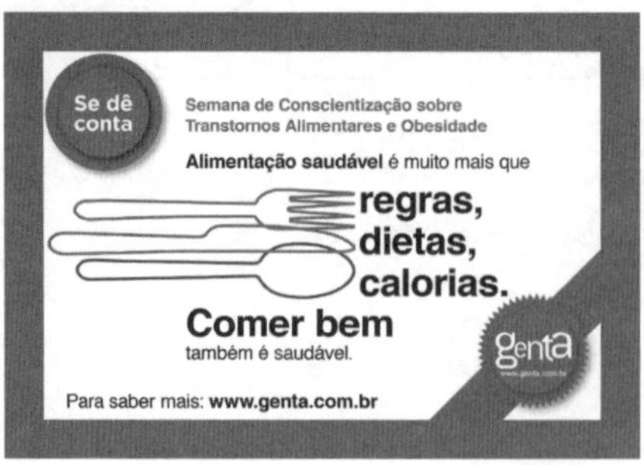

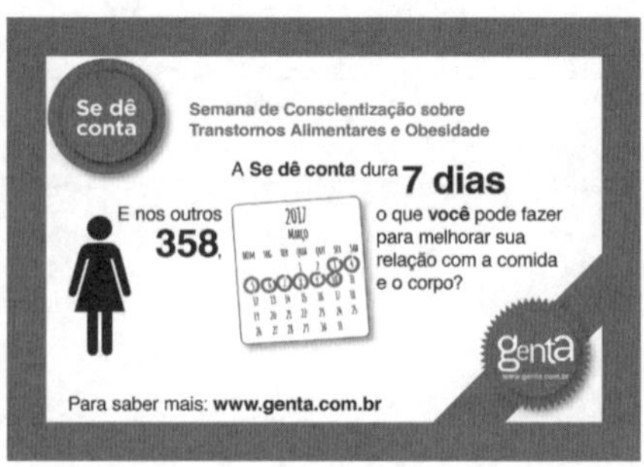

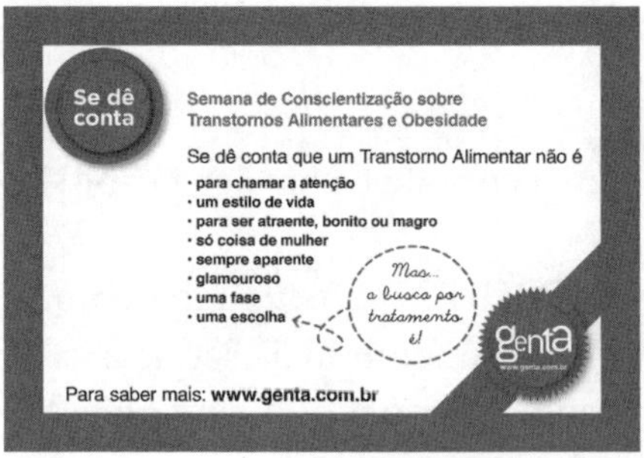
Se dê conta
Semana de Conscientização sobre
Transtornos Alimentares e Obesidade
Se dê conta que um Transtorno Alimentar não é
• para chamar a atenção
• um estilo de vida
• para ser atraente, bonito ou magro
• só coisa de mulher
• sempre aparente
• glamouroso
• uma fase
• uma escolha
Mas... a busca por tratamento é!
genta
Para saber mais: www.genta.com.br

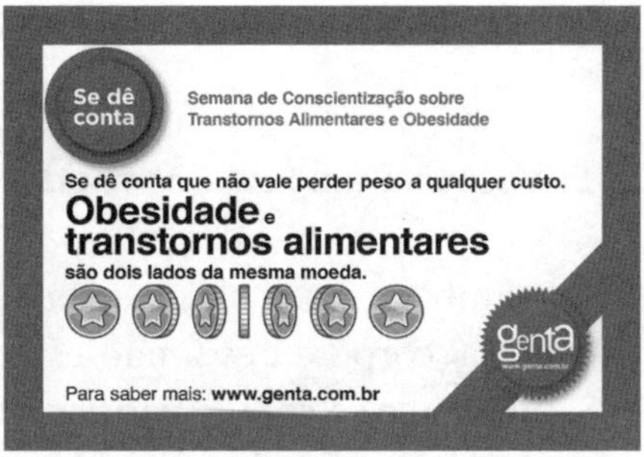
Se dê conta
Semana de Conscientização sobre
Transtornos Alimentares e Obesidade
Se dê conta que não vale perder peso a qualquer custo.
Obesidade e
transtornos alimentares
são dois lados da mesma moeda.
genta
Para saber mais: www.genta.com.br

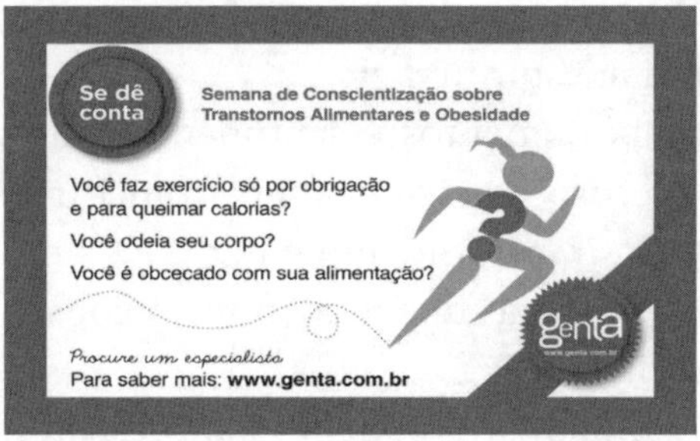
Se dê conta
Semana de Conscientização sobre
Transtornos Alimentares e Obesidade
Você faz exercício só por obrigação
e para queimar calorias?
Você odeia seu corpo?
Você é obcecado com sua alimentação?
Procure um especialista
Para saber mais: www.genta.com.br
genta

ANEXO 3 – Folders desenvolvidos para a campanha de 2018. Para acesso a este material editorado, acesse: https://www.genta.com.br/materiais-educativos/

1) Você tem uma relação saudável com a comida e com seu corpo?

Embora hoje as pessoas estejam MUITO preocupadas com comida, corpo e peso, não estão necessariamente mais saudáveis. Saúde não é só comer calorias e nutrientes adequados, nem apenas ter um determinado peso. O que sentimos, pensamos e como nos relacionamos com isso também faz diferença para a saúde física, emocional, familiar, espiritual etc.

Práticas, comportamentos e sentimentos muito complicados com a comida e o corpo caracterizam o "comer transtornado", que não chega a ser um transtorno alimentar (TA) – em função da frequência e gravidade – mas que tem também consequências físicas, psicológicas e sociais.

Transtornos alimentares podem estar presentes em mulheres e homens, desde crianças até idosos, independentemente de classe social ou raça. Adolescentes são o público de maior risco.

Mas o comer transtornado, ou uma relação complicada com o corpo e a comida, são muito mais frequentes que um TA e também podem ter consequências para a vida das pessoas, ou até mesmo evoluir para um TA. Muitas pessoas têm dificuldade de reconhecer que têm um problema e que precisam de ajuda – até porque parece que hoje "todo mundo é mesmo neurótico com comida e corpo". Alguns sinais podem ajudar a identificar se você ou alguém com quem você se preocupa tem um comer transtornado – ou um comportamento de risco para TA.

Sinais relacionados à alimentação:	Sinais relacionados ao corpo:
• Restringir, diminuir a quantidade ou até cortar algum alimento ou grupo de alimentos, como, por exemplo, aqueles que são fonte de carboidratos	• Reclamar de estar gordo o tempo todo, mesmo sem estar com excesso de peso

(continua)

(continuação)

Sinais relacionados à alimentação:	Sinais relacionados ao corpo:
• Comer menos dos alimentos que prefere, ou daqueles que sente medo de comer • Contar calorias (ou gordura etc.) de tudo que come • Importar-se demais com as informações nutricionais dos alimentos • Começar sempre uma nova dieta da moda • Comer menos no fim do dia ou à noite, ou não comer alimentos fonte de carboidrato esta hora • Pular refeições ou fazer jejuns • Usar substitutos de refeições, como chás ou shakes para diminuir o valor calórico consumido e perder peso • Beber mais líquidos para enganar a fome • Comer antes de ir a uma festa ou deixar de ir por não saber como lidar com a comida ou não querer fugir da dieta	• Pesar-se todos os dias e ficar mal até por mínimas variações • Submeter-se a diversos procedimentos estéticos e nunca ficar satisfeito • Apertar partes do corpo ou experimentar roupas antigas para verificar se perdeu peso • Fazer atividade física sempre de maneira compensatória: especialmente depois do fim de semana, ou de uma festa ou evento • Não faltar na academia mesmo que precise deixar de lado outros compromissos importantes com medo de ganhar peso
Na presença destes comportamentos, e ao perceber que sofre por causa da comida e do peso, vale a consulta com um nutricionista especializado. Veja contatos na página do GENTA em tratamento.	

2) Você já fez dieta? Como uma pessoa se sente quando faz uma dieta?

- Cansada
- Com dificuldade de se concentrar
- Triste
- Irritada
- Bem-sucedida
- Tonta
- Mal-humorada
- Feliz

- Fraca
- "No controle"
- Com vontade de comer coisas diferentes

Você sabia que...

- 95% das pessoas que perderam peso fazendo "dietas da moda" recuperam todo o peso perdido dentro de um a cinco anos?
- A perda e o ganho de peso (efeito sanfona) aumentam o risco de doenças (p. ex., diabetes, doenças cardiovasculares etc.) mais do que o excesso de peso em si?
- A restrição alimentar grave aumenta em 18 vezes o risco de desenvolver transtornos alimentares?

Definição de dieta

Plano alimentar que possui regras rígidas (o que comer, o quanto comer, em qual horário) seguido por um determinado tempo com um intuito de perda de peso. Essas regras incluem a redução da quantidade de calorias que você consome, pular ou deixar de comer determinadas refeições e evitar ou cortar determinados alimentos.

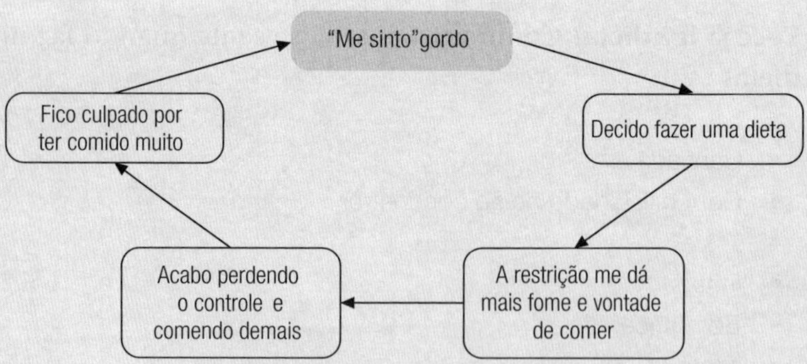

Como funciona a mentalidade de dieta?

Quais são os riscos de se manter em uma dieta por muito tempo?

- Perde-se água e músculo junto com a gordura, o que faz com que seu corpo gaste menos energia, e pode até ocorrer ganho de peso.
- Podem acontecer alterações corporais: mau hálito, intestino preso, tontura, dores de cabeça, náusea, insônia, aumento da sede, cansaço, fraqueza e fadiga.
- Ocorre uma desregulação dos sinais internos de fome e saciedade, o que pode levar à perda de controle e ao consumo de grandes quantidades de alimentos – justamente aqueles que estão sendo excluídos.

Se não dieta, o quê?

Coloque seu corpo no comando: deixe ele decidir quando, onde e quanto você deve comer. Perceber a fome e atendê-la fará com que seu corpo se sinta confortável. Acredite nas mensagens do seu corpo. Use também o *Guia Alimentar da População Brasileira* [http://bvsms.saude.gov.br/bvs/publicacoes/guia_alimentar_populacao_brasileira_2ed.pdf] como uma referência sobre alimentação saudável.	**Confie em você:** acredite que você tem capacidade de fazer escolhas alimentares adequadas e equilibrar o consumo dos alimentos sem restrição. **Coma alimentos de que você gosta:** quando nos privamos do que gostamos, acabamos tendo mais vontade de comer aquilo que evitamos. E quando comemos esses alimentos "proibidos" sentimos culpa, e isso pode ser um gatilho para exagerar.	**Coma com atenção:** engaje todos os sentidos na hora de comer: cheiro, aspecto, sabor, textura dos alimentos e preste mais atenção na comida do que no celular e na TV. Comer com os sentidos, com mais calma e menos culpa e julgamento, pode te surpreender. Nossa saciedade envolve a consciência de todos esses aspectos, e não só o estômago.
Esse processo pode ser simples para uns e complexo para outros, pois não é fácil resgatar sinais de fome e saciedade. Se você sente que tem uma relação instável com a comida, de extremos, com muitas questões emocionais relacionadas à alimentação, procure a ajuda de um nutricionista comportamental!		

3) O que é imagem corporal?

É uma combinação entre a forma como VEMOS, PENSAMOS e SENTIMOS o nosso corpo e também como acreditamos que os outros nos veem.

Problemas com a imagem corporal podem ser divididos em dois aspectos

Distorção da imagem corporal: percepção de partes do seu corpo diferente de como elas realmente são, por exemplo: quando você se enxerga com um peso muito maior do que vê na balança OU quando você se enxerga muito menor ou mais fraco do que as pessoas falam que você é!	**Atitudes negativas em relação à imagem corporal:** depreciar ou evitar o próprio corpo ou evitar situações em que tem que expô-lo; ter uma preocupação extrema a ponto de não deixar de se exercitar mesmo quando se está doente; muito medo de engordar; checar repetidamente o corpo ou investir muito em modificá-lo. Um dos maiores problemas é o grau de **insatisfação** que você tem em relação à sua imagem (seja ela distorcida ou não).

Dados de insatisfação corporal no mundo

Nove em cada 10 mulheres têm algum grau de insatisfação com sua aparência.

Uma em cada 6 mulheres trocaria 5 anos de sua vida para atingir o que consideram seu "peso ideal"!

O Brasil é um dos países que mais realiza cirurgias plásticas! Cerca de 65% das universitárias gostariam de ser mais magras, ainda que quase 48% apresentem peso normal!

A insatisfação corporal pode levar a:

• Baixa autoestima • Diminuição do autocuidado • Desenvolvimento de transtornos alimentares	• Ganho de peso • Exclusão social • Depressão e aumento do risco de suicídio

Dicas para melhorar a insatisfação corporal

Questione: por que um único padrão de beleza quando a diversidade de formas, cores e tamanhos de corpos é algo natural? Quem ganha com a insatisfação corporal, você ou as indústrias que vendem soluções para seus "problemas"? **Elogie-se e elogie os outros** sem focar em atributos físicos. Você é muito mais do que um corpo! Todos os dias, diga algo gentil para si e evite falar/conversar sobre peso!	**Olhe para si mesmo como uma pessoa completa.** Quando você se vê no espelho ou em sua mente, escolha não focar em partes específicas do corpo. Veja-se como você quer que o outro o veja – uma pessoa completa. **Faça uma lista** com 10 itens que você gosta em si mesmo. Nesses itens, marque apenas as coisas que não estão relacionadas à aparência física ou peso. Leia essa lista frequentemente. **Cerque-se de pessoas positivas.** É mais fácil ficar bem com o próprio corpo se estamos juntos a pessoas com o mesmo pensamento. **Pratique pensamentos positivos**, mesmo que não seja natural no começo!

4) O que significa praticar atividade física para você?

- Insegurança
- Animação
- Força
- Diversão
- Vigor
- Desmotivação
- Mais fôlego
- Energia positiva
- Constrangimento
- Independência
- Preguiça
- Disposição
- Alívio

- Paz
- Satisfação

Motivos para praticar atividade física

- Seu corpo nasceu para se movimentar
- Sentir bem-estar, vigor e saúde
- Permitir que seu coração bata mais e se fortaleça
- Proporcionar um ato de carinho e respeito com seu corpo
- Presentear-se com um momento para cuidar de você
- Para se divertir, respirar e fazer fluir toda a sua energia vital
- Preservar seus ossos, músculos, articulações, sua memória, ou seja, sua vida!

TODO CORPO É MARAVILHOSO!

Descubra o quanto seu corpo é único!
Investigue qual movimento você gosta.

Está com dificuldades para começar?

• Antes de dizer "não gosto" ou "odeio", se dê uma nova chance! • Experimente algo que você nunca fez antes. • Modifique o seu pensamento: eu quero, ao invés de eu tenho que...	• Reflita sobre seus objetivos. • Avalie o quanto o exercício é uma obrigação na sua vida. • Ao invés de pensar só no resultado, pense na atividade em si. • Curta o momento presente!

Movimente-se todo dia! Seu corpo agradece

A chave para ser ativo é tornar isso um hábito. Preste atenção nos movimentos do seu corpo ao longo do seu dia. Use sua criatividade para adquirir um estilo de vida mais ativo e reduza o tempo sedentário. Pode parecer um desafio à primeira vista. Por isso, tenha perseverança ao seu lado sempre!

• Pense sobre como você está agora! • Pense na última vez que se sentou na frente da TV, olhando as mídias sociais, no celular ou no computador. • Agora pense na última vez em que você se exercitou. • Compare os registros mentais de como você se sentiu no físico, mental e emocionalmente em cada uma das situações. Quais diferenças você identifica?	• Explore suas virtudes! Seja criativo! • Atividade física não é só academia. • Qualquer lugar pode ser um espaço para se movimentar. Você pode se comprometer com uma prática regular de exercícios no parque, no seu quintal, na rua. • Transforme o seu exercício em uma oportunidade de exercitar seu corpo e suas virtudes. • Em você habitam disciplina, responsabilidade, coragem, perseverança, amizade e compaixão. O seu exercício pode despertar tudo isso e muito mais em você!

Mais reflexões que podem ajudar: adquirir um estilo de vida ativo todos os dias é tão importante quanto dedicar um tempo exclusivo para se exercitar. E se você já é muito ativo, avalie se o seu exercício está plenamente saudável. Se você se exercita sofrendo para compensar calorias, ou ainda quando está doente, exausto ou lesionado, você merece uma ajuda especializada.

Para saber mais: http://www.genta.com.br/beleza_e_atividade_fisica.

5) Homens também têm transtornos alimentares?

Apesar de muitas pessoas acreditarem que essas doenças são tipicamente femininas, os homens também podem desenvolver um transtorno alimentar. E o pior: muitas vezes, sofrem calados, em razão do estigma.

É comum os homens desenvolverem transtornos alimentares?

Um quarto dos casos de transtornos alimentares ocorre em homens.

Antigamente, a proporção era 1:10 (anorexia e bulimia nervosa), e agora é de 1:3 – sendo a mesma proporção no caso de compulsão alimentar.

Quais são os riscos?

Assim como as mulheres, os homens também estão expostos às mensagens e influências socioculturais determinantes do desenvolvimento dos transtornos alimentares, como:

- "Os homens deveriam ter apenas um tipo de corpo" – magro e definido, como aparece na moda, mídias sociais.
- "Você é o que você aparenta" – homens são suscetíveis a "confundir" ter sucesso, serem mais aceitos socialmente, se "darem melhor" em relacionamentos, terem melhores empregos, por causa de seu corpo.
- "Homens devem estar no controle" – espera-se mais "força" e menos vulnerabilidade dos homens, como precisassem que dar conta de tudo.

O estigma e a intenção de não parecer fraco ou vulnerável diante de suas dificuldades são alguns dos fatores responsáveis pela demora no reconhecimento e tratamento de muitos homens com TA.

Quais são os sinais de TA em homens?

Procurar ajuda aos primeiros sinais é muito importante. Por outro lado, aqueles que sofrem de TA geralmente tentam minimizar ou esconder seus sintomas. Existem sinais físicos, emocionais e de comportamento que merecem atenção.

• Preocupação com ganho de massa muscular, aumento aparente de músculos e atividades relacionadas a levantamento de peso (*crossfit, body building*)	• Manter atividade física excessiva mesmo machucados • Alterações hormonais • Ansiedade e estresse quando perdem ou não podem treinar	• Baixa massa magra (tipos mais franzinos) • Falta de interesse sexual • Possível conflito de gênero ou orientação sexual • Uso de anabólicos e outros medicamentos

É possível tratar?

Sim. Quanto mais rápido o tratamento se inicia, melhor o prognóstico.

Infelizmente é comum homens demorarem a iniciar tratamento e também receberem menos atenção profissional do que as mulheres. Isso ocorre porque geralmente buscam por tratamento ou recebem diagnóstico adequado apenas quando os sintomas ficam mais severos. O estigma associado a ter uma "doença feminina" também contribui para a demora em buscar tratamento. Por isso precisamos lutar contra esse estigma, entender que não escolhemos ficar doentes e que TAs podem afetar tanto homens como mulheres.

REFERÊNCIAS BIBLIOGRÁFICAS

DANÍELSDÓTTIR, S.; BURGARD, D.; OLIVER-PYATT, W. *Academy of Eating Disorders Guidelines for Childhood Obesity Prevention Programs, 2010*. Disponível em: http://www.aedweb.org/media/Guidelines.cfm.

DUNKER, K.L.L.; TIMERMAN, F.; ALVARENGA, M.; SCAGLIUSI, F.B.; PHILIPPI, S.T. Prevenção dos transtornos alimentares e postura do nutricionista. In: ALVARENGA, M.; SCAGLIUSI, F.B.; PHILIPPI, S.T. *Nutrição e transtornos alimentares: avaliação e tratamento*. Barueri: Manole, 2010, p. 497-516.

DUNKER, K.L.L; ALVARENGA, M.S.; ROMANO, E.C.B.; TIMERMAN, F. Nutrição comportamental na prevenção conjunta de obesidade e comer transtornado. In: ALVARENGA, M.S.; FIGUEIREDO, M.; TIMERMAN, F.; ANTONACCIO, C.M.A. *Nutrição comportamental*. Barueri: Manole, 2015, p. 445-64.

FERRARI, M. Understanding the feasibility of integrating the eating disorders and obesity fields: the Beyond Obesity and Disordered eating in Youth (BODY) Study. *Eat Weight Disord*, v.20, p.257-69, 2015.

HAINES, J.; KLEINMAN, K.P.; RIFAS-SHIMAN, S.F.; FIELD, A.E.; AUSTIN, S.B. Examination of shared risk and protective factors for overweight and disordered eating among adolescents. *Arch Pediatr Adolesc Med*, v.164, p.336-43, 2010.

IRVING, L.M.; NEUMARK-SZTAINER, D. Integrating the prevention of eating disorders and obesity: feasible or futile? *Prev Med*, v.34, p.299-309, 2012.

NEUMARK-SZTAINER, D. Integrating messages from the eating disorders field into obesity prevention. *Adolesc Med State Art Rev*, v.23, p.529-43, 2012.

RANCOURT, D.; MCCULLOUGH, M.B. Overlap in eating disorders and obesity in adolescence. *Curr Diab Rep*, v.15, p.78, 2015.

SÁNCHEZ-CARRACEDO, D.; NEUMARK-SZTAINER, D.; *LÓPEZ-GUIMERA*, G. Integrated prevention of obesity and eating disorders: Barriers, developments and opportunities. *Public Health Nutrition*, v.15, p.2295-309, 2012.

19

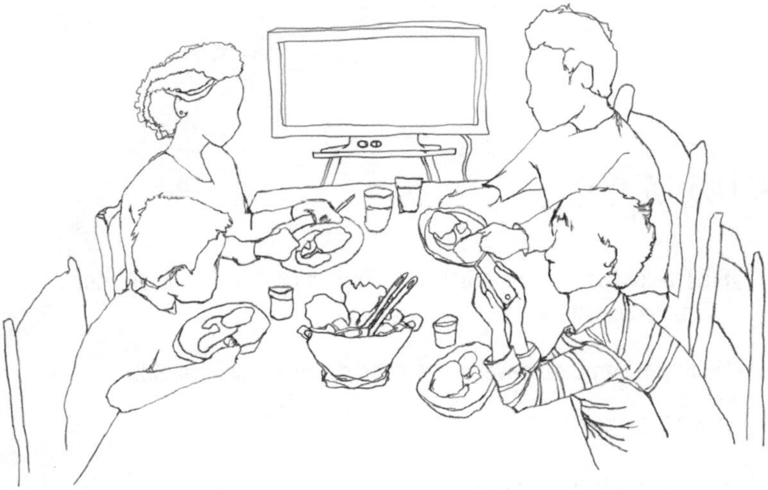

TRANSTORNOS ALIMENTARES EM TEMPOS DE MÍDIAS SOCIAIS

Patricia Jacobsohn
Manoela Figueiredo
Marle Alvarenga

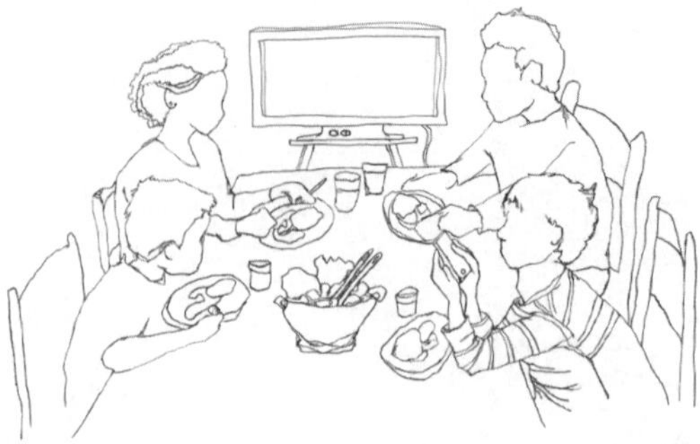

SUMÁRIO

Dentre os fatores etiológicos para os transtornos alimentares (TA) destacam-se os socioculturais, que são apontados como tendo impacto importante no aumento dos quadros nas últimas décadas, uma vez que as exigências com a aparência física se tornaram cada vez maiores, mais disseminadas e "compartilhadas" e o chamado corpo ideal se tornou cada vez mais irreal.

O impacto da mídia nas questões de imagem corporal é bem documentado, especialmente quanto à leitura de revistas, exposição a fotos e filmes com corpos magros no cinema e TV. A insatisfação corporal de alguma forma desencadeada ou exacerbada pela influência da mídia é o grande elo com os TA, uma vez que aqueles insatisfeitos com o próprio corpo são mais suscetíveis a buscarem e utilizarem qualquer estratégia - incluindo as disfuncionais e que podem trazer prejuízos à saúde - para tentar modificar seu corpo e peso (Alvarenga; Dunker, 2014; Carvalho et al., 2017). Historicamente sempre houve um espaço na mídia para a indústria do emagrecimento e embelezamento, que propaga e sugere inúmeras maneiras de mudar o corpo para que ele se torne perfeito.

Dos meios de comunicação, segundo a Pesquisa Brasileira de Mídia 2016 (Brasil, 2016), a televisão segue como o mais utilizado (63%), e é interessante notar que 28% dos entrevistados também utilizam o celular enquanto assistem TV; em segundo lugar está a internet, mencionada por quase metade dos entrevistados como o meio escolhido para "se informar sobre o que acontece no Brasil", muito à frente do rádio e dos jornais. Outro dado que chama atenção é que os jovens (16 a 24 anos) são o grupo que dedica mais tempo diário à internet: 43% deles passam mais de 300 minutos por dia conectados.

Mais recentemente as consequências do uso de mídias sociais têm sido avaliadas quanto ao seu papel no desenvolvimento de TA. O impacto com relação à imagem corporal também tem sido foco de estudos (Fardouly et al., 2015; Kim; Chock, 2015; Lira et al., 2017; Pepin; Endresz, 2015; Tiggemann; Slater, 2017; Tiggemann; Zaccardo, 2016), bem como a relação com comer transtornado e TA (Holland; Tiggemann, 2017; Walker et al., 2015), incluindo a metanálise de

Holland e Tiggeman (2016), que encontrou associação entre problemas com a imagem corporal, comer transtornado e uso de mídias sociais.

Em linhas gerais, as redes sociais *on-line* têm como finalidade promover relacionamentos entre pessoas – pessoais e/ou profissionais –, como Facebook, Twitter, Instagram, Snapchat, Youtube, Linkedin etc. Conforme os dados citados, as redes sociais cada vez mais têm ocupado um espaço na sociedade, permitem a criação de perfis (reais ou não) e possibilitam limitar e controlar sua acessibilidade e compartilhamento de informações, além de se tornar cada vez mais uma fonte de oferta de serviços e produtos.

Nessas redes, o sujeito constrói a identidade de acordo com a imagem que ele almeja que os outros tenham dele. Essa identidade pode ser a mesma usada no ambiente *off-line* ou não. Em uma perspectiva sociológica, de onde se colhe o termo "redes sociais", pode-se afirmar que existem várias definições que comungam dos mesmos princípios: confiança, partilha e reciprocidade, em que indivíduos ou grupos ligados por algo em comum partilham de um estatuto social, similaridade dos cargos que ocupam e a cultura ou proximidade geográfica (Fernandes, 2011; Vermelho et al., 2015). Essa sensação de partilhar princípios comuns ao fazer parte de uma mesma rede tem aspectos positivos ao mesmo tempo que oferece riscos importantes, especialmente em pessoas com maior vulnerabilidade.

Como o público mais predisponente aos TA são os adolescentes e jovens e a grande maioria tem acesso à internet e mídias sociais – e cada vez mais elegem essas mídias como fonte de consulta às mais diversas informações (mídias essas que compartilham uma infinidade de conteúdos em uma velocidade imbatível) –, considerar o impacto e a influência dessas mídias é fundamental. Considerações podem ser feitas em vários níveis e com vários focos. Faremos aqui uma discussão com um olhar psicanalítico, de profissional especializada em TA que atende frequentemente adolescentes; e com um olhar nutricional, também de especialistas no tema.

SUBJETIVIDADES CONTEMPORÂNEAS: O CORPO E OS TRANSTORNOS ALIMENTARES NA TECNOCULTURA[1]

Blogs, Instagram, Facebook, Snapchat, WhatsApp e Youtube invadem sem pedir licença os consultórios de psicanalistas e nutricionistas. E nos fazem pensar de que maneira a subjetividade e as questões ligadas ao corpo e à alimentação estão sendo colocadas na atualidade. Como impactam a estruturação psíquica e a construção identitária? E em se tratando de adolescentes e TA, quais os entrecruzamentos possíveis? Como o corpo é postulado e exibido na tecnocultura?

Pode-se considerar que blogs ou perfis em redes sociais são diários autobiográficos destes jovens. E não se pode deixar de mencionar que a escrita tem papel fundamental na constituição da subjetividade. Escrever-se é um reescrever-se, a invenção de um novo sentido, que legitima a experiência do sujeito. Diz Calligaris (1998):

Narrar-se não é diferente de inventar-se uma vida. Ou debruçar-se sobre sua intimidade não é diferente de inventar-se uma intimidade. O ato autobiográfico é constitutivo do sujeito e de seu conteúdo.

Para o autor, os diários íntimos e as autobiografias são escritos por motivos variados e que frequentemente se combinam: respondem a necessidades de confissão, de justificação ou de invenção de um novo sentido.

Weinberg (2012) relaciona a escrita e a elaboração de conflitos. Afirma que o conflito psíquico, quando trabalhado sob a forma de linguagem, traz alívio para o sujeito, já que a escrita possibilita classificar, ordenar fatos, fazer análises e sínteses, argumentar e tirar conclusões. A psicanálise, há muito tempo, já considerava a importância da escrita na estruturação do sujeito, e ainda considera a escrita como uma via importante de acesso ao inconsciente, além da fala (Freud, 1908, 1915, 1925).

A genialidade do pai da psicanálise era tamanha que em 1915 ele já adiantou uma prática tão comum atualmente – a publicação dos diários íntimos de adolescentes:

---

1 Tecnocultura: neologismo traduzido do inglês *technoculture*. Refere-se às interações entre a tecnologia e a cultura. Este texto centra-se no impacto da tecnocultura, na produção da subjetividade e na construção dos conceitos de corpo e imagem.

> O diário é uma pequena joia. Realmente, creio que até hoje ninguém pôde enxergar com tamanha clareza e veracidade os impulsos psíquicos próprios do desenvolvimento de uma garota de nosso nível social e cultural nos anos que precedem a puberdade... Como essa garota é afetada pela consciência do seu secreto saber, mas gradualmente supera isso, tudo é expresso de forma tão encantadora, tão séria e natural, nessas anotações despretensiosas, que certamente despertará enorme interesse em educadores e psicólogos. Acho que é seu dever entregar esse diário ao conhecimento público. Meus leitores lhe serão gratos por isso (Freud, 1915, p. 294-5).

O que Freud talvez não tenha previsto foi o uso maciço de imagens como suporte narcísico na *web*. Sim, decerto que ele já postulava que em nossa constituição psíquica o outro desempenha papel fundante como imagem especular: existo através daquilo que o outro vê em mim.

Kehl (2004) enlaça os conceitos de subjetividade e imagem. Fala sobre o modo contemporâneo de alienação para designar a retirada de propriedade do simbólico, através do qual chama de imagem fetiche. Diz que a lógica que se impõe a partir da imagem fetiche é: o que aparece é bom, o que é bom, aparece. Onde o reconhecimento social depende inteiramente da visibilidade. "Dependemos do espetáculo para confirmar que existimos e para nos orientar em meio a nossos semelhantes, dos quais nos isolamos." Aponta para a subjetividade industrializada, produzida em série, espetacularizada que se consome atualmente, de modo a preencher o vazio da vida interior da qual abrimos mão por força da "paixão de segurança", que é a paixão de pertencer à massa, identificar-se com ela, nos termos propostos pelo espetáculo.

Veras (2018) chama a atenção para o crescente fenômeno das *selfies*. Afirma que uma *selfie* não é um autorretrato convencional. Elas permitem ter o "objeto" olhar no bolso, e retirá-lo, muitas vezes como um vício, para reiterar sua presença em cena. Diz que este é um significante que marca a nova relação entre tecnologia e corpo: o olhar da câmera é um prolongamento do corpo, sem cortes. "Ou seja, no mundo atual, sempre que precisar de alguém para olhar para você, você o encontrará no final de seus braços." E finaliza dizendo que as *selfies* surgem quando toda uma geração é incapaz de encontrar sua unidade para além do espelho.

O corpo parece ser, na atualidade, a via eleita de expressão do mal-estar. Os distúrbios da oralidade, a drogadição, os transtornos de ansiedade e as doenças psicossomáticas dão, de certo modo, essa dimensão. E o excesso é a adjetivação predominante. Sujeitos assolados por um excesso de angústia e um psiquismo empobrecido (de pensamentos e linguagem) que não encontram outra via de expressão possível, que não o corpo. E em tempos de internet, as imagens são o suporte para esse empobrecimento da linguagem, que perde seu valor associativo, simbólico, metafórico, criativo e continente. Kallas (2016) assim descreve: "Nessa situação, as pessoas apresentam um discurso por imagens, uma narrativa que nos remete ao tempo presentificado, aquela cena falada se apresenta no instante em que é descrita, não tem um enredo, um passado, não se associa a nenhum pensamento ou ideia. A linguagem literal domina a cena psíquica e não pode mais regular as intensidades e os excessos".

No atendimento a jovens com TA, não por acaso a internet ganha contornos grandiosos. Chega a impressionar o impacto psíquico causado pelas redes sociais. É importante mencionar o caráter mimético a estas imagens e "receitas de vida". Weinberg (2007) salienta o aspecto imitativo característico de pacientes com anorexia. Apoia-se na expressão "*me too anorexia*", cunhada por Hilde Bruch para explicar que esse comportamento é decorrente de déficits básicos de si mesmo, da identidade e do funcionamento autônomo. Weinberg (2007) fala que a paciente com anorexia seria como uma lousa em branco, a ser preenchida com a personalidade de cada nova pessoa com quem se envolve. Ou, incluímos aqui, com cada imagem ou mandamento que encontra na *web*.

Fernandes (2006) afirma que Bruch enfatizou os problemas da percepção e da representação do corpo destas pacientes, salientando como as necessidades corporais são mal percebidas, mal reconhecidas e mal integradas. Weinberg (2007) completa dizendo que isso as leva a não confiar em suas próprias sensações e sentimentos. Tendo dificuldade em identificar seu próprio corpo, olham para ele como algo separado de si, o que favorece ainda mais o caráter imitativo. Esse ponto parece ser bastante claro na internet, quando aceita-se impor ao seu próprio corpo um exercício físico, uma dieta ou um "*shape*" ilusório, copiado de corpo e organismo alheio, que muito pouco ou nada tem a ver com a realidade da própria pessoa. Veras (2018) diz que atualmente cada vez mais os corpos se estranham diante da própria imagem refletida. "É aí que a oferta de possibilidades tecnológicas para fazer do corpo que se tem o corpo que se quer fica cada vez maior e complexa. A explosão de imagens do corpo ideal somente faz ampliar a distância entre o corpo próprio e o corpo idealizado pela sociedade das imagens." E assim, cada vez mais, cresce a geração de insatisfeitos com seu próprio corpo.

Há alguns anos dominavam a cena aos websites pró-anorexia e bulimia. Atualmente, estão em cena as "blogueiras *fitness*". Infelizmente a pouca idade dos adolescentes e com isso a falta de consciência crítica, somadas à onipotência e à necessidade de pertencimento de grupo própria da adolescência, fazem o sucesso dessa nova modalidade nas redes sociais. O perigo é perpetuar e reforçar condutas inadequadas e perigosas, principalmente pelo conceito de "saudável" que esses blogueiros e influenciadores defendem.

Perez e Jacobsohn (2016) afirmam que o corpo assume alguns aspectos característicos na web. São eles:

1. Assepsia: via de regra o corpo virtual é total e completamente asséptico, sempre belo. É livre de sujeiras, secreções ou fluidos. É quase que um corpo mítico, mas que ganha um *status* de matéria, em uma negação do corpo real.
2. O corpo ganha uma continuidade de ser, ou seja, é perene, não se esgota e se alonga no tempo. É livre de distâncias geográficas, limitações, ausências ou morte. É um corpo eternamente plugado, que nunca se desliga. Não há, portanto, angústias de separação de nenhuma ordem.
3. O corpo é a-histórico na rede. A história do sujeito é desimplicada. Depende, talvez, da "identidade virtual", mas esta pode começar de qualquer ponto, sem uma ocorrência histórica, sem filiação, sem vínculos (não por acaso, os corajosos virtuais são tão presentes). Com isso, rompem-se as relações de dependência, relações hierárquicas ou de simetria.
4. É o corpo da demanda imediata. O imediatismo, a comunicação segundo a segundo e as soluções rápidas e mágicas põem fim ao trabalho

psíquico de tolerar as falhas, lacunas, buracos, espera e frustração. Em outras palavras, não há espaço para o desenvolvimento do pensar e com isso, claro, há um prejuízo da capacidade simbólica.

5. Decerto que nossa realidade externa altera nossa percepção da realidade interna e vice-versa, num fluxo contínuo. Muitas vezes, porém, o ser virtual acredita que sua realidade interna pode ser projetada no mundo virtual, onde atuam-se fantasias. Ou seja, não há diferenciação entre o que pode ser imaginado e atuado. Mundo interno e externo confundem-se com real e virtual, em uma clara confusão de fronteiras simbólicas, de dentro e fora.
6. Não há assunção da alteridade no corpo virtual. O outro é um eterno conhecido. E com isso o controle onipotente se faz presente.

Pode-se afirmar que essas características assumidas pelo corpo na virtualidade assemelham-se àquelas observadas nas dinâmicas psíquicas de pacientes com TA: a negação do corpo real, a dificuldade na elaboração de angústias de separação, a tentativa de reescrever a identidade – contrapondo-se às identificações maternas, o prejuízo da capacidade simbólica, a confusão de fronteiras simbólicas (dentro e fora) e o controle onipotente do corpo. Não por acaso, então, percebe-se uma ligação tão íntima entre TA e a virtualidade.

Fato é que essas novas demandas ditadas pela web nos obrigam a novas condutas terapêuticas com nossas pacientes quando em consulta. Torna-se imperativo que as questões impostas pela virtualidade adentrem a sala de análise, tornando-se um rico material a ser investigado e trabalhado com nossos jovens.

NUTRIR UM CORPO SAUDÁVEL EM TEMPOS DE MÍDIAS SOCIAIS

Está clara a influência e a falta de "controle de qualidade" e embasamento científico da maior parte do conteúdo disseminado pela web, o que torna imperativo trazer essa temática para dentro dos consultórios e abrir um espaço para que os pacientes possam trazer aquilo que "seguem" e tomam como referências e verdades, para que o profissional – médico, terapeuta ou nutricionista – possa discutir e desmistificar crenças e falsa ciência e entender a influência das mídias no risco, desenvolvimento, desencadeamento e perpetuação de um TA ou outros distúrbios relacionados, como o transtorno dismórfico corporal (Brito et al., 2018).

A própria American Dietetic Association (ADA, 2006) se posicionou dizendo que há uma popularização do uso da internet e que informações errôneas têm sido passadas por salas de bate-papo, blogs e fóruns com trocas imprecisas de informações acerca da nutrição.

Uma sociedade que está pautada em eleger um corpo e uma dieta ideal precisa também determinar seus "vilões", como o açúcar e as farinhas. A maneira como os influenciadores digitais apresentam as informações é mesclada de apropriações de termos científicos e supostas pesquisas (com raríssimas apresentações de comprovação científica), com relatos pessoais de benefícios com a retirada de determinado alimento e com a apresentação de *selfies* que "comprovam" os resultados e com, muitas vezes, a sugestão de produtos, cardápios e dietas, que eventualmente até levam o nome ou marca de quem as indica.

Infelizmente uma enormidade de profissionais de saúde, especialmente nutricionistas, também adere a esses meios de comunicação e oferece uma forma inaceitável e antiprofissional de passar informações sobre nutrição e de promover seus serviços mostrando o que chamam de resultados, como fotos de pacientes em situações do tipo antes/depois. O código de ética do nutricionista, de 2018, traz no artigo 58 a proibição da divulgação de imagens do corpo de pacientes e de si mesmos associando a resultados conseguidos por prescrições ou produtos indicados pelo nutricionista, um avanço que contribui para a reflexão da importância de se discutir essas questões dentro das consultas (Conselho Federal de Nutricionistas, 2018).

Cabe, portanto, aos nutricionistas tratar desses temas com seus pacientes e familiares. Porém, essa abordagem deve ser feita de forma bastante cautelosa; os mecanismos de privacidade e a facilidade de criação de perfis falsos protegem os usuários. Muitos pais enfrentam o mesmo problema dos filhos, estão muito conectados e dão credibilidade excessiva às redes sociais, além de não acompanharem as atividades e comportamentos de seus filhos.

No consultório é possível tratar dessa temática de algumas maneiras:

- Pedir que o paciente mostre seus perfis, se sentir-se confortável, procurando em um primeiro momento não fazer comentários e sim apenas observar.
- Pedir que o paciente mostre as pessoas e profissionais que considera ser boas referências (ou seja, quem ele segue) e que fale um pouco sobre as razões de suas escolhas.
- Mostrar para o paciente referências positivas – da "rede do bem" – de imagens de pessoas reais e até trabalhos científicos sobre os temas em que tiverem dificuldade.[2]

É importante que, antes que uma conduta mais assertiva com o paciente seja tomada - com a sua família e a equipe que o acompanha -, de restringir ou monitorar o uso, tente-se orientar e sugerir uma mudança com a participação ativa do paciente. Porém, um controle maior do uso para alguns pacientes pode ser determinante para sua recuperação, uma vez que a influência da mídia tem papel preponderante nas escolhas alimentares.

O nutricionista deve reforçar que não se trata de uma punição e sim de um elemento importante para ajudar na melhora dos sintomas alimentares e de imagem corporal.

A metanálise de Mingoia et al. (2017) encontrou que a interação com mídias que evidenciam as aparências - e ser um participante ativo nessas mídias - está associada com distúrbios de imagem corporal. As mensagens relacionadas a um ideal de magreza e um desejo de ter um corpo mais magro do que o próprio já aparecem em crianças muito pequenas. Burnette et al. (2017) discutem que a insatisfação corporal é um fator de risco não só para os TA, mas também influencia práticas não saudáveis de controle de peso, como dietas específicas e restritas, baixa autoestima e depressão.

No Instagram é muito comum o uso de marcações, chamadas *hashtags* (#), para evidenciar determinado tema e ampliar a possibilidade de buscas, assim como aproximar pessoas com interesses comuns que não necessariamente se conheçam. Santarossa et al. (2018) pesquisaram

---

2 Para algumas destas referências, ver http://www.genta.com.br/post-10196.

a *hashtag* ortorexia no Instagram e encontraram resultados que se contradizem. A *hashtag* foi usada por pessoas buscando tratamento para TA e associada a *#edrecovery*, e também usada por pessoas engajadas em comportamentos ortoréxicos e restritos. É interessante notar como indivíduos mais vulneráveis e suscetíveis podem receber essas informações de formas totalmente diferentes.

A maioria dos sites de relacionamento[3] está associada a imagens – fotos, vídeos, ou seja, a imagem corporal está o tempo todo evidenciada. Um estudo com mulheres jovens avaliou a relação do uso de redes especificamente ligadas à aparência e seu efeito na imagem corporal e os resultados mostraram que aquelas que têm em seus acessos essa temática apresentaram maior internalização de um ideal de beleza, controle corporal e desejo de emagrecer, em oposição àquelas com contas neutras – outros assuntos e temas de interesse (Cohen et al., 2017).

Fica evidente que os pais têm um papel preponderante e devem ser orientados e alertados para que não relativizem e minimizem as possíveis e sérias consequências do uso excessivo das redes, portanto devem estar atentos à relação de seus filhos com as mídias, pois podem identificar o mau uso dessas redes e levar as questões para serem tratadas em conjunto. Mas profissionais de saúde também devem ser ativos nessa orientação e discussão.

Nutrir os pacientes com imagens e referências saudáveis nas redes sociais, sobre corpo e alimentação, torna-se um grande desafio e responsabilidade para os terapeutas e nutricionistas. A velocidade e liquidez das mensagens é tão intensa que um perfil e uma rede são boas referências em um dia, mas podem se contradizer no dia seguinte. Por isso, mais do que indicar referências específicas, o profissional deve estimular uma discussão consistente e promover a reflexão para que seus pacientes desenvolvam um senso crítico e autonomia para lidarem melhor com as expectativas que atribuem às suas redes sociais, e deixar claro que o trabalho profissional do terapeuta ou nutricionista se dá dentro dos consultórios de forma individualizada e não se compara jamais ao que está compartilhado publicamente.

3 Para mais informações sobre ortorexia nervosa, ver o Capítulo 4.

CONCLUSÃO

O profissional que atende pacientes com TA precisa estar preparado para falar sobre as dietas da moda, as exigências vigentes sobre o corpo e entender os termos usados entre elas, bem como compreender o conceito e impacto da imagem corporal e discutir os "modelos" que os pacientes usam (atrizes, atores, musas *fitness*, blogueiros, atletas etc.). Para que possa dialogar com seus pacientes sobre a irrealidade dos modelos atuais de beleza, magreza e o discurso inconsistente sobre "alimentação saudável" é preciso que o profissional se atualize sobre o que está sendo divulgado nas redes sociais – e acima de tudo que reveja sua própria relação e uso pessoal e profissional dessas mídias.

As mídias sociais já fazem parte da vida das pessoas de forma intensa e parece que irreversível; o que os profissionais de saúde podem e devem fazer é identificar quando esse uso interfere clinicamente nas condições físicas e psíquicas de seus pacientes e deve ser objeto de conduta terapêutica, pois pode interferir no prognóstico do TA.

REFERÊNCIAS BIBLIOGRÁFICAS

ALVARENGA, M.S.; DUNKER, K.L.L. Media influence and body dissatisfaction in Brazilian female undergraduate students. *Revista Mexicana de Transtornos Alimentarios*, v.5, p.20-8, 2014.

AMERICAN DIETETIC ASSOCIATION (ADA). Food and nutrition misinformation. *J Am Diet Assoc*, v.106, p.601-7, 2006.

BRASIL. PRESIDÊNCIA DA REPÚBLICA. SECRETARIA ESPECIAL DE COMUNICAÇÃO SOCIAL. *Pesquisa brasileira de mídia 2016: hábitos de consumo de mídia pela população brasileira*. Brasília: Secom, 2016. Disponível em: http://pesquisademidia.gov.br/#/Geral/details-917.

BRITO, M.J.A.; CORDAS, T.A.; FERREIRA, L.M. *Transtorno dismórfico corporal – A mente que mente*. Lisboa: Hogrefe, 2018.

BURNETTE, C.B.; KWITOWSKI, M.A.; MAZZEO, S.E. "I don't need people to tell me I'm pretty on social media": A qualitative study of social media and body image in early adolescent girls. *Body Image*, v.23, p.114-25, 2017.

CALLIGARIS, C. Verdades de autobiografias e diários íntimos. *Revista Estudos Históricos*, v.11, p.43-58, 1998.

COHEN, R.; NEWTON-JOHN, T.; SLATER, A. The relationship between Facebook and Instagram appearance-focused activities and body image concerns in young women. *Body Image* v.23, p.183-7, 2017.

CONSELHO FEDERAL DE NUTRICIONISTAS. *Resolução do CFN n. 334/2004, alterada pela resolução CFN n. 541/2014. Dispõe sobre o código de ética do nutricionista e dá outras providências [internet]*. Disponível em: http://www.cfn.org.br/wp-content/uploads/2015/05/RESOL-CFN-334-CODIGO-ETICA-NUTRICIONISTA-RETIFICADA-3.pdf.

CARVALHO, P.H.B.; ALVARENGA, M.S.; CAPUTO FERREIRA, M.E. An etiological model of disordered eating behaviors among Brazilian women. *Appetite*, v.116, p.164-72, 2017.

FARDOULY, J.; DIEDRICHS, P.C.; VARTANIAN, L.R.; HALLIWELL, E. Social comparisons on social media: The impact of Facebook on young women's body image concerns and mood. *Body Image*, v.13, p.38-45, 2015.

FERNANDES, L. *Redes sociais online e educação: contributo do Facebook no contexto das comunidades virtuais de aprendentes*. Lisboa, 2011. Disponível em: http://www.trmef.lfernandes.info/ensaio_TRMEF.pdf. Acesso em: 11 ago. 2016.

FERNANDES, M.H. *Transtornos alimentares*. São Paulo: Casa do Psicólogo, 2006.

FREUD, S. Carta à Dra Hermine Von Hug-Hellmuth (1915). In: *Introdução ao Narcisismo: Ensaios de metapsicologia e outros textos (1914-1916)*. Obras Completas, vol. 12. Tradução de Paulo César de Souza. São Paulo: Companhia das Letras, 2010, p. 294-5.

FREUD, S. Nota sobre o bloco mágico (1925). In: *O eu e o ID, "Autobiografia" e Outros textos (1923-1925)*. Obras Completas, vol. 16. Tradução de Paulo César de Souza. São Paulo: Companhia das Letras, 2011. p. 267-74.

FREUD, S. O escritor e a fantasia (1908). In: *O delírio e os sonhos na Gradiva, análise da fobia de um garoto de cinco anos e outros textos (1906-1908)*. Obras Completas, vol.8. Tradução de Paulo César de Souza. São Paulo: Companhia das Letras, 2015. p. 325-38.

HOLLAND, G.; TIGGEMANN, M. Strong beats skinny every time?: Disordered eating and compulsive exercise in women who post fitspiration on Instagram. *Int J Eating Disorders*, v.50, p.76-9, 2017.

HOLLAND, G.; TIGGEMANN, M. A systematic review of the impact of the use of social networking sites on body image and disordered eating outcomes. *Body Image*, v.17, p.100-10, 2016.

KALLAS, M.B.L.D.M. O sujeito contemporâneo, o mundo virtual e a psicanálise. *Reverso*, v.38, p.55-63, 2016.

KEHL, M.R. O espetáculo como meio de subjetivação. In: BUCCI, E.; KHEL, M.R. *Videologias: ensaios sobre televisão*. São Paulo: Boitempo, 2004.

KIM, J.W.; CHOCK, T.M. Body image 2.0: Associations between social grooming on Facebook and body image concerns. *Computers in Human Behavior*, v.4, p.331-9, 2015.

LIRA, A.G.; GANEN, A.P.; LODI, A.S. ALVARENGA, M.S. Uso de redes sociais, influência da mídia e insatisfação com a imagem corporal de adolescentes brasileiras. *J Bras Psiquiat*, v.66, p.164-71, 2017.

MINGOIA, J.; HUTCHINSON, A.D.; WILSON, C.; GLEAVES, D.H. The relationship between social networking site use and the internalization of a thin ideal in females: A meta-analytic review. *Front Psychol*, v.8, p.1351, 2017.

PEPIN, G.; ENDRESZ, N. Facebook, Instagram, Pinterest and co.: body image and social media. *Journal of Eating Disorders*, v.3, p.O22, 2015.

PEREZ, C.D.; JACOBSOHN, P.G. Corpo e virtualidade – Os transtornos alimentares na tecnocultura. In: WEINBERG, C. (org.). *Psicanálise de transtornos alimentares*. Vol. II. São Paulo: Primavera Editorial, 2016.

SANTAROSSA, S.; LACASSE, J.; LAROCQUE, J.; WOODRUFF, S.J. # Orthorexia on Instagram: a descriptive study exploring the online conversation and community using the Netlytic software. *Eating and Weight Disorders-Studies on Anorexia, Bulimia and Obesity*, v.1-8, 2018.

TIGGEMANN, M.; ZACCARDO, M. "Strong is the new skinny": A content analysis of# fitspiration images on Instagram. *J Health Psychol*, 1359105316639436, 2016.

TIGGEMANN, M.; SLATER, A. Facebook and body image concern in adolescent girls: A prospective study. *Int J Eat Disord*, v.50, p.80-3, 2017.

VERAS, M. Selfie logo existo. Salvador: Corrupio, 2018.

VERMELHO, S.C.; VELHO, A.P.M.; BERTONCELLO, V. Sobre o conceito de redes sociais e seus pesquisadores. *Educ Pesqui*, v.41, p.863-81, 2015.

WALKER, M.; THORNTON, L.; DE CHOUDHURY, M.; TEEVAN, J.; BULIK, C.M.; LEVINSON, C.A.; ZERWAS, S. Facebook use and disordered eating in college-aged women. *J Adolesc Health*, v.57, p.157-63, 2015.

WEINBERG, C. As meninas-roseira. *Revista Mente e Cérebro*. Duetto. Ano XIV, n. 171, 2007.

WEINBERG, C. O gato comeu. In: *Psicopedagogia – uma prática, diferentes estilos*. São Paulo: Casa do Psicólogo, 2012.

ÍNDICE REMISSIVO

C

D

E